图书在版编目（CIP）数据

中草药配对与禁忌 / 李春深编著 .—天津：天津
科学技术出版社，2018.1

ISBN 978 – 7 – 5576 – 3438 – 4

Ⅰ.①中… Ⅱ.①李… Ⅲ.①中药配伍—基本知识②
中药—禁忌（中医）—基本知识 Ⅳ.① R289.1 ② R285.6

中国版本图书馆 CIP 数据核字（2017）第 169232 号

责任编辑：孟祥刚

责任印制：王　莹

天 津 出 版 传 媒 集 团

天津科学技术出版社出版

出版人：蔡　颢

天津市西康路 35 号　邮编 300051

电话：（022）23332390（编辑室）

网址：www.tjkjcbs.com.cn

新华书店经销

三河市天润建兴印务有限公司

开本 640×920　1/16　印张 28　字数 400 000
2018 年 1 月第 1 版第 1 次印刷
定价：32.00 元

前　言

　　中药配伍，即根据病情、治法和药物的性能，选择两种以上药物同用的用药方法。在传统中药学里有十八反，十九畏等等。中药配伍禁忌即某些因配方后可产生相反、相恶关系。服中药的禁忌大致可分为三种情况：①中药配伍禁忌；②孕妇用药禁忌；③服药期间饮食禁忌。

　　中药配伍禁忌即某些药物因配方后可产生相反、相恶关系，使彼此药效降低或引生毒副反应，故而禁忌同用。根据中医古籍规定，常见属配伍禁忌的中草药有：乌头与半夏、瓜蒌、贝母、白芨、白蔹，甘草与海藻、甘遂、芫花、大戟，藜芦与人参、丹参、玄参、沙参、苦参、细辛、芍药，硫磺与朴硝、水银与砒霜、狼毒与密陀僧、巴豆与牵羊、丁香与郁金、乌头与犀牛、人参与五灵脂、牙硝与三棱、官桂与赤石脂等。孕妇用药禁忌要为避免动胎、堕胎而设。因孕后妇女多对大寒大热、峻泻滑利、破血祛瘀及毒性较大的药物耐受性差，故而相关药物必须忌用。常见孕妇禁忌的中草药有：巴豆、牵牛、大戟、麝香、三棱、水蛭、莪术、斑蝥、虻虫、甘遂、芫花、商陆等；孕妇须慎用的中药有桃仁、红花、大黄、干姜、肉桂、枳实、附子等。

　　配对禁忌，是指两种以上药物混合使用或药物制成制剂时，发生体外的相互作用，出现使药物中和、水解、破坏失效等理化反应，这时可能发生浑浊、沉淀、产生气体及变色等外观异常的现象。有些药品配对使药物的治疗作用减弱，导致治疗失败；有些药品配对使副作用或毒性增强，引起严重不良反应；还有些药品配对使治疗作用过度增强，超出了机体所能耐受的能力，也可引起不良反应，乃至危害病人等。这些配对均属配对禁忌。

目 录

第一篇　常用中草药配伍与应用（上）

解 表 药

解表药又叫发表药，是以解肌、开腠、发汗为主要作用的药物。根据其温凉属性的不同，分辛温和辛凉两类。

本类药物用于感受外邪，表现发热恶寒、头疼身痛、脉浮等表证症状者。其中大部分药物有宣肺的功效，故兼能止咳平喘；部分药物有祛散风寒湿邪作用，可兼治风寒湿邪所致的肢体疼痛。此外，对斑疹初起和透发不畅，疮疡初起营卫失和的发冷、发烧、身痛，水湿停郁于肌腠的上半身水肿，亦可用。

外感疾病因四时气候的差异、病人素质的强弱，治疗亦应有别。例如，风寒宜辛温解表，风热宜辛凉解表，挟暑者宜解表祛暑，挟湿者宜解表化湿，阳虚者应助阳解表，阴虚者应滋阴解表，气虚者应益气解表，血虚者应养血解表等，须选药辨证配伍。

应用本类药物应注意不可汗出过多而导致耗散阳气、损伤阴津。对体虚多汗、津液亏耗及疮疡已溃、淋病、失血的患者，应慎用或禁用。

（一）辛温解表药

辛温解表药性味辛温，发散力较强，用于外感风寒出现恶寒、发热、头疼、身痛、颈项不舒、无汗或有汗、鼻塞、脉浮紧或浮缓、舌苔薄白等表寒证症状者。表实者选解表发汗作用较强的药物，并配宣达肺气与调和营卫的药；表虚者选解肌发表药，配调和营卫的药。二者都需酌情选配调和胃气之品，使谷气内充，外邪不复入，余邪则不复留。此外，对气、血、阴、阳虚弱者，寒饮、咳喘、内热、挟湿、挟暑等，应佐以随症药。

本类药物发汗力较强，应用时除应遵守解表药的一般禁忌外，对阴虚阳亢、下虚上实者应慎用。

麻 黄

【性味归经】 性温，味辛、微苦。入肺、膀胱经。

【功效】 发汗，止喘，宣痹，利尿。本品辛温发散，轻扬宣泄，为发汗峻药。因有宣肺作用，而为止风寒喘咳的要药；因有散寒作用而可宣痹止痛；又因能宣肺气下达膀胱，故可通调水道而有利尿消肿的功效。

配伍应用

麻黄 桂枝 麻黄解表发汗，桂枝解肌发表。合用能解肌发表散寒，适用于外感风寒表实无汗症。

麻黄善宣卫气、散表寒，桂枝长于通血脉、温经散寒，一宣达气机，一通畅血脉，故能温经通脉、散风寒湿邪而治疗痹痛。常与其他温经散寒止痛药物同用，如〈桂枝芍药知母汤〉即与附子、防风等同用。

麻黄 杏仁 取麻黄散寒宣肺定喘，杏仁降气止咳。相使为用，有散寒止咳定喘作用，长于治疗风寒咳嗽、气喘。

麻黄 生石膏 麻黄得生石膏之辛凉，能制其温燥之偏，但不减低其定喘效能。相配则清泄肺热平喘，可用于治热邪壅肺的咳嗽、气喘、鼻煽。加杏仁、甘草为《伤寒论》〈麻杏石甘汤〉，清热宣肺平喘的功效显著，对肺炎、支气管炎、小儿麻疹合并肺炎均有疗效。再加桑白皮泻肺平喘为〈五虎汤〉，止喘效果更佳。并常佐黄芩泻肺火，效愈彰著。

麻黄 干姜 麻黄得干姜之温中燥湿化痰，有温肺散寒、化饮止喘的功效，常用于寒饮喘咳。如〈小青龙汤〉与细辛、半夏同用，取其温中除饮、和胃降逆，与五味子同用，取其散中有收，后世治肺寒痰饮喘咳，多遵循此法则。若痰郁化热见烦躁、咳吐不爽者，可参照〈小青龙加石膏汤〉〈厚朴麻黄汤〉方意，佐生石膏、黄芩清肺火，其效果较好。

麻黄 熟地黄　麻黄宣气通络，得熟地黄而不辛燥，熟地黄补阴，佐麻黄能去其腻滞。相使为用，有益肾补虚止喘咳的功效，可用于寒湿阻滞脉络的阴疽，或肾虚寒饮喘咳。

麻黄 附子　麻黄辛温，宣通经络散外寒。附子辛热，温通经脉祛里寒。相配则温经通脉、助阳散寒，可用于风寒痹痛及阳虚外感、浮肿。若加炙甘草为《金匮要略》〈麻黄附子汤〉。取炙甘草益中气，鼓舞麻黄使水气自除，达皮腠使水气为汗液，但应有附子助阳，更鼓舞麻黄功效。治水气病脉沉者。

麻黄 白术　取麻黄宣肺气下达膀胱通调水道，白术健脾燥湿。相使为用，有益气化湿利尿作用，可用于水肿病初起，并可与茯苓皮、桑白皮之类渗利药同用，以增强利尿效力。

【常用量】　1.5～9克。

桂　枝

【性味归经】　性温，味辛、甘。入心、肺、膀胱经。

【功效】　解肌发表，温阳通脉。本品辛温散寒，透达营卫，解肌发表。甘温通血脉、助心阳。解肌发表，能治外感风寒有汗或无汗的表证；温经散寒，可治虚寒腹痛及风寒湿痹、阳虚水停诸症；温阳通脉，能治血寒经闭、少腹胀痛等症；助心阳，能治心阳不振之心悸、不寐等症。

配伍应用

桂枝 白芍　桂枝解表能和卫阳，白芍滋敛能和营阴。相配解表则卫阳通畅而不伤营阴，滋敛则营阴调和而不滞阳气，宜用于外感风寒、营卫不和的表虚自汗者。

取桂枝温中散寒，白芍缓急止痛，合用有温中补虚、健脾止痛的效能，常用于里虚腹痛。

桂枝 附子　桂枝解肌散表浅风寒，附子补阳祛深伏寒湿。合用能温经通阳、祛寒止痛，可治阳虚外感风寒湿邪的畏冷、四肢疼痛。

桂枝 甘草　相伍为《伤寒论》〈桂枝甘草汤〉。取桂枝通心阳，炙甘草益心气。合用辛甘化阳、益气通脉而补心脾，常用于治胸阳受损的心悸气短。原方治"发汗过多，其入叉手自冒心、心下悸、欲得按者。"若加半夏，为《伤寒论》〈半夏桂枝甘草〉，治"少阴病咽中痛"，取半夏生用有麻木止痛之功。

桂枝 茯苓 取桂枝通阳化气，茯苓健脾利湿。合用通阳利湿，可治阳虚水肿；取桂枝温阳通脉，茯苓补益心脾，可用于治心阳不振的心悸、气短。

桂枝 牡蛎 取桂枝通畅心阳，牡蛎潜镇亢阳、收敛正气。常与龙骨同用，增强镇静安神效力，治疗心阳不振所致阳浮于上，阴伤于下而出现烦躁、失眠者。三药加白芍、生姜、大枣、甘草为《金匮要略》〈桂枝龙骨牡蛎汤〉，可治虚劳失精、多梦。

桂枝 丹参 取桂枝通心气，丹参活心血。合用能通阳活血，可用于心阳不振、瘀血痹阻的心悸、胸痛及血虚有瘀的惊悸、失眠等症。

桂枝 吴茱萸 二药均可散寒。桂枝通阳化气、散经脉之寒，吴茱萸温中和肝胃、助脾肾之阳，且能疏肝下气。相配有化阴寒凝滞的功效。常人〈四物汤〉治妇女冲任虚寒的月经不调、小腹冷痛诸症。

桂枝 桃仁 取桂枝温阳通脉而和血散瘀，桃仁破血散瘀而通脉络。相配有温阳通络散瘀的功效，可用于妇女血瘀症块及外伤性瘀血阻滞脉络的疼痛。

桂枝 生姜 取桂枝解肌发表，生姜解表散寒。同用增强发散风寒之力。生姜又有和胃祛湿之功，故常用于外感风寒、胃脘不适或恶心呕吐者。

【常用量】 3~9克。

【参考】 本品为樟科植物肉桂的嫩枝。

本品对阳盛阴虚及一切出血疾患不宜用。

据现代医药研究，本品含挥发油，其中主要成分为桂皮醛。此外，还有乙酸桂皮脂及苯丙酸乙酯等。有镇痛、强心、健胃及刺激汗腺分泌、扩张皮肤血管而发汗散热的作用。桂皮酊可抑制炭疽杆菌、金黄色葡萄球菌、痢疾杆菌及沙门氏菌的作用。

细 辛

【性味归经】 性温，味辛。入心、肺、肾经。

【功效】 散风，祛寒，止痛，化饮。本品辛温香窜，辛可散风，温可祛寒，既能发散肌表风寒以治感冒，又能温散经脉寒湿而治痹痛；香窜升散有通窍止痛的功用，可治鼻塞、头疼、齿痛；温行水气，有化饮止喘咳的效能，常用于寒饮喘咳。为散风寒止痛的常用药。

配伍应用

细辛 麻黄 取二药的表散风寒作用，可治疗外感风寒；取细辛温肺化饮，麻黄宣肺定喘，可止风寒痰饮喘咳；取细辛温散经脉寒湿，麻黄宣散肌表风寒，可治风寒湿痹而止痛。加附子温阳通脉，为《伤寒论》〈麻黄附子细辛汤〉，治伤寒少阴发热、脉沉者。

细辛 柴胡 细辛升肾阳而散寒止痛，柴胡升肝经清阳而疏泄郁结。合用能升正气上济于头，散经气之郁而止痛，可用于风寒郁遏经气不宣或外伤引起的头痛。

细辛 五味子 取细辛温肺化饮，五味子收敛肺气。一散一敛，相反相成，功效更显著，为治寒饮喘咳的常用配伍。

细辛 生地黄 细辛善于止痛，但其性辛燥升散，得生地黄滋阴清热，可去其燥烈升散之弊，而有清热止痛的功效。可用于风热头痛、牙痛。

【常用量】 1.5 ~ 3 克。

【参考】 本品为马兜铃科植物北细辛及华细辛的全草。

历代文献记载，细辛单味服用不可过钱，过量有气闭致死之说。临床有配等量甘草入煎剂而用至三钱者，亦无此弊，供参考。

本品对虚性头痛、肺虚咳喘者忌用。反藜芦。

据现代医药研究，本品含挥发油，其中主要成分为甲基丁香酚、蒎烯、细辛酮，有解热、镇痛和抗革兰氏阳性细菌、痢疾杆菌、伤寒杆菌等作用。若大量服用于动物，初呈兴奋现象，继而陷于麻痹，渐而是随意运动及呼吸运动减退，反射消失，终以呼吸麻痹而死亡。

羌 活

【性味归经】 性温，味辛、苦。入膀胱、肝、肾经。

【功效】 表散风寒，祛湿止痛。本品辛能升散，温能祛寒，苦能燥湿，既能发表散寒，又能除湿疗痹而通利关节，行散止痛，尤其善于祛上半身的风寒湿邪。为外感风寒及风寒湿痹疼痛的常用药。

配伍应用

羌活 川芎 二药都有升散止痛的功用，但羌活升散气分风寒湿邪而止痛，川芎则活血行气、祛风止痛。相配有散风行气、活血止痛的功效，可用于一般外感疾病的身疼肢痛、风寒湿痹疼痛及偏正头痛。

羌活 防风 二药都有祛风湿止痛作用，相须为用能增强功效，可用于风寒诸症。例如〈九味羌活汤〉即与苍术、白芷、细辛、川芎等同用，除风湿止疼痛效力更好，可治外感风寒湿邪的头痛、肢体疼痛。

羌活 独活 二药都能祛风湿，但羌活偏于散表浅的风湿，而独活偏于除深伏的风湿。相须为用，可散风除湿、通络止痛，用于治疗风寒湿痹。常与防风、苍术同用，以增强祛风燥湿止痛作用。

羌活 藁本 二药都有表散风寒、祛湿止痛的作用。羌活善于祛上半身之风寒湿邪，藁本长于上达头顶。相配可用于外感风寒湿邪所致的头痛。上半身肢体酸痛等症。

【常用量】 6～9克。

【参考】 本品为伞形科多年生草本植物羌活的根茎。

本品对血虚痹痛但不属风寒湿邪为病者慎用。

据现代医药研究，本品含有挥发油、有机酸及生物碱等，其中挥发油对皮肤真菌有抑制作用。

紫 苏

【性味归经】 性温，味辛。入肺、脾经。

【功效】 解表散寒，理气安胎。本品辛温芳香，有宣畅气机之功。紫苏叶长于发表，但解表发汗之力较缓，多用于感冒胸闷、发热无汗、咳嗽、呕吐。紫苏梗善于理气宽中行滞，多用于肺脾气滞的胸腹胀满、呕吐嗳气及胎动不安。此外，能解鱼、蟹中毒。

配伍应用

紫苏 藿香　二药都能解表理气，温中化浊。而紫苏理气作用较强，藿香化湿效力较胜。常相配用，治疗外感风寒挟湿症，对有腹痛、吐泻者疗效更好。

紫苏 桔梗　紫苏解表祛痰，桔梗宣肺止咳祛痰。相配可用于感冒风寒鼻塞、咳嗽痰多等症。常与杏仁、前胡同用，其止咳效力更显著。

紫苏 砂仁　取二药都有理气安胎的功用，可用于气机不畅的胸腹满闷、胎动不安；取紫苏理气宽中行滞，砂仁开胃行气消食，可用于脾胃气滞的脘腹胀满、呕吐等症。

紫苏 黄连　取紫苏理气安胎，黄连清热燥湿止呕，相使为用有清热燥湿安胎之功，可治妊娠呕吐、心烦不安。

【常用量】　4～9克。

【参考】　本品为唇形科植物紫苏的叶。

据现代医药研究，本品含有挥发油。体外实验有抑制葡萄球菌的作用。煎剂能扩张皮肤血管，刺激汗腺神经而发汗。此外，还有减少支气管分泌物、缓解支气管痉挛及促进消化液分泌、增强胃蠕动的效能。

据现代医药研究，本品含有挥发油，主要成分为右旋薄荷酮、消旋薄荷酮及柠檬烯等，能促进皮肤血液循环，增强汗腺分泌，有轻微的解热、解疼作用及促进疮癣病变组织的破坏和吸收。体外试验，能抑制结核杆菌的生长。

防　风

【性味归经】　性温，味辛、甘。入膀胱、肝、脾经。

【功效】　解表散风，除湿止痉。本品气薄性升，缓而不燥，可祛周身之风，尤以祛在表在上之风为强，兼能胜湿，为治外感风寒湿邪的头痛、身痛及风寒湿痹关节酸痛的常用药。以其散风解痉作用，可治疗破伤风、痉挛、抽搐等症。炒用可止血，常用于血痢、便血等。

配伍应用

防风 秦艽 防风散风除湿，性温不燥，秦艽散风通络，兼除湿热郁蒸的骨蒸潮热。相配能祛风除湿、活络止痛而无疏散辛燥之偏，适用于热痹及风寒湿痹体弱血虚者。

防风 苍术 二药均有表散风湿作用。但防风偏于散风，除湿次于苍术，苍术偏于燥湿，散风次于防风。相配则善于治风湿痹痛及脾湿感受风寒引起的水泻。

防风 天南星 防风祛风除湿，天南星辛散而专祛经络之风痰。相配能祛风湿、除痰通络。可用于外邪引起的风痰壅滞经络之头痛、身痛、麻木。《本事方》以此二味名〈玉真散〉，取其祛痰散风解痉作用，治疗破伤风、痉挛、抽搐。

【常用量】 4.5~9克。炒用9~15克。

【参考】 本品为伞形科植物防风的根。

据现代医药研究，本品含有挥发油、甘露醇、酚性物质及多糖，可解因大肠杆菌及β—四氢萘胺伤寒混合菌苗引起的发烧。煎剂有发汗解热镇痛的作用。此外，对羊毛状小芽孢癣菌、痢疾杆菌、绿脓杆菌均有抑制作用。

据报道，本品同甘草煎服，可解砒及食物中毒。

白 芷

【性味归经】 性温，味辛。入肺、胃、大肠经。

【功效】 祛风除湿止痛，活血排脓。本品辛香升散，可祛风除湿止痛，常用于感受风寒的肢体疼痛、头痛，尤以治眉棱骨痛为优，且治妇女寒湿带下腹痛。以其辛温能通散活血，可治疮疡肿痛、脓排不畅，以其兼有芳香通窍的功效，可治鼻渊。

配伍应用

白芷 藁本 二药均有上行祛风散寒止痛的功效，相配则散寒止痛效力显著，可治风寒头痛，尤以头顶痛多用。

白芷 细辛 取二药辛香升散、通窍止痛的功效，相须为用，可治疗风寒头痛、鼻渊头痛及眉棱骨痛等。

白芷 桔梗　二药都有排脓作用，且白芷兼能活血，桔梗升提气血而能消肿，相须相使，功效更好。常相配用，治疗疮疡已溃，脓成而不易外出者。

白芷 川芎　二药都辛香走散，上行于头，有止痛的功效。但白芷偏于升散，川芎长于活血行气，有"头痛必用川芎"的说法。配荆芥、紫苏治风寒头痛；配菊花、茶叶治风热头痛，均有佳效。

白芷 甘草　取白芷止痛，甘草补脾胃缓急止痛，且可缓白芷辛温之性。相配能增强止痛效力，可用于胃溃疡病疼痛，有一定疗效。

白芷 贝母　二药相伍为《寿世保元》〈立效散〉。取白芷通散活血、消痈疡肿痛，贝母开气机郁结、清热化痰。相配有行气活血、清热化痰、消肿之功。治妇人乳房漫肿、硬痛（妇女生育后患此病者名外吹乳，怀孕后患此病者名内吹乳）。

白芷 独活　取白芷辛香、通散活血；独活辛散，通络祛风湿。若加薄荷辛凉行散、解郁行气，为《秦世保之》〈正颜丹〉，治口眼㖞邪。

【常用量】　3~9 克。

【参考】　本品为伞形科植物白芷的根。

本品对阴虚火旺者忌用，疮疡溃后脓尽者不宜再用。

据现代医药研究，本品含有挥发油和白芷毒素。白芷毒素少量能兴奋中枢神经，可使呼吸增强、血压上升，甚者呕吐。大量服后可呈现强直性及间接性的痉挛，终至麻痹。此外，对大肠杆菌、痢疾杆菌、伤寒杆菌、副伤寒杆菌、绿脓杆菌、霍乱弧菌、结核杆菌及皮肤真菌均有抑制作用。

辛 夷

【性味归经】　性温，味辛。入肺、胃经。

【功效】　表散风寒，温肺通窍。本品辛温升散，体轻性浮，既能发散风寒表症，又散肺中风邪而升清阳以通鼻窍。常用于外感风寒鼻塞，尤为治鼻渊的要药。

配伍应用

辛夷 苍耳子　二药均有上行疏风通窍作用，相配疗效较佳，为治疗风寒鼻塞、鼻渊头痛的常用配伍。有热者常与生石膏、薄荷、黄芩同用。据称配菊花、茜草治疗上额窦炎有显著疗效。

辛夷 白芷　二药均能发散风寒，辛夷尤能散风邪、升清阳而通鼻窍，白芷芳香通窍、祛风止痛。相配功效甚好，可用治鼻渊及风寒头痛。

辛夷 菊花　取辛夷升清阳而通鼻窍，菊花清肝泄热、解毒消肿。辛夷辛温，菊花苦寒，寒温相济，最得配方之妙，可用于治鼻渊、头痛。

辛夷 细辛　二药都有发散风寒、温肺通窍的作用。辛夷尤能通窍，细辛长于止痛。相配功效更好，可治风寒鼻塞、头痛。

【常用量】　3～9克。

【参考】　本品为木兰科植物辛夷的花蕾。

据现代医药研究，本品含有挥发油，有收缩鼻黏膜血管作用，可治各种鼻炎，尤其对过敏性鼻炎疗效更好。此外，其非挥发性成分有兴奋子宫和降低血压作用。

葱　白

【性味归经】　性温，味辛。入肺、胃经。

【功效】　解表散寒、通阳利水。本品辛能发散，温可散寒，为感冒风寒、恶寒发热、头痛、鼻塞、咳嗽的常用药。其辛温通阳走散，可奏止痛下乳、利水之效，亦可用于小便不利、乳汁不行等症。

配伍应用

葱白 豆豉　二药相伍为《千金方》〈葱白香豉汤〉。葱白发汗通阳，豆豉解表退热。相配有发表散寒、解肌退热之功，可用于外感风寒、发热、头痛无汗。

葱白 生姜　二药均能表散风寒。葱白兼可通阳止痛，生姜散寒和胃止呕。相配功著，常用治外感风寒症兼见呕吐者。

葱白 干姜　取葱白通阳，干姜回阳。相配有消阴升阳之效，可治少阴下利、阳衰阴盛、表现恶寒、脉微者。若加附子为《伤寒论》〈白通汤〉，为治上症的专方。

【常用量】 3~9克或2~3寸。

【参考】 本品为百合科植物葱的近根部白茎。

本品对表虚多汗者忌用。

据现代医药研究，本品含挥发油，其主要成分为蒜素，又含维生素C、维生素 B_1、维生素 B_2、烟酸等。

据报道，本品能刺激神经，促消化液分泌，预防消化器内寄生虫之寄生。体外试验葱之挥发油对痢疾杆菌有抗菌作用，对皮肤真菌有不同程度的抑制作用。葱白滤液在试管内能杀阴道滴虫。此外，能预防感冒，治急性乳腺炎等。

（二）辛凉解表药

辛凉解表药性味多辛凉，有解表泄热的作用，适用于外感风热或温燥之邪引起的肺气不宣、肌表疏泄失常，出现发热重、恶寒轻、口渴有汗或无汗、舌苔薄白而干或微黄、脉浮数等表热证，以及风热所致的喘咳、斑疹未透或疮疡初起见有上述症状者，亦可选用。常佐以宣肺泄热、和胃生津之品。若风热上蒸咽喉肿痛者，应佐以清热利咽、消肿解毒药；疹毒内盛应佐以清热凉血解毒药；若表实无汗亦可少佐辛温解表药；体质素为阴虚血少或病后营血未复者，应适当佐以滋阴养血之品，以防散阴动血；若有出血者，应佐以凉血养血药。

薄 荷

【性味归经】 性凉，味辛。入肺、肝经。

【功效】 散风热，清头目，利咽喉，解气郁。本品轻清芳香，辛凉行散，为表散风热、清利头目、疹出不透及风疹瘙痒的常用药，且有辛散解郁、芳香辟秽的作用，可用于肝气不舒所致的胸胁胀闷及暑月痧胀、吐泻、腹痛。

【配伍应用】

薄荷 菊花 二药均有疏散风热、清利头目的功用，且薄荷舒肝，菊花凉肝，相配既能散风热以清头目，治疗外感风寒表证及风热头痛目眩，又可泻肝火，治疗肝火头痛、目赤肿痛。

薄荷 夏枯草　取薄荷舒肝解郁，夏枯草清泄肝火。相配有泄热散结作用，可用于肝火目赤肿痛、瘰疬结核。

薄荷 桔梗　取薄荷疏散风热，桔梗宣肺利咽。相配则清热利咽的功效较好，可治咽喉肿痛。

薄荷 白僵蚕　取薄荷散风清热，白僵蚕熄风止痉。相配有清热熄风之功。常与蝉蜕、全蝎同用，治疗小儿惊痫，且治瘾疹瘙痒。

薄荷 牛蒡子　二药均有疏散风热、透疹利咽作用，牛蒡子兼能祛痰止咳。相须为用可治疗风热感冒、咽喉干痒、咳嗽、吐黄痰者，并用于麻疹透发不畅及风疹瘙痒。

【常用量】　3~9克。

【参考】　本品为唇形科植物薄荷的茎叶。

本品对表虚自汗、肝阳偏亢、气虚血燥者不宜用。另有忌与鱼鳖同食的说法。

据现代医药研究，本品含有挥发油，称薄荷油，主要为薄荷脑和薄荷酮。外用可杀菌和麻痹末梢神经而有消炎止痒、止痛作用。内服有发汗、解热及兴奋作用，并能制止肠内异常发酵，有制腐的作用。

浮　萍

【性味归经】　性寒、味辛。入肺经。

【功效】　发汗祛风，行水消肿。本品性寒味辛，质轻气薄升散，入肺经善开毛窍、达皮肤，有发汗之功效，故可解风热、利水。古有发汗胜于麻黄、利水捷于通草之说。临床多用于风热表症。其利水之功亦为热证引起的水肿常选用药。治瘾疹则取其发散郁热、祛湿邪而用。

配伍应用

浮萍 薄荷　取浮萍轻浮升散、善达肌表、疏散风热为用，薄荷轻清凉散、解风热之邪。相配治外感发热、头痛鼻塞。若加牛蒡子、蝉蜕，治外感风热、咽喉痛及风疹瘙痒、麻疹初期，均有良效。

12

浮萍 通草 浮萍入肺，上开毛窍、下通水道，发汗可消水，下通水道可行水，故有行水消肿之功。通草淡渗清降、清热利水。相配清热利水之功效更著。常用治水气流肿、膀胱不利之小便不通而胀者。

浮萍 黑大豆 取浮萍行水消肿，黑大豆入肾经、活血、利水。相配奏活血利水之功。近来用治急性肾炎。

【常用量】 3~6克（鲜品 15~30克）。

【参考】 本品为浮萍科多年生水漂浮草植物紫萍的全株。

本品《圣惠方》将其曝干为末，以牛乳汁和丸，如梧桐子大，以粥饮下三十丸。治热渴不止、心神烦躁。服用次数原方载："不计时候。"以每日三次为宜。若单用浮萍《千金方》载治"小便不通，利膀胱胀，水气流肿。"

牛 蒡 子

【性味归经】 性寒，味辛、苦。入肺、胃经。

【功效】 疏散风热，宣肺透疹，消肿解毒。本品辛寒宣散，苦寒泄热，既能表散风热，又可消肿解毒。常用于治疗风热在上的咽痛、发颐及疹出不畅、疮毒肿痛。其滑利之性兼能滑肠通便。

配伍应用

牛蒡子 桔梗 二药均有疏散风热、宣肺利咽、祛痰止咳的功用，相配则效力较好。可用于感冒风热的咽喉肿痛、咳嗽、吐痰。常与薄荷等同用，以增强其散风热的效能。

牛蒡子 西河柳 取二药有发散风热、透疹解毒的作用，相配则功效显著。常用于治麻疹透发不畅及瘾疹瘙痒。

牛蒡子 白芷 取牛蒡子清热消肿解毒，白芷活血排脓。相配则清热解毒、活血排脓的功效较好。可用于痈毒肿痛或脓成不溃者。常与桔梗、金银花同用以增强其排脓解毒效能。

牛蒡子 连翘 牛蒡子清散风热、解毒疗咽，连翘清心凉血解毒。相配则增强清热解毒功效。可用于咽喉肿痛、口舌生疮及痈肿疮疡。

【常用量】 3~9克。

【参考】 本品为菊科植物牛蒡的种子。

本品对脾虚便溏者不宜用。

据现代医药研究，本品含有牛蒡甙、脂肪油及维生素 A、维生素 B_1。对皮肤真菌有抑制作用。内服有解毒、消炎、排脓、通便作用，但宜用当年成熟产品。根内服可增强新陈代谢，促进血液循环，通经，利大便。叶外用消炎镇痛效果较强。

蝉蜕

【性味归经】 性寒，味甘。入肺、肝经。

【功效】 疏风清热，透疹定惊。本品气清质轻，味甘性寒。取其凉散风热作用，可治外感风热、咽肿音哑、风疹瘙痒、疹出不透；取其平肝定惊作用，可用治小儿惊痫、夜啼、破伤风等症。

配伍应用

蝉蜕 薄荷 相配为《沈氏尊生》〈蝉蜕散〉。二药均有疏散风热、透疹、止痒、退翳的功用，相配则效果更好。可用于麻疹透发不畅、皮肤风疹瘙痒及目赤生翳。常与菊花、桑叶同用，以增强散风热效能。

蝉蜕 胖大海 二药均有宣肺清咽、开音的功效。同用则效果更好，可治肺热音哑。

蝉蜕 防风 取蝉蜕凉散风热透疹，防风祛周身之风。相配有散风泄热，透疹止痒的功效。可用治皮肤风疹瘙痒及风热目赤等症。

【常用量】 3~9克。

【参考】 本品为蝉科黑蚱幼虫羽化后所脱落的皮壳。

据现代医药研究，本品含有甲壳质和氮等。有阻断神经节作用，并有降低反射反应及横纹肌紧张度作用。

西河柳

【性味归经】 性凉，味辛、甘。入心、肺、胃经。

【功效】 疏风发表，解毒透疹。本品辛温疏散，有宣肺发表透疹功效，兼有去阳明之热，解血中火毒的效能。可治外感风热和风热郁于肌表的瘾疹瘙痒。对麻疹初起及疹毒透发不畅，尤为良品，内服外洗都有功效。

配伍应用

西河柳 薄荷 二药均有解表疏风散热、透疹止痒之功，相须为用，效果更好。可用于外感风热、麻疹初起及瘾疹瘙痒。

西河柳 蝉蜕 二药都有疏风热透疹的作用，西河柳兼能解血中毒热，蝉蜕兼可宣肺利咽。相配可用于麻疹透发不畅、声音嘶哑者。

【常用量】 6～9克。外用适量。

【参考】 本品为柽柳科落叶小乔木柽柳及其同属植物的嫩枝叶。

本品对麻疹已透者不宜用。煎汤外洗有透散的功效，且能祛风热，止皮肤瘙痒。

据现代医药研究，本品含有槲皮素、树脂。有麻痹中脑、延髓作用，故内服过量可使血压下降，呼吸困难，直至中枢神经麻痹而虚脱。此外，可调节体温中枢，扩张皮肤血管，起发汗解热作用。

淡豆豉

【性味归经】 性寒，味辛、甘、苦。入肺、胃经。

【功效】 解表散热、和胃除烦。本品寒能胜热、苦能燥湿，辛可发散，既能发散透表，又可宣泄郁热，有表散而不伤阴之功，为温病表剂的常用之品。可治热病初起、寒热头痛、胸中懊恼、烦热等。

配伍应用

淡豆豉 生姜 淡豆豉解表清热、和胃除烦，生姜解表散寒、温中止呕。相配则温清相济，功效益彰，为胃虚作呕之良好的配伍，多用治外感余邪不尽之呕逆。若加栀子为《伤寒论》〈栀子豉汤〉，治热郁胸膈的心中懊恼而烦者。

【常用量】 9～12克。

【参考】 本品为豆科植物黑大豆的加工制成品。

本品对内有虚寒者不宜用。

据现代医药研究，本品含多量脂肪、蛋白质。此外，还含有酶等。

据报道，本品有消炎解热、解毒的作用。可治呼吸系统及消化系统之炎症，并为酵母剂，有助消化、增强营养之效。可止盗汗。

桑 叶

【性味归经】 性寒，味苦、甘。入肺、肝经。

【功效】 疏风散热，清肺止咳，泄肝明目。本品轻清疏散、甘寒清润，既能表散风热而宣肺止咳，又能清肺平肝、凉血明目而治疗肝阳上升的头眩目昏等。

配伍应用

桑叶 菊花 二药功效相近，但桑叶润肺止咳作用较强，菊花凉血明目作用较显著。相须为用可治风热咳嗽、目赤肿痛。取二药泄肝凉肝之功，可治肝火上升所致的头眩目昏。

桑叶 薄荷 二药均有疏散风热之功，相配常用于治疗风热表证。取桑叶清肺止咳，薄荷清利咽喉，治风热咽喉肿痛有效。并常与桔梗、杏仁、沙参同用。

桑叶 夏枯草 取桑叶泄肝明目，夏枯草清肝明目。相配清泄肝火，善疗目疾，治肝火目赤、肿痛。常与木贼配用，其效更好。

桑叶 黑芝麻 二药相伍为《胡僧方》〈桑麻丸〉。取桑叶平肝凉血，黑芝麻补益肝肾，相配则补肝肾而凉血。可用于肝肾阴虚火旺之头晕目眩，并有乌须发，润肌肤之功。

【常用量】 6～10 克。

【参考】 本品为桑科落叶乔木桑树的干燥叶。

据现代医药研究，本品含有黄酮式、酚类、氨基酸、有机酸、胡萝卜素及维生素 B_1 等。

试管内试验，对伤寒杆菌有显著抑制作用，并能抑制葡萄球菌的生长。

菊 花

【性味归经】 性微寒，味甘、苦。入肺、肝经。

【功效】 疏风泄热，清肝明目，解毒消肿。本品甘寒而不伤阴，苦寒而能清热，有疏散风热、平肝熄风的功效。常用于外感风热、头痛目赤、肝阳上升的头晕目眩及疔疮肿毒等症。

配伍应用

菊花 川芎 菊花入肝经气分，泄热疏风，川芎入肝经血分，活血祛风止痛。相使为用有清热祛风止痛之功，常用于外感风热或肝阳亢盛的头痛。加薄荷散风热止痛，疗效更强。

菊花 天麻 二药都有平肝熄风的功效，菊花兼能清热，天麻兼能定惊。常与白僵蚕、石决明同用，治肝阳亢旺的头痛、眩晕及小儿肝风内动的惊痫抽搐等症。

菊花 金银花 取菊花益阴清热解毒，金银花清心胃之热毒，相配清热解毒效果较好。常配连翘、紫花地丁等清热凉血、解毒消肿药物，治各种疔疮肿毒。

【常用量】 9～15克。

【参考】 本品为菊科植物菊的头状花序。

菊花产于杭州者，色黄，名杭菊花，偏于疏泄风热；产于滁县者，名滁菊花，偏于平肝明目。野菊花主要功效是解毒消肿，多用于治疗疔疮肿毒。

据现代医药研究，本品含有菊甙、腺嘌呤、胆碱、水苏碱、氨基酸、黄酮类等，有麻痹中枢神经和解热作用，且有碍呼吸和循环，对大肠杆菌、痢疾杆菌、伤寒杆菌、副伤寒杆菌、霍乱弧菌及金色葡萄球菌、β—溶血性链球菌、皮肤真菌均有抗菌作用。野菊花有使周围血管扩张而起降压作用，并能防治感冒、流感、流行性脑脊髓膜炎、百日咳。

木 贼

【性味归经】 性平，味苦。入肺、肝、胆经。

【功效】 疏风止痒，清肝明目，利湿消疸。本品轻扬升散，苦能清热，因有清肝利湿作用，故有明目退翳消疸的效能，为风热目疾、瘾疹瘙痒的常用药，并用于湿热发黄。

配伍应用

木贼 菊花 二药均能平肝泄热，可疗目疾。但木贼偏于退翳，菊花偏于明目。相须为用可治目赤肿痛、目生云翳等。

木贼 谷精草　二药均有疏风散热，明目退翳之功。木贼偏于疏散解表，谷精草偏于泻热。相须为用，功效甚好，可用治风热目疾。

木贼 白蒺藜　二药均有祛风热、止痒退翳之功。木贼偏于疏散，白蒺藜偏于平肝解郁。相配有平肝疏风热的功效，常用于瘾疹瘙痒、目生翳膜多泪等。

木贼 苍术　取木贼清肝祛风热明目，苍术明目燥湿。相配则清肝明目燥湿，可治目昏多泪。

【常用量】　3~9克。

【参考】　本品为木贼科植物木贼的全草。

据现代医药研究，本品含有硅酸、木贼酸、树脂及脂肪油。

据报道，现代有用于治泌尿系结石、肠炎腹泻者。

葛　根

【性味归经】　性平，味甘、辛。入脾、胃经。

【功效】　解肌透疹，生津止渴。本品甘辛而平，能升能散，既能解肌退热透疹，又能鼓舞胃气，清热生津。常用于外感发热无汗、头痛、项强、斑疹不透、热病口渴。煨用止脾虚泄泻。

配伍应用

葛根 升麻　葛根轻扬升散、解肌透疹，升麻轻浮上升，透疹解毒。相配取其升散透达之功，治麻疹初起疹出不透。常与荆芥、薄荷同用，效果更显著。

葛根 薄荷　二药均能表散风热，透疹。葛根长于生津，薄荷善于清头目、利咽喉。相须为用，功效较著，可用于治风热头痛、目眩、咽喉肿痛及麻疹初起疹出不透等症。

葛根 山药　取葛根鼓胃气生津液，山药健脾止泻。相配有健脾生津之功，并常与健脾化湿之白扁豆同用，治热病腹泻伤津及脾胃虚弱的泄泻。

葛根 黄连　葛根轻清升浮，解阳明外热，鼓舞胃气，生津液，黄连苦寒清里热，坚肠止泻。相使为用，清热止泻的功效更显著，可治热病里热腹泻，湿热痢疾，并常配黄芩以增强其清热燥湿止痢的效能。

葛根 白术　葛根生津养胃，白术健脾燥湿。相配有健脾止泻的功用。常与党参、茯苓同用，有健脾益气、化湿渗利效能，可治脾虚泄泻。

【常用量】　9～30克。

【参考】　本品为豆科藤本植物葛的根。

据现代医药研究，本品含有大豆甙、大豆甙元、葛根黄甙、葛根黄素和多量淀粉。淀粉和水外涂可消局部炎症。内服治肠炎有效，且能解热。此外，能扩张心、脑血管，降低血糖，对高血压引起的头项强痛有较好疗效；对冠状动脉硬化性心脏病亦有疗效。

升 麻

【性味归经】　性微寒，味甘、辛。入脾、胃、肺、大肠经。

【功效】　疏散风热，透疹解毒，升阳举陷。本品甘辛微寒、轻清升散，既能疏散肌表风热、透疹解毒，又能泄阳明胃火，可治头痛、咽肿、口舌生疮。更能升脾胃清阳之气，以疗久泻脱肛、子宫脱垂等症。

配伍应用

升麻 牛蒡子　二药均有疏散风热、透疹解毒的功效。相须为用，其效果更强。可用于疹毒热盛，疹出不畅。

升麻 生石膏　升麻解阳明热毒，生石膏泄阳明气分实热。相配则清阳明实热火毒的功效较好，并常配黄连以清泻心脾之火，可治龈肿牙痛、口舌生疮。

升麻 白芷　取升麻散阳明风热，白芷止痛。相配则清胃火，散风热止痛，可治阳明头痛。

升麻 柴胡　二药均有散热、提举作用，但升麻升阳明之清气，柴胡升肝胆之清阳。相须为用，入补气和血剂中，治阳气虚陷的久痢脱肛、子宫脱垂；入泻火解毒剂中，能泄热解毒，治头面丹毒及火毒肿痛诸症。

升麻 苍术　取升麻升散，驱皮热之邪，苍术发散，解风寒之邪兼可燥湿。再加荷叶清六阳会首，驱清热生风，为《万病回春》〈升麻汤），治头面疙瘩、憎寒、拘急、发热状如伤寒者。

【常用量】 1.5~6克。

【参考】 本品为毛茛科植物兴安升麻、升麻、大三叶升麻的根茎。

本品对上盛下虚、阴虚火旺者忌用。

据现代医药研究，本品含有升麻苦味素及微量生物碱。服用过量可使肌肉松弛、头晕目眩，脉弱、呕吐，大量则令人头痛、虚弱、轻狂等。另外，有解毒、解热、发汗作用，并能治头痛。对伤寒，斑疹伤寒、回归热、产褥热、恶性疟疾、流感、丹毒、鼠疫、喉头炎、扁桃腺炎、口腔炎及皮肤病均可用。还可解莨菪中毒。对肠肌、膀胱及肛门括约肌弛缓，亦有疗效。

柴　胡

【性味归经】 性平，味苦。入肝、胆、心包经。

【功效】 和解退热，解郁调经，升阳举陷，截疟。本品性平味苦，清轻升散，能透表泄热，清少阳半表之邪，治外感热病寒热往来。又长于疏肝解郁，治气机不舒的胸胁胀满、头晕目眩，并能升肝胆清阳之气，宣畅气血，治胁肋胀痛、气闭耳聋、妇人月经不调、乳胀。其上升之性，能升阳举陷，可用于久痢脱肛、子宫脱垂。古有以酒制升清止泻，醋制止血止痛，鳖血拌用可退虚热，效果甚好。

配伍应用

柴胡 黄芩　柴胡泄半表半里的外邪，黄芩泄半表半里的里邪。相配能解少阳邪热，为治外感疾病邪在半表半里、寒热往来诸症的重要配伍。

又柴胡长于解郁，黄芩善能泄热，相配则既能疏理肝胆气机不舒，又能清泄内蕴湿热，故对口苦、咽干、目眩、胸胁胀满疼痛者，亦为常用配伍。

柴胡 白芍　柴胡疏肝解郁，白芍养肝敛阴。一散一敛，有疏肝和血止疼的功效。常用于肝郁头晕、目眩、胸胁疼痛及月经不调，并常佐当归、川芎之和血，党参、白术之补气，以增强调气血、止疼痛的效果。

柴胡 枳壳 柴胡疏肝解郁而升清，枳壳行气消积而降浊。一升清，一降浊，能和肝脾、理气机。常用于治胸胁满闷、腹痛、食欲不振、大便不调等，并常与健脾和胃药同用。

柴胡 羌活 柴胡升阳散表泄热，羌活散风，祛寒湿止痛。相配有和解退热、祛风湿止痛之功。常配防风及益气和胃药治脾虚湿盛而见身重、肢体酸痛、口苦咽干等症状者。

柴胡 青皮 柴胡疏肝解郁而升，青皮破气疏肝而降。相配一升一降，畅达气机，有疏肝理气的功效，常用于肝经气滞的胁痛。

柴胡 薄荷 柴胡升散解郁，薄荷凉散舒肝。常相配入益气养血药中，起养气血而舒郁的功效，用于治肝郁血虚的情志不快、胸胁满闷、月经不调等。

柴胡 甘草 柴胡疏理肝气而解毒，甘草补脾缓急而解毒。相配有舒肝解毒、止痛的功效。治肝炎、肝区痛有效。

【常用量】 3~9克。

【参考】 本品为伞形科植物柴胡及其同属植物的根。

本品对阴虚火旺、肝阳上亢、气逆呕吐者，不宜用。

据现代医药研究，本品含有挥发油（内有柴胡醇）、脂肪油、植物甾醇，能增进肝脏功能，有解毒功效。此外，能抑制结核杆菌的生长、疟原虫的发育，并能抑制流感病毒，有解热作用。现代临床上多用于治疗肝炎、疟疾、胆囊炎、胆石症等。

祛风湿药

祛风湿药是以祛风除湿、散寒行痹、活络止痛为主要作用的药物。用于风寒湿邪乘入体营卫之虚，侵袭肌肉、经络、筋骨之间，致使经络滞塞、气血循行不畅而出现的肌肉、筋骨、关节疼痛、拘急、麻木等症。风湿诸症用药多以疏风散寒、祛湿药相互兼杂应用。偏于风者，其疼痛游走不定，多以祛风药为主；偏于寒者，痛而拘急，多以温经散寒药为主；偏于湿者，疼痛重着，多以祛湿药为主。风湿疼痛邪尚表浅者，应重用发散风寒药；邪犯筋骨关节痛，应佐用行气活血通络药；气血虚弱者，应配以益气养血药；痹证日久见肝肾亏损者，应配补肝肾、强筋骨、温经散寒药，并宜选用本类药物中兼有补益肝肾、强筋骨作用之品；若病人体质素为阳盛内有蕴热，外感风寒湿邪蕴生热邪者，应以清热凉血通络为主，佐以祛风除湿药。此外，对上肢、下肢或上下肢俱痛者，应随症选药，以求速效。

本类药物大部分具有辛燥之性，凡阴虚血燥者，应慎用。

独　活

【性味归经】　性温，味辛、苦。入肾、膀胱经。

【功效】　祛风胜湿，通痹止痛。本品辛温苦燥，辛温散寒通痹，苦温行散燥湿，更善祛在里在下之伏风，且能止痛，为风寒湿痹的常用药，尤以下肢痹痛为多用。

配伍应用

独活　细辛　独活祛肾经伏风而祛湿，细辛散肾经风寒而使之外达。相配有散风寒、除湿邪、通痹止痛的功效，多用于下肢痹痛。

独活　桑寄生　二药都有祛风湿，通络止痛之功。唯独活偏于祛在里在下之伏风，桑寄生偏于养肝肾，润筋脉。独活辛温苦燥配以养血柔润的桑寄生，苦燥柔润，相辅为用，可杜其辛燥之弊。二药为《千金方》〈独活寄生汤〉的主要配伍。凡风湿痹证，日久见肝肾不足、筋脉失养、腰膝酸痛、无力等症皆为常用之配伍。

独活　藁本　二药均有散风祛寒、除湿止痛之功。但独活偏于温散伏风，藁本偏于升散达巅，相配达巅散风祛寒、除湿止痛的效果较好，可用于风寒湿邪所致的头痛、头顶痛，并常与川芎、蔓荆子、白芷等止痛之品同用，其效显著。

独活　麻黄　取独活祛风胜湿止痛，麻黄解表发汗，相配有解表祛风、除湿止痛之功，可治外感风寒表实无汗身痛；取独活通络除痹，麻黄宣痹散寒止痛，可用于痹证疼痛。

【常用量】　3～9克。

【参考】 本品为五加科植物九眼独活的根茎。

本品对痛而属气血虚弱者不宜用。

据现代医药研究，本品含有挥发油、植物甾醇、棕榈酸、硬脂酸、油酸、亚麻酸、葡萄糖，可抑制皮肤真菌。据动物实验证实，本品有镇痛、镇静作用，并能直接扩张血管，降低血压，具有兴奋呼吸中枢，使呼吸加快和加强的作用。

木 瓜

【性味归经】 性温，味酸、涩。入肝、脾、胃、肺经。

【功效】 祛湿和胃、舒筋活络。本品性温味酸涩，有理脾胃、化湿浊、止吐泻、舒筋脉之功，且能收耗散之津液。尤长于缓挛急而疗转筋。为湿痹、脚气、拘挛、霍乱吐泻、转筋之常用药。

配伍应用

木瓜 当归 取木瓜舒筋活络、化湿，当归补血养血、活血止痛。相配有舒筋养血的功效，可用于血虚受风而致的经脉痉挛、小腿麻木、脚气麻痹等。

木瓜 威灵仙 二药皆有祛风除湿、活络止痛的作用。木瓜更能缓挛急，威灵仙辛散善走而利痹，通达经络之功较强。相须为用，功效显著，可治风湿筋骨疼痛，尤多用于下半身痹痛。与海桐皮、络石藤等同用，治风湿热痹效果更好。

木瓜 紫苏 取木瓜理脾胃而化湿，疏肝而活络，紫苏梗理气宽中而宣畅气机。常相配治气滞挟湿引起的急性胃疼、呕吐、腹泻等。若加吴茱萸、小茴香、生姜、甘草为《直指方》〈木瓜汤〉，治霍乱转筋有显著效果。

木瓜 牛膝 木瓜化湿舒筋活络，牛膝舒筋通络、活血利痹，且有补肝肾、强筋骨之功。相配奏补肝肾，舒筋活络之效，可用于治肝肾亏虚所致的腰膝乏力、筋脉拘急。若加续断、当归等，疗效更好。

木瓜 藿香 二药皆有和中化湿之功。且藿香兼能理气，木瓜舒筋而疗拘挛。相配功著，可治霍乱吐泻、转筋。

【常用量】 6～12克。

【参考】　本品为蔷薇科植物贴梗海棠的成熟果实。

本品多食损齿及骨。忌铅、铁。肠胃有积滞者忌用。

据现代医药研究，本品含苹果酸、酒石酸、柠檬酸及维生素 C 等。

据报道，本品有收敛、强壮作用，可治急性胃肠炎之呕吐、腹泻、腓肠肌痉挛等，有一定疗效。

藁　本

【性味归经】　性温，味辛。入膀胱经。

【功效】　散风祛寒，燥湿，镇静止痛。本品辛能达表，温可行经，上达头顶，下入阴中，既驱外侵之风寒，又祛内阻之寒湿，可治风寒头痛、骨楚及寒疝气痛、阴寒肿痛、带下等症。

配伍应用

藁本 细辛　二药都有辛温升散、祛风寒止痛作用，但藁本善能达头顶，细辛兼可通窍，而祛经脉之风寒。相配祛风寒、通窍达巅止痛的功效较好，可治风寒湿邪所致的头痛、头顶痛、项强及齿痛连颊等症，并常与羌活配用，以增强其散寒止痛效能。

藁本 苍术　二药都有散寒湿止痛作用。藁本偏于散寒，苍术偏于燥湿，相配则散寒燥湿止痛的功效更强。若加防风，可增强祛风寒湿邪效能。常用于治痹证初起腰、背及关节痛。

藁本 吴茱萸　二药都有祛寒止痛作用，但藁本偏于温散风寒，吴茱萸重在温中，且可降浊。相配有温经散寒、理气止痛之功。可用于寒湿凝滞的腹痛、疝痛等。常与小茴香同用，以增强其散寒理气效能。

【常用量】　3~9克。

【参考】　本品为伞形科植物辽藁本的根茎。

本品对血虚头痛者忌用。

据现代医药研究，本品含有挥发油，可麻痹大脑中枢，故有镇痛解痉作用。试管内试验，对常见致病性皮肤真菌，有较强的抑制作用。

秦　艽

【性味归经】　性平，味苦、辛。入胃、大肠、肝、胆经。

【功效】 散风除湿，舒筋通络，清热除蒸。本品性平而润，辛散而不燥，苦泄而不伤阴。取其祛风通络作用，可治风湿痹痛；取其凉血活血作用，可除湿热或邪热郁伏的骨蒸，并可治小儿疳热、黄疸等症。

配伍应用

秦艽 防风 二药皆为散而不燥之品，有散风胜湿、止痛之功，相配则功效更显著。常用于治疗风寒湿痹的肢体疼痛。秦艽又有通络、除湿热之功，对热痹疗效亦好。

秦艽 地骨皮 二药皆能清热除蒸。但秦艽偏于清热邪郁伏，地骨皮偏于凉血滋阴，清阴分之热。相配则清热除蒸的疗效较好。若配青蒿凉血，透伏热外出，有清热凉血、除蒸透邪的功用。可治热病余邪不尽，邪伏阴分、血分或湿热郁伏的骨蒸潮热。

秦艽 鳖甲 取秦艽清热除蒸，鳖甲滋阴除虚热。相配有滋阴清热除蒸之功。常用于痨热骨蒸、盗汗。

秦艽 苍术 取秦艽散风除湿，舒筋通络，苍术祛风燥湿。相配祛风湿、舒筋通络之功较好，常用于风寒湿痹之周身疼痛。

【常用量】 6～12 克。

【参考】 本品为龙胆科植物秦艽的根。

据现代医药研究，本品含有生物碱甲、乙、丙三种。有解热、降压、抗菌作用。可治尿酸性痛风。此外，有一定的镇静和镇痛作用。

据临床报道，煎剂内服治早期高血压、黄疸型肝炎有效。

苍 耳 子

【性味归经】 性温，味甘、苦。有小毒。入肺经。

【功效】 散风祛湿，通鼻窍，止痒。本品苦温燥湿，甘缓不峻，善于疏达宣散，有上达头顶，下走足膝，内通骨髓，外透皮肤之说，为治鼻渊、瘙痒的常用药。取其通窍而治鼻渊、头痛；取其止痒能治风疹疥癣皮肤湿疮；取其散风燥湿可用于痹痛、肢节不利等症。

配伍应用

苍耳子 白蒺藜 二药均能行血散风止痒，而苍耳子偏于宣散风湿止痒，白蒺藜偏于开郁散结。相配则止痒效力更强。可治皮肤瘾疹瘙痒、湿疮、疥癣等，并可用于白癜风，内服外洗皆可。常配地肤子、白鲜皮以增强其祛湿止痒效能。

苍耳子 羌活　取苍耳子散风祛湿、通鼻窍，羌活表散风寒、祛湿止痛。相配散风湿之功较好，可用于外感风寒湿邪之周身痛及鼻塞等症。

苍耳子 威灵仙　二药都有散风除湿作用，唯苍耳子偏于发散风湿，威灵仙长于走通经络，相配则散风除湿效果较好。可治风湿痹痛或局部皮肤麻木。

【常用量】　6～9克。

【参考】　本品为菊科植物苍耳带总苞的果实。

据现代医药研究，本品含有苍耳甙、生物碱、维生素 C、脂肪、树脂等。茎叶中含有对神经、肌肉有毒物质。据报道：苍耳全草对麻风有显著疗效。其鲜草带籽熬膏，治疗慢性关节炎有效。

豨莶草

【性味归经】　性平，味苦、辛。有小毒。入肝、肾经。

【功效】　祛风湿，利筋骨，清降肝火，解毒。本品辛散祛风，苦平除湿，可治风湿阻滞经络的四肢麻木、筋骨疼痛、腰膝无力；苦可清热，可降肝火上壅的头痛眩晕。且有解毒之效，可治疮痈疖肿、蛇咬伤及急性发黄，并有安神、镇静、安眠作用。

二药皆能祛风湿止痛。豨莶草善利筋骨，威灵仙善走通络，相须为用，功效更显著。可治风湿筋骨疼痛、四肢麻木等。且可与桂枝、海风藤、桑寄生等同用，效果更好。

豨莶草 臭梧桐　二药相伍为《拔萃良方》〈豨桐丸〉。豨莶草祛风除湿，臭梧桐宽筋活血，相配则祛风湿、活血的功效较佳，可治风湿痹痛、麻木。取二药降压作用，可用于高血压及高血压引起的半身麻木。并可配牛膝、桑寄生以增强其降低血压作用。

【常用量】　6～9克。

【参考】　本品为菊科柔毛豨莶草全草。

本品忌铁。

据现代医药研究，本品含豨莶苦味质生物碱等。有降血压、镇静、抗风湿作用。可治坐骨神经痛、尿酸性痛风及急性黄疸型传染性肝炎。

威 灵 仙

【性味归经】　性温，味辛、咸。入膀胱经。

【功效】　祛风除湿，通络止痛。本品辛散善走，温散通利，既能驱风除湿，更能通经畅络，故为除风湿止痛的常用药。以其利湿作用，可治风湿痹痛、外邪郁而不达、湿蕴热蒸的发黄，并能治鱼骨鲠喉。

配伍应用

威灵仙 羌活　二药都有祛风除湿止痛作用，但威灵仙性急善走，通达经络较强，羌活表散风湿为强。相配则除风湿、通经络、止痛的功效较佳。可用于痹证、关节疼痛等，尤以上半身痹痛为多用。

威灵仙 川牛膝　二药都有通经络作用，威灵仙善祛风湿，川牛膝长于活血通经利关节。相配能祛风湿、活血通络止痛，可用于风湿阻滞经络、关节的疼痛。多用于下半身痹痛。

威灵仙 砂仁　取威灵仙化骨鲠，砂仁快气宽中。相配有宽中化骨鲠的效能，可治鱼骨鲠喉。有与砂糖同煎及加醋同用者。有取威灵仙通络止痛，砂仁醒脾调胃、行气止痛，用以治疗胃痛者。

威灵仙 五灵脂　威灵仙祛风除湿、通经畅络止痛，五灵脂散瘀、利血脉。相配有祛瘀止痛、除风湿通络的作用，可治风湿痹证手足麻木疼痛。与乌头同用，其止痛效果更佳。

【常用量】　3~9克。

【参考】　本品为毛茛科攀援性灌木威灵仙的根。

本品对气血虚弱、无风湿实邪者忌用。服时忌茶。

据现代医药研究，本品含有白头翁素及白头翁醇。实验证明，有利尿及抗葡萄球菌、绿脓杆菌作用。

据报道，本品煎剂外洗可治小儿龟头炎。

桑 寄 生

【性味归经】　性平，味苦、甘。入肝、肾经。

【功效】 补益肝肾，祛风通络，养血安胎。本品苦甘性平，质厚而柔，有祛风湿、养血润筋的功效。主要用于痹痛日久，出现肝肾不足，筋脉失养的腰膝疼痛、筋骨无力等症状者。以其有养血安胎作用，可治胎动、胎漏下血。

配伍应用

桑寄生 续断　二药都有补肝肾、祛风湿作用，并能安胎。而桑寄生能养血润筋，续断能通利关节。相配则补肝肾、祛风湿、通利关节的功效较好。常用于肝肾亏损的腰膝疼痛及胎动不安、胎漏、妊娠腰痛，并常与狗脊、牛膝、杜仲强筋骨药配用，治腰膝疼痛，其效更好。

桑寄生 秦艽　桑寄生养血润筋疗痹，秦艽祛风通络止痛。相配可养血润筋，疗痹止痛，治肝肾不足或风寒湿痹的腰膝筋骨疼痛，常与牛膝同用以增强疗效。

桑寄生 阿胶　取桑寄生养血安胎，阿胶滋阴止血。相配有养血安胎、止血作用。常配艾叶暖宫止血，可治血虚胎动、漏血。

桑寄生 草决明　桑寄生补肝肾养血润筋，草决明清泄肝火。相配有补肝肾、清肝火之效，可治肝火上壅之头痛。取二药的降压作用，配夏枯草泻肝火、清肝降压，可用于高血压及四肢麻木。

【常用量】　9～15克。

【参考】　本品为桑寄生科植物桑寄生的茎枝。

据现代医药研究，本品含广寄生苷，经水解得槲皮素等，有利尿及降压作用，对动脉硬化和原发性高血压有效。试管内可抑制伤寒杆菌、葡萄球菌。槲寄生对大脑皮层植物神经性高血压作用较好。除桑寄生和槲寄生外，尚有黄皮寄生、杉寄生、枫香寄生等，此偏于行气止痛而无安胎作用。

虎　骨

【性味归经】　性温，味辛。入肝、肾经。

【功效】　强筋壮骨、搜风定痛。本品辛通温补，强壮作用较显著。常用于肝肾虚寒而风湿入侵经脉所致的足膝酸痛，尤多用于下肢痿软。

配伍应用

虎骨 附子　取虎骨壮骨强筋，散寒通络，附子温阳散寒止痛。相配有强筋骨、散寒止痛作用。可用于风湿痹证的关节、筋骨疼痛。

虎骨 牛膝　取虎骨强筋骨，牛膝下行补益肝肾。相配有补肝肾、强筋骨的效能。再加龟板滋肾阴，以肾主骨，肝主筋，因而起强筋骨的效能，可治肝肾不足的腰膝酸痛、筋骨痿软等症。

虎骨 木瓜　虎骨壮筋骨、搜风定痛，木瓜祛湿舒筋。相配强筋壮骨、舒筋活络的作用较好，可用于风湿痹痛、足膝酸软乏力等。二药为《通行方》〈虎骨木瓜酒〉的主要配伍，治风寒湿气流入经络、筋脉拘挛、骨节酸痛、四肢麻木等症。

【常用量】　9～15克。

【参考】　本品为猫科动物虎的骨骼。

本品入药以肢骨、头骨为好，前胫骨尤佳。

据现代医药研究，本品含磷酸钙、碳酸钙等。

乌 梢 蛇

【性味归经】　性平，味甘。入肺经。

【功效】　搜风，通络，定搐。本品性善走窜，通经活络，内通筋骨，外达皮腠，为风毒壅结于血分疼痛的要药。多用于风湿顽痹、肢节麻木以及皮肤疥癣、麻风等。取其搜经络之风的作用，有定惊止搐的功效，可止惊痫。

配伍应用

乌梢蛇 麻黄　乌梢蛇搜经络风毒，麻黄散气分风寒。相配有搜风散寒止痛之功。若加桂枝温阳通脉，其搜风蠲痹止痛的效果更佳。可用于治风湿阻络的骨节疼痛、皮肤麻木等症。

乌梢蛇 全蝎　取乌梢蛇搜经络风邪、定搐，全蝎熄风止痉。相配则既能搜风、熄风，又有定搐止痉功效。若加白僵蚕祛风解痉，天南星祛痰解痉，有定惊、解痉、驱风、祛痰之功。可用于治小儿惊痫、风痰所致的筋脉痉挛及破伤风抽搐等症。

乌梢蛇 萆薢　取乌梢蛇搜经络风邪，血分毒结，萆薢祛风湿通络止痛。相配疗痹功效较佳，常用治风湿痹痛。

乌梢蛇 蝉蜕　乌梢蛇搜血分毒结，外达皮腠，蝉蜕凉散风热止痒。相配可散毒结，散风热止痒。若加荆芥疏散在表风邪兼宣泄血分风热，有凉血疏风止痒的功效，可用于瘾疹、皮肤瘙痒、疥癣等症。

【常用量】　3～9克。

【参考】　本品为游蛇科动物乌梢蛇的蛇体。

本品对血虚生风者忌用。

据现代医药研究，本品含蛋白质、脂肪、皂甙。据报道，本品研末，黄酒送服，治小儿麻痹而致患肢瘫痪尚未畸形者。

白 花 蛇

【性味归经】　性温，味甘、咸。有毒。入肝经。

【功效】　祛风通络，定痉止痛。本品性善走窜，有"内走脏腑、外达皮肤"除内外风毒于血分之功。祛风通络止痛效果较好，素有截风要药之称。常用治风湿痹痛、筋脉拘急、中风半身不遂、口眼㖞斜。取其祛风定惊作用，可治破伤风角弓反张、小儿惊痫抽搐；取其除血分风毒壅滞的作用，可疗大风疥癞、皮肤顽癣、瘰疬痈疽、恶疮等症。

配伍应用

白花蛇 天麻　白花蛇搜风通络止痉，天麻平肝熄风止痉。相配平肝熄风、通络止痉的作用较好，常用于肝风内动引起的口眼㖞斜、筋脉拘急及小儿惊风等。二药为《濒湖集简方》〈白花蛇酒〉的重要配伍，治诸风顽痹、瘫痪挛急等症。

白花蛇 蜈蚣　取二药祛风通络止痉作用。相配用于破伤风、中风口眼㖞斜、半身不遂等。加乌梢蛇搜风通络定痉，为《普济方》〈定命散〉，治破伤风颈项强直、角弓反张，其效较佳。

【常用量】　宜酒浸或研末用，每次0.1～0.2克。

【参考】　本品为蝮蛇科动物五步蛇及眼镜蛇科动物银环蛇幼蛇除去内脏干燥的全体。

本品对血虚生风者忌用。

据现代医药研究，本品含胆脂固醇、软脂酸、硬脂酸及牛胆素等，有强壮神经与抗毒作用。

本品提取物有镇静、镇痛作用，并能直接扩张血管而降血压。

千 年 见

【性味归经】 性温，味苦、辛、微甘。入肝、肾经。

【功效】 祛风湿，壮筋骨，通经止痛。本品辛苦微甘、性温，但辛而不燥，苦而不降，性温作用平和，既能祛风除湿止痛，又可强壮筋骨，为老年人患风湿痹痛、四肢酸痛、拘挛麻痹等的常用药。

配伍应用

千年见 牛膝 取千年见祛风湿通络、壮筋骨，牛膝舒筋活血、利痹强筋骨。相配祛风湿强筋骨之效较好，常用于风寒湿痹、筋骨麻木、骨节酸痛等。与滋补肝肾药同用，治疗老年性腰腿疼，其效更好。

千年见 海桐皮 二药均有祛风湿之功。千年见辛而不燥，海桐皮燥湿清热。相须有祛风清热之功，常用于风湿痹痛、关节肿大、腰膝酸痛等。与独活、络石藤、赤芍等药同用，其效较好。

千年见 狗脊 取千年见祛风通络、壮筋骨，狗脊养肝肾，祛风湿。相配有补肝肾、养血祛风的作用，可用治老年性腰背酸痛、俯仰不利、筋骨痿弱等症。

【常用量】 6～12克。

【参考】 本品为天南星科植物千年见的根茎。

本品对阴虚内热者忌用。

据现代医药研究，本品含芳香性挥发油等。

络 石 藤

【性味归经】 性微寒，味苦、辛。入心、肝、肾经。

【功效】 祛风通络，凉血消肿。本品辛散祛风通络，苦寒泄热燥湿，并能凉血，故兼有消肿之功。多用于热痹四肢筋骨疼痛，亦可用于治疗痈疮热毒、咽喉肿痛。

配伍应用

络石藤 忍冬藤　二药都能通经达络，疏风清热、止痛。相配其效力更显著。常用于治湿热痹痛、四肢拘急，并常与地龙、秦艽等同用，以增强其清热、通络、止痛功效。

络石藤 牡丹皮　二药均可凉血、消肿、止痛，而络石藤能通络，牡丹皮能活瘀。相配可增强其消肿作用，常用于治湿热痹痛、关节红肿等，并常与鸡血藤、续断等活血通络药同用，以增强其疗效。

络石藤 蒲公英　取络石藤凉血消肿，蒲公英清热解毒。相配有凉血、解毒、消肿之效，并常配金银花之清热解毒，可治疗疮肿毒、乳痈等症。

络石藤 赤芍　络石藤祛风通络、凉血消肿，赤芍消瘀散肿，相配祛风、通络、凉血、消肿的功效较好，可治风湿热痹、关节肿痛等症。

【常用量】　6～12克。

【参考】　本品为夹竹桃科络石藤带叶茎枝。

据现代医药研究，本品含有强心甙，有强心作用。

海 桐 皮

【性味归经】　性平，味苦。入肝、肾经。

【功效】　祛风通络，化湿杀虫。本品苦平入血，苦能燥湿且又清热，又有祛风通络效能。常用于湿热痹痛、脚气、痛风。以其祛湿杀虫为用，又可治疗疥癣及风湿、虫牙痛。

配伍应用

海桐皮 威灵仙　海桐皮清热化湿、祛风通络，威灵仙祛风除湿，通经止痛。相配清热燥湿、通络止痛的效果甚好，可用于风湿热痹、关节红肿等症。

海桐皮 片姜黄　取海桐皮祛风通络，片姜黄活血止痛，相配有祛风止痛之功。可用于治风湿性膝关节痛、腰膝酸痛。常配牛膝、独活等祛风止痛药，效果更好。

海桐皮 木槿皮　二药都有杀虫作用，而海桐皮能化湿，木槿皮能止痒。相配有化湿、杀虫、止痒之功效，可治皮肤疥癣瘙痒。加蛇床子、羊蹄可增强清热解毒、杀虫、止痒效力。上四药酒泡外用，效果较好。

【常用量】 6~9克。

【参考】 本品为豆科常绿乔木刺桐的树皮。

据现代医药研究，本品含有生物碱，对金黄色葡萄球菌及皮肤真菌有抑制作用。

温里药

温里药又叫祛寒药，是以温中散寒及温肾回阳为主要作用的药物。用于脾阳虚弱、寒湿内盛，或外感寒湿内侵而致脾胃虚寒，出现呕逆泻痢、胸腹胀满冷痛、食欲不佳者，并常与健脾益气药同用，或随症佐以行气散寒，或和胃降逆，或消积除满药等。肾阳虚损，元气衰微，以致阴寒内生而出现恶寒、口鼻气冷、下利清谷，甚至手足厥冷、脉微欲绝的亡阳症状者，应选用温补肾阳、回阳救逆药物，并常与益气健脾药同用，或酌情选配养心宁神，或活血养血药等。若脾肾阳气素虚，再外感风寒者，须与解表散寒药同用。若在炎热季节，或对失血阴虚患者，用量不宜大。

本类药物辛温燥烈，有耗散阴液之弊，故对阴虚素体火旺、热病者忌用。

附 子

【性味归经】 性大热，味辛。有毒。通行十二经。

【功效】 补火回阳，散寒湿，止疼痛。本品辛温燥烈，回阳救逆之力最强，为峻补元阳、温经散寒的要药。在脏腑能补命门真阳、暖脾胃、温心阳而通血脉；在经络能温经散寒止痛；入补气药能温补散失之元阳；入补血药能温养营血之不足；与发散药同用，能温腠理，可祛在表之风寒；入温阳药能暖下元，祛在里之寒；阴盛阳衰者用之，有"益火之源，以消阴翳"的功效。尤其长于回阳救逆。

配伍应用

附子 肉桂 二药均有补火助阳、散寒止痛之功。但附子性烈，能回阳救逆，肉桂性缓可引火归元。相须为用则温肾助阳，引火归元，而能振奋阳气，鼓舞血行。常用于下焦命门火衰、肾阳不足的腰膝酸软、形寒足冷、阳痿、尿频等症，并常与熟地黄、枸杞等滋阴益精药配用，法阴中求阳之意。

附子 干姜 二药相伍为《伤寒论》〈干姜附子汤〉。取其温寒水之脏，使其蒸腾阳气。原方治伤寒"下之后，复发汗白日烦躁不得眠，夜而安静，不呕不渴，无表证，脉沉微，身无大热"者。附子长于扶肾阳而破阴，干姜长于暖脾胃而散寒。相须有温脾肾、助阳散寒之功。但随配伍与用量的不同，效能亦异。如配甘草为〈四逆汤〉，重用甘草益气助阳，取附、姜的温通鼓动作用，有回阳救逆的功效，治脾肾阳衰的恶寒肢冷、下利清谷等症。后世《阎氏小儿方论》据《伤寒论》的〈理中丸〉，加附子名〈附子理中丸〉，取其助脾阳而散寒，治脾胃虚寒、腹痛、吐泻等脾胃虚寒较甚者，效果较好。

附子 白术 取附子温补脾肾散寒，白术健脾燥湿。相配则温中散寒、健脾燥湿，可治阳虚寒湿内盛的心腹冷痛、呕吐泄泻及痰饮水肿等症。又附子温经散寒止痛，白术燥湿健脾益气，相配则温经益气、散寒除湿，可用于治风湿相搏之肢体关节疼痛，并可治阳虚头痛，但白术量应倍于附子。

附子 茯苓 取附子"益火之源，以消阴翳"之功，茯苓补脾益气，渗湿利水。相配有温下元、暖脾胃、消翳祛湿的作用，常用治脾肾阳虚水肿，亦可用于脾肾阳虚之泄泻等。

【常用量】 3~9克。

【参考】 本品为毛茛科植物乌头主根上附生的侧根。

本品对阴虚火旺者忌用，孕妇慎用。

据现代医药研究，本品含有乌头碱、次乌头碱、新乌头碱、塔拉地萨敏、川乌碱甲、川乌碱乙六种结晶性生物碱。实验证实有强心作用，能兴奋迷走神经。此外，能扩张下肢和冠状血管。大量服用中毒时，出现血压下降、四肢发冷、心率变慢、心脏传导阻滞及室性期外收缩、心室纤颤等心肌受损现象。可用阿托品、普鲁卡因等急救。经炮制和煮煎，可分解其生物碱，使毒性降低，但强心作用不减。故需大量服用时，应煎1小时以上为宜。

乌　头

【性味归经】　性热，味辛。有毒。通行十二经。亦有独入肝经之说。

【功效】　祛风除湿，温经止痛。本品辛热燥烈，功与附子相近，但走窜辛散之性较附子为强，偏于温经通阳、散风止痛。多用于风寒湿痰所致的头面、胸背、四肢筋骨痹痛。

配伍应用

乌头　麻黄　二药都有散风寒、通痹止痛作用。但乌头长于温通里阳，麻黄长于宣通卫阳。相配则宣散风寒、温通止痛作用更强，可治痹症关节痛。若加芍药、黄芪、甘草为《金匮要略》之〈乌头汤〉，治"痛历节、不可屈伸疼痛"之症。

乌头　五灵脂　乌头善止痛，重在温散，五灵脂止痛，重在行血。合用则温经散寒、活络止痛。配威灵仙之祛风湿、通络止痛，其效果更显著，可治痹证腰膝疼痛、四肢麻木等。

乌头　赤石脂　取乌头温经散寒止痛，赤石脂涩血敛气。相配则既温经散寒，又不耗散气血。若与附子、干姜、椒目之类温阳止痛、下气行水药相配，为《金匮要略》的〈乌头赤石脂丸〉，治寒痰内盛的胸背彻痛。

【常用量】　1.5~4.5克。

【参考】　本品与附子为同种植物，主根为乌头，附生的侧根名附子。另有不生幼根者，名天雄，亦入药，其性味功效与乌、附相同，多用于命门阳虚诸症。

本品对阴虚火旺及孕妇忌服。反半夏、瓜蒌、贝母、白蔹、白芨，畏犀角。

据现代医药研究，本品所含生物碱与附子同。中毒反应为呼吸中枢、血管运动中枢及反射机能均呈现麻痹。可用绿豆、生甘草煎服解毒。另外，本品与附子、生姜、甘草、远志、黄芪、黑豆等同用，可使其所含生物碱减少。

草 乌

【性味归经】 性温，味辛。有毒。入膀胱、肝、肾经。

【功效】 搜风胜湿，祛寒逐痰。本品辛温行窜，性猛气锐，能搜风胜湿，通经络利关节，止风湿顽痰所致的疼痛、麻木。多用于风寒湿痹之顽症以及阴疽肿毒。

配伍应用

草乌 乌头 二药都有搜风胜湿、温经止痛作用。相配则作用更强，多用于治顽痹麻痛。常相配入丸散剂，如〈小活络丹〉即与天南星、地龙、乳香、没药同用，治风寒湿痹、肢体麻木疼痛。

草乌 天南星 二药均有祛风除痰作用，但草乌搜风通络力猛，天南星祛痰解痉力强。相配则祛风除痰止痛效力更强。常用于治风痰所致的肌肉疼痛、麻木、拘挛以及阴疽等症。少加肉桂、姜汁并热酒调后涂阴疽未破者，有一定疗效。

【常用量】 1.5～4.5 克。

【参考】 本品为毛茛科草乌的块根。

本品对风热痹证、孕妇及阴虚火旺者不宜用。反半夏、瓜蒌、贝母、白蔹、白芨。畏犀角。

据现代医药研究，本品主要含乌头碱。

本品与附子、乌头均为辛热、有毒之品，功效相近。但本品性猛气锐，长于搜风胜湿、化顽痰而通络利关节，且治恶疮；附子善回阳补火，逐寒湿，其用较广；乌头以祛风止痛为优，多用于风寒湿痹、半身不遂等症。

干 姜

【性味归经】 性热，味辛。入心、肺、脾、胃、肾经。

【功效】 温中回阳，化痰止咳。本品辛热，专长温中，善除里寒，为治脾胃虚寒之吐泻、腹痛的要药。取其温肺散寒作用，有化饮止咳效能。此外，亦有回阳救逆的功效。常用于下利清谷、四肢厥冷、脉微欲绝者。炒用能温经止血，可用于性属虚寒的便血、崩漏等出血疾病。

配伍应用

干姜 甘草　二药相伍为《金匮要略》〈甘草干姜汤〉。取干姜辛热助阳，甘草甘缓止痛。辛甘合用有复中焦阳气之功，可治脾胃虚寒的胃痛、呕吐等症。原方治肺痿吐涎沫而不咳者。

干姜 高良姜　二药相伍为《和剂局方》〈二姜丸〉。二药皆有温中祛寒作用。唯干姜长于暖脾胃虚寒而止吐泻，高良姜长于温中散寒止痛。相须为用其功效更显著，可治胃寒腹痛、呕吐泄泻。

干姜 半夏　二药相伍为《金匮要略》〈半夏干姜散〉。取干姜温中散寒化饮，半夏和胃降逆。相使为用有散寒降逆的功效，可治寒饮呕吐。中气虚者加人参，为《金匮要略》〈干姜人参半夏汤〉，可治虚寒呕吐。

干姜 黄连　干姜辛开温通，黄连苦寒降泄。合用有辛开苦降的效能，可用于治寒热互结的胃脘痞痛、嘈杂泛酸、泄泻、痢疾等症。

干姜 厚朴　二药都有温中散寒功效，且干姜能化饮，厚朴能下气。合用可温中散寒，降逆除满，常用于寒饮内停的胃脘胀闷、痞痛，并可用于寒饮喘咳、胸脘满闷者。

干姜 五味子　取干姜温化寒饮，五味子收敛肺气。开合并用，化饮止咳，治寒饮内停、肺气不降的咳喘。

【常用量】　3~9克。

【参考】　本品为多年生姜科植物姜的干燥根茎。

本品与生姜临床应用时不能互相代替。孕妇慎用。

现代医药研究，参阅生姜。

肉　桂

【性味归经】　性热，味辛、甘。入肝、肾经。

【功效】　温阳助火，散寒止痛。本品辛甘而热，补肾火，温脾胃，且可通脉散寒止痛。对肾阳不足而致的虚阳上浮、上热下寒者，有引火归元的功效。古有"入阳药即汗散，入血分即温行，入泄药即渗利，入气分即透散"之说。常用于肾阳不足的腰膝酸楚、肢冷、阳痿、虚寒腹痛、腰痛、疝痛、痛经及阴疽不溃或已溃而脓出不畅等症。

配伍应用

肉桂 黄芪　肉桂善于助阳，黄芪长于补气。相使为用则温阳益气、通畅血脉，多用于气虚、阳虚及气血不足、阴疽等症。入〈八珍汤〉为〈十全大补汤〉，治虚劳气血不足；配白芍、炙甘草、生姜、大枣、饴糖并改肉桂为桂枝以增强其通脉散寒止痛作用，为《金匮要略》〈黄芪建中汤〉，能托痈疽，并治虚劳里急。合当归、川芎、人参、防风、桔梗、白芷等为〈托里十补散〉，可托疮排脓，治诸入痈疡已溃者。

肉桂 熟地黄　肉桂温阳通脉，鼓舞气血，熟地黄滋阴养血。相配有滋阴温阳、养血通脉的功效。若配人参以益气安神，有阳生阴长之意，而得振奋阳气，补益气血之功，用于心肾不足、气血两虚的心悸、气短等症。

肉桂 当归　肉桂温阳散寒止痛，当归补血兼能行瘀止痛。相配则温阳行瘀止痛的功效较好。若加熟地黄之养血，可用于虚寒腹痛、经闭、痈疽脓成不溃等。

肉桂 黄柏　肉桂温阳化气，黄柏坚阴清热，相配有温阳坚阴的功效。若配知母为《兰室秘藏》〈滋肾通关丸〉，可化气坚阴，治下焦湿热蕴结，阻碍膀胱气化功能所致的小便不利、尿闭兼见午后发烧等症。

【常用量】　3～9克。

【参考】　本品为樟科植物桂树的干皮。

本品对阴虚火旺、热病伤津及有里热者忌用。

据现代医药研究，本品含有挥发性桂皮油，主要成分为桂醛及少量醋酸桂皮酯和鞣质等，有扩张血管作用。此外，还有镇痛、解痉、促进消化和解热作用。桂皮酊对炭疽杆菌、金黄色葡萄球菌、痢疾杆菌、沙门氏菌均有抑制作用，有抗氧化、增加白细胞作用。

吴茱萸

【性味归经】　性大热，味辛、苦。有小毒。入脾、胃、肝、肾经。

【功效】　温中散寒止痛，舒肝下气止呕。本品辛开苦降，性偏燥烈，既温胃暖肝，又能开郁结、降寒浊上逆，为散寒止呕、止痛的常用药，可用于治胃痛、腹痛、疝气、呕吐、泄泻、泛酸等症。

配伍应用

吴茱萸　生姜　二药都有温胃散寒止呕作用。吴茱萸重在降逆，生姜偏于宣通。相配则降逆功效甚佳。再配人参、大枣为〈吴茱萸汤〉，有温中益气、降逆止呕效能，治胃寒呕吐、厥阴头痛、少阴吐利等症。

吴茱萸　干姜　二药都有散寒、止呕、止痛的效能。吴茱萸偏于开郁降逆，干姜偏于温中止呕。合用则温中散寒，降逆止痛，可治胃寒腹痛、呕吐、嘈杂吞酸。

吴茱萸　苦楝子　二药均可疏肝行气止痛。吴茱萸辛温偏于开郁降气，苦楝子苦寒偏于清热行气。相配为《医宗金鉴》之〈金茱丸〉，有开郁行气止痛之功，可治寒热郁结、肝胃不和的疼痛、疝气等，并可与小茴香、青皮等温肝、肾、舒肝药同用，治下焦寒湿所致的腹痛及寒湿疝痛、女子胞宫寒冷等症。

吴茱萸　五味子　二药相伍为《本事方》〈五味子散〉。取吴茱萸温中燥湿，五味子收敛固涩。相配可温中除湿，收涩止泻。与〈二神丸〉（破故纸，肉豆蔻）健脾温肾、收涩止泄相配，为《内科摘要》〈四神丸〉，治脾。肾阳虚、五更泄泻等。

吴茱萸　木瓜　取吴茱萸温降下行，散寒燥湿，木瓜和中去湿，舒筋通络。相配可温散下焦寒湿、舒筋止痛。治寒湿脚气、小腹胀满冷痛、吐泻转筋等症。

【常用量】　3~9克。

【参考】　本品为芸香科落叶乔木吴茱萸的果实。

本品对血虚有热者忌用，孕妇慎用。

据现代医药研究，本品含有挥发油，其成分为吴萸烃、吴萸内脂及吲哚类生物碱、吴萸碱、去甲基吴萸碱等，有收缩子宫作用。此外，能抑制皮肤真菌及绿脓杆菌、金黄色葡萄球菌，还有杀蛔虫、水蛭、蚯蚓等功效。

毕 澄 茄

【性味归经】　性温，味辛。入脾、胃、肾、膀胱经。

【功效】　温中降逆，健脾止痛。本品辛能行散，温可祛寒，功能暖脾肾，行气滞，尤以治呕之功较胜。可用于脘腹胀痛、呕吐、泄泻及下焦虚寒之小便不利、尿频、浑浊及寒疝等症。

配伍应用

毕澄茄　高良姜　二药都能行气止痛，而毕澄茄善能治呕，高良姜长于止痛。相须为用，行气止痛、止呕的功效更著，可治胃寒呕吐疼痛。若加荜拨散寒止痛、止泻，有止痛、止泻、止呕的功效，可止脾胃虚寒之泄泻、呕吐、腹痛。

毕澄茄　丁香　二药均有温中降逆、止呕、止痛之功。唯毕澄茄行气滞，功善止呕，丁香快气机，降浊气之逆，善治虚寒呃逆。相配功效更强，可用于治寒气中阻之胃痛、呃逆、呕吐等症。

毕澄茄　薄荷叶　取毕澄茄辛散止痛，薄荷叶散风热，清头目。相配温凉相济，则散风止痛之效更佳。若加荆芥穗取其升散之力，为《御药院方》〈毕澄茄丸〉，治肺气上攻而致的头痛、鼻塞有效。

毕澄茄　吴茱萸　二药均能行气散寒止痛疗疝，毕澄茄暖脾肾，吴茱萸舒肝下气，暖肝肾。相配功效显著，可用于寒气郁结、肝胃不和的胃脘痛、头痛、疝气痛。

【常用量】　1.5～4.5 克。

【参考】　本品为胡椒科植物毕澄茄成熟的干燥果实（习惯上樟科植物山鸡椒的果实也作毕澄茄使用）。

本品对相火内盛者忌用。据现代医药研究，本品含挥发油、树脂、毕澄茄酸、毕澄素等，对黏膜局部有刺激作用，并能吸收，对泌尿道及呼吸道黏膜也有此作用。

据报道，本品治阿米巴痢疾亦有疗效。

丁 香

【性味归经】　性温，味辛。入脾、肺、胃、肾经。

【功效】　温中降逆，助阳散寒。本品辛散温通，能暖脾胃、快气机而散寒止痛，并能降浊气之上逆，为止虚寒呃逆的要药。多用于止呃逆、虚寒腹痛及呕吐泄泻，且有温肾助阳功效，可用于阳痿、女子阴中寒冷及虚寒腰痛等。

配伍应用

丁香 吴茱萸　二药都有温胃降逆止呕、止痛之功。相配则温燥止痛效力较强，可用于治胃寒腹痛、呕吐。常与草豆蔻、干姜相配用，效果更显著。

丁香 柿蒂　二药均能温胃降逆止呕，为呃逆的要药。相配可治胃寒呃逆。若加人参、生姜为〈丁香柿蒂汤〉，是治虚寒呃逆的常用方，并常与砂仁、白术等健脾、行气止呃逆药配用，效果更好。

丁香 肉桂　二药均有辛温助阳作用。相配则温肾助阳效力更强。若加附子温补命门之火，可治阳痿。亦常与小茴香、雄蚕蛾、淫羊藿等同用，治男子阳痿、女子阴冷白带。

【常用量】　1.5～4.5克。

【参考】　本品为桃金娘科常绿乔木丁香的花蕾及果实。

本品畏郁金。热证忌用。

据现代医药研究，本品含挥发油（丁香油），油中成分为丁香油酚、丁香烯等，能使胃黏膜充血，促进胃液分泌，刺激肠胃蠕动。丁香在体外对白喉杆菌、炭疽杆菌、金黄色葡萄球菌、伤寒杆菌、痢疾杆菌、霍乱弧菌、变形杆菌、鼠疫杆菌都有抑制作用，对皮肤真菌有抗菌作用，尤其对同心性毛癣菌、许兰氏黄癣菌作用最强。丁香油在试管内能麻痹猪蛔虫，并有杀虫和驱狗蛔虫作用。

荜 拨

【性味归经】　性大温，味辛。入胃、大肠经。

【功效】　温中散寒，下气止痛。本品性大温，功善温散止痛，为除肠胃寒冷的专药。更善祛大肠寒邪。多用于治冷气呕吐、脘腹满痛、水泻及头痛、牙痛、鼻渊等症。

配伍应用

荜拨 高良姜　二药均能温中散寒，行气止痛。相配功效显著，可治胃寒疼痛、呕吐。若加肉桂散寒止痛，为《局方》〈己寒丸〉，治寒泄身冷、自汗，甚则欲呕、小便涩、脉微弱者。

荜拨 细辛　二药均有散寒止痛的作用。细辛且能发散风寒，通窍止痛。相配辛散止痛功效显著，常用于胃寒作痛及龋齿痛。若加防风、白芷治龋齿，效果更佳。

荜拨 蒲黄　荜拨温中散寒，蒲黄行血散瘀，止血。相配有散寒止血的功效，常用治月经过多、痛经，痔疮肿痛等症。

【常用量】　1.5～3克。

【参考】　本品为胡椒科荜拨未成熟的果穗。

本品对脾胃有实热者禁用。

据现代医药研究，本品含有挥发油、胡椒碱等。

高良姜

【性味归经】　性温，味辛。入脾、胃经。

【功效】　温中散寒，行气止痛。本品温能暖中散寒，辛可行气止痛，尤善治胃寒痛，并能止胃寒、呕吐、噫气。

配伍应用

高良姜 厚朴　高良姜暖中散寒、行气止痛，厚朴行气滞，散实满。相配有温中祛寒，行气止痛的功效，可用治气滞湿郁的脘腹胀满、胃寒痛等症。

高良姜 香附　二药相伍为《良方集腋》〈良附丸〉，有行气止痛作用，高良姜且能温中，香附尚可解郁。相配则温胃、理气、止痛功效较好，善治脘腹冷痛。有瘀血者加五灵脂，止痛作用更强。

高良姜 大枣　二药相伍为《普济方》〈冰壶汤〉。取高良姜温中散寒止呕，大枣和胃健脾。相配能健脾温中止呕，治霍乱呕甚者有一定疗效。

【常用量】 3~6克。

【参考】 本品为姜科植物高良姜的根茎。

本品对热盛呕逆者忌用。

据现代医药研究，本品含有挥发油和黄酮甙衍生物。体外对炭疽杆菌、溶血性链球菌、白喉杆菌、肺炎双球菌、金黄色葡萄球菌、枯草杆菌都有抗菌作用，对结核杆菌呈抑制作用。

小 茴 香

【性味归经】 性温，味辛。入肝、肾、脾、胃经。

【功效】 温中散寒，行气止痛。本品辛温行散而能理气散寒止痛，气味芳香而能醒脾开胃进食，尤能温肝肾而除下焦寒湿。常用于寒邪内盛的小腹冷痛、寒疝、小便不利及脾胃虚寒的脘腹胀满、疼痛、呕吐、泄泻等。

配伍应用

小茴香 肉桂 取小茴香温肝肾、暖胞宫、行气止痛，肉桂温阳助火、散寒止痛。相配有散寒行气止痛的功效。常用于治虚寒腹痛及气滞寒凝的腰髋坠痛、小腹冷痛，均有疗效。若配干姜疗脾胃虚寒腹痛，效力更强。

小茴香 荔枝核 取小茴香温肝肾，除下焦寒湿，行气止痛，荔枝核行肝经血中之气，散滞祛寒。相配为〈荔香散〉，有祛寒散结、行气止痛作用，治小腹寒疝疼痛。

小茴香 乌药 二药均能散寒止痛，除下焦寒湿。唯小茴香优于除寒湿，乌药长于顺气。相配温散止痛，功效较好，可用治气逆寒郁的疝气、少腹胀痛等症。

【常用量】 3~9克。

【参考】 本品为伞形科草本植物茴香的成熟果实。

本品对热证及阴虚火旺者忌用。

据现代医药研究，本品含有挥发油，油中成分为茴香酮、茴香脑、甲基胡椒酚、双戊烯、茴香醛等。

据报道，本品 9 ~ 15 克冲服，可治嵌顿性小肠疝。另外，本品 15 克与食盐 4.5 克同炒焦研末，同两个鸭蛋合煎为饼内服，可治睾丸鞘膜积液。

荔 枝 核

【性味归经】　性温，味甘、涩。入肝、肾经。

【功效】　温中理气，散寒，消疝。本品甘涩，性温，温散寒邪作用较强，兼能快脾气，益肝血，多用于下焦寒凝血滞引起的一切疝疾肿痛和妇人气血瘀积之腹部刺痛及寒凝气滞之胃脘痛等症。

配伍应用

荔枝核 川楝子　荔枝核散寒、止痛疗疝，川楝子疏肝利气，止痛疗疝。相配散寒止痛疗疝之效较佳，可用于疝气作痛及肝气郁结之胁肋痛。常与小茴香、木香、沉香等药配用，治疝气阴核肿大，痛不可忍颇有疗效。

荔枝核 橘核　二药均能散滞消疝、止痛。相须为用，治疝气痛有一定疗效。若加延胡索、桃仁、枳壳等药，治疝气疼痛，阴核肿胀效果亦好。

荔枝核 香附　二药相伍为《妇人良方》〈蠲痛散〉。取荔枝核行血中之气，散寒结，香附解气郁，调经止痛。相配理气散寒的功效更著。可治妇人血凝气滞引起的小腹刺痛。

【常用量】　4 ~ 10 克。

【参考】　本品为无患树科植物荔枝的种子。

本品对无寒湿气滞者忌用。

据现代医药研究，本品含有皂甙、鞣质和 α—（亚甲环丙基）甘氨酸，此物作动物试验可降低血糖、肝糖元含量。

第二篇　常用中草药配伍与应用（中）

芳香化湿药

芳香化湿药又叫祛湿药，是以祛除里湿为主要作用的药物，有醒脾、健胃的功能，用于湿邪内滞而致的胸腹疼闷、食欲不佳、呕吐泛酸、大便溏薄及口甘多涎、舌苔白腻等症。取其芳香辟秽作用，又能除四时不正之气，治暑湿、湿温、霍乱、痧胀等。

湿邪的特点是黏腻重浊，易于壅滞不去。治疗应选用芳香化湿药，同时宜配宣气和中药，酌配苦温燥湿或淡渗通利之品。若湿与热并存者，应与清热药同用；湿与寒并存者，应与祛寒药同用。

湿之为病，与脾、肺、肾三脏功能的盛衰关系密切。脾虚不运、水湿内停者，还应配以健脾药；肺失通调水道者，应配宣肺药；肾阳虚损不能蒸化水湿者，应配温肾药。

本类药物性多辛温，对阴虚血燥及气虚者应慎用。

藿　香

【性味归经】　性微温，味辛。入肺、脾、胃经。

【功效】　发表解暑，和中化湿，理气止呕。本品芳香而不燥烈，辛温而不燥热，既能温中快气醒脾胃，又能发表解暑，辟秽化浊，长于治脾胃湿浊吐逆，为四时外感风寒、暑湿及脾胃湿滞的胸腹满闷、腹痛吐泻、胃纳不佳、苔腻、身倦的常用药。

配伍应用

藿香　佩兰　二药均有化湿解暑作用。藿香善止呕吐，佩兰偏于化黏腻之湿。相须为用，功效更好。常用于夏令伤暑、湿浊中阻的胸闷、腹满、呕恶等或热病挟湿的脘腹胀满、恶心欲吐诸症。并常与白蔻仁、厚朴同用，助其化湿之力。小便短赤者配滑石、通草渗淡之品，疗效更好。

藿香 半夏　藿香快脾胃、化湿浊，性偏温散，半夏和胃降逆、化痰止呕，性偏温降。相配能理脾胃、除寒湿、止呕吐，治寒湿内阻、停食气滞、脘腹疼满、呕吐，并常配陈皮、茯苓以增强健脾理气除湿效力。偏于湿盛者加苍术，偏于寒盛者加丁香，有热者配黄芩、连翘。两药配〈平胃散〉为《和剂局方》〈不换金正气散〉，治外感四时不正之气或霍乱呕吐。

藿香 砂仁　二药都有理气作用。藿香偏于化湿止呕，砂仁偏于健胃和中。相配则理气和中止呕功效较好，并常配香附理气解郁，可用于妊娠呕吐及气滞脘闷的胃纳不佳。

藿香 白术　藿香开胃化湿，白术健脾益气。相配则健脾胃、益气化湿的功效较好。若加党参补气健脾，可用于治脾胃虚弱、呕吐泄泻。

【常用量】　6～15克。

【参考】　本品为唇形科植物藿香的茎叶。

本品对阴虚火旺、舌红无苔者不宜用。

据现代医药研究，广藿香含有挥发油，其成分为广藿香醇、苯甲醛、丁香酚、桂皮醛、广藿香烃。藿香的挥发油中含有甲基胡椒酚、茴香醛、柠檬烯及倍半萜烯，对肠胃神经有镇静作用，并能发表、扩张微细血管，促进胃液分泌而助消化。此外，对常见致病性皮肤癣菌，有较强的抗菌作用。

据报道，本品与常山同用可减轻常山恶心呕吐等副作用。

佩　兰

【性味归经】　性平，味辛。入肺、脾经。

【功效】　清暑化湿，和中开胃。本品辛平芳香，既能表散暑邪，又能宣化湿浊。常用于暑湿寒热、胸闷头胀、身重等症，尤善于治湿浊困脾而致的胃纳不佳、口甘、舌垢黏腻、口臭等症。

配伍应用

佩兰 滑石　二药都有解暑作用，且佩兰醒脾开胃，滑石利尿清热。

相配可解暑醒脾，清热利尿。若配荷叶升发脾胃清阳而解暑邪，用于夏令暑症效果较好。

佩兰 黄连 二药均可祛湿，佩兰功在醒脾开胃化湿，黄连功在清热燥湿。相配有清热化浊的效能。可治脾胃湿滞的胸闷、消化不良、口苦苔腻等症。

佩兰 厚朴 取佩兰祛暑和中、开胃化湿，厚朴行气滞、燥湿除胀。相配有和中化湿除胀的功效，可用治夏令湿浊困脾而致的脘腹胀满、胃纳不佳等症。

【常用量】 3~9克。

【参考】 本品为菊科植物兰草的全草。

本品对阴虚血燥、气虚者慎用。

据现代医药研究，本品含有挥发油，其成分为对—异丙基甲苯、5—甲基—2—异丙基甲苯醚、橙花醇己酯，对流感病毒有抑制作用。

青　蒿

【性味归经】 性寒，味苦、辛，气香。入肝、胆经。

【功效】 清热祛暑，凉血除蒸。本品苦寒气香，既能祛暑热、泄肝胆实火，又能疏泄阴分伏热而除蒸，为清暑热、凉血、除伏热骨蒸的常用药。

配伍应用

青蒿 白扁豆 青蒿芳香化浊，清解暑热，白扁豆解暑湿而健脾。相配有清暑利湿的功效，可用于治外感暑邪发热、呕吐等。加金银花清热透表，疗效更好。

青蒿 鳖甲 二药为〈青蒿鳖甲汤〉的主药。青蒿凉血除蒸，透发肌间郁热，鳖甲滋阴搜邪，除深伏骨间邪热。合用有清虚热、除伏邪的功效。常加秦艽除郁伏之热而除蒸，治血虚热伏的骨蒸潮热。若血虚火盛者，常配生地黄、地骨皮；阴虚血中郁热者，常配牡丹皮、知母，疗效更显著。

青蒿 地骨皮 二药均能清热凉血除蒸。青蒿长于治热伏阴分之骨蒸，且透伏邪外出，地骨皮善清阴分之热，除有汗之骨蒸并降火。相配除蒸功效显著，可用于阴分伏热、潮热骨蒸。

青蒿 知母　青蒿清热凉血除蒸，知母泻火、润燥除烦。相配有滋阴清热、凉血除蒸的功效，可用治阴虚热伏的骨蒸潮热及温病热伏阴分的夜热早凉。

【常用量】　6～12克。

【参考】　本品为菊科植物青蒿的茎叶。

本品对暑热汗多者不宜用。

本品治骨蒸潮热盗汗，用鳖血拌用为佳。

据现代医药研究，本品含维生素 A、挥发油、苦味质、生物碱等，有抑制皮肤真菌和疟原虫作用，可治疟疾。

苍　术

【性味归经】　性温，味辛、苦。入脾、胃经。

【功效】　健脾燥湿，祛风明目。本品辛温发散，能解风寒之邪；苦温燥湿，能健脾化浊；芳香辟浊，能驱四时不正之气。对寒湿外郁经络的风寒湿痹、湿浊内困脾胃的胸腹胀满、泄泻等，都有疗效。此外有明目功用，可治夜盲。

配伍应用

苍术 厚朴　二药都能燥湿。苍术可健脾化浊，厚朴可下气散满。合用有健脾燥湿，除胀作用，可治脘腹胀满、纳呆、苔白而厚腻者。

苍术 香附　取苍术健脾燥湿，香附解郁行气止痛。相配可燥湿行气止痛，常用于气滞湿郁的胸膈胀满、脘腹闷痛。

苍术 生石膏　取苍术除湿止痛，生石膏清气分实热，取《活人书》〈白虎加术汤〉方意，治湿温病发热汗多、身重疼痛等症。

苍术 黄柏　二药相伍为《丹溪心法》〈二妙散〉。取苍术健脾燥湿，黄柏清热燥湿。相配则清湿热功效更强。二药有"治痿要药"之称，可治湿热下注的筋骨肿痛、下肢痿软、湿疮等。常与防己同用，治下肢湿热痹痛，效果更好。加牛膝为《医学正传》〈三妙散〉，治湿热脚膝红肿。与萆薢、乌蛇肉同用，对治风湿活动有效，亦可用于风湿性心脏病。

苍术 地榆　苍术燥湿，地榆凉血止血。相配有燥湿止血功效。若配黄柏清热燥湿，枳壳宽中行气，则能燥湿清热、止血，可治大肠湿热便血、痔疮下血等症。

苍术 黑芝麻 取苍术明目，黑芝麻补益肝肾。相配为《瑞芝堂经验方》〈苍术丸〉，有补肝肾明目的功效，可治内外障、青盲、雀盲。又本品配猪肝、石决明亦治上症。

【常用量】 3～9克。

【参考】 本品为菊科植物苍术的根茎。

本品与白术相比，白术补中力强，且能止汗，苍术燥湿力胜，且能发汗。

本品对阴虚有热，大便燥结者忌用。

据现代医药研究，本品含有挥发油，其主要成分为苍术醇、苍术酮及维生素 A 和维生素 B_1，亦有说含维生素 D 者。对夜盲症、软骨症、皮肤角化症等有治疗作用。此外，还有排钾、钠作用，但不利尿。

据报道，本品对外科结核病有一定疗效。另外，本品与白芷、川芎、桂枝各等分为末，用四层纱布包裹，于疟疾发作前 1～2 小时塞鼻孔中，对预防和抗疟有显著效果。

厚 朴

【性味归经】 性温，味苦、辛。入肺、胃、大肠经。

【功效】 燥湿消痰，下气散满。本品辛温燥湿散结，苦能下气行滞。以行气滞、散实满、燥湿除胀为长。多用于食积气滞、胸腹胀满、大便燥结、呕吐泻痢。取其燥湿消痰作用，可治痰饮喘咳。

配伍应用

厚朴 枳壳 二药均能下气散满。但厚朴善于除胀，枳壳善于消积。相须为用，效力更为显著，可治气滞食积、脘腹胀满。

厚朴 半夏 二药都能燥湿消痰。厚朴长于下气除胀散满，半夏长于化痰降逆消痞。相配则下气燥湿功效较好。常与生姜相配，取其温散作用，治胃气不和、气滞湿停的脘腹胀满、呕逆诸症。

厚朴 麻黄 厚朴燥湿消痰，下气散满，麻黄宣肺定喘。相配有散寒下气定喘的功效，可用于寒痰搏结的气逆喘咳、胸闷气短等。二药为

《金匮要略》〈厚朴麻黄汤〉的主药，治咳而脉浮、上气胸满、喉中不利、有水鸣声者。

厚朴 黄连　取厚朴化湿下气行滞，黄连清热燥湿解毒。相配有清热燥湿、泻心胃郁热之功。二药为《霍乱论》〈连朴饮〉的主药，治湿热蕴伏的霍乱吐泻及湿温病的身热脘痞、腹胀等症。

厚朴 大黄　厚朴长于下气除胀散满，大黄苦寒泄热，泻下导滞。相配除胀满，荡涤肠胃实热积滞的作用甚好，可用于腹满痛、大便秘。若加枳实为《金匮要略》〈厚朴三物汤〉，治上症作用更显著。

厚朴 杏仁　取厚朴消痰下气散满，杏仁宣肺降逆平喘。相配有宣肺下气、消痰止喘的功效，可用于气逆喘咳。若湿痰盛者，可与茯苓、陈皮同用，效果较好。

【常用量】　3~9克。

【参考】　本品为木兰科植物厚朴的树皮和根皮。

本品对内热津枯者及孕妇应慎用。

据现代医药研究，本品含厚朴酚、异厚朴酚、挥发油，体外对痢疾杆菌、伤寒杆菌、副伤寒杆菌、霍乱弧菌、大肠杆菌、变形杆菌、绿脓杆菌、α—β—溶血性链球菌、肺炎双球菌、百日咳杆菌等革兰氏阴性、阳性细菌都有抑菌作用，尤其对金黄色葡萄球菌作用更显著。煎剂并能抗皮肤真菌。

白蔻仁

【性味归经】　性温，味辛。入肺、脾、胃经。

【功效】　温中化湿，行气开胃。本品辛能行散快气，温可散寒化湿，为暖脾胃、化湿浊、行气止呕止痛之品。常用于胃气不和的胸腹胀满、呕吐嗳气、食欲不振以及胃脘时痛且胀者。

配伍应用

白蔻仁 砂仁　二药都辛温芳香，有行散理气、化湿的功效，尤其长于宣畅气机，化中焦秽浊而暖脾胃。但白蔻仁芳香气清，偏于温脾止呕，砂仁芳香气浓，偏于醒脾而止泻。相须为用，治气滞湿阻、胸闷腹满、呕吐泄泻，有良好效果。

白蔻仁 陈皮　二药都能理气化湿、和胃止呕。但白蔻仁偏于温脾行气，陈皮偏于理气健脾。相配则理气健脾功效较好。常加半夏燥湿化痰止呕，能健脾理气、化湿和胃，可治脾胃虚弱、湿浊郁滞的胸腹满闷、泛恶纳呆、吐泻等。二药加藿香、生姜为《沈氏尊生》〈白豆蔻汤〉，治湿浊内停的反胃呕吐，疗效亦好。

白蔻仁 杏仁　取白蔻仁温中化湿，和畅中焦，杏仁宣肺祛痰，通宣上焦。相配能宣畅上中二焦，治上中二焦气滞湿郁，效果较好。若加薏苡仁健脾利湿，疏导下焦，能畅达三焦气机、宣化湿浊，若加半夏、厚朴除湿满，通草、滑石、竹叶清利湿热，为《温病条辨》〈三仁汤〉，治湿温初起，胸闷不饥、头痛身重、午后身热、苔白腻者，实为有效的方剂。

白蔻仁 厚朴　二药都有和胃理气化湿作用。但白蔻仁偏于温中，厚朴偏于散满。相配有理气除胀，开胃化湿的功效，可治脾胃气滞、寒湿胀满者。

白蔻仁 藿香　二药都能温中化湿，行气止呕。但白蔻仁偏于行气，藿香偏于化浊。相配温中行气化湿效力更显著，可用于气滞湿停或寒湿内停的呕吐、胃脘满闷、饮食不佳等症。

【常用量】　3～6克。

【参考】　本品为姜科植物白豆蔻的种子。

本品个大饱满、壳薄、无空皮者佳，称"紫蔻"，通称"十开蔻"；个小色暗或带有紫棕色、壳较厚、仁瘦瘪者，质较次，通称"小白蔻"或"枫蔻"。蔻壳入药，其味淡薄，温燥力较差，有宽中和胃、宣化湿浊作用。

本品对呕吐、反胃、腹痛等症属于火郁者，忌用。

据现代医药研究，本品含有挥发油，其成分为α—龙脑、α—樟脑及桉树脑，能促进胃液分泌，兴奋肠蠕动，有制止肠内发酵、除胃肠积气及止呕作用。皮壳煎剂可抑制志贺氏杆菌。入煎剂不宜久煎，以免失其有效成分。

砂 仁

【性味归经】　性温，味辛。入脾、胃经。

【功效】 温中开胃，行气消食，安胎。本品辛温行气宽中，芳香醒脾开胃，为脾胃虚寒气滞之脘腹胀满、食积不消、呕吐、泻痢的常用药。因有理气醒脾疏理气机的作用，故有安胎气的效能。

配伍应用

砂仁 橘皮 砂仁温中理气醒脾，橘皮健脾理气和胃。相须为用，有健脾理气消食之功。可用于脾胃虚弱的食积不消、脘腹胀满、纳呆、吐泻等症。

砂仁 厚朴 二药都有行气作用，但砂仁偏于开胃，厚朴偏于消满。相配则功效更显著。可用于气滞或湿郁的腹痛胀满。若加香附解郁止痛，增强其行气宽中、消满止痛的效力，常用于治气滞痞满、胁肋胀痛等症。

砂仁 草果 取砂仁温中散寒，行气醒脾，草果逐寒燥湿除痰。相配有祛寒湿开胃的功效，可用于寒湿停滞的腹胀、呕吐、不食等症。

砂仁 枳实 二药均能行气止痛，砂仁长于开胃消食，枳实善于破气消痞。相配功著，常用于气滞食积的痞满胀痛。若加木香、白术为《摄生秘剂》〈香砂枳术丸〉，治胸膈胀满、气滞、食积、呕吐、便泄、纳欠等症。

砂仁 生姜 二药相伍为《证治准绳》〈缩砂散〉。取砂仁温中开胃安胎，生姜散逆止呕。相配则温中止呕的功效尤佳，治妊娠胃虚气逆、呕吐不食、胎动不安。

砂仁 桑寄生 二药均能安胎，且砂仁理气醒脾，桑寄生益肝肾。相配则安胎功效较好，用于胎动不安的腰坠痛、腹胀满者。或配白术健脾以助砂仁之力，配续断补肝肾、暖胞宫助桑寄生之效，则效果更好。脾虚有热者加黄芩；肝肾不足者桑寄生、续断用量加大，疗效更显著。

【常用量】 3~9克。

【参考】 本品为姜科植物缩砂的种子。

本品对阴虚有热者忌用。

据现代医药研究，本品含有挥发油，油中含龙脑、右旋樟脑、醋酸龙脑酯、伽罗木醇、橙花三烯醇等，能促进消化液分泌并能排除消化道积气，有健胃作用。

草豆蔻

【性味归经】　性温，味辛。入脾、胃经。

【功效】　健脾燥湿，温中止呕。本品辛温能散寒湿，芳香能快脾胃，且有行气开郁作用。多用于脾胃气机不畅、寒湿郁滞的胃寒腹痛、脘腹胀满、呕逆等症。

配伍应用

草豆蔻 吴茱萸　取草豆蔻行气散寒湿止呕，吴茱萸祛寒止痛，相配则散寒止痛作用较好。若加香附解郁理气止痛，其散寒湿行气止痛功效更好，常用于脾胃气滞、寒湿郁阻的腹痛、呕泻。

草豆蔻 高良姜　二药都能温中散寒止痛。草豆蔻兼有开胃消食作用，高良姜止痛作用较好。相配则温中行气止痛功效更好，常用于脾虚气滞、寒湿中阻的食欲不振、脘腹胀满疼痛。

【常用量】　3~6克。

【参考】　本品为姜科植物草豆蔻的种子。

本品对脾胃虚弱而无寒湿者忌用。

据现代医药研究，本品含挥发油，主要成分为豆蔻素。

草 果

【性味归经】　性温，味辛。入脾。胃经。

【功效】　逐寒、除瘴、截疟、化浊、祛痰。本品辛温燥烈，既逐寒燥湿祛痰，又辟疫截疟，尤以化脾胃湿浊为专长。

配伍应用

草果 槟榔　二药都有化湿作用。但草果醒脾化浊、宣达伏邪而辟疫，槟榔利水化湿而行气滞。相配则化湿功效较好。若加厚朴燥湿散满，有辟秽化浊透邪的功用，能透达膜原的湿浊，而治脘腹满闷呕恶。入知母、芍药、黄芩，滋阴清热，甘草制草果、槟榔、厚朴的猛烈，缓知母、芍药、黄芩的寒性，为《温疫论》〈达原饮〉，有开达膜原、清热化浊的功效，用于治瘟疫或疟疾邪伏膜原而表现憎寒化热、胸闷呕恶、头痛烦躁、舌苔白厚浊腻、脉弦数等症。

草果 常山　二药都有燥湿除痰、截疟的效能。但草果辛温祛寒，常山苦寒清热。苦温并用，既除寒热，又化湿浊，多用于疟疾反复发作，寒湿内阻，邪伏阴伤而表现胸胁痞满、食欲不振、神疲肢倦、苔浊腻等症。

草果 木香　取草果醒脾化浊，祛寒燥湿，木香行气止痛，健脾消积。相配则行气化湿的功效较好，常用于胃脘痞满、消化不良、嗳气、苔浊腻等。

草果 厚朴　草果燥湿化浊醒脾，厚朴除胀散满而降逆。相配燥湿除胀的功效尤好，可用于气滞湿停的脘腹胀满。

【常用量】　1.5~3克。

【参考】　本品为姜科植物草果的种子及果皮。

本品对非寒湿实证及脾胃虚弱无寒湿者忌用。

据现代医药研究，本品含有挥发油。

渗湿利水药

渗湿利水药又叫利尿药，是以通小便、利水湿为主要作用的药物。

本类药物又分淡渗药和通利药两类。淡渗药性多甘淡平缓，作用中和；通利药性多苦寒通利，作用较强。（逐水药其性烈有毒，作用猛峻，能使水饮从二便排出，属攻下范围。）临床须根据具体病症相互配用，以增强疗效。

水湿为病，由于发病原因与水湿停蓄部位的不同，分内湿与外湿：外湿多因淋雨涉水，居处潮湿，致湿邪侵犯肌表经脉。治疗需用利水渗湿药，同时要配宣达疏散药以祛风解表，或宣通经络，或芳香宣化；内湿多因恣食生冷肥甘、嗜酒而致内生湿浊，或由情志所伤，或劳逸不当，以致脏腑功能失常，使肺不能通调水道，脾失健运，肾失温化，三脏相互影响而致水湿停留。治疗既需渗湿利水药，又需佐以理气药以舒畅气机，并随其证情的不同，应各有侧重：属热者宜清热利湿；属寒者宜温阳化水；属湿浊阻滞者，宜燥湿化浊。此外，还须根据水湿为患表现病症的不同，如水肿、淋浊、小便不利、痰饮、发黄、湿温、痹痛等，随证选用有专功的药物。

渗湿利水药久用或重用均有伤阴之弊，对阴虚病人及年老、体弱、孕妇均宜慎用。

茯 苓（附：茯苓皮、赤茯苓、茯神）

【性味归经】 性平，味甘。入心、肝、脾、肾、胃经。

【功效】 渗湿利水，补脾宁心。本品甘平补益，淡可渗利。取其补益功用，可补脾宁心，取其淡渗效力，可利水消肿。为治疗心脾虚弱所致的心悸少寐、脾虚湿滞的水肿、小便不利及泄泻痰饮等的常用药物。

配伍应用

茯苓 泽泻 二药性都甘淡平缓，能导水下行，通利小便。相配功效更显著。与猪苓同用，可治水湿停滞、小便不利诸症。再加桂枝、白术为《伤寒论》〈五苓散〉，有温阳化气利水作用，可治水湿内停、外有表寒所致的水肿身重、小便不利、烦渴欲饮及泄泻等症。

茯苓 甘草 二药都有益气宁心作用，但甘草宜炙用疗效更好。若加桂枝取其温阳通脉效能，相配能温阳益气、补脾宁心，可治心脾不足的心悸、气短、面浮肢肿等症。若加杏仁为《金匮要略》〈茯苓杏仁甘草汤〉，治胸痹症因水停伤气，胸中气塞短气者。

茯苓 半夏 茯苓健脾利湿，半夏除痰降逆。相配有除痰止呕作用。若加陈皮健脾理气除痰，可治痰饮、呕吐、胸膈胀满、恶心、食欲不佳等症；若加生姜温散止呕，为《金匮要略》〈小半夏加茯苓汤〉，治胃有停饮、呕恶等症。

茯苓 车前子 二药都有利水作用。但茯苓偏于健脾渗湿，车前子偏于利尿通淋。相配则利尿通淋功效较强，常用于淋浊、小便不利等症。

茯苓 广木香 二药都有止泻作用。茯苓的止泻在于健脾渗湿，广木香的止泻在于和胃理气。相配能和脾胃、行气止泻，用于治水湿泄泻、肠鸣等症。

【常用量】 9~15 克。

【参考】 本品为多孔菌科植物茯苓菌的菌核。

本品除去外皮，其内呈白色者，为白茯苓，偏于补益；内部色淡红者，为赤茯苓，偏于渗利；白茯苓中穿有松根部分，为茯神，以养心宁神为主；茯苓的黑褐色外皮为茯苓皮，有利水消肿作用，常用于水肿腹胀。多与桑白皮、大腹皮配用，效果较好。

据现代医药研究，本品含有茯苓酸、β—茯苓糖、麦角甾醇、蛋白质、脂肪、卵磷脂、胆碱及钾盐等，有利尿作用，能促进钠钾、氯等电解质的排出，并有镇静作用。

猪 苓

【性味归经】 性平，味甘。入肾、膀胱经。

【功效】 利水渗湿。本品甘淡性平，专主渗泄，能通利水道，为治淋浊尿闭、小便不通、水肿胀满、脚气浮肿及泄泻的常用药。

配伍应用

猪苓 茯苓 二药都能利水渗湿，相须为用，效果更显著。若加白术健脾益气燥湿，可治水泻、尿少等症，再加白扁豆补脾除湿，有用于肾炎身肿、尿少、食欲不振等症。

猪苓 大腹皮 二药均可利水，但猪苓渗湿利水，大腹皮下气行水。相配能利水除胀。若加砂仁行气和中，可治水肿胀满、小便不利。

猪苓 白术 猪苓渗湿利水，白术健脾燥湿。相配有健脾利湿的功效，常用于脾虚吐泻、水湿内停、水肿等症。

猪苓 泽泻 二药均能渗湿利窍，通利水通，泽泻甘寒，且能泻肾与膀胱之火。相须利尿清热之功较好，常用于淋浊尿闭、水肿胀满等症。

【常用量】 6~12克。

【参考】 本品为多孔菌种植物猪苓的菌核。

本品对脾胃虚弱无湿热者应慎用。

据现代医药研究，本品含有粗蛋白、粗纤维、可溶性糖分及麦角甾醇等，有利尿作用，并能降低血压。

泽 泻

【性味归经】 性寒，味甘。入肾、膀胱经。

【功效】 渗湿利尿，泄热。本品甘淡渗利，能通小便；甘寒泄热，能泄肾与膀胱之火。为治小便不利、水肿胀满、湿热下注、泄泻、尿少及停饮眩晕之品。

配伍应用

泽泻 牡丹皮 泽泻利水，泄肾中水邪，牡丹皮凉血，清肝胆之火。相配能泄虚火、利湿浊，治虚火上炎、头晕目眩、骨热酸痛、遗精等，常与滋阴药同用。治小便淋漓、水肿胀满等，常与健脾益气或利水药同用。

泽泻 木通 二药都有利小便泄火作用，泽泻功在泄肾与膀胱之火，木通功在泻心与小肠之火。相配泄火、利尿功效更强，可治小便短赤、涩痛及水肿等症。

泽泻 砂仁 泽泻渗湿利水，砂仁行气和中。相配有利湿止泻除胀的功效。若加白术健脾燥湿，可治小便不利、腹胀尿短等症。

泽泻 白术 二药相伍为《金匮要略》〈泽泻汤〉，取泽泻渗湿利尿，止泻，白术健脾燥湿。相配健脾利湿，止泻之功较佳，可用于脾虚水泻、浮肿，小便不利。原方治心下有支饮、苦眩冒者。近报道，用治蛋白尿有显效。若加菊花可治慢性肾炎出现的头晕。

泽泻 半夏 泽泻清热利湿，半夏燥湿化痰。相配有和胃利湿作用，常用于湿浊蕴阻中焦所致的脘腹胀满、小便短少，多与藿香、厚朴、佩兰等芳香化浊药同用；取其和胃化痰之功，可用于咳嗽痰多、胸膈满闷、面浮肿等症。

【常用量】 9～15克。

【参考】 本品为泽泻科植物泽泻的块茎。

本品对无湿热及肾虚滑精者不宜用。

据现代医药研究，本品含有挥发油（内含糖醛）、生物碱、植物甾醇及左旋天门冬酰胺等，能增加尿量、尿素及氯化物的排泄量，对血中胆固醇的生成有轻度抑制作用，故可缓和动脉粥样硬化。此外，有降低血压、血糖作用，对结核杆菌的生长亦有抑制效能。

车 前 子（附：车前草）

【性味归经】　性寒，味甘。入肾、肝、肺、膀胱、小肠经。

【功效】　利水通淋，渗湿止泻，清热明目，祛痰止咳。本品甘寒滑利，性偏渗泄，为渗湿利水的常用药，多用于湿热淋浊、泄泻及水肿、妇女白带等。以其有清热明目效能，可用于肝火目赤涩痛，或肝肾不足所致的目暗昏花、迎风流泪。此外，还有化痰止咳作用，可用于治痰热咳嗽。

配伍应用

车前子 泽泻　二药都能利水消肿，清泄湿热，相须为用，效果更好，可治水肿胀满、小便不利。与木通、滑石等渗利药物同用，疗效更好。

车前子 海金砂　二药都有清利湿热作用，而车前子偏于降泄湿热，海金砂偏于清热通淋。相配则清泄湿热的功效更好。若加黄柏清热燥湿，可用于热淋、石淋、小便滴沥涩痛，并常与石韦、瞿麦等同用，疗效更显著。

车前子 白术　取车前子利水止泄，白术健脾燥湿。相配有健脾止泻的功效。若加薏苡仁健脾祛湿，可治脾虚或暑湿泄泻、小便短少；若配厚朴、广木香等行气化湿药，治湿郁中焦而腹胀尿少者，效果较好。

车前子 山楂　取车前子渗湿止泻，山楂导滞止痢。相配有祛湿止泻痢之功。常生、炒各半研末冲服，治泻痢、慢性肠炎有效。

车前子 百部　二药都能止咳。车前子利痰，百部润肺。相配可用于小儿顿咳或慢性咳嗽。痰多者常与半夏、橘皮同用。咳甚者可配沙参、桔梗，其效果亦好。

车前子 熟地黄　取车前子泄热明目，熟地黄补益肝肾，相配有补肝肾、泄热明目的功效。若加沙苑子明目益精，有补肝肾、益精血、明目的效能，用于治疗肝肾不足所致的目暗障翳、视力减退等症。又可与枸杞子、菟丝子滋补肝肾药同用，效果亦好。

车前子 苍术　取车前子清利湿热，苍术燥湿健脾。相配有健脾、渗利湿浊之功，常用于妇女湿浊带下。

【常用量】　9～15克。

【参考】 本品为车前科植物平车前及车前的成熟种子。

本品对无湿热者及孕妇慎用。

车前草即车前子籽未成熟之前的全草，性味功能与车前子相似，利尿作用相同，多用于通淋利尿。但其偏于凉血解毒，又常用于治衄血、尿血、皮肤疮毒等症，鲜品可治热痢。近有降低血压之说。

【常用量】 9~12克。

据现代医药研究，本品含有车前子碱及车前烯醇酸、琥珀酸、腺嘌呤、胆碱、维生素A、维生素B_1等，有利尿作用，可增加尿素、氯化物、尿酸的排泄量，且可抑制痢疾杆菌、皮肤真菌的生长。

滑 石

【性味归经】 性寒，味甘。入胃、膀胱经。

【功效】 利尿渗湿，清热解暑。本品甘淡性寒，质重而滑，淡能渗湿，寒可清热，质重能降，滑可利窍。为夏日伤暑烦渴身热尿赤、尿血、尿闭及淋浊涩痛、湿热下注之水肿、泄泻的常用药。外用可治皮肤湿疮等。

配伍应用

滑石 冬葵子 取滑石清热利尿，冬葵子渗利通泄，相配则功效更好。若加车前子利水通淋，可治湿热下注、小便不利或淋浊涩痛。

滑石 甘草 二药相伍为《伤寒标本》〈六一散〉。取滑石清热利湿通窍，甘草和中，缓滑石之寒。相配有清暑利湿作用，可治伤暑身热、心烦、口渴、小便不爽，亦可解农药中毒。泄泻者加山药，取其健脾止泻之效。

滑石 藿香 二药均能化湿解暑。滑石善能清热利湿，重降利窍，藿香和中快气，发表辟秽。相配功著，可用于夏日伤暑见心烦、口渴、小便不利者。若加丁香为《普济方》〈玉液散〉，治伏暑吐泻、小便短赤、烦渴等症。

滑石 车前子 二药均有清热通淋的作用。相配功效甚好，常用于淋症、小便不利等。若加通草、冬葵子为《千金方》〈滑石散〉，治产后淋沥。

滑石 黄柏　取滑石清热渗湿，黄柏燥湿，泻火解毒。相配有清热燥湿作用。若加枯矾燥湿解毒，则泻火解毒燥湿的功效更好。共研末外敷，可治皮肤湿疮、湿疹。

【常用量】　6～12克。

【参考】　本品为矿石中硅酸盐类的滑石。

本品对脾胃气虚、滑泄及津亏者忌用。

据现代医药研究，本品含有硅酸镁等成分。内服可保护肠管内黏膜，有消炎止泻作用。外用可保护创面，吸收分泌物，促进干燥结痂。

薏苡仁

【性味归经】　性微寒，味甘、淡。入脾、胃、肺经。

【功效】　健脾补肺，利湿清热。本品甘淡微寒，既能渗利，又能清热，且有健脾补肺的功效。凡脾湿泄泻、食少、水肿、脚气、小便不利及肺痈、肠痈、风湿痛，都宜用。但生用利湿热较好，炒用止泻痢较佳。

配伍应用

薏苡仁 冬瓜皮　二药都有健脾利湿作用。相辅为用效果较显著。若加赤小豆清热利尿，可治湿郁浮肿、小便短少。若与滑石、通草、竹叶之类同用，治湿郁经脉、身热而痛、小便短赤或不利者，效果更好。

薏苡仁 麻黄　取薏苡仁除湿，麻黄散寒。相配有散风寒祛湿作用。若加杏仁利气，甘草和中，调和诸药，为《金匮要略》〈麻杏薏甘汤〉，治风湿而全身尽痛。里湿盛者常加白术，下焦湿盛、肢膝酸痛者与木瓜同用。

薏苡仁 芦根　取薏苡仁健脾、渗湿、排脓，芦根益脾生津。相配有健脾益肺排脓的功效。若加冬瓜仁清热滑痰、排脓消肿，桃仁活血祛瘀，为〈千金苇茎汤〉，有清肺化痰、通瘀排脓的效力，为治肺痈的常用方。

薏苡仁 败酱　二药都能清热。薏苡仁且能利湿排脓，败酱又可解毒消肿。相配有清热解毒排脓作用。少佐附子通行经脉为《金匮要略》〈薏苡附子败酱散〉，常用于治慢性肠痈。薏苡仁附子同用为《金匮要略》〈薏苡附子汤〉。治胸痹缓急者，即平时无痛缓，遇寒则痛症。

薏苡仁 白蔻仁　取薏苡仁健脾清热利湿，白蔻仁温中化湿，行气止呕。相配健脾利湿的功效较显著，可治脾虚湿盛的泄泻。

薏苡仁 白术　二药都有健脾祛湿功效。但薏苡仁偏于渗湿，白术偏于燥湿。相配则祛湿效力更显著。若加茯苓健脾渗湿止泻，可治脾虚湿盛的大便泄泻。泄泻且小便短少者，加车前子效果更好。

【常用量】　9～30克。

【参考】　本品为禾本科植物薏苡的种仁。

本品对津枯便秘及孕妇慎用。

据现代医药研究，本品含有薏苡仁油、糖类、氨基酸、维生素 B_1 等，能减少肌肉挛缩，对癌细胞有抑制作用。

据报道，本品二两煮食，每日一次，可治扁平疣。

防　己

【性味归经】　性寒，味苦、辛。通行十二经。

【功效】　利水消肿，祛风止痛。本品苦寒降泄，味辛能散，既能利水清热，又能散风疗痹，为水肿、脚气、小便不利及风湿痹痛的常用药。

配伍应用

防己 黄芪　防己利水祛风，通行十二经，黄芪温阳益气。相配能益气化湿、利水消肿，可治气虚水肿。若加白术健脾燥湿，大枣、甘草、生姜和中调营卫，为《金匮要略》〈防己黄芪汤〉，治风水、汗出恶风者。

防己 茯苓　取防己利水消肿，茯苓健脾利湿，相配有利湿消肿之功，常用于水肿。若加桂枝温阳通脉，其功更著，为《金匮要略》〈防己茯苓汤〉的主要配伍，治皮水、四肢浮肿。

防己 威灵仙　二药均可散风祛湿止痛。但防己偏于祛湿疗痹，威灵仙偏于通络止痛。相配能祛风湿、活络止痛。常用于治风湿阻络的关节、肩背疼痛。

防己 薏苡仁　二药都有清热、祛湿、止痛效能，相须为用，效果较好。若加滑石滑利清热，可治湿聚热郁的肢体疼痛。

【常用量】　6～9克。

【参考】　本品为防己科粉防己（又称汉防己）及马兜铃科广防己的根。两种功用相同，但汉防己偏于利湿消肿，广防己偏于祛风湿止痛。

本品对阴虚体弱者不宜用。

据现代医药研究，汉防己含有粉防己碱、去甲基粉防己碱及防己诺林。有消炎、抗过敏、解热、镇痛、扩张血管和降低血压作用。此外，还能刺激垂体—肾上腺皮质系统，使皮质功能亢进。广防己含有木防己素甲、木防己素乙及木防己素丙。有祛风湿、止痛作用，亦能利水。

据报道，木防己对各种神经痛，尤其是肋间神经痛及肺结核患者的胸痛及各种原因引起的肌肉疼、肩凝症、闪挫均有良效。对月经痛、产后腹痛亦有较好疗效。在体内，汉防己、木防己均能抗阿米巴痢疾。

木 通

【性味归经】 性寒，味苦。入心，肺、小肠、膀胱经。

【功效】 利尿泻火，通经下乳。本品苦寒降泄，清热利窍，善清心与小肠之火，导湿热下行，并有通经脉、利关节、下乳的功效。常用于心火亢盛或湿热下注膀胱所致的小便短赤、淋涩热痛、心胸烦热及水肿脚气、湿热痹痛、经闭不通、乳汁不下等症。

配伍应用

木通 黄芪 取木通通经下乳，黄芪补虚益损。相配能益气下乳。若加当归补血，有滋生乳汁而通利的效力，可治产后乳汁不下。

木通 牛膝 二药都有通利血脉作用。但木通偏于通利，牛膝重在活血祛瘀。相配则活血通脉的功效较好。若加红花活血通经，可治血瘀经闭。

木通 车前子 取木通导心与小肠之火下行，车前子利水通淋。相须有清热利尿通淋的功效，可用于水肿、淋病、小便短少或淋漓涩痛。

木通 防己 取木通通血脉、利关节，防己祛风湿止痛。相配能除湿疗痹，利关节止痛。若加苍术祛风燥湿疗痹，可用于风湿痹症的关节疼痛，对湿重者疗效尤好。

木通 生地黄 取木通利尿降火，生地黄清热凉血。相配有泻火凉血利尿的功效，可用治小便短赤等。

木通 桑白皮 木通利水降火，桑白皮利水消肿，泻肺止喘。相配有利水止喘之功，常用于肺热喘咳，遍身水肿，小便不利。

【常用量】 3～9克。

【参考】 本品为马兜铃科木通马兜铃、木通科白木通、毛茛科小木通等的藤茎。

本品对无湿热者不宜用，孕妇忌服。

据现代医药研究，本品含马兜铃酸、钙质及鞣质等，有利尿和强心作用，对革兰氏阳性菌、痢疾杆菌、伤寒杆菌、多种皮肤真菌都有抑制作用。

据报道，本品服60克以上，有引起肾功能衰竭的病例。

通 草

【性味归经】 性寒，味甘、淡。入肺、胃经。

【功效】 清热利水，通气下乳，本品甘淡渗泄，性寒而降，通气上达而行乳汁，引热下降而利小便。可用于水肿、湿温尿赤、淋病、尿闭以及乳汁不下等症。用朱砂拌用，有清心安神的功效。

配伍应用

通草 滑石 二药都有清利湿热效能，滑石且有清暑作用。相配可清暑利湿。若加薏苡仁健脾补肺而清利湿热，可用于暑热、湿温、湿浊停滞的头痛身重、胸闷腹满、小便不爽、尿赤等症。

通草 大腹皮 取通草清湿热而利小便，大腹皮下气行水。相配有清热利水除胀的功效，可用于湿热壅滞的水肿、胀满。

通草 瞿麦 二药都能清热通淋，瞿麦又可破血通经。相配有利尿清热破血的功效，可用于热淋小便涩痛、尿血。若加萹蓄则疗效更好。

通草 穿山甲 通草体轻上达，通气下乳，穿山甲善走窜，通络下乳。相配则通气通络，下乳效果较好。若加王不留行行血通经下乳，可用于乳汁不下。但常与当归、川芎、黄芪养血活血，益气药同用，治产后乳汁不下或乳少。又用于治乳痈初起。

【常用量】 3～9克。

【参考】 本品为五加科植物通脱木的干燥茎髓。

本品对无湿热、尿量多者慎用，孕妇忌用。

据现代医药研究，本品含有多种齐墩果酸型皂甙、通脱木甙、通脱木皂甙、氨基酸、微量元素、脂肪、蛋白质、肌醇、糖类等。实验证明，其清热利尿效力不及木通。

灯 芯 草

【性味归经】 性微寒，味甘、淡。入心、肺、小肠经。

【功效】 清心火，利小便。本品寒可清热，淡能渗利，有导心、肺之火下行从尿而出的功效，故为治心火尿赤的常用药，且能除热痛的心烦、口渴。

配伍应用

灯芯草 淡竹叶 二药都有清心火、利小便作用。相配疗效更好。可用于热痛心烦不寐、尿赤等。

灯芯草 滑石 二药都有清热利尿效能。灯芯草偏于清心、肺火热，滑石偏于清膀胱湿热。相须为用，有清心、肺、小肠之火，泻膀胱湿热，而达利尿之效。若加甘草梢解毒清热，可用于治心烦、尿赤或小便短赤、涩痛。

【常用量】 3~6克。

【参考】 本品为灯芯草科植物灯芯草的茎髓。本品对寒湿小便不禁者慎用。据现代医药研究，本品含阿拉伯树胶及木胶。

瞿 麦

【性味归经】 性寒，味苦。入心、小肠经。

【功效】 清热利尿，破血通经，本品苦寒降泄，能清心与小肠之火而利尿，又有破血通经作用。适用于小便不利、尿闭、小便涩痛、淋病尿血及经闭不通。

配伍应用

瞿麦 滑石 二药都有清热利尿作用。相须则功效显著，可用于小便不利、小便赤痛及淋病等症。

瞿麦 海金砂 取瞿麦通淋凉血，海金砂通淋消石。相配有清热通淋消石的效能。若配金钱草清热通淋消石，其功效更显著，可用于石淋茎中痛、尿血等症。

瞿麦 栀子　瞿麦清热通淋凉血，栀子凉血清热利尿。相配能凉血清热通淋。若加生甘草清热解毒，可用于治下焦湿热的小便淋漓热痛、血尿。配白茅根、小蓟清热凉血，其效果更好。

瞿麦 丹参　取瞿麦破血通经，丹参活血祛瘀。相配有祛瘀通经的效能。常与赤芍、益母草祛瘀活血药同用，治血瘀经闭诸症。

【常用量】　3～9克。

【参考】　本品为石竹科植物瞿麦的全草。

本品孕妇忌用。

据现代医药研究，本品含有维生素 A 类物质，有利尿作用（穗较茎强），能使氯化物排出量增多。此外，能兴奋肠管，抑制心脏，降低血压，影响肾容积。

据报道，有用于治疗癌肿者。

萹　蓄

【性味归经】　性平，味苦。入肺、膀胱经。

【功效】　清热通淋，利尿杀虫。本品苦能清热，功专利水，且有杀虫止痒的效能。常用于小便不利、淋涩疼痛以及皮肤湿疹、妇女阴痒、男子阴囊湿疹等。

配伍应用

萹蓄 瞿麦　二药都有清热通淋作用。萹蓄功专利水，治小便混浊，瞿麦能破血凉血、除茎中痛。相配其效果更显著。常用于湿热淋浊、小便不利、热淋涩痛。有砂石者加海金砂、车前子，疗效更好。

萹蓄 地肤子　二药都有清热利湿、杀虫止痒作用。但萹蓄利水作用较强，地肤子止痒作用较胜，相须为用，疗效更好。常用于皮肤湿疹、妇女湿热下注的阴痒、男子阴囊湿疹等。多煎汤洗浴用。

【常用量】　3～9克。

【参考】　本品为蓼科植物萹蓄的全草。

本品对无湿热者忌用。

据现代医药研究，本品含有檞皮甙、萹蓄甙、鞣质等，有显著的利尿作用，且可促进钠的排泄。

据报道，本品全草与生姜、鸡蛋同煮食，可治血丝虫病引起的乳糜尿。

石 韦

【性味归经】 性微寒，味甘、苦。入肺、膀胱经。

【功效】 利尿通淋，清热止血。本品味苦，能上清肺热，下达膀胱而利尿，且能凉血、止血而通淋。多用于热淋、血淋、尿涩作痛。

配伍应用

石韦 瞿麦 二药都有清热利尿通淋作用，相配则效力更强。加冬葵子通淋，可用于小便不利、涩痛、血淋等症。并常与木通、滑石利尿药同用，疗效更好。

石韦 生蒲黄 石韦清热利尿而止血，生蒲黄利尿行血消瘀。相配有利尿消瘀止血功效，可治血淋、小便涩痛。

石韦 地榆 取石韦清肺热、止血，地榆凉血、止血。相配有清肺止血作用。若加棕榈炭收涩止血，可用于肺热咳血、崩漏等症。

【常用量】 3~9克。

【参考】 本品为水龙骨科植物有柄石韦的全草。

本品对无湿热者慎用。

据现代医药研究，本品含皂甙、鞣质、蒽醌类、黄酮类等。对支气管哮喘有效，并能治花木杂草引起的过敏性皮炎（煎汤熏洗）。有抗癌作用。

据报道，本品对急慢性肠炎、痢疾均有显著效果。

冬 葵 子

【性味归经】 性寒，味甘。入大肠、小肠经。

【功效】 利尿通淋，下乳，滑肠。本品性寒质滑，通窍润下，上能通乳消肿，下能利尿通便。适用于热淋涩痛、小便不利、大便不通及乳汁不通等症。

配伍应用

冬葵子 茯苓 二药相伍为《金匮要略》〈葵子茯苓散〉。取冬葵子利尿，茯苓健脾利水。相须为用，功效显著，可治妊娠水肿、小便不利。若加泽泻清热利尿，治水肿小便不利，效果较好。

冬葵子 王不留行　二药都有通乳作用。但冬葵子利窍通乳，王不留行行血通络下乳，相配则功效更强。常与当归、川芎、黄芪补气活血养血药同用，治产后乳汁不足。

冬葵子 木通　二药相伍为《证治准绳》〈冬葵子散〉。取二药的利尿作用，治小儿小便困难、尿急胀痛。如加山栀子、滑石清热利尿，可治孕妇小便不利。

冬葵子 火麻仁　取冬葵子滑肠通便，火麻仁润燥通便。相配有润燥滑肠通便作用。常用于津亏的大便秘结。

冬葵子 砂仁　取冬葵子通乳消肿，砂仁行气宽中、消胀止痛。相配有通乳消肿止痛功效，可治乳汁不行、乳房胀痛。

【常用量】　9～15克。

【参考】　本品为锦葵科植物苘麻的种子。

本品孕妇慎用。

据现代医药研究，本品含脂肪油，蛋白质。

萆 薢

【性味归经】　性平，味甘、苦。入肝、胃经。

【功效】　利湿化浊，祛风除痹。本品甘淡渗利，味苦能泄，取其利湿化浊，分清去浊之功，多用于治小便混浊及妇女白带等症；取其祛风胜湿、舒筋通痹之效，常用于治风湿或湿热阻滞的关节、腰膝痹痛。

配伍应用

萆薢 石菖蒲　二药都有祛湿化浊作用。萆薢善分清化浊，石菖蒲善于通窍。相配则分清化浊功效更好，可用于湿浊不化的尿浊、尿频。若加益智仁、乌药、甘草梢，为《丹溪心法》〈萆薢分清饮〉，有温肾化气、分清去浊作用，常用于阳虚尿浊、小便频数、膏淋等。

萆薢 威灵仙　取萆薢祛风除痹，威灵仙散风湿，行气通络止痛。相配有祛风湿通痹止痛作用，可用于风湿痹痛、关节疼痛不利等。若加防己祛风湿止痛，效果更好。

草薢 牛膝　取草薢祛风湿除痹，牛膝补肝肾强筋骨，活血通络、舒筋利痹。相配能强筋骨、祛风湿、止痛，可用于湿痹肢体疼痛、酸软无力。

【常用量】　9~15克。

【参考】　本品为薯蓣科植物山草薢的根茎。

本品对阴虚腰痛、滑精者忌用。

据现代医药研究，本品含有结晶性的山草薢甙，经水解后产生，鼠李糖及山草薢甙元，可治乳糜尿、风湿痛。

地 肤 子

【性味归经】　性寒，味甘、苦。入膀胱经。

【功效】　清湿热，利小便，止痒。本品苦寒降泄，有清热化湿利尿的功效，常用于小便不利、淋症、脚气水肿等。取其祛湿止痒作用，可用于治疗湿疹、阴囊湿痒、皮肤湿疮、疥癣瘙痒等症。

配伍应用

地肤子 苦参　二药都有清热化湿止痒作用。相配则效果较好。若加防风，蝉蜕散风热化湿，可治湿疮、皮肤瘙痒。与枯矾、蛇床子、川椒煎水外洗，治皮肤湿疮瘙痒，有一定疗效。

地肤子 猪苓　二药都有利尿作用。地肤子且能清热化湿，相配能清热利尿。若加黄柏燥湿清热，其清热利尿功效更好，可用于膀胱湿热、淋病小便不利等症。

地肤子 大黄　取地肤子清热利湿，大黄凉血解毒、清湿热。相配有清热利湿、凉血解毒的功效，可用治湿热疮疥等症。

【常用量】　6~9克。外用适量。

【参考】　本品为藜科植物地肤的果实。

本品对无湿热之尿多及孕妇忌用。

据现代医药研究，本品含有皂甙、维生素 A。本品的水浸剂体外试验，对皮肤真菌有不同程度的抑制作用。

海 金 砂

【性味归经】　性寒，味甘。入小肠、膀胱经。

【功效】 清热利尿，通淋排石。本品甘淡利尿，甘寒清热，善泻膀胱、小肠血分湿热，有利尿通淋、清湿热、化结石的效能，为治热淋、石淋、膏淋、血淋、尿涩作痛及尿闭的常用药。

配伍应用

海金砂 滑石 二药都有清热利尿作用。海金砂兼可凉血，滑石且能利窍。相配可清热凉血利尿，用于治热淋、膏淋、石淋、茎中疼痛。配白茅根、金钱草、车前子，可治石淋。

海金砂 琥珀 取海金砂清热利尿凉血之作用，琥珀利尿祛瘀。相配有清热利尿祛瘀的功效。若加蒲黄止血，能清热通淋、凉血、祛瘀止血，可用于热淋涩痛、尿中有脓血者。

海金砂 石韦 二药均有清热利尿通淋之功。海金砂善泻小肠、膀胱血分湿热，石韦兼能凉血止血。相配通淋的功效较好，常用治热淋、血淋、茎中痛。治石淋疗效亦佳。

【常用量】 3~9克。

【参考】 本品为海金砂科蕨类植物海金砂的孢子。

本品对阴虚无湿热者忌用。

据现代医药研究，本品含有脂肪油，叶含有多种黄酮甙。对金黄色葡萄球菌有抑制作用，对绿脓杆菌、弗氏痢疾杆菌、伤寒杆菌略有抑制作用。

据报道，本品研末外敷，可治刀伤出血。

金 钱 草

【性味归经】 性微寒，味甘、咸。入小肠、膀胱、肝、胆经。

【功效】 清热利胆，通淋排石。本品甘淡渗利，咸能软坚，寒可清热，长于利胆通淋，多用于肝、胆、肾、膀胱结石症，以及黄疸等症。

配伍应用

金钱草 海金砂 二药均有清热利尿、通淋排石功效。相须为用效果显著，可用于肾与膀胱结石。常与滑石、车前子等利尿通淋药同用，效果更好。

金钱草 茵陈　二药均有清热利胆作用，但金钱草长于排石，茵陈长于除黄。相配可用于湿热发黄、胆道结石等症。

金钱草 大黄　取金钱草清热利胆排石，大黄破积行瘀、荡涤肠胃实热积滞。相配则清热利胆、破积排石之功更著，常用于湿热瘀积之胆道结石。

金钱草 郁金　二药均有利胆的作用。金钱草长于排石，郁金善于活血破瘀，行气止痛。相配则清热排石、止痛的功效更为显著，常用于肝郁血滞的胁肋胀痛、黄疸及胆石症。

【常用量】　9～30克。

【参考】　本品为报春花科植物过路黄的全草。

本品对无湿热者不宜用。

据现代医药研究。本品含有生物碱、黄酮甙、酚类、鞣质，能促进肝、胆细胞分泌，还可使胆道括约肌松弛而利于胆汁排出。煎剂使尿变酸性，促使结石溶解。

赤 小 豆

【性味归经】　性平，味甘、酸。入心、小肠经。

【功效】　清热利水，行血消肿，解毒排脓。本品善下行利水，可治脚气水肿。取其行血消肿、解毒排脓作用，可用于治痈肿疮毒、痔疮便血等症。

配伍应用

赤小豆 麻黄　二药均可利水。但赤小豆清热利湿而消肿，并能解毒，麻黄宣畅肺气下达膀胱而利水。相配有宣肺利湿清热功效。若加连翘清热解毒，杏仁利肺气，梓白皮（今多用桑白皮）利水消肿，姜、草、枣调和营卫，为《伤寒论》〈麻黄连翘赤小豆汤〉，有清热利水解毒的功效，常用于小儿湿热水肿。

赤小豆 商陆　赤小豆清热利水，商陆排泄水湿。相配有逐水除胀作用，常用于水肿胀满。若加椒目利水消肿，效力更强。

赤小豆 当归　二药相伍为《金匮要略》〈赤小豆当归散〉。赤小豆清热利湿、行血消肿，当归养血而行血。相配有清热利湿、行血消肿的效能，常用于湿热下痢和痔疮下血。外敷可治疗痈肿疮毒。

【常用量】　9~30克。

【参考】　本品为豆科植物赤小豆的成熟种子。

本品紫红色，称赤豆，种脐白色，呈长线形。另一种与本品相近似，名黑红豆，即相思子，种脐及附近呈黑色，下部为朱红色或赤褐色，状呈卵圆形，性平、味苦有毒，不可内服，两者应明辨。

据现代医药研究，本品含有蛋白质、脂肪、碳水化合物、钙、磷、铁、核黄素等，对脚气病及心脏性、肾性及肝硬化的水肿有疗效，尤其对心脏性水肿，效果更显著。

泻 下 药

泻下药是以导致腹泻或滑润大肠、促进排便或排除胸腹积水为主要作用的药物。分攻下、润下、峻下逐水三类。攻下和峻下逐水药通用于里实证，润下药适用于体质素为阴虚火旺或热病伤津、产后血虚、老年津枯以及亡血病所致的大便秘结者。

里实证因寒热性质的不同，分冷积、热结两大类。冷积多以温下法治疗，热结应以寒下法治疗；病急实甚者应峻下；病缓实不甚者应缓下；体虚挟有里实者，应攻补兼施；有表证未解者，应表里双解；兼有气滞者，应配理气药；有血瘀者，应配活血祛瘀药。

本类药物除润下药外，均为性峻力猛之品，故对血虚津亏、体弱、产妇、孕妇、女子经期等必用时应小量或佐以扶正药。无实满者忌用。

（一）攻下药

攻下药是以荡涤肠胃、通泄大便为主要作用的药物。有的兼能泻火，适用于宿食积滞、大便燥结、胸腹胀痛、潮热谵语、口干作渴、舌苔焦黄、脉滑数者；有的兼可祛寒，适用于寒实冷积出现脘腹冷痛、手足不温、舌苔白滑、脉沉或沉迟等症状者。

本类药物禁忌见泻下药。

大　黄

【性味归经】　　性寒，味苦。入脾、胃、肝、心包、大肠经。

【功效】　　泻火通便，破积行瘀，外用消肿止痛。本品苦寒，其性重浊，主沉降，力猛善行。长于荡涤肠胃实热积滞，为泻火攻积的要药，并能入血分，逐瘀通经，泻热凉血。常用于肠胃实热积滞或宿食停滞所致的腹满胀痛、大便不通或湿热痢疾；或因实热过盛，而致壮热不退、神昏谵语；或因实热迫血妄行，而致吐血衄血；或因实热火毒所致的痈疮肿痛、烫火伤及头痛目赤、暴发火眼、喉肿牙痛等；或因实热而致的黄疸水肿。此外，又用于妇女瘀血经闭、产后瘀阻、癥瘕积聚，以及跌打损伤、瘀血胀痛等症。

配伍应用

大黄　芒硝　　大黄苦寒泄热，泻下导滞，芒硝咸寒润燥软坚。相须有荡涤肠胃积滞、泄热功效。多用于胃肠燥结便实，或热病邪结、阳明高烧、痞满燥实者。加甘草为《伤寒论》〈调胃承气汤〉，取其缓硝、黄的寒峻，而不伤胃气。

大黄　牡丹皮　　大黄凉血行瘀，牡丹皮泄热凉血、化瘀。若加桂枝温通血脉，有活血消瘀止痛功效。可用于瘀血腹痛、肠痈腹痛、便秘、发热不甚、脓尚未成者。

大黄　甘草　　二药相伍为《金匮要略》〈大黄甘草汤〉。大黄苦寒泄热，力猛善行，荡涤肠胃宿食，甘草甘平性缓，能保护胃气，制大黄之偏。相配可治宿食停滞，食而即吐者。

大黄　附子　　大黄苦寒攻逐积滞，附子辛热温里散寒，并制约大黄的寒凉。寒热并用可温下寒实积滞。若加干姜温脾胃之阳，效果更好。若加细辛为《金匮要略》〈大黄附子细辛汤〉。取大黄泻热，附子、细辛祛寒降逆，治寒凝胁下水道不通而痛且发热者。

大黄　黄连　　二药相伍为《伤寒论》〈大黄黄连泻心汤〉。二药都苦寒泄热，而大黄气味重浊，善下行；黄连善清热燥湿。相配可治邪热内结的痞症。若加黄芩清热凉血止血，为《金匮要略》〈泻心汤〉，治邪热内迫、血热妄行的吐血衄血。三药既能清气分实热，又能泻血分火毒，对火热亢盛所致各症都可用。

大黄 茵陈 取大黄泻下，导湿热从大便出，茵陈清泄湿热，利胆退黄，可引湿热从小便出。相配有清泄湿热、利胆退黄的功效，可治湿热壅结的发黄、胁痛诸症。近年治胆囊炎、胆结石亦多用之。若加栀子，为《伤寒论》〈茵陈蒿汤〉，治阳黄功著。

大黄 肉桂 取大黄泻下，佐以肉桂振脾阳且制大黄的寒性。寒热相济，使大黄无寒凉峻下之弊，可用于治习惯性便秘。取大黄泻火下行，肉桂引火归元，加代赭石重坠平肝降逆止血，可治肝郁暴怒气逆所致的吐血、衄血。

大黄 煅石膏 取大黄清热凉血解毒，煅石膏敛疮生肌。相配有凉血解毒、燥湿生肌的功效，研末外敷可治烫伤。配地榆清热收敛生肌，冰片清热生肌止痛，效果更好。

【常用量】 3～12克。

【参考】 本品为蓼科植物掌叶大黄及药大黄的根茎。

本品对体弱、孕妇、经期、产后者不宜用。

据现代医药研究，本品含有蒽醌衍生物，如大黄酚、芦荟大黄素、大黄酸、大黄素、大黄素甲醚。此外，还含有鞣质、葡萄糖没食子鞣甙、儿茶鞣质、游离没食子酸。大黄蒽醌衍生物有较强的抗菌作用。大黄浸出液对葡萄球菌、痢疾杆菌、霍乱弧菌、绿脓杆菌、肺炎双球菌、白喉杆菌、炭疽杆菌、大肠杆菌、皮肤真菌均有抑制作用。大黄酸类能刺激大肠壁，引起肠管收缩、分泌增加，促进排泄而起通便作用。其所含芦荟素能引起盆腔内脏充血，可能因而有活血通经作用。

据报道，本品以10：2的比例配甘草研末外用，可治下肢慢性溃疡。

芒 硝

【性味归经】 性寒，味辛、咸、苦。入胃、大肠、三焦经。

【功效】 泻热导滞，润燥软坚。本品气寒味咸，润下软坚，味苦降泄，泻热通便。适用于肠胃实热积滞所致的大便秘结、谵语发狂等症。取其泻热解毒作用，可外用治目赤肿痛、痈疮肿毒、咽喉及口腔肿痛糜烂等症。

配伍应用

芒硝 硼砂 取芒硝泻火解毒，硼砂清热解毒防腐。若加冰片清热止痛，朱砂解毒防腐，为《医宗金鉴》〈冰硼散〉，有解毒泻火、防腐止痛的功效，外用可治咽喉红肿、口舌生疮等症。

芒硝 朱砂 取芒硝泻热导滞，朱砂定惊安神、清心火、镇浮阳。相配有泻热通便、安神镇惊之功，可用于治肠胃热积，便结、谵语发狂等。二药相伍为《伤寒蕴要》〈伤寒发狂方〉，治伤寒发狂。

芒硝 白矾 芒硝泻热解毒，白矾燥湿杀虫止痒。相配有解毒杀虫止痒之功效。可外用治湿疹、荨麻疹。

【常用量】 6~12 克。

【参考】 本品为天然硫酸钠经过加工精制而成的结晶体。

本品孕妇忌用。

据现代医药研究，本品含有硫酸钠、氯化钠，有泻下、解毒作用，可治口腔、眼疾。

此外，本品有朴硝（皮硝）、芒硝、玄明粉之分。三者功效大致相同，但朴硝杂质较多，芒硝质较纯，玄明粉最纯，且泻下力较缓和。芒硝置空气中风化为"风化硝"，多用于喉与口腔疾患。

巴 豆

【性味归经】 性热，味辛。有毒。入胃、大肠经。

【功效】 峻下寒积，逐水消肿。本品辛温燥烈，能消坚磨积，荡涤肠胃积滞，有除寒实冷积之功。取其峻泻为用，有逐水消肿之效。可治胃肠寒积、脘腹胀痛、大便秘结，以及痰饮、腹水胀满不通等症。

配伍应用

巴豆霜 桔梗 取巴豆霜攻逐寒实而荡肠胃，桔梗宣肺祛痰以畅大肠。若加贝母化痰散结，为《伤寒论》〈三物白散〉。有泻下寒实、宣肺散结通便之功，可治寒实结胸之胸胁痞痛、大便不通诸症。

巴豆霜 大黄 二药均为峻下药，但大黄性寒，巴豆霜性热，同用能互制寒热。若加干姜温中散寒，并制大黄的寒凉，成为温下剂，为《金匮要略》〈三物备急丸〉，适用于寒食积滞、卒然腹痛且常反复发作者。

巴豆霜 胆南星　巴豆霜消积滞，胆南星祛风痰。若加神曲健胃、朱砂安神，有消食积、除风痰、健胃、安神等效能，为〈保赤万应散〉，治小儿食积痰壅、腹痛便秘、惊悸不宁等症。

巴豆 杏仁　取巴豆峻泻消水，杏仁宣肺、润燥通便。相配有泻水通便的功效，可用于治水肿腹满及血吸虫病晚期的腹水。

巴豆 代赭石　巴豆性烈峻下逐水，荡涤肠胃寒积，代赭石平肝降气血之逆。相配则攻寒积而荡肠胃，降逆止呕的功效更著，常用于胃有寒积的气逆作呕。若加赤石脂、杏仁为《千金方》〈紫园〉，治小儿蒸变、发热不解、伤寒壮热、汗后热不歇、腹中有痰癖、乳食不进、吐乳食痫、先寒后热者。

【常用量】　0.15～0.45克。不宜入煎剂，多作丸散用。

【参考】　本品为大戟科常绿小乔木巴豆树的成熟种子。

本品对体虚、孕妇及非寒积实证忌用。畏牵牛。

本品有剧毒，因此入药多用巴豆霜。其炮制方法是将巴豆去壳取仁，再去心膜杵烂，用纸包压去净巴豆油，以减少其毒性及缓和其峻烈性。

据现代医药研究，本品含有脂肪油，油中含有巴豆树脂及巴豆毒素、巴豆甙等物质，有刺激胃肠黏膜引起剧烈泻下作用。涂于皮肤有刺激性的起泡作用。巴豆素能溶解红细胞，使局部组织坏死。

芦　荟

【性味归经】　性寒、味苦。入肝、胃、大肠经。

【功效】　通便导积、凉肝、杀虫。本品苦寒降泻，导积泻下之力显著，常用于习惯性便秘。泻下可除肝经实火，达"釜底抽薪"之功效。热风烦闷、大便秘结、小儿癫痫、惊风以及痔积等症，均为宜用之品。

配伍应用

芦荟 朱砂　二药相伍为《先醒斋医学广笔记》〈更衣丸〉。芦荟导积通便，朱砂泻热、解毒、安神，可除热结便秘引发的烦躁、失眠。常用治肝经火热导致的大便秘结、烦躁、失眠者。

芦荟 天竹黄　芦荟凉肝泻热，天竹黄清热化痰、清心定惊。相配凉肝熄风、清心热、定惊。肝风火热、痰阻心窍之小儿急惊风、癫痫症可用之。

芦荟 胡黄连　芦荟清肠泻热，可除小儿疳积，胡黄连清热燥湿、除蒸、消小儿疳积，相配清热消疳为常用之品。

【常用量】　1.5~4.5 克。

【参考】　本品为多年生草本库拉索芦荟或好望角芦荟、斑纹芦荟的叶茎。本品孕妇忌服。现代药理研究，本品含术黄素甙等物质，有泻下、杀菌等作用，可用于萎缩性鼻炎、创伤、抗癌等。近年来有人用于美容（鲜汁外用）等。

番泻叶

【性味归经】　性寒、味苦。入大肠经。

【功效】　泻热导滞。本品苦寒，苦可泻下，寒可清热，其专入大肠经，故为通便专用之品，是热结便秘、积滞腹胀的常用药。

配伍应用

番泻叶 枳实　取番泻叶泻热导滞通便，枳实下气通便。相配导滞通便的效用更著，常用于大便秘结不通、腹胀满者。

番泻叶 瓜蒌仁　取番泻叶泻热通便，瓜蒌仁润肠通便。相配有润肠导滞通便之功。用于大便秘结津液不足者。

番泻叶 当归　取番泻叶导滞通便，当归养血润燥通便。相配有养血润燥、泻热通便之功。用于血虚肠燥之便秘。

【常用量】　3~6 克。

【参考】　本品为豆科植物狭叶番泻或尖叶番泻的小叶。

本品体虚无燥结及孕妇忌用。

现代药理研究，本品分别含大黄酸—芦荟大黄素—二蒽酮—8，以及大黄酚等。本品除有泻下作用外，还有抗菌、抑菌作用。

本品常单味服用。不宜过量，过量和长期服用弊端甚多。

（二）峻下逐水药

峻下逐水药是以攻逐蓄结的痰饮水湿，消除水肿膨胀为主要作用的药物。多用于水肿重症和胸腹积水及痰饮结聚的喘满壅实等症。

本类药物性峻力猛，且多有毒，应用时应经炮制，以减少其毒性。其禁忌见泻下药。

牵 牛 子

【性味归经】　性寒，味苦。有毒。入肺、肾、大肠经。

【功效】　泻下，利水，杀虫。本品苦寒降泄，通便行水，且有下气去积杀虫的功效。为水肿痰饮、喘满腹胀、三焦气滞、二便不利的常用药。取其杀虫、下气去积作用，可治虫积腹痛。

配伍应用

牵牛子 沉香　牵牛子降泄通利二便，沉香降纳肾气。若加官桂温通血脉，且沉香、官桂温阳化气，可助牵牛子行水之力。相配治脾肾阳虚的水肿腹胀、水气冷溢的四肢肿胀较重者。可配通草、车前子以增强其利水效力。

牵牛子 小茴香　牵牛子苦泄利水，小茴香辛温补肾阳而散寒，相配能温阳利水。加姜汁为〈禹功散〉，取其辛温发散祛痰功能，可治水饮诸疾。

牵牛子 葶苈子　取牵牛子泄湿热壅遏而逐痰饮，葶苈子泻肺气壅实而祛痰行水，相配可泻肝逐饮。若加杏仁降气止喘，厚朴降气除满，功效更好，可治肺气壅滞的气喘胀满、水肿腹胀。

牵牛子 槟榔　相配消积、杀虫、通便的功效更佳。若加大黄通便，为〈牛郎丸〉，可治食积腹胀便秘，并有驱蛔虫、绦虫作用。若加雄黄可治虫积。

牵牛子 桃仁　取牵牛子泻下通便、利水去积，桃仁破血行瘀、润燥滑肠。相配则润燥滑肠、利水去积的功效较著，可治大便秘结。

【常用量】　3～9克。

【参考】　本品为旋花科植物裂叶牵牛及圆叶牵牛的成熟种子。

本品孕妇禁用，体虚者慎用。畏巴豆。

本品有黑白之分，均可入药，且功效相近，但黑色者通泄力速，色白者较缓。

据现代医药研究，本品含有牵牛子甙，有泻下作用。此外，还含有色素及脂肪油。

据临床报道，治肾炎有一定疗效。

甘 遂

【性味归经】　性寒，味苦。有毒。入肺、脾、肾经。

【功效】　泻水逐饮，消肿散结。本品苦能降泄，寒能除热，其性下行而通二便，为泻水逐痰的峻药，尤长于泻胸腹积水。常用于水肿胀满、痰饮积聚、痰迷，痰痫等症。此外，尚有消肿散结之功，可疗痈肿疮毒。

配伍应用

甘遂 大黄　甘遂消肿散结，大黄清热解毒。共捣外敷患部可疗疮肿、痄腮。取甘遂峻逐水饮，大黄清热泻下，加芒硝泻下导滞，且助甘遂以逐水邪荡涤邪热，为〈大陷胸汤〉，有逐水、泻下、清热功效，专治水饮与热邪结聚的结胸症。二药加阿胶为《金匮要略》〈大黄甘遂汤〉。原方治妇人少腹如敦圆而膨的古代礼器状，小便难而不渴，生后者，此为水与血俱结在血室也。此胞中有蓄血与水同聚所致。

甘遂 牵牛子　二药都有逐水、通利二便的作用。但甘遂能通经隧之水，牵牛子兼可下气。相配有利尿通便、下气消肿的功效，可用于消腹水、胸腔积液。

甘遂 甘草　二药古人列入十八反之内，认为相配能增强毒性，不可内服。经临床实验，二药捣末用水调成糊状敷脐，有利尿作用，可治疗水肿胀满。

【常用量】　1.5~3克，外用适量。

【参考】　本品为大戟科植物甘遂的根。

本品凡体虚、孕妇及肾功能不良者忌用。反甘草。

本品用时须煨或醋制。

据现代医药研究，本品含有三萜成分 Υ—大戟醇，α—大戟醇、大戟二烯醇等）、棕榈酸、柠檬酸、草酸、树脂、鞣质、葡萄糖等，其泻下作用以生用者较强。

据报道，本品配大黄、桃仁、生牛膝、木香、川朴为〈甘遂通结汤〉，可随证加减，用于肠梗阻、肠腔积液较多者。

大 戟

【性味归经】 性寒，味苦。有毒。入肺、肾、脾经。

【功效】 泻水逐饮，攻毒散结。本品苦寒泄下，力猛有毒，功能通利二便，逐痰饮泻水。适用于水饮泛溢所致的水肿胀满、胸腹积水及痰饮结聚诸症。外用可散结消肿，以治痈肿疮毒。

配伍应用

大戟 芫花　二药均能泻水逐痰，通利二便，为逐水的峻药。大戟苦寒兼能散结消肿，芫花辛温兼能攻毒杀虫。相须为用，寒热相济，功效显著，可用治痰饮喘咳、水肿胀满。外用可治痈疮顽癣。

大戟 甘遂　二药均为泻水逐饮、通利二便的峻药。古有大戟长于泻脏腑之水，甘遂善行经隧之水的说法，故常相须为用，功效甚著，可用于治腹水、胸腔积液。二药为《伤寒论》〈十枣汤〉的主药，治水肿臌胀形气俱实者。

大戟 牵牛子　二药都能利水通便，相配常用于治疗水肿臌胀。若加木香行气健胃，有行气逐水作用，可治水肿腹大体实的患者。

大戟 炮姜　大戟苦寒逐水，炮姜温里散寒，且制大戟的苦寒。相配有温阳化湿、攻逐水饮的功效，可治腹水腹胀、小便不利。

【常用量】 1.5~6克。

【参考】 本品为大戟科植物京大戟的根。

本品反甘草。禁忌同甘遂。

据现代医药研究，本品含有大戟甙、橡胶样物质，对肾脏有刺激作用。

据报道，本品熬膏外敷，治疮肿结核。

另外〈紫金锭〉（成药）含有本品成分，可治疮毒肿痛、蛇虫咬伤等症。

芫 花

【性味归经】　性温，味苦、辛。有毒。入肺、脾、肾经。

【功效】　泻水逐痰，杀虫疗疮。本品辛温力猛，既能通利二便、泻水逐痰，又可攻毒杀虫。常用于痰饮喘咳、痛引胸胁以及水肿胀满等症。外用可治疮毒顽癣，对冻疮亦有疗效。

配伍应用

芫花　甘遂　二药都峻下逐水。但芫花善逐胸胁的水饮，甘遂善行经隧脉络的水饮。若加大戟泻脏腑水饮，配大枣护养脾胃，缓和三药的峻烈毒性，为《伤寒论》〈十枣汤〉，有逐水而不伤胃之功，用于治水停胁下、胸腹支满疼痛、呼吸困难、咳喘、头痛、目眩、干呕、脉弦等症，并常与车前子、葶苈子利水止咳药同用。近年有用于治渗出性胸膜炎、肝硬化腹水及血吸虫病晚期腹水等症。

芫花　牵牛子　二药均能泻水逐饮。芫花力猛性峻，善逐泻胸胁的水饮，牵牛子下气利水通便而宣通三焦，相须为用，逐水之力颇著，常用于水饮内停之腹满水肿。

芫花　甘草　二药古人列入十八反之内，相配能增强毒性，不可内服。煎汤外洗可治冻疮，且疗效较好。

【常用量】　1.5~3 克。

【参考】　本品为瑞香科落叶灌木芫花的花蕾。

本品禁忌同甘遂。反甘草。

据现代医药研究，本品含芫花黄酮甙，芹黄酮甙、芫根甙、β—固甾醇、苯甲酸及刺激性油状物，有利尿作用。另有一种黄色结晶具有扩张冠状动脉作用。

据报道，本品同黑胡椒共研，凡士林调和，外擦患处可治疥疮。本品同鸡蛋同煎，吃蛋可治骨髓炎。

商 陆

【性味归经】　性寒，味苦。有毒。入肺、脾，肾经。

【功效】　逐水利尿，消痈肿。本品苦寒沉降，通利二便，为泻水专药。适用于水肿腹满实证，出现便秘、小便不利症状者。鲜品外用可治肿毒痈疮。

配伍应用

商陆 槟榔　二药都能利水，槟榔且能行气。相配有行气逐水的功效，治阳水肿胀、小便不利。二药为《世医得效方》〈疏凿饮子〉的重要配伍，治遍身水肿、二便闭亦有效。

商陆 赤小豆　商陆泻水消肿，赤小豆清热利尿，且制商陆毒性。若加陈皮理气健脾，木香行气健胃，为〈视胀丸〉，能理气健脾利尿，治通身水肿胀满、喘急、小便不利。

商陆 苦参　取商陆消肿，苦参清热，相配清热消肿功效较好。二药鲜品捣烂热敷患处，可治跌打损伤肿痛。

商陆 牛蒡子　取商陆消痈肿疔疮，牛蒡子宣肺消痈解毒。相配为〈商陆膏〉，有消痈解毒之功，可用于疮毒疥癣。

商陆 金银花　取商陆逐水消痈，金银花清热解毒消肿。相配有清热解毒、凉血消痈的功效。可用于肿毒疮痈。

【常用量】　3~4.5克。

【参考】　本品为商陆科植物商陆的根。

本品禁忌同甘遂。

据现代医药研究，本品含有商陆毒素、羟蔻酸、皂甙及硝酸钾等。

另外，本品配泽泻、杜仲等用以治慢性肾炎及门静脉肝硬化，有一定疗效。

（三）润 下 药

润下药是以润燥滑肠为主要作用的药物。用于年老体弱津枯便秘、产后血枯、病后津亏以及失血便秘的患者。临床对热盛伤津便秘者，应配养阴药同用；血虚便秘者，应配补血药同用；气滞便秘者，应配理气药同用。

郁 李 仁

【性味归经】　性平，味辛、苦、甘。入脾、大肠、小肠经。

【功效】 润肠通便，利水消肿。本品质润性降，既能润燥通便，又可下气利水。常用于气滞肠燥、大便不通、水肿胀满、小便不利等症。

配伍应用

郁李仁 火麻仁 二药都有润燥通便、利尿作用，多用于肠燥及产后、老年体衰津亏之便秘。若配杏仁降气润肠，有润燥疏利开达的功效，可治肠燥便秘。

郁李仁 槟榔 郁李仁利水消肿，槟榔降气行水。若加桔梗宣肺利水，有降气利水消肿的效能，可治水气浮肿。治脚气常与薏苡仁等健脾利湿药同用，效果较好。

郁李仁 大黄 郁李仁润肠通便，大黄荡涤肠胃实热积滞。相配荡积通便的功效显著，常用于肠胃实热积滞所致的腹满胀痛以及肠燥便秘等。若加滑石为《圣惠方》〈郁李仁丸〉，治初生儿二便不通及痰食惊热。

【常用量】 4.5~9克。

【参考】 本品为蔷薇科植物欧李、郁李及毛樱桃等的种仁。

本品对阴虚便秘及孕妇应慎用。

据现代医药研究，本品含有苦杏仁甙、植物固醇及大量脂肪油，有降压作用。

火 麻 仁

【性味归经】 性平，味甘。入脾、胃、大肠经。

【功效】 润燥滑肠。本品甘平质润，具有润燥滑肠作用。多用于津枯便秘症，且兼有补益作用，对老年人、虚人、孕妇或产后津乏血虚的肠燥便秘者，更为适宜。

配伍应用

火麻仁 当归 二药都有润燥通便作用，合用效能更好。若加杏仁降气润燥，可治热病津枯及老年津血亏乏、血虚便秘。

火麻仁 大黄 火麻仁润燥滑肠，大黄泻火通便。合用为《金匮要略》〈脾约麻仁丸〉的重要配伍，治肠胃燥热、大便秘结。

火麻仁 苏子 二药相配为《本事方》〈麻仁苏子粥〉。取火麻仁润

燥滑肠，兼有补益之效，苏子滑肠通便，合用润燥，滑肠通便，功缓兼
补，可治产后大便不通及老年津枯便秘等症。

火麻仁 枳实 火麻仁润燥滑肠通便，枳实下气通便。相配奏下气
润燥通便之功，为便秘的常用之配伍，可用于习惯性便秘，且见脘腹痞
满、胀痛者。

【常用量】 9~30克。

【参考】 本品为大麻科植物大麻的种仁。

据现代医药研究，本品富含脂肪油（30%），对肠壁和粪便起润滑
作用，可软化大便，使之易于排出，作用缓和且无不适之感。

涌 吐 药

涌吐药又叫催吐药，是以引起或促使呕吐为主要作用的药物。用于
饮食过量停滞于胃而引起的脘腹胀痛，或误食毒物尚未被吸收，或风痰
壅盛的中风闭症，或热痰壅结的癫痫等症。

本类药物性多峻烈有毒，用后不仅使胸腔内压发生剧烈变化，还易
伤胃气，故在应用本类药物时应详细询查患者是否有肝阳上亢（包括高
血压患者）、肺痨（肺结核）、心脏病、动脉硬化、动脉瘤和素有出血
疾患等，凡有以上疾病者禁用。孕妇及老年体弱者亦应慎用。

用本类药物呕吐不止者，可服生姜汁或饮冷粥、冷水。此外，还可
根据服用的涌吐药进行选药治疗。

用本类药物后，应调理胃气，使胃气恢复正常。

常 山

【性味归经】 性寒，味苦、辛。大毒。入肺、心、肝经。

【功效】 涌吐痰食，截疟解热。本品辛开上行，苦寒泄热，取其
上行开壅作用，可涌吐胸胁痰饮、宿食；取其泄热作用，可治截疟疾，
尤为治疟的常用药。

配伍应用

常山 草豆蔻 取常山截疟解热，草豆蔻温中燥湿。相配寒热相济，

截疟之功更著,可用治山岚瘴气所致的寒热往来、疟疾。

常山 甘草 取常山涌吐,甘草和中并能解毒,缓常山的烈性。若加蜂蜜补益解毒,相配有益胃和涌吐作用,共煎温服,可治胸中老痰积饮的胸膈胀满等症。

【常用量】 3~9克。

【参考】 本品为虎耳草科植物白常山的根。

本品对病后体弱、孕妇忌用。忌葱。

据现代医药研究,本品含有常山碱甲、乙、丙等多种生物碱,均有治疟作用,常山碱乙、丙尤显著,疗效大于奎宁(16~50倍)。常山碱乙、丙有催吐作用。此外,尚能降低血压,兴奋子宫(对妊娠子宫显著)。对甲型流感病毒 PR8 有显著抑制作用,且能抗阿米巴。

本品用过量可引起腹泻,甚则胃肠出血,肝、肾受损。

瓜 蒂

【性味归经】 性寒,味苦。有毒。入胃经。

【功效】 涌吐痰食,祛湿退黄。本品味苦性寒,功专涌泄,凡痰涎停膈的癫痫、喉痹、宿食或毒物停聚胃中的急症而体质壮实者都可用。此外,取末吹鼻可治湿热郁蒸的发黄。

配伍应用

瓜蒂 赤小豆 瓜蒂性升催吐,赤小豆利水宽中,若加豆豉轻清宣泄,为《金匮要略》〈瓜蒂散〉,治热痰、宿食,或误食某些毒物停留于胸脘,致胸中痞满、气上咽喉不得息者。

瓜蒂 郁金 瓜蒂涌吐风热痰积,郁金行气解郁,相使为用可增强其开塞涌吐的效能。常用于热痰壅盛的喉塞不通、上气呃逆、癫痫等症。

【常用量】 煎服3~6克;散剂0.3~1.5克。

【参考】 本品为葫芦科植物甜瓜的果柄。

本品性烈有毒,易损伤胃气,对胃弱(有胃溃疡、胃炎等)及产后、病后(心脏病、胸膈有肿瘤、高血压)者应忌用。

服本品呕吐不止者,可服麝香0.06克解之。

据现代医药研究,本品含有瓜蒂素。实验证明此素可使狗中毒致呼吸中枢麻痹而死亡。其涌吐作用系由刺激胃黏膜而致。

藜 芦

【性味归经】　性寒，味苦、辛。有毒。入肺、胃经。

【功效】　涌吐风痰，杀虫止痒。本品辛苦性寒，有宣壅导滞效力，专能涌吐风痰；苦寒燥湿，可以杀虫。常用于风痰壅闭的风痫各症。外用可治疗疥癣，恶疮。现代用于治血吸虫病，颇有疗效。

配伍应用

藜芦 郁金　藜芦涌吐痰积，郁金解郁行气。相使为用则涌吐效力更显著，可用于痰涎壅闭的中风、癫痫。

藜芦 防风　藜芦涌吐寒痰，防风宣散气机之壅。若加瓜蒂催吐风痰，为《儒门事亲》〈三圣散〉，可治痰浊壅塞所致的癫狂。

藜芦 苦参　二药均为苦寒燥湿之品，有杀虫之功。相配可杀虫疗疮。《证治准绳》〈藜芦羔〉，即此二味加松脂、雄黄、白矾组成，外用治秃疮痒痛、黄水浸淫。

藜芦 天南星　藜芦涌吐风痰，天南星化痰祛风。相配祛风涌痰之效更为显著，常用于中风不语、痰涎壅盛、喉中曳锯、口中流涎沫者。

【常用量】　内服 0.9～1.5 克；外用适量。

【参考】　本品为百合科植物黑藜芦的根茎与根。

本品对无风痰壅盛者以及孕妇、体弱者忌用。

本品反细辛、芍药、人参、党参、沙参、玄参等药。

服本品呕吐不止者，可用葱白煎汤解之。

据现代医药研究，本品含有藜芦碱等多种生物碱，对黏膜有强烈刺激作用，故可引起呕吐。本品被吸收后可显著降低血压，使心跳变慢，呼吸抑制，并能抑制感觉神经末梢，使皮肤麻木和冷感。亦能抑制皮肤真菌。动物实验证明，本品有蓄积作用，可使瞳孔散大，对光反射消失，失明及后肢瘫痪、抽搐，终致抑制呼吸而死亡。

据称木香、槟榔、臭椿能提高本品疗效。黄连、黄柏能抑制本品毒性。

第三篇　常用中草药配伍与应用（下）

清 热 药

清热药是以清解里热为主要作用的药物。里热一般指外感六淫之邪引起高热、面红目赤、口渴引饮、烦躁、小便短赤等疾病的热象表现，有在气分，有在血分。还有湿温、疫毒、疮疡等亦有发热，凡此皆在本类药物治疗范围。此外，阴虚、暑邪之发热的治疗分别列入滋阴、祛暑药内。本类药分清热泻火、清热凉血、清热解毒、清热燥湿四类。

由于疾病兼杂不同，本四类药物亦往往相配为用，或与其他类药物配用：如气分血分皆热者，清热泻火与清热凉血药同用；热毒、疔疮等有时上述四类药物同用；里热兼有表证者，配解表药表里同治；脏腑火邪须根据其特点随证选配。

本类药物性属寒凉，易损伤阳气，故对阳气不足者慎用，真寒假热的阴盛阳格者忌用。

（一）清热泻火药

清热泻火药是以清热泻火为主要作用的药物。热为火之渐，火为热之极，故凡清热药都有泻火作用。

本类药物多用于气分实热证，见壮热、烦渴、引饮、汗多、火热目疾、舌红苔黄或燥、脉洪大或滑数以及神昏诸症。根据病变部位的不同，分胃热、肺热、肝热等。本类药物亦各有专功，临床应对症选用。

石　膏

【性味归经】　性大寒，味辛、甘，入胃、肺。

【功效】　清热泻火，解肌除烦。本品味辛性寒，质重气浮。性寒能泻火，味辛气浮外走能解肌肤邪热。为清解气分实热的要药。多用于热在气分壮热烦渴、发斑；肺热喘咳；胃热上攻的头痛、牙痛等。煅用有收敛生肌、保护疮面作用，可用于湿疹、疮病多脓、烧伤等症。

配伍应用

石膏　知母　二药都有清泄肺胃实热的功效，但石膏辛寒解肌热、泄胃火，知母苦润泻实火、滋胃燥。二药合用则苦寒泻火兼滋胃燥，虽大苦大寒而无损伤脾胃之弊，为温病气分实热炽盛、烦渴引饮的常用配伍，如〈白虎汤〉。

石膏　熟地黄　石膏清泄胃热，熟地黄滋补肾阴。相配有滋阴泻火作用，用于阴亏火旺的头痛、牙痛、口渴等。如《景岳全书》〈玉女煎〉即二药加知母、麦门冬、牛膝而成。《温痛条辨》载"气血两燔者，玉女煎去牛膝加玄参主之"。方中熟地黄改为生地黄与石膏同用，有滋阴液、泻壮热效能，治热病伤津而邪热炽盛诸症。

石膏　犀角　石膏偏于泄气分壮热，犀角偏于清血分热毒。相配则外能透热，内能降泄火毒，有清热凉血、解毒消斑的功效，用于湿热疫毒、壮热神昏、吐衄、斑疹等症。治气血两燔更有卓效。常与清热解毒的金银花、连翘，凉血解毒消斑的大青叶、紫草，滋阴清热的生地黄、玄参、麦门冬等同用。

石膏　细辛　石膏泻胃火，细辛辛温而镇痛。寒热并用，相辅相成，治胃火上冲、龈肿牙痛。

煅石膏　黄柏　煅石膏能收敛生肌，保护创面，黄柏燥湿解毒。相配有清热燥湿、敛疮的效能。外用治烫火伤、湿疹等症。

【常用量】　9～30克，大剂量可至150克。外用适量。

【参考】　本品为单斜晶系的硫酸钙矿石石膏。

本品入煎剂时因质坚难解，应捣碎。

本品对体虚胃弱、阳虚者应慎用。

据现代医药研究，本品主要成分为含水硫酸钙，此外尚有硫化物、氢氧化铝、硅酸以及微量的铁、镁等。煅后成分主要有脱水硫酸钙。钙质能减轻骨骼肌兴奋，可用于肌肉痉挛及紧张过度者，能减低血管的渗透性并抑制神经肌肉的兴奋，故有消炎解热、镇痛作用。内服经胃酸作用后，一部分变成可溶性钙盐，在小肠被吸收入血，能增加血清内钙游子的浓度，煅后外用能收敛黏膜，减少分泌。

知 母

【性味归经】 性寒，味苦。入肺、肾、胃经。

【功效】 滋阴降火，润燥除烦。本品苦寒善泻火邪，质润能滋阴润燥，为苦润清热滋阴药。上行润肺泻火，下行补肾阴泻虚火，中能清胃热、滋燥除烦，故对退虚实之热均有功效，可用于热病烦渴、肺热咳嗽、骨蒸潮热等症。

配伍应用

知母 黄柏 知母润肺滋肾而降火，黄柏泻虚火而坚肾阴。相须为用，滋阴降火功效更显著，常用于治阴虚潮热、骨蒸盗汗、头晕目眩等症，如〈知柏地黄汤〉。若加熟地黄、龟板、猪脊髓为《丹溪心法》〈大补阴丸〉，有补肾滋阴降火之功，治阴虚火旺的骨蒸潮热、盗汗、足膝热痛、无力或咳血、舌红脉数者。

知母 龟板 取知母滋阴润燥降火，龟板滋阴养血而补心肾。相配滋阴清热、养血补阴之功更强，常用于阴虚火旺骨蒸潮热。

知母 麦门冬 二药均为泻肺火、滋润肺阴之品。知母且能滋肾阴、泻胃热，麦门冬兼可养胃阴。相须为用，滋阴清热效力更好，常用于肺热伤津、燥咳痰少或无痰者。若加天花粉生津止渴，可治消渴。

【常用量】 6～12克。

【参考】 本品为百合科植物知母的根茎。

本品对脾虚便溏及表证未解者忌用。

据现代医药研究，本品含有知母皂甙、黄酮甙、黏液质、糖类。脂肪油、烟酸及少量芳香物质。本品浸膏用中量可降低血压、麻痹心脏和呼吸中枢，大量可导致心脏、呼吸停止。此外，有解热作用，对痢疾杆菌、伤寒杆菌、副伤寒杆菌、霍乱弧菌、变形杆菌、绿脓杆菌、葡萄球菌、肺炎双球菌及百日咳杆菌等，有抗菌作用。

淡 竹 叶

【性味归经】　性寒，味甘、淡。入心、小肠经。

【功效】　清热利尿，除烦止渴。本品甘寒清热，甘淡渗利，有清心除烦的功效。对心经有热或心移热于小肠而致的小便涩痛、烦渴为常用之品。

配伍应用

淡竹叶 木通　二药均能清心火、利小便。而淡竹叶能除烦止渴，木通能导热下行。若加生地黄凉血滋阴，相配则泻火利尿而不伤津。再加甘草梢清热解毒，为《小儿药证直诀》〈导赤散〉，有泻心火、利尿之功，治心经火盛、胸中烦热、口舌生疮、小便短赤涩痛。

淡竹叶 通草　淡竹叶利小便，清心火，除烦热，通草清热利水，引热下行而利小便。相配泻热利尿之功著，常用于心经火炽而引起的心烦尿赤或小便淋漓涩痛等症。

淡竹叶 石膏　二药都能清热除烦。淡竹叶偏于清心与小肠之热，石膏重在清肺胃气分实热。相配有清热利尿、止渴除烦的功效，用于温病后期余热未清的身热、胸中烦热、喜冷饮、舌红少苔等症。《伤寒论》有〈竹叶石膏汤〉，即此二味配入人参、麦门冬、半夏、粳米、甘草而成。

【常用量】　4.5～9克。

【参考】　本品为禾本科植物淡竹叶的叶。

根据现代医药研究，本品有利尿作用，且能增强尿中氯化物的排泄。有解热作用。对金黄色葡萄球菌、绿脓杆菌有抑制作用。

芦 根

【性味归经】　性寒，味甘。入肺、胃、肾经。

【功效】　清热利尿，生津止呕。本品甘寒质轻，上可清热透疹，中可养胃生津，下可利尿导热外出。多用于胃热呕哕烦渴、肺痈及麻疹初起、肺肾有热的小便频数等症。

配伍应用

芦根 竹茹　二药都能清泄肺胃郁热、止呕、除烦。竹茹兼可化痰，芦根兼能生津。常相配用以治温病的烦渴、呕哕。加枇杷叶清肺热、降逆，其效果更好。

芦根 薏苡仁　芦根清肺养阴消痈，薏苡仁健脾祛湿排脓。相配有清热消痈排浓功效，常用于肺痈咳吐脓痰腥臭带血。配冬瓜仁清热排脓，桃仁活血消痈，除脓血痰浊效果更好。

芦根 石膏　芦根清胃生津，石膏泻胃经实火。相配有泻火生津功效，可用于胃火口干、口臭及牙痛等症。

芦根 麦门冬　二药都能生津润肺养胃。芦根且能止呕，麦门冬又可止咳。相配有润肺胃、止咳呕的功效，可用于热病伤津的口干烦渴、干咳呕哕。

【常用量】　15～30克。

【参考】　本品为禾本科植物芦苇的根茎。

据现代医药研究，本品含有麦门冬酰胺、蛋白质、糖类及氨基酸等，能溶解胆结石。

据报道，可治黄疸及急性关节炎。此外，可解鱼、蟹、河豚中毒。

栀 子

【性味归经】　性寒，味辛。入心、肺、肝、胆、三焦经。

【功效】　泻火除烦，凉血解毒，利尿利胆。本品苦寒降泄，轻清上行，表里有热可起双解之效。能泻心、肺、胃火而除烦止呕，且能去肌肤之热，清泄三焦湿火。取其解毒利尿效能，可治黄疸；以其凉血解毒作用，可治血淋、疮疡。习惯上止血多炒用，和胃止呕多姜制。

配伍应用

栀子 淡豆豉　二药相伍为《伤寒论》〈栀子豉汤〉。栀子清热除烦，淡豆豉升散宣泄胸中郁热。相配有清热除烦的功效，可治邪热留扰胸中的虚烦懊恼。加生姜为《伤寒论》〈栀子生姜豉汤〉，治上症兼呕者较好。若加甘草，为《伤寒论》〈栀子甘草豉汤〉。治发汗吐下后，虚烦不得眠、心中懊恼、少气者。

栀子 侧柏叶　二药均可清热凉血、止血。若加生地黄凉血滋阴，其止血功效更显著，可治吐血、衄血等热因引起的出血疾患。

栀子 滑石 二药均可清利湿热。栀子兼能凉血，滑石兼可通淋。加淡竹叶清热利尿，取得清热凉血、利尿通淋的功效。可用于膀胱湿热、小便涩痛的热淋。

栀子 牡丹皮 二药都能清热凉血，疏泄肝胆郁热。入《和剂局方》〈逍遥散〉为〈丹栀逍遥散〉，治肝、脾血虚而发热的胁痛及经来腹痛、头痛、目涩等症。若肝郁血虚，见潮热骨蒸、自汗、盗汗者，可与生地黄、地骨皮同用，以增强养血凉血效力。

栀子 干姜 栀子降热邪，干姜温脾生津。相伍为《伤寒论》〈栀子干姜汤〉。治外感风寒误用下法且过之，致使脾阳下陷而现虚寒、浮热仍在表，症见身热微烦者。

栀子 白茅根 二药都有清热凉血、止血、利尿功用。相配效用较好，可用于治衄血、吐血、尿血等症。

【常用量】 4.5～9克。

【参考】 本品为茜草科植物栀子的果实。

据现代医药研究，本品含有栀子甙，水解后得 a—番红花酸。此外，还含有 D—甘露醇、β—固甾醇以及鞣质、果胶等，能增加胆汁分泌，有利胆作用。

据称，本品炒焦反能降低止血作用，供参考。

夏枯草

【性味归经】 性寒，味苦、辛。入肝、胆经。

【功效】 清火散结，养肝明目。本品辛寒散结，苦寒泄热，有清肝火而明目的功效。为治肝经郁热所致的瘰疬结核、乳痈、头部痈疮、目亦及肝阳上扰的头痛目眩等症的常用药。

配伍应用

夏枯草 香附 二药相伍为〈补肝煎〉。夏枯草清肝热、散结，且可明目，香附舒肝行气解郁。相配则散血中火结，行气分郁滞，可治肝虚目痛，夜间尤甚者。还可用于气郁有火之瘰疬。

夏枯草 菊花 二药皆可清肝明目。夏枯草兼散肝热郁结，菊花疏散风热。相配有平肝泻火、明目的功效。治肝火上扰的头痛眩晕及肝火目赤、目痛。

夏枯草 玄参　夏枯草泻肝火、散郁结，玄参滋阴降火、润燥软坚。相配能软坚散结、滋阴降火。治肝火郁结的瘰疬结核。加连翘清热解毒，牡蛎软坚散结，疗效更好。

夏枯草 黄芩　二药都能泻火。而黄芩泻上焦火，夏枯草泻肝胆火邪。相配可治肝火亢盛的头晕、头痛。若加牡蛎软坚，常用于治肝火郁结的瘰疬。

夏枯草 当归　取夏枯草清肝火、散郁结，当归养血。相配有清肝明目、养血的功效，常用于肝虚而致的头目眩晕。

夏枯草 昆布　夏枯草清肝经郁热，且可散结，昆布消痰软坚散结。相配清热软坚散结之功较显著，可治瘰疬、痰火结核等。

【常用量】　9～15克。

【参考】　本品为唇形科植物夏枯草的花穗或全草。

据现代医药研究，本品全草含夏枯草甙，水解后生成乌苏酸。此外，还含有树脂、苦味质、挥发油和氯化钾、硫酸钾等水溶性无机盐类。花穗含有熊果酸、乌苏酸。有降低血压、利尿、收缩子宫作用，对绿脓杆菌有较强的抑制作用，并能抑制结核杆菌、伤寒杆菌、大肠杆菌、痢疾杆菌及皮肤霉菌。

决 明 子

【性味归经】　性微寒，味甘、苦、咸。入肝、肾经。

【功效】　清肝泄热，疏风明目。本品苦寒泄热、甘咸益阴，既清肝火、疏风热，又滋肾阴，为治肝胆郁火或上焦风热所致的目赤肿痛的常用药，并可用于目涩羞明多泪、青盲内障等头风目疾及肝阳上扰的头晕目眩。以其苦寒降泄之功能，有润肠通便作用。

配伍应用

决明子 菊花　二药都能明目。而决明子偏于清肝火益肾，菊花偏于平肝散风热。相配可清肝火、散风热、益肝肾明目，治肝火或风热目赤目痛。配川芎、蔓荆子治风热所致的偏头痛效果较好。

决明子 沙苑子　二药都有补益肝肾明目的功效。相配其效较好，可用于治肝肾不足的头晕眼花、目昏不明。

决明子 当归　二药都可润燥通便，且决明子清热，当归养血。相配有清热养血通便之效，可治肠燥便秘。

决明子 白芍　决明子清肝明目，白芍养血柔肝。相配有清肝火、养血柔肝的功效，常用于肝肾不足的头晕目眩、目赤疼痛、生翳等症。

决明子 黄芩　取决明子清肝明目，黄芩泻上焦之火。相配泻火之功较显著，常用于火热实症的目赤疼痛、多眵等症。

决明子 柴胡　决明子清肝火、疏风热，柴胡疏肝解郁。相配有清肝疏肝之功，常用于肝阳上扰的头晕目眩、赤障翳肿等症。

决明子 木贼　二药均能疏风热，清肝明目。但决明子兼能滋肾阴，木贼偏于清肝热、退翳。相配有清肝滋肾明目的功效，可用于肝肾阴虚、肝胆火郁的目赤肿痛、视物不清、头晕目眩。

【常用量】　4.5~15克。

【参考】　本品为豆科植物草决明的种子。

本品对脾虚泄泻者慎用。

据现代医药研究，本品含有大黄素、大黄酸、大黄酚及蛋白质、脂肪油及维生素 A 类物质，有降压作用，对皮肤真菌也有抑制作用。

密 蒙 花

【性味归经】　性微寒，味甘。入肝经。

【功效】　清肝泻火，明目退翳。本品性寒质轻，长于清肝热明目退翳，为眼科专药。治肝热目赤肿痛、羞明多泪、目生翳膜等症。

配伍应用

密蒙花 木贼　二药都有明目退翳的功效。但密蒙花清肝退翳，木贼平肝清湿热退翳。若加谷精草散风明目退翳，三药合用则清肝明目退翳的效能更好，可用于目疾火热实证的目赤疼痛、生翳、多眵等症。

密蒙花 白蒺藜　取密蒙花清肝泻火，白蒺藜疏散肝经风热。相须为用，清肝火疏风热明目退翳之功较好，常用于因肝经风热而致的目赤肿痛、翳膜遮睛。

密蒙花 菊花　二药均能清肝明目。密蒙花偏于清肝泻火，菊花长于平肝散风热。相配功效显著，常用于肝火上升所致的头眩目赤。

密蒙花 柴胡 密蒙花清肝退翳，柴胡疏肝解郁，宣畅气血。相配有清肝明目之功，常用于肝阳上亢的目赤生翳、肿痛多眵。

密蒙花 栀子 密蒙花退翳明目，栀子清泄三焦火邪。相配泄热明目功效显著，可用于肝经毒热上冲、目赤翳障肿痛等症。

密蒙花 枸杞子 密蒙花清肝明目，枸杞子养肝肾而明目。合用可平肝清热、滋阴明目，用于治肝肾不足的目昏、视物不清。

【常用量】 3～9克。

【参考】 本品为马钱科常绿乔木密蒙树的花蕾。

据现代医药研究，本品含有蒙花甙。

青 葙 子

【性味归经】 性微寒，味苦。入肝经。

【功效】 祛风热，清肝火，明目退翳。本品苦寒清热，能清肝火、散风热。以肝开窍于目、故眼疾属肝火风热者，多用之。取其消翳明目之功，用治目生云翳、目昏赤热肿痛等。此外，取其清肝作用，可治恶疮痔疮下血，取其祛风热作用，可治荨麻疹等症。

配伍应用

青葙子 菊花 二药性具能清肝明目，疏风泄热。青葙子偏于清肝火疗目疾，菊花长于疏风散热、平肝熄风。相配可治肝热目赤肿痛、头目眩晕、视物不清及头晕等症。若加龙胆草，其效更佳。

青葙子 木贼 二药都能平肝泄热，疗目疾。但青葙子偏于明目，木贼偏于退翳。相须为用，其效较好，可治目赤肿痛、目生云翳、头目眩晕等症。

【常用量】 3～9克。

【参考】 本品为苋科植物青葙的成熟种子。

本品对瞳孔散大者忌用。

据现代医药研究，本品含脂肪油、硝酸钾、烟酸等。

据报道，有散瞳和降压作用。

本品鲜品捣汁滴鼻中，可止鼻衄。

夜 明 砂

【性味归经】　性寒，味辛。入肝经。

【功效】　清肝明目，活血消积。本品辛能宣散，寒可清热，且入肝经血分，故有活血清热作用。可治目昏翳障、目赤肿痛、雀目，并能治疗疳积。

配伍应用

夜明砂 石决明　二药都有清肝明目祛翳的效能，相须为用，效果更好，可治翳障、目昏不明。加猪肝为《证治准绳》〈决明夜灵散〉，治夜盲症。

夜明砂 白术　取夜明砂活血消积，白术健脾益气，还可加黄连清热燥湿。相配有健脾燥湿消积的功效，可治疳积腹痛。

【常用量】　3～9克。

【参考】　本品为蝙蝠科蝙蝠的干燥粪便。

本品孕妇慎用。

据现代医药研究，本品含有尿酸、尿素及维生素 A 等。

谷 精 草

【性味归经】　性平，味甘。入肝、胃经。

【功效】　疏风散热，明目退翳。本品轻浮疏散，善祛头面之风，且可止周身风热瘙痒。常用于风热目疾及齿痛、喉痹等症。

配伍应用

谷精草 防风　二药都可祛风，但谷精草善疏风热而明目退翳止痒，防风表散而化湿。同用有疏风明目止痒的功效。可治目生翳膜、视物不清，并能止风邪客于肌表的瘙痒。

谷精草 龙胆草　谷精草散风热退翳，龙胆草清泄肝火。合用有泄肝火疏风泄热退翳的功效，为《证治准绳》〈谷精龙胆散〉的重要配伍。可用于肝火目赤、目生翳膜及头痛、齿痛等症。

谷精草 木贼　二药均能疏风散热，清肝明目退翳，相配功效显著，常用于肝经风热所致的目赤肿痛、羞明、目盲翳障。以谷精草善祛头面风热作用，可治风热头痛。

谷精草 柴胡　谷精草疏风明目，柴胡解郁疏肝，清少阳之邪。相配则疏肝解郁、宣畅气血、清泄明目之功较好，常用于肝胆郁热的胁肋胀痛、头晕目眩、目涩等症。

谷精草 夏枯草　谷精草散风热明目，善祛头面之风，夏枯草苦寒，长于清肝明目而散结。相配则散结、退翳明目的功效更为显著，常用于肝经火郁的目赤肿痛、瘰疬结核等症。

【常用量】　3~9克。

【参考】　本品为谷精草科植物谷精草的花茎。

据现代医药研究，本品有抑制绿脓杆菌作用。水浸剂对皮肤真菌亦有抑制作用。

（二）清热解毒药

清热解毒药是以清热解毒为主要作用的药物。用于热毒引起的疔疮、痈肿、丹毒、斑疹、喉痹、痄腮、痢疾及各种火毒蕴结、温热性疾病。

若热毒在血分的，应配清热凉血药同用；热毒兼挟湿者，应配清热燥湿或利湿药同用；疮痈属虚者，应配补气养血药同用。

本类药物性多寒凉，对阴寒证不宜用。金银花（附：忍冬藤）

【性味归经】　性寒，味甘。入肺、胃、心、脾经。

【功效】　清热解毒，疏散风热，凉血。本品甘寒轻扬，气味芳香。甘寒解毒，既能清气分邪热，又能解血中热毒，轻扬宣散，既能疏解表邪，又能透热外出。为温热病初起及热毒疮痈的要药。多用于外感风热、温热病初起、痈疮肿毒及热毒血痢等症。

配伍应用

金银花 连翘　二药性具轻清而浮，有清热解毒作用，连翘且能消肿散结。相须为用，清热解毒效力更强，为治热病发烧、痈肿疔毒的要药。用于外感风热，常配荆芥、薄荷；用于暑温发热无汗，常配香薷、白扁豆；用于温病壮热不退，常配黄芩、黄连；用于瘟疫热毒发斑，常配大青叶、紫草；用于咽喉肿痛，常配桔梗、牛蒡子等。

金银花 黄芩　金银花清热解毒，黄芩清热燥湿，相配则清热解毒功效更强，常用于痈肿疔毒、口舌生疮等症。

金银花 牛蒡子　取金银花解毒消肿，牛蒡子解毒消肿利咽。相配清热解毒之功更强，常用于风热在上的咽喉肿痛、痈肿疮毒等症。

金银花 薄荷　二药均能疏散风热，金银花轻扬宣散，疏解表邪，薄荷辛凉行散，清头目、利咽喉。相配既能散风热以清头目，又可表散风热以疗头痛目眩。〈银翘散〉内有此二药，治温病初起发热无汗，或微汗、头痛、口渴、咽痛等症。

金银花 甘草　二药均能清热解毒。金银花既能清气分邪热，又能解血中热毒。相配有清热解毒、凉血消痈之功，治一切痈疽恶疮。

金银花 黄芪　金银花解毒消肿，黄芪补气托疮生肌。合用有解毒消肿、托疮排脓生肌的功效，可用于痈肿脓不溃，或已溃脓清、排出不畅者。

金银花 地榆　二药都有凉血止血功效，金银花且能解毒止痢，地榆兼能消肿、收涩。若加黄芩清热燥湿止血，可用于肠痈及湿温痢疾带血者。

【常用量】　12～120克。

【参考】　本品为忍冬科植物忍冬的花蕾。

本品茎叶入药称忍冬藤，作用与花相同，更兼清经络风热，止经络疼痛。常用于风热关节热痛及痈肿疮毒等。

据现代医药研究，本品含有环己六醇、木樨草素、肌醇、皂甙、鞣质等，对流感病毒、痢疾杆菌、伤寒杆菌、副伤寒杆菌、大肠杆菌、百日咳杆菌、白喉杆菌、绿脓杆菌、结核杆菌、葡萄球菌、溶血性链球菌、肺炎双球菌等均有较强的抑制作用，对扁桃腺炎等上呼吸道感染、脉管炎等，亦有较好的疗效。

连　翘

【性味归经】　性寒，味苦。入心、胆、三焦、大肠经。

【功效】　清热解毒，散结消肿。本品苦寒、轻清而浮，能散肺热、清心火，功效与金银花相近，既能透达表邪，又能清解里热，并有解毒消肿散结的效能，为疮毒痈肿的要药。常用于外感风热、温病初起的高热、神昏、烦渴及疮痈肿毒、瘰疬等。此外，尚有清热利尿作用。

配伍应用

连翘 板蓝根　二药都能清热解毒凉血，相须为用功效更显著。用于风热感冒可配荆芥、薄荷；痄腮、丹毒可配大青叶；扁桃体炎可配牛蒡子；痈毒发烧可配黄连。对急性热性传染病都有疗效。

连翘 野菊花　二药都能清热解毒、疏散表邪，相配可用于热病初起。常与金银花、紫花地丁、蒲公英等清热解毒药配用以增强效能，治疮疡、丹毒及急性传染病发烧等。

连翘 麻黄　连翘清热解毒，麻黄疏表，相配有疏表清热解毒之功。若加赤芍活血祛瘀，甘草清热解毒，可治过敏性紫癜。

连翘 大黄　连翘清热解毒，能透达表邪，大黄降泄通便，善通里热。相配清解邪热、荡涤实热积滞的功效更强，常用于表里热盛的高热、烦渴神昏。

连翘 黄芪　取连翘解毒凉血、散结消肿，黄芪益气生血、托疮生肌。相配则解毒消肿、托疮排脓，常用于气血不足的疮疽肿痛，或已溃排脓不畅。

连翘 薄荷　二药均能表散风热。连翘且能清热解毒、透表，薄荷辛凉行散、清利头目。相配散风达表、清头利咽的功效更强，常用于外感风热的高热、头目眩晕、口渴。有汗或无汗均可用。

【常用量】　9～25克。

【参考】　本品为木樨科植物连翘的成熟果实。

本品对虚寒阴疽忌用。

据现代医药研究，本品含齐墩果醇酸，有强心、利尿作用，可治膀胱炎、尿道炎；含维生素P（路丁），能增强毛细血管抵抗力，减低毛细血管脆性及通透性，对毛细血管破裂出血、皮下溶血有疗效。煎剂能对抗洋地黄和阿朴吗啡之呕吐。对葡萄球菌、志贺氏痢疾杆菌有较强的抑制作用。对伤寒杆菌、霍乱弧菌、大肠杆菌、绿脓杆菌、百日咳杆菌、结核杆菌、肺炎双球菌、溶血性链球菌都有抑制作用。此外，对流感病毒有抑制作用，并能抗真菌。

大青叶

【性味归经】　性大寒，味苦、咸。入心、胃经。

【功效】　清热解毒，凉血化斑。本品苦寒泄火，咸寒凉血，既能泄外感邪热，清营血的热毒，又能解心、胃火毒灼盛的发斑，为解毒消斑的要药。多用于治瘟疫、时行热病的高热神昏、发斑与丹毒、喉痹、斑疹等。

配伍应用

大青叶 金银花　二药都是清热解毒的专品，相须为用其效力更显著。常用于热毒为患的疔疮、丹毒、痄腮、喉痹等症。若加石膏清胃分实火，可治外感热病发烧、口渴、烦躁、咽痛。近有人用以治脑脊髓膜炎的高烧、口渴、烦躁，有一定疗效。

大青叶 射干　二药都能清热解毒，且大青叶兼能凉血，射干散结疗咽。相配有清热解毒、利咽消肿的功效。若加山豆根清热解毒、消肿疗咽，可用于一切热病咽喉肿痛、白喉、乳娥等。

大青叶 牛蒡子　大青叶清热解毒，凉血消斑，牛蒡子疏散风热，消肿解毒清咽。相配清热解毒、凉血消斑的功效较为显著，常用治热病发斑、咽喉肿痛。

大青叶 黄芩　取大青叶清营中热毒，黄芩泻肺经实火。相配清热解毒之功尤佳，可用于热痛发热烦躁及咽喉肿痛。

大青叶 栀子　二药均能凉血解毒，大青叶解心胃实火热毒，栀子泻肺中之火，解心经客热。相配则清热解毒、凉血除烦功效更为显著，可用于热病发斑、心烦口渴、咽痛等症。

大青叶 丹参　大青叶清热凉血解毒，丹参活血祛瘀。相配有凉血解毒祛瘀之功，多用于疮毒、斑疹等。若加茵陈利湿消疸，相配有祛瘀解毒利胆之功，可用于黄疸及无黄疸型肝炎、胆囊炎等。常与郁金、龙胆草同用。胁下有症块者，可配桃仁、红花、鳖甲之类活血软坚药。

【常用量】　9～15 克。

【参考】 本品为十字花科植物菘蓝、蓼科植物蓼蓝等的干燥叶。本品对非火毒实热者忌用。

据现代医药研究，本品含靛甙，水解后生成吲哚。菘蓝叶含靛红烷是一种氧化酶，有广谱抗菌及抗病毒作用。近年治肝炎、丹毒、腮腺炎、扁桃腺炎、流感、流行性乙型脑炎多用之。

板 蓝 根

【性味归经】 性寒，味苦。入肺、胃经。

【功效】 清热凉血，解毒利咽。本品苦寒，清热凉血能力较强，长于清利咽喉。为治咽喉肿痛、头面丹毒、发颐、热病发斑的常用药。

配伍应用

板蓝根 玄参 二药都能清热解毒利咽。板蓝根功兼凉血，玄参且能滋阴。相配有滋阴降火、清热解毒的功效。若加知母滋阴润肺，可治咽喉肿痛、乳娥、白喉等。与金银花、连翘、石膏配用，可治热病发烧、咽干口渴、心烦等症。

板蓝根 牛蒡子 板蓝根凉血解毒利咽，牛蒡子散热利咽兼可祛痰，若加白僵蚕、蝉蜕清音开喉，其清热化痰、消肿利咽效能更强，可治疟腮、咽喉肿痛。

板蓝根 胖大海 二药均能清热利咽。板蓝根凉血解毒而消斑，胖大海清痰热。相须为用，清咽解热的功效显著，常用于热病发斑、咽喉肿痛、音哑、咽干等症。

板蓝根 天花粉 二药均能清热。板蓝根清血解毒利咽，天花粉生津润燥，消肿化痰。相配则有解毒利咽、润燥之功，常用治肺胃实热的烦渴、燥热咳嗽、痈肿丹毒等。

板蓝根 茵陈 板蓝根清热凉血解毒，茵陈利湿清热消疸。相配有凉血解毒、消疸的功效，可治湿热发黄及肝胆疾病见湿热症状者。

【常用量】 9～15克。

【参考】 本品为十字花科植物菘蓝及爵床科植物马蓝的根。

据现代医药研究，菘蓝的根含蔗糖、硫酸钾、红棕色树脂状物体。马蓝的根含蒽醌甙。菘蓝根有广谱抗菌作用，对流脑、流感、麻疹、腮腺炎等病毒性传染病及丹毒、猩红热、产褥热等都有疗效。

据报道，本品与羌活同用，治外感体温39℃以上者有较好疗效。

【性味归经】 性寒，味咸、苦。入肝经。

【功效】 解毒消斑，凉血止衄。本品苦寒泄热、咸寒凉血，但长于解肝经火郁、清泄湿热。常用于热病发斑、吐衄及小儿惊痫、疳热、肺热咳嗽等。外用治热毒湿疮亦有疗效。

配伍应用

青黛 黄芩 二药都能清热解毒、凉血止血，但青黛专泻肝经火毒，黄芩善泻心、肺之火。相配解毒凉血之功更为显著，可治热病发斑、吐血、衄血及肝肺火盛所致的痰热咳嗽，亦可用于口舌生疮等。

青黛 蛤粉 青黛清肝火、凉血止血，蛤粉滋肺阴、化痰镇咳、止血。相配有清泄肝肺郁热、化痰止咳、止血的效能。可治肝火犯肺的咳嗽、痰中带血及血热吐衄。现代有用于治支气管扩张咳吐痰血者，亦有疗效。

青黛 黄柏 青黛清热凉血解毒，黄柏燥湿解毒。若加石膏、滑石有清热解毒、燥湿、敛疮的效能，可外用治疗湿疮等皮肤病肿痛流黄水者。《万病回春》称此二味相配为〈绿袍散〉，治口疮。

青黛 黄连 青黛消斑凉血，黄连燥湿解毒。相配则清热燥湿、凉血解毒之功颇佳，常用治温热病邪炽盛的壮热烦渴、热咳，神昏、躁扰不宁等症。

【常用量】 1.5～6克。外用适量。

【参考】 本品为十字花科植物菘蓝及大青等茎叶的加工制品。

本品多不入煎剂，常冲服或入丸散剂中服用。

本品与大青叶、板蓝根功效大体相同。但大青叶多用于热毒发斑，板蓝根多用于实热咽痛，青黛多外用治热毒湿疮，且止鼻衄。大青叶、板蓝根还常用于热病发烧。

本品对中寒者慎用。

据现代医药研究，本品含靛蓝等，对炭疽杆菌、志贺氏痢疾杆菌、霍乱弧菌、葡萄球菌均有抑制作用。

马齿苋

【性味归经】 性寒，味酸。入心、肝、脾、胃，大肠经。

【功效】 清热解毒，凉血止痢。本品性寒滑利、味酸收敛，既能清解毒热，又有凉血利肠之效，故常用于痢疾、淋病、疔疮痈肿、丹毒、痔疮等。鲜品捣汁服用，效用更佳，常治热痢、血痢。据《产宝》记载马齿苋加白蜜适量，治产后血痢颇有疗效。

【配伍应用】

马齿苋 木香 马齿苋清热止痢，木香健脾行气止痛、止痢。相配有健脾止痛止痢之功，可治痢疾后重腹痛。若加朱砂解毒为《证治准绳》〈马齿苋散〉，外敷治疮痈，效果较好。

【常用量】 15～30克。鲜品加倍。

【参考】 本品为马齿苋科植物马齿苋的全草。

本品对脾胃虚寒便泄者忌用。临床单味服用较多。

据现代医药研究，本品含维生素A、维生素B、维生素C、尿素、鞣质和皂甙等。皂甙能刺激肠黏膜分泌，故对大肠杆菌、痢疾杆菌及伤寒杆菌等有显著的抗菌作用。

据报道，本品对急、慢性细菌性痢疾及化脓性疾患有良好疗效外，对百日咳、肺结核等病，均有较好的效果。亦可用治急性关节炎、淋浊性睾丸炎、肛门脓肿、痔疮等。

紫花地丁

【性味归经】 性寒，味苦、辛。入肝经。

【功效】 清热解毒，凉血消肿。本品辛寒散泄，苦寒清热，既能清热凉血解毒，又可通散血热壅滞。为治痈疽发背、疔疮肿毒的良药。鲜品外敷，解毒消肿效力亦好。

【配伍应用】

紫花地丁 野菊花 二药都能清热解毒、凉血消肿。相须为用，其效力更强，可治蛇头疔、红丝疔及疮痈红肿等，并常与金银花、连翘同用，疗效更好。

紫花地丁 蒲公英　二药均可清热解毒消肿。紫花地丁又能凉血、散血热壅滞，蒲公英兼可疏肝散气滞，尤善治乳痈。相须为用有清热解毒、消肿行滞的功效，常用于治乳痈、疔疮痈肿，并可用于湿热发黄。

紫花地丁 金银花　二药均能清热凉血，解毒消肿。紫花地丁长于通散血热壅滞，金银花既能清气分邪热，又能解血中热毒，相须为用，功效颇著，可用于一切痈疮疔毒。

紫花地丁 蚤休　二药均能清热解毒，凉血消痈。紫花地丁治疮痈红肿掀痛，蚤休治热毒壅盛之肿痛，相须为用，功效显著，可用治疗疮肿毒。

紫花地丁 麻黄　取紫花地丁解毒消肿，麻黄轻扬宣泄，辛温发散。二者一阴一阳，阴阳相济，既能清热凉血解毒，又可开腠宣散，常用于治疗疗疮疥癣。

【常用量】　9～15克，外用适量。

【参考】　本品为堇菜科植物紫花地丁的全草。

本品对虚寒阴证者慎用。

据现代医药研究，本品含甙类、黄酮类、蜡等，有广谱抗菌作用。

据报道，本药鲜品与白矾同捣外敷治腮腺炎，单味捣烂外敷治毒蛇咬伤，有疗效。

蒲 公 英

【性味归经】　性寒，味苦、甘。入脾、胃经。

【功效】　清热解毒，消肿散结。本品苦寒泄热散结，甘寒清热解毒，兼能疏郁散结。对痈肿疔疮、内服外用均有良效，尤善治乳痈。用于淋证亦有较好的疗效。

配伍应用

蒲公英 瓜蒌　二药都能清热消肿散结。蒲公英又解毒、散气滞，瓜蒌又利气化痰。相配则解毒、散结效力更强，多用于治乳痈及痈、疖、疔疮。并常与贝母、没药等化痰、活血消肿药同用，疗效更好。

蒲公英 金银花　二药都能清热解毒。若加连翘清热解毒散结，野菊花解毒疗疮，可用于一切疗毒发热。若见肠胃有实火或血分有实热者，加大黄则疗效更显著。

蒲公英 败酱　二药均能清热解毒。蒲公英长于疏郁散结，尤善治乳痈，败酱善于破瘀排脓，且治内痈。相须为用，功效颇佳，常用于治肠痈、肺痈、乳痈等。

蒲公英 菊花　蒲公英清热解毒，菊花平肝散热明目。若加黄芩泻上焦火热，有泻火解毒、平肝明目的功效，可治目赤肿痛。

蒲公英 夏枯草　蒲公英清热解毒，行气滞散结，夏枯草清肝散结。相配有清肝行滞解毒散结的功效，可用于治疗瘰疬痰核。

【常用量】　9～30克。外用适量。

【参考】　本品为菊科植物蒲公英的全草。

据现代医药研究，本品含有蒲公英苦素、蒲公英素、蒲公英固醇、天冬碱、叶酸等，对葡萄球菌、真菌有抑制作用。

据报道，本品治疗胃溃疡、胃炎有效（有止血、止痛，止呕及消胀气作用，且能增加食欲）。鲜品可治便秘并有利尿作用，可治热淋及水肿。

本品有疏通阻塞的乳腺管之作用，故治乳腺炎甚为有效。治乳痈以本品配忍冬藤内服或外敷，均有疗效。

败 酱

【性味归经】　性微寒，味辛、苦。入胃、大肠、肝经。

【功效】　清热散结，破瘀排脓。本品辛散苦降，性寒清热，有活血消痈、解毒排脓的功效，且行肠胃积滞，为肠痈、肺痈等内痈的常用药，且有止痢、消肿毒的效能。

配伍应用

败酱 赤芍　败酱清热散结祛瘀，赤芍活血化瘀止痛。相配能清热消肿。常配当归等活血养血止痛药，用于产后血瘀有热的腹痛及肠痈初起触之有块而尚未成脓者。

败酱 牡丹皮　二药均能清热活血。败酱长于解毒破瘀排脓，牡丹皮能清热，行血散瘀。相配则清热凉血、活血祛瘀之功尤佳，常用于治肠痈、产后败血不行之腹痛、发热等症。

败酱 金银花　　二药都能清热解毒，但败酱善疗内痈、祛瘀排脓，金银花善散风热、凉血解毒，相配可用于痈脓症。常加蒲公英散肿消痈，可用于治肠痈腹痛发热及胸痛、产后腹痛、目赤肿痛等症。

败酱 白头翁　　二药均可清热解毒、凉血止痢，且能祛肠胃热毒蕴结之积滞。若加黄连祛肠胃湿热，除里急后重而止痢，效果更好，可治下痢带血、发热、里急后重。

【常用量】　　15～30克。

【参考】　　本品为菊科植物苣荬菜的全草。

据现代医药研究，本品有降低神经系统的兴奋作用。对神经衰弱有一定疗效，且有健胃效能。

蚤 休

【性味归经】　　性微寒，味苦、有毒。入肝经。

【功效】　　清热解毒，定惊熄风。本品苦寒，善清郁热，消痈肿，解虫毒，为疗疮肿毒之要药。以其苦寒降泄之性，能清肝热，故有平肝熄风之效，可治小儿高热、惊风、昏迷、抽搐，并可止咳喘。

配伍应用

蚤休 金银花　　二药均有清热解毒、消痈散结的功效。蚤休解血分热毒，金银花既解毒，又能透热外出。相须为用，清热解毒效力更强，常用于治疗疔疮痈肿，且见烦热、口渴等症者。

蚤休 天花粉　　二药均有清热消肿，排脓之功。蚤休解热毒，天花粉清燥热。相配功效更强，常用治疮疡肿毒，有消肿止痛功效。若与钩藤、薄荷、蝉蜕同用，治小儿惊风发搐有效。

蚤休 黄连　　二药都能清热解毒，蚤休清热消痈，黄连清泻实火。相配清热解毒，消痈功效更著，常用于治疗疔疮初起、身热、口渴者。

蚤休 半边莲　　二药都有散瘀消肿解毒之功。相须为用，可治疗疮肿毒、蛇虫咬伤。若与凉血消肿的赤芍同用，其效更好。

【常用量】　　3～6克。

【参考】　　本品为百合科多年生草本植物华重楼或七叶一枝花的根茎。

本品对阴疽及腹泻者忌用。

据现代医药研究，本品含有蚤休甙、薯蓣皂甙等。为清热解毒药，适用于各种脓毒性热病、败血病及一切化脓性炎症。

据报道，本品治流行性乙型脑炎、淋巴结核、扁桃腺炎、腮腺炎、乳腺炎等，均有疗效。

白头翁

【性味归经】　性寒，味苦。入胃、大肠经。

【功效】　凉血解毒，杀虫止痢。本品苦能燥湿，寒能泄热，气质轻清，可升散郁火而清热解毒、凉血杀虫，为热毒下痢的要药。

配伍应用

白头翁　黄柏　二药都能清热燥湿止痢。白头翁且能凉血解毒，黄柏重在清下焦湿热。合用为湿热下痢的常用配伍。若加黄连、秦皮为《伤寒论》〈白头翁汤〉，有清热燥湿、凉血解毒、止痢的功效。常用于治湿热痢、疫毒痢。

白头翁　苦参　二药都有清热燥湿、杀虫的功效。煎汤外洗治阴道瘙痒（阴道滴虫），有一定疗效。与蛇床子同用，其效更好。

白头翁　牡丹皮　白头翁凉血止痢、清热燥湿，牡丹皮凉血清热、活血祛瘀。相配有清热凉血燥湿止痢之功，常用治疗热痢、赤痢及热毒疮痈等。

白头翁　生地黄　取白头翁凉血止痢，生地黄凉血滋阴。相配则养阴血、清虚热之功较好，可用于痢疾将愈见骨蒸劳热者。

白头翁　秦皮　二药均能清热止痢。白头翁凉血解毒，秦皮苦涩收敛。相配则凉血止痢之功颇著，常用治疗湿热痢疾。

白头翁　山楂　白头翁凉血止痢，山楂炒炭用收敛止痢作用较好，且有化滞之效。相配可治热痢下痢脓血者。

【常用量】　9~15克。

【参考】　本品为毛茛科植物白头翁的根。

本品对血分无实热及虚寒下痢者不宜用。

据现代医药研究，本品含挥发油，其主要成分为白头翁素。此外，还含白头翁甙，水解后生成固醇类皂甙元及葡萄糖。对阿米巴虫、痢疾杆菌均有较强的抑制作用。对绿脓杆菌、金黄色葡萄球菌抑制作用更强。对肠黏膜有收敛作用，故可止泻、止血。全草除掉根部有似洋地黄的强心作用。

白鲜皮

【性味归经】　性寒，味苦。入胃、脾、膀胱、小肠经。

【功效】　清热解毒，祛风除湿。本品苦能燥湿，寒可清热，能利小便使湿热外泄，为治皮肤湿热疮毒、疥癣、风疹的常用药，并治黄疸。

配伍应用

白鲜皮 苦参　白鲜皮清热燥湿解毒，苦参清火燥湿杀虫。相配清热解毒杀虫的功效较著，用以治湿热疮痒之症。或加蛇床子散风寒燥湿、杀虫止痒。煎汤外洗治疥癣、皮肤瘙痒、阴痒，均有疗效。

白鲜皮 地肤子　白鲜皮清热、祛风除湿，地肤子清湿热利尿止痒，相配有清利湿热、祛风止痒的功效。可治皮肤湿疮、瘙痒。

白鲜皮 白蒺藜　取白鲜皮燥湿祛风、苦寒清热，白蒺藜既能疏郁结，又能散风热、止皮肤瘙痒。相配燥湿祛风止痒的功效较好，常用于治疗湿疮疥癣及皮肤瘙痒等。

白鲜皮 茵陈　二药相配为《沈氏尊生》〈白鲜皮汤〉。二药均能清湿热、退黄疸，茵陈尤为治黄疸之主要药。白鲜皮又可疗皮肤湿热疮毒、疥癣。相须为用，治黄疸病、湿疮疥癣均有疗效。亦可用于湿热疮毒、风疹瘙痒等症。

白鲜皮 薄荷　白鲜皮清热解毒，薄荷疏散风热，相配清热解毒效果良好。或加蝉蜕疏散风热，或与活血凉血、祛瘀散湿药相配，可治游风、丹毒、瘾疹瘙痒等症。

【常用量】　6～12克。

【参考】　本品为芸香科白鲜属白鲜的根皮。

据现代医药研究，本品含白鲜皮碱、白鲜皮内酯、皂甙、挥发油、固甾醇及黄柏酮、黄柏内酯，对多种皮肤真菌均有不同程度的抑制作用。

土茯苓

【性味归经】　性平，味甘、淡。入肺、肾、胃经。

【功效】　利湿解毒，清热凉血。本品甘平解毒、淡渗利湿，且有凉血排脓作用，可治湿热蕴结于下的小便不利、白带及肿毒等。此外，尚能祛风湿、利关节，多用于风湿侵袭关节所致的筋骨挛痛。

配伍应用

土茯苓 薏苡仁　土茯苓解毒祛湿治筋骨挛痛，薏苡仁祛风湿痹痛。相配解毒祛湿止痛效果较好。〈搜风解毒汤〉即此二味加木瓜、金银花、防风、白藓皮、皂角子组成，有清热毒、祛风湿止痛之功，治湿热毒结所致的关节疼痛。

土茯苓草薢二药都能淡泄湿浊、利关节，止痛。但土茯苓偏于解毒，草薢偏于利尿。常相配以治湿毒郁结的关节肿痛、小便混浊不利等症。

土茯苓 白藓皮　二药都有清利湿热作用。土茯苓又清血解毒，白藓皮且可退黄。若加金银花清热解毒，相配则清热利湿、解毒退黄的效力显著，可治肝胆湿热之发黄。

土茯苓 金银花　二药均能清热凉血解毒。土茯苓偏于祛湿毒，金银花善能消痈。相配解毒、凉血、利湿的功效更著，常用治痈肿疔毒及湿热所致的疥癣，又可疗黄疸等症。

土茯苓 牡丹皮　二药均能清热凉血。土茯苓偏于利湿解毒，牡丹皮长于活血化瘀。相配则清热凉血、活血解毒的功效较好，常用于治热毒疮痈等。若加紫花地丁清热解毒，其效更佳。

【常用量】　15～30克。

【参考】　本品为百合科攀援植物土茯苓的块根。

据现代医药研究，本品含皂甙、鞣质、树脂及大量淀粉。

据报道，本品对肾炎水肿，消除蛋白尿有一定效果。治急性细菌性痢疾亦有疗效。此外，还有用以治脉管炎、牛皮癣、肿瘤者。能解汞中毒。

据记载，服本品忌饮茶水，供参考。

漏 芦

【性味归经】　性寒，味苦。入胃、大肠经。

【功效】　清热解毒，消痈，通乳。本品苦寒清热凉血，功专泻实火且能解毒疗疮，并有通乳作用。多用于痈疽发背、瘰疬、乳痈、疔肿毒热及乳汁不行。

配伍应用

漏芦 蒲公英　二药都有清热解毒之功，而漏芦又能凉血通乳，蒲公英善消肿散结，为治乳痈的常用药。加瓜蒌清热化痰，奏清热凉血散结之功，可治乳痈肿痛。

漏芦 玄参　二药均有解毒之功。漏芦长于清热消痈，玄参偏于滋阴降火。相配清热降火、解毒消痈的功效较好，常用治疗热病伤津之咽喉肿痛、痈疮、乳痈等。

漏芦 通草　二药均能清热通乳。漏芦又解毒消痈，通草通气利水。相配清热解毒通乳的功效更强，常用治妇人乳汁不下及乳痈等。

漏芦 大黄　二药都能清热解毒疗疮，且均为泻脏腑实火之品，可相配入清热凉血解毒剂，凉血解毒之效更好，常用于治时疫所致的头面红肿、痈毒肿痛。

【常用量】　9～15克。

【参考】　本品为菊科植物漏芦的根。

本品孕妇忌用。

据现代医药研究，本品含挥发油。

据报道，本品可治各种肿瘤。

山 豆 根

【性味归经】　性寒，味苦。入心、肺经。

【功效】　清热解毒，消肿利咽，止痛。本品苦寒，有直折实热火毒的功效，上清心肺，下泻胃火，为治咽喉肿痛的要药，且治齿龈肿痛。

配伍应用

山豆根 牛蒡子　二药都长于治咽喉肿痛。山豆根泻实火而解毒消肿，牛蒡子疏散风热而利咽散结。若加桔梗则利咽功效更显著，可治咽喉肿痛。

山豆根 板蓝根　二药都可清热解毒，消肿利咽，相配则效果更好，可治咽喉肿痛及牙龈肿痛、口舌生疮。

山豆根 栀子　二药均能清热解毒。山豆根长于消肿利咽，栀子善于凉血除烦，清泄三焦之火。相配效果较好，常用治肿毒疮疡。治咽喉肿痛、口舌生疮等上焦热毒为患，其效尤佳。

【常用量】　6～12克。

【参考】　本品为豆科植物广豆的根。

本品对脾虚便溏者忌用。

据现代医药研究，本品含山豆根碱。

据报道，本品对恶性肿瘤有显著疗效，且安全、副作用小，不使白血球减少。

本品研粉与凡士林配软膏外敷，可治瘢痕疙瘩、皮肤溃疡。

山 慈 菇

【性味归经】　性寒，味甘、微辛，有小毒。入肝、胃经。

【功效】　清热解毒，消肿散结，化痰。本品味辛气寒，辛能走散，善能散热消结，寒可清热能消疮痈毒结。相配可治痈疽疮毒、瘰疬、喉痹肿痛及毒蛇、虫螫等。

配伍应用

山慈菇 麝香　取山慈菇解毒散热，取麝香活血散瘀。相配能解毒消痈，可用治痈疽疔疮等。

山慈菇 大戟　山慈菇解毒，消痈散结，大戟力猛有毒，攻毒消痈散结之功较著。相配解毒清热、散结消痈功效颇佳，治痈疽、疔毒、恶疮有效。如〈紫金锭〉，二药为主要配伍，磨汁外擦疔毒、恶疮等均有疗效。

山慈菇 五倍子　二药均有消痈散结之功，山慈菇解毒消肿，五倍子收敛降火。相配可治皮肤湿疮等症。亦为治痈疽发背、疔肿恶疮的常用配伍。

山慈菇 半枝莲　二药皆能清热解毒。山慈菇又疗肿毒恶疮，半枝莲抗癌，兼可活血行气。相配可治恶疮结毒，有解毒消肿之功。近年常配白花蛇舌草等，用于治疗肺、肝、直肠癌等。

【常用量】　3～6克。宜入丸散，内服减量。

【参考】　本品为兰科植物杜鹃兰和兰科独蒜兰属植物瓶状独蒜兰的假球茎。

本品对过寒无实热者忌用。内服过量则易引起恶心呕吐。因其质地坚韧，多入散剂，很少入煎。

据现代医药研究，本品含黏液及葡配甘露聚糖、甘露糖有解毒、收敛和强心作用。

鱼腥草

【性味归经】　性寒，味辛、温。有小毒。

【功效】　清热解毒，利尿消肿。本品辛能宣肺散结消痈，寒可清热解毒，且有利水消肿、通淋止带之功，多用于痰热壅肺、咳吐脓血、白带、恶疮肿、毒痔疮及淋痛、水肿、湿疹等。

配伍应用

鱼腥草 桔梗　鱼腥草清肺热、解毒排脓，桔梗宣肺止咳排脓。相配清热解毒排脓之功更著。可治肺痈及痈肿脓出不畅者。

二药还均有清热通淋之效，对淋证小便刺痛亦有较好的疗效。

【常用量】　4.5～9克。

【参考】　本品为三白草种植物蕺菜的全草。

本品对脾胃虚寒者慎服。

据现代医药研究，本品含挥发油，油中含有鱼腥草素等抗菌成分。

据报道，本品有消炎退热作用。可用于支气管炎、扁桃腺炎、乳腺炎、中耳炎、尿路感染、肾炎水肿、咽喉炎、蜂窝组织炎、湿疹等，并可用于术后预防感染。

白 蔹

【性味归经】 性微寒，味苦、辛。入心、脾、肝、胃经。

【功效】 清热解毒、消肿止痛。本品苦寒清热，凉血解毒，且有生肌止痛功效。用以治疮疡肿毒，未溃能消，已溃能敛。为痈疮疔肿、瘰疬、痔漏的常用药。外用可治疗烫火伤。亦可用于治赤白带下。

配伍应用

白蔹 天花粉 取白蔹清热解毒、凉血消肿，天花粉散结消肿。相配解毒消肿之功较好。常入活血解毒剂中，治疮疡肿痛，并治阴肿带下。

白蔹 赤小豆 二药都可清热解毒消肿，共捣以鸡蛋清调外敷，可治痈肿疔毒、烫火伤。

白蔹 黄柏 取白蔹消肿止痛，黄柏清热燥湿，相配有清热燥湿、消肿止痛的功效，可治冻疮或痛或痒。

白蔹 白芨 二药都可收敛止血、消肿生肌。相配其效果更好，可治外伤出血、肿痛。

白蔹 赤芍 白蔹清热解毒、消肿，赤芍凉血活血而散瘀。相配清热消肿之功较佳，常用治疮痈肿毒、溃破不收口。

白蔹 大黄 白蔹清热解毒，大黄泻火解毒，若加天南星燥湿化痰，吴茱萸温散开郁，相配能解毒开郁散结。四药共捣醋调敷脚心，可用以治痄腮肿痛。

【常用量】 3~9克。外用适量。

【参考】 本品为葡萄科植物白蔹的根。

本品对虚寒性的阴疽不宜用。

据现代医药研究，本品含黏液质、淀粉等。1:3的水浸液对皮肤真菌有抑制作用。

半 枝 莲

【性味归经】 性微寒、味辛。入肺、肝、膀胱经。

【功效】 清热、解毒、散瘀、抗癌。本品味辛气寒，辛可走散，寒可清热解毒，其功效有清热解毒、通络散瘀、止血、行气、利水、定痛之功。临床常用于尿道炎、肝炎、咽炎、咽喉肿痛、肺脓疡、血痢等。近代用于抗癌、肝硬化腹水及毒蛇咬伤等，有一定的疗效。

配伍应用

半枝莲 瞿麦　取半枝莲清热、利水、止血，瞿麦利水通淋、清热、疗膀胱、尿道出血。相配有清热利尿凉血止血之功。用于治疗尿道炎、尿血疼痛症。

半枝莲 马鞭草　取半枝莲清热解毒、消肿疗咽，马鞭草清热解毒、凉血利咽。相配解毒凉血疗咽功胜。常用治外感风热引起的咽炎、扁桃腺炎或内热毒火上炽引起的咽喉肿痛，亦用于白喉等症。临床常配桔梗同用。

半枝莲 泽兰　二药都有行气、散瘀、利水之功。相配作用更著。可用于肝硬化腹水。常与疏肝健脾软坚药同用。

半枝莲 白花蛇舌草　半枝莲为常用的抗癌药，可用于多种癌症。白花蛇舌草亦解毒抗癌。相配可用于肺癌、肝癌、结肠癌等癌症。用治肺癌常与白英（又名蜀羊泉，苦茄，白毛藤。茄科属植物白英的全草）同用。二药相配亦用治阑尾炎、疔疮等。

【常用量】　0.5～30克（鲜品30～60克）。

【参考】　本品为唇形科黄芩属植物狭叶干信草的全草。

据现代药理研究，用美兰试管法筛选试验，对急性粒细胞型白血病血细胞有很轻度的抑制作用，其他方法抑制率大。

半 边 莲

【性味归经】　性平，味甘。入肝、肺经。

【功效】　消肿、解毒、利尿。本品甘平，但解毒之功较强，为治毒蛇咬伤之要药。用于治疗疮肿毒及扁桃腺炎等均为有效之品。此外，尚有利尿消肿止咳之功，亦用于水肿臌胀、黄疸、咳喘等症。

配伍应用

半边莲 白茅根　半边莲清热解毒利尿，白茅根清热凉血利尿。相配增加其清热凉血、利尿的功效，用于臌胀、小便不利、黄疸均有较好疗效。

半边莲 马鞭草　二药都有利水消肿的作用。相配功效显著，治臌胀（肝硬化腹水）效果较好。

半边莲 雄黄　取半边莲止喘咳，雄黄消痰。相配消痰止喘，《寿域神方》用此二味泛为丸，治寒齁气喘。

【常用量】　15～30克。

【参考】　本品为桔梗科半边莲的全草。

本品对无实热者忌用。

据现代医药研究，本品含生物碱、黄酮甙、皂甙、氨基酸等，有利尿、降压作用。

据报道，本品为有效的解毒药，对于毒蛇咬伤或蜂蝎螫等，内服外用均有特效。

（三）清热凉血药

清热凉血药是以清热凉血为主要作用的药物。用于营分和血分实热证见身热烦躁、神昏谵语，或吐衄、发斑、舌绛而干、脉数及夜热早凉等症状者。

邪热入营血常致使阴液亏耗，本类药物有的兼有养阴滋液作用，如生地黄，玄参等。临床除选用本类药物外，还应配以滋阴药等。

本类药物性多寒凉，脾胃虚弱者忌用。

犀　角

【性味归经】　性寒，味苦、酸、咸。入心、肝、胃经。

【功效】　清热解毒，凉血定惊。本品性寒属阴，善于清血中热毒，入心可清营定惊，入肝凉血止疼，入胃泻实火祛热。尤长于解毒化斑。与滋阴清热药同用，治阴虚热甚伤津；与凉血解毒药同用，治血分热毒发斑；与清热泻火药同用，治气血两燔之壮热神昏。为治热盛神昏、热毒发斑的要药。常用于治热邪入营的神昏谵语、狂躁、斑疹及各种因热出血等症。

配伍应用

犀角 羚羊角　二药都有清热定惊作用。但犀角偏于凉血镇静，羚羊角偏于平肝熄风。相配其清热镇惊的效能更强，可治一切温热病的高烧、神昏、惊痫搐搦等。

犀角 大青叶　二药都有清热凉血、解毒化斑的功效，相配则效果更好。可治热病发斑、鼻衄、齿衄等。

犀角 生地黄　二药都可清热凉血、解毒化斑。但犀角长于解血中毒热，生地黄长于滋养营阴，为《千金方》〈犀角地黄汤〉的重要配伍。可用以治热病神昏谵语及血热妄行的吐血、衄血、斑疹等症。若加玄参解毒而清上炎之虚火，相须则滋阴泄火、凉血解毒的功效更显著。对热病斑疹，常配紫草等凉血解毒化斑药同用。

犀角 黄连　二药都能清热解毒，且犀角能清血分热毒而化斑，黄连泻气分实热。相配则凉血解毒效力更强。可用于温热病的壮热、神昏谵语、吐衄发斑。

【常用量】　1.5～3克。

【参考】　本品为犀科动物印度犀、爪哇犀苏门答腊犀等的角。

本品对非实热证及孕妇忌用。

用本品时应先煎或另煎或磨汁，并常入丸散剂用。

据现代医药研究，本品含角质、碳酸钙、磷酸钙，水解后产生酪氨酸、胱氨酸、硫化乳酸等。对动物的心脏有强心作用，对血管先有暂时的收缩，后有明显的扩张作用，能使血压先升而后降，然后又持续上升。

本品常以水牛角代用。水牛角功效与本品基本相同，但用量应大于犀角。

生 地 黄

【性味归经】　性寒，味甘、苦。入心、肝、肾经。

【功效】　滋阴凉血，补肾养心。本品甘寒微苦、质润多汁，性寒而不伤胃气，质润而不腻，长于滋阴清热、凉血生津，兼有止血功效。常用于热邪入营见高热、烦渴、吐衄、下血、发斑、舌红绛等症。亦用于治阴虚血热的烦热、骨蒸劳热、盗汗，或吐衄、尿血、便血等症。

配伍应用

生地黄 阿胶　二药都能滋阴止血。但生地黄偏于凉血清热，阿胶偏于养血润燥。相配有养阴血、清虚热、止血的功效。常相配入滋阴养血剂，用以治虚热咳血、吐血、衄血、崩漏及温热病耗伤营血的证候。如〈加减复脉汤〉更加麦门冬、白芍滋养营血，加炙甘草补气，可治邪热劫阴、口干舌燥、神倦、脉结代者。

生地黄 玄参　二药都能滋阴清热凉血，相配常用于阴亏火旺的咽干心烦、手足烦热、舌红、脉细数等，或温病热盛伤阴的热烦渴、烦躁不安、舌绛等症。

生地黄 白芍　生地黄滋阴凉血，白芍养血敛阴。相伍为〈四物汤〉之半，有滋阴养血的功效，可用于血虚有热诸症。而血热妄行的吐衄、尿血者，可配白茅根、地榆凉血止血药。妇女血虚有热的崩漏、月经不调者，可配牡丹皮、阿胶凉血祛瘀、养血止血药同用。

生地黄 熟地黄　生地黄滋阴清热，熟地黄益精养血。合用有滋肾阴、养精血的功效。二地同用治阴虚血亏之有热者，犹如生姜、干姜同用治湿痰之有寒者，赤芍、白芍同用治血亏有瘀者，其理颇近。

生地黄 鳖甲　生地黄凉血滋阴，鳖甲滋阴潜阳，软坚散结。相配则滋阴凉血、潜阳的功效更佳，常用于阴虚血热的骨蒸劳热、热病伤津等。

生地黄 生姜　二药相伍为《妇人良方》〈交加散〉。生地黄凉血滋阴，生姜温散祛寒，生地黄得生姜可去其寒，生姜得生地黄可祛其辛散，寒热并用，相辅相成，可调气血，治妇女气血不调之腹痛、结瘕及产后血虚伏热不解等症。

【常用量】　9~30 克。

【参考】　本品为玄参科植物地黄的块根。

本品对脾虚便溏及阳虚者慎用。

据现代医药研究，本品含地黄素、甘露醇、葡萄糖、维生素 A 及铁质，能促进血液凝固而止血；能降低血糖，可治糖尿病；有强心作用，对衰弱的心脏作用更显著，但大量可使心脏中毒。小量可使血管收缩，大量可扩张血管，故有升压和利尿作用。对皮肤真菌有抑制作用。

玄 参

【性味归经】 性微寒，味苦、咸。入肺、肝经。

【功效】 滋阴润燥，降火解毒。本品苦寒质润，入血，既清热凉血解毒，又养阴生津，味咸又能软坚，为滋阴降火的要药。常用于热病伤津、斑疹、咽喉肿痛、痈疮、瘰疬等。

配伍应用

玄参 牛蒡子 二药都可治咽喉肿痛。取玄参滋阴降火，牛蒡子疏散风热，相配可治风热郁结的咽喉肿痛及斑疹。

玄参 牡丹皮 二药都能凉血、化斑。但玄参又能滋阴，牡丹皮又能祛瘀。常与生地黄相配，入清热解毒剂可治丹毒、斑疹。

玄参 牡蛎 二药都能软坚散结。且玄参又降火解毒，牡蛎能消痰软坚。再加贝母开郁消痰为《医学心悟》〈消瘰丸〉，有清热化痰、软坚散结的功效，可用于痰火凝结的瘰疬、瘿瘤、痰核。并常与夏枯草、海藻同用，疗效更好。

玄参 升麻 取玄参泻火解毒、凉血滋阴，升麻疏散风热、透疹解毒，兼能升脾胃清阳之气。相使为用，则清热解毒、凉血滋阴透疹的功效更强，常用于血热毒盛的发斑、瘰疬结核、咽痛、口舌生疮等症。若加甘草、牛蒡子、防风、荆芥为《医宗金鉴》〈玄参升麻汤〉，治发斑咽痛。

玄参 黄芩 玄参清热解毒凉血，黄芩清热燥湿，尤善清肺火。相配则清热解毒的功效较强，常用于热病高烧烦躁、咽喉肿痛、疮疡痈肿等。

【常用量】 9～30 克。

【参考】 本品为玄参科植物浙玄参的根。

本品对脾胃虚弱及便溏者忌用。反藜芦。

据现代医药研究，本品含玄参甙、生物碱、亚麻油酸、植物固甾醇等，能扩张血管，故可治血栓闭塞性脉管炎；能降低血压，尤其对肾性高血压效果更显著；能降低血糖，故可治糖尿病。此外，对多种皮肤真菌有抑制作用。

牡 丹 皮

【性味归经】 性微寒，味苦、辛。入心、肝、肾经。

【功效】 清热凉血，活血化瘀。本品性寒苦泄，能清血热而血不妄行，辛散能行血瘀而血无阻滞。为活血祛瘀的要药，凡血热有瘀者，不限虚火、实火，都可随证配伍应用。为血热吐衄、斑疹、虚劳骨蒸、肝经火郁的头痛、肋痛、经痛、血瘀经闭、瘀积肿痛、热毒疮痈的常用药。

配伍应用

牡丹皮 青蒿 二药都能凉血除蒸，但牡丹皮善治血热有瘀的骨蒸，青蒿善透热伏阴分的邪热。相配可用于邪伏阴分的骨蒸潮热。若加鳖甲、知母、生地黄滋阴退蒸，为《温病条辨》〈青蒿鳖甲汤〉，治温病热邪深伏阴分，见夜热早凉、热退无汗及热病阴伤、邪伏的骨蒸潮热。

牡丹皮 赤芍 二药都能凉血、活血化瘀。相配可用于热伤营血的发斑、吐血、衄血及妇女血虚有热有瘀的月经不调，并常与生地黄同用，疗效更好。

牡丹皮 白茅根 牡丹皮清热凉血、化瘀止血，白茅根清热凉血利尿。若加小蓟凉血止血，有清热凉血、止血利尿的功效。可治热病或脏腑火盛所致的吐血、衄血、尿血等症。

牡丹皮 桂枝 取牡丹皮活血祛瘀，桂枝温阳通脉行血。相配可用于血阻脉络的胸痛、瘀血腹痛。古有"牡丹皮入心，通血脉壅滞，与桂枝颇同。桂枝气温，故所通者，血脉中寒滞，牡丹气寒，故所通者，血脉中结热"之说。二者相使，通脉止痛疗效较好。

牡丹皮 金银花 牡丹皮活血祛瘀，金银花清热解毒。若再加连翘清热解毒散结，解毒凉血消肿之功更著。可治疗疮痈肿，并常与清热解毒药配用，疗效更好。

牡丹皮 菊花 牡丹皮清热凉血，菊花平肝泻火。相配有清热凉血平肝的功效。若加山栀子清热凉血利湿，可用于肝火目赤肿痛、头晕等症。

【常用量】　3～9克。

【参考】　本品为毛茛科植物牡丹的根皮。

本品对孕妇、阴虚多汗及月经过多者不宜用。

据现代医药研究，本品含挥发油，油中成分为芍药酚。还含有牡丹酚原甙（此易受本身存在的酶分解成牡丹酚甙及牡丹酚）、苯甲酸、植物甾醇、牡丹碱等。

本品对金黄色葡萄球菌、福氏痢疾杆菌、大肠杆菌、变形杆菌、绿脓杆菌、百日咳杆菌、肺炎双球杆菌、链球菌及皮肤真菌均有抑制作用。此外，对热性传染病如败血症、产褥热及关节痛亦有疗效。还有降压、通经作用。

赤　芍

【性味归经】　性微寒，味苦。入肝、肺、脾经。

【功效】　凉血活血，消瘀散肿。本品苦寒降泄，既凉血清血分实热，又活血散血中瘀结，为活血调经、散瘀止痛的常用药。可治血热的吐衄、经血不调，肝火上炎的目赤肿痛，血瘀的经闭、痛经及跌打损伤、瘀积作痛，并可治疗疮疡肿毒。

配伍应用

赤芍　川芎　二药都能活血祛瘀止痛。赤芍苦寒泄血中瘀热，川芎辛温行血中气滞。相配则寒温相济，活血消瘀止痛功效更强。常用于妇女血瘀癥瘕、经闭腹痛及外伤瘀血疼痛、痈疽等症。

赤芍　桃仁　二药都能祛瘀，但赤芍活血止痛，桃仁破血通经。相配通络止痛效果较好，常用于治妇女血瘀、月经先期、血多有块而色紫稠黏者，疗效良好。

赤芍　香附　赤芍祛瘀通经止痛，香附行气解郁调经止痛。相配有活血行气、调经止痛的功效，可用于气滞血瘀的腹疼、胁肋痛及妇女经痛等症。

赤芍　薄荷　赤芍活血凉血，薄荷疏散风热、清头目。相配有凉血散风效能，可用于治暴发火眼、目赤肿痛、头痛等。若加菊花平肝散风热，疗效较好。

【常用量】 6～12克。

【参考】 本品为毛茛科植物草芍药的根。

本品对月经过多而无瘀滞者不宜用。

据现代医药研究，本品含赤芍甲素、赤芍乙素、苯甲酸、β—固甾醇、棕榈酸等，对痢疾杆菌、伤寒杆菌、葡萄球菌等均有抑制作用，其苯甲酸为有效成分。此外，本品能松弛胃肠平滑肌，故可缓解痉挛性疼痛。

据报道，本品对肝功能不好的患者，不能大量常服。

紫　草

【性味归经】 性寒，味甘、咸。入肝、肾、心包经。

【功效】 凉血活血，解毒透疹。本品甘咸，气寒质滑，入血分清血中热毒，长于消斑透疹，并能滑肠利尿。可治热毒斑、疹出不透、色不红活及血热便秘、尿赤短少。

配伍应用

紫草 连翘 紫草清血中热毒、消斑透疹，连翘疏散风热、解毒透疹。若加牛蒡子散风热、解毒透疹、滑肠通便，相配有清血解毒、散风热、透疹消斑的功效。可用于热病疹出不透或斑疹色晤、尿短、便闭者。

紫草 大青叶 二药都能清热解毒、凉血化斑。相须为用，其解毒消斑功效甚好。常用于温病热毒盛、斑疹稠密并色紫成片者。

紫草 瓜蒌仁 紫草凉血解毒通便、消痈疗疮，瓜蒌仁清火、滑肠、消肿。相配有凉血解毒疗疮的效能，可用于热毒内盛的痈疮便秘。

紫草 黄柏 二药都能清热解毒疗疮，但紫草善清血中热毒，黄柏善清热燥湿解毒。相配外用可治疮疖、湿疹、水火烫伤。单用紫草亦有疗效。

【常用量】 6～12克。

【参考】 本品为紫草科植物紫草及新疆紫草的根。

本品对疹已出而色红活者及腹泻便溏者不宜用。

据现代医药研究，本品含乙酰紫草素、紫草红等，对心脏有明显的兴奋作用；有抗垂体促性腺激素及抗绒毛膜促性腺激素的作用，可试用于绝经期综合征；有解热作用；对皮肤真菌有抑制作用。

据报道，本品治胃癌、甲状腺癌、转移性鳞状上皮癌，有一定疗效。每日45克，水煎，二次分服。

地 骨 皮

【性味归经】　性寒，味甘、淡。入肺、肝、肾经。

【功效】　清热降火，凉血除蒸。本品性寒善于清热凉血，味甘淡而不伤阴，故对虚热、实热都可用。能清肺热、降肝肾虚火、除阴分伏热，可治肺热咳喘、阴虚潮热、有汗之骨蒸。

配伍应用

地骨皮 银柴胡　二药都能凉血治骨蒸潮热而无苦燥伤阴之弊。相须为用，功效更显著。常与秦艽、鳖甲之类配用，治血虚骨蒸潮热有效。

地骨皮 牡丹皮　二药都能凉血降火，除骨蒸潮热。牡丹皮且有活血散瘀作用，常用于血中郁热的无汗之骨蒸；地骨皮常用于血虚有汗之骨蒸。二药相辅相成，凉血除蒸效力更强，常用于血热妄行所致的吐血、衄血、斑疹、妇女月经不调的血虚骨蒸，并可用于痈肿等。

地骨皮 栀子　二药均能清热凉血。地骨皮长于除蒸、清肺热、降肝肾虚火，栀子善凉血泻心、肺、三焦之火。相配清热凉血、除蒸的功效较好，常用治潮热骨蒸、阴虚肺热之咳嗽盗汗。若加知母清肺热，止肺热咳嗽效果更好。

地骨皮 白芍　地骨皮清热凉血除蒸，白芍敛阴养血，柔肝止疼。相配清热凉血、敛阴除蒸的功效更著，常用于热病伤阴的骨蒸潮热、盗汗、肋胁疼痛等症。

地骨皮 枯矾　取地骨皮凉血，枯矾燥湿杀虫，相配有凉血燥湿杀虫之功。煎汤外洗，治外阴瘙痒。亦有用地骨皮、蛇床子、五味子、薄荷煎汤外洗者，疗效较好。

【常用量】　6～15克。

【参考】 本品为茄科植物枸杞及中宁枸杞的根皮。

本品对表证未解者不宜用。

据现代医药研究，本品含甜菜碱、皂甙、鞣质等，有解热、降压（直接扩张血管）和降低血糖作用。

秦 皮

【性味归经】 性寒、味苦涩。入肝、胆、大肠经。

【功效】 清热燥湿、清肝明目、平喘止咳。本品味苦性涩，收敛走散之精气。性寒可清热，其入肝，故可明目。常用于治热痢下重及慢性痢疾、细菌性痢疾，亦疗腹泻。取其清热明目为用，可治目翳赤肿、麦粒肿等眼上疮疾诸症。近代有用于治疗慢性气管炎、哮喘者，亦有一定疗效。

配伍应用

秦皮 马齿苋 秦皮清热燥湿止痢，马齿苋清热解毒、凉血止痢。相配有清热解毒、燥湿止痢之功，是治热痢、细菌性痢疾的常用配伍。临床常配木香、白芍同用。

秦皮 大黄 秦皮清肝明目，大黄导滞、泻火、凉血。相配有通便泻火明目之功。治大便平燥、目赤肿等火邪上拥于目诸症。常与密蒙花等配用。

【常用量】 6~9克。

【参考】 本品为苦枥白腊树的树皮。

本品脾胃虚寒者忌服。

现代药理研究，本品含马栗树皮甙马栗树皮素等香豆类及柔质。

白 薇

【性味归经】 性寒，味苦、咸。入肝、胃经。

【功效】 清热凉血，滋阴除烦。本品苦寒泄热，咸寒凉血，有泄热益阴的功效，是清血热、除骨蒸、兼能益阴除烦之品。常用于风温发热、阴虚潮热、疟疾不解发热及产后烦乱等，并有醒眠的功用。此外，还有利尿作用，可治小便不禁或淋证。

配伍应用

白薇　地骨皮　白薇益阴除热，地骨皮凉血除蒸。相须为用，有滋阴凉血除蒸的功效。常用于血虚的骨蒸潮热及温病热传营分、午后发烧。又常配鳖甲滋阴除蒸，青蒿透伏邪外出，治疗骨蒸效果更好。

白薇　竹茹　白薇滋阴清热除烦，竹茹清热和胃降逆除烦。相配除烦效果较好，可用于治温邪未清及妇女产后血虚烦热。若加石膏清胃热，桂枝、甘草辛甘化阳，为《金匮要略》〈竹皮大丸〉，治产后虚烦呕逆。

白薇　生地黄　二药均能滋阴凉血。白薇偏于泄热益阴，生地黄偏于补心肾。相配滋阴凉血、清热除烦的效果更强。常用于阴虚的骨蒸及热邪入营的烦热口渴、盗汗等。若加青蒿，除蒸的效果更佳。

白薇　玉竹　白薇清热凉血除烦，玉竹养阴润肺，生津止渴。相配清热凉血养阴润肺的功效较显著，常用于热病伤津的烦渴及温病咳嗽等。二药为《通俗伤寒论》〈加减葳蕤汤〉的重要配伍，可用治肺热咳嗽。

白薇　淡竹叶　二药都可利尿，但白薇滋阴清热，淡竹叶清利湿热。相配有滋阴利湿之功，可用于治阴虚血热的小便淋漓，并常与滑石、木通同用，效果更好。

【常用量】　9～15 克。

【参考】　本品为萝摩科植物白薇的根。

据现代医药研究，本品含白薇油，有强心甙的反应。

据报道，本品对热淋有效，用于肾炎初、中期能改善症状。

（四）清热燥湿药

清热燥湿药是以清除湿热内蕴或湿邪化热为主要作用的药物，多数兼有泻火解毒效能。用于湿热或脏腑火邪炽盛所致的心烦口燥、小便黄赤涩痛、目赤肿痛、疮痈及痢疾、泄泻、痔疮、黄疸等，并常与清热解毒药同用。

本类药物性苦寒，对津液亏耗及脾虚胃热者需用时，应配养胃益津药。

黄 芩

【性味归经】 性寒，味苦。入心、肺、肝、胆、大肠经。

【功效】 清热燥湿，止血，安胎。本品苦能燥湿，寒能清热，为清泻实火的常用药，尤以清肺火为多用。可用于热病高烧烦躁、肺热咳嗽及疮疡痈肿及肠胃湿热泄痢、痞满、小便短赤、淋沥涩痛，又用于治有热之胎动。炒用止血，可用于火盛迫血妄行的吐血、衄血、便血、崩漏等症。

配伍应用

黄芩 黄连 二药都是清热燥湿之品。但黄芩善清肺与大肠火热，黄连善清心火而除湿火郁结。相配则清热燥湿解毒功效更显著。可用于治一切热病的高烧、烦躁及疔疮、痈肿等症。若加防风为〈聚金丸〉，取防风散风除湿止血功效，可治肠风下血。

黄芩 白芍 黄芩燥湿、清肠热，白芍敛阴、缓肠急。相配有清热敛阴缓急作用，可治湿热痢疾、发热、里急后重。若加甘草、大枣为《伤寒论》〈黄芩汤〉，治太阳与少阳合病自利者。

黄芩 栀子 黄芩清热燥湿，栀子清泄肝胆之火、利湿热。相须为用，有清利湿热的功效。若加茵陈利胆，黄柏降火燥湿，可治湿热发黄；配牡丹皮、大黄等清热凉血、止血药，可治衄血、吐血。大黄、黄芩炒炭用，可增强其收涩止血作用。

黄芩 知母 黄芩降泄肺火，知母润肺清热。相须为用，有清肺热止咳作用，可用于急慢性肺热咳嗽。常与桑白皮、地骨皮等泻肺火药同用，疗效更好。

黄芩 地榆 二药都能泻大肠湿热、止血。相配效著。可治肠中风热便血及肠痈之发热腹痛。

黄芩 桑白皮 二药都能泻肺火。但桑白皮止咳优于黄芩，黄芩清肺火优于桑白皮。相配有燥湿清肺止咳之功，可治肺痈、肺热咳嗽。

【常用量】 3~9克。

【参考】 本品为唇形科植物黄芩的根。

本品止血，适用于血热妄行之症，非一切出血疾患相宜。脾胃虚弱，无实火湿热及胎寒者忌用。

据现代医药研究，本品含黄芩甙、汉黄芩甙等，有解热和直接扩张血管、呈现降压作用，且能降低毛细血管的通透性，故能止血。此外，还有镇静作用。黄芩甙水解后产生黄芩甙元和葡萄糖醛酸。黄芩甙元有利尿作用。黄芩酊剂对肠管有抑制作用，对痢疾杆菌、伤寒杆菌、绿脓杆菌、葡萄球菌、溶血性链球菌、肺炎双球菌、百日咳杆菌以及皮癣真菌、流感病毒，均有抑制作用。

黄　连

【性味归经】　性寒，味苦。入心、肺、胆、胃、大肠经。

【功效】　清热燥湿，泻火解毒。本品大苦大寒，为泻实火、解热毒的要药。尤长于泻心胃实热，止湿热痢疾。常用于温热病邪热炽盛的壮热烦渴、神昏、躁扰不宁。对温热痢疾、下痢脓血、实热疮疡肿毒及湿疮瘙痒亦有显著疗效，亦为火毒目赤的常用之品。

配伍应用

黄连　生地黄　黄连苦寒泄降，生地黄凉血养阴。相配黄连苦寒泻火而不伤阴，生地黄甘寒滋阴而不滞腻，有清热降火、凉血解毒的功效。入〈安神丸〉〈黄连阿胶汤〉治温病热伤营阴、热势不减神昏谵语、夜寐不安。《千金方》以此二药为〈黄连丸〉，治实热消渴，今常与天花粉等同用。

黄连　广木香　二药相伍为《和剂局方》〈香连丸〉，二药都能止痢。黄连专清泄实热，广木香更行气止痛，除里急后重。治热痢里急后重效著。常与黄芩、葛根同用，疗效甚好。

黄连　吴茱萸　二药相伍为《丹溪心法》〈左金丸〉。取黄连苦寒泄火，吴茱萸辛温开散。合用则辛开苦降、泻肝和胃，治脘腹痛、吞酸、嘈杂。加白芍为《和剂局方》〈戊己丸〉，有缓急止痛、止痢之功，治痢疾腹痛。

黄连　肉桂　二药相伍为《韩氏医通》〈交泰丸〉。黄连清心火，肉桂和心血而启肾阳。寒热并用，相辅相成，可治心肾不交的失眠。李时珍谓："一冷一热，一阴一阳，阴阳相济，最得制方之妙，所以有成功而无偏胜之害也。"

黄连 细辛　黄连清泄胃火，细辛上行止痛。相配有泄火止痛之功，可用于胃火牙痛、齿龈肿胀、口舌生疮。常与生石膏同用以增强清热功效。

【常用量】　1.5~6克。

【参考】　本品为毛茛科植物黄连的根茎。

本品对阴虚发热、脾虚泄泻以及血虚者忌用。

据现代医药研究，本品含小檗碱、黄连碱、甲基黄连碱、棕榈碱等。小檗碱有加强白细胞吞噬金黄色葡萄球菌的功能和利胆作用，并能扩张末梢血管而起降压作用。此外，还有缓和解热的作用。对痢疾杆菌的抗菌作用最强，对伤寒杆菌、大肠杆菌、白喉杆菌、百日咳杆菌、绿脓杆菌、结核杆菌、葡萄球菌、链球菌、脑膜炎双球菌、肺炎双球菌、阿米巴原虫、各型流感病毒、致病性皮肤真菌等，均有抑制作用。本品单味使用时，细菌易产生抗药性，所以临床上多以复方应用。

黄　柏

【性味归经】　性寒，味苦。入肾、膀胱经。

【功效】　清热燥湿，泻火解毒。本品苦寒降泄，清热燥湿，且以泻肾火、清下焦湿热为专长。常用于治热痢泄泻、黄疸、淋浊、小便淋漓涩痛、下肢湿热肿痛及皮肤湿疮。以其泻肾火坚阴的效能，常配滋阴降火药，用于治阴虚骨蒸劳热、盗汗、遗精等。

配伍应用

黄柏 车前子　黄柏泻火燥湿，车前子利尿通淋。相配有清利湿热、通淋之功。可用于治热淋小便涩痛。常与萹蓄、瞿麦、滑石、木通之类利尿通淋药同用。若加山药、芡实、白果为《傅青主女科》〈易黄散〉，有健脾收涩之功，可治湿热带下色黄者。

黄柏 赤芍　黄柏清热燥湿止痢，赤芍凉血。相配有清湿热止痢、凉血止血效能，可用于治热痢下血。

黄柏 木香　黄柏清湿热止泻，木香行气止痛、止泻。相配有清热止泻止痛作用，可用于急性腹泻、腹痛。

黄柏 细辛　黄柏泻脬火、清湿热，细辛可利窍。寒热并用，相辅相成，可治尿频尿急而排尿不畅及尿路痛。

【常用量】　6~12克。

【参考】　本品为芸香科植物黄柏去粗皮的树皮。

本品对脾虚泄泻、胃弱胃寒者忌用。

据现代医药研究，本品含小檗碱及少量的棕榈碱、黄柏酮、黄柏内酯、甾醇类化合物等。其抗菌谱与黄连同。对皮肤真菌的抑制作用类似黄芩，但效力较弱。对血小板有保护作用，使其不易破碎。此外，还有利尿、外用促进皮下溢血吸收等作用。

本品与黄连、黄芩都是苦寒清热、泻火燥湿药，但黄连善泻心、胃之实火而解毒，长于疗湿热痢、目疾；黄芩善清肺经实火且能止血、安胎；黄柏善泻肾火而坚阴，清下焦湿热。此外，栀子亦为苦寒清热泻火之品，善清三焦之火而且能凉血解毒、除烦、利尿、利胆、止血，有表里双解之效。

龙胆草

【性味归经】　性寒，味苦。入肝、胆、膀胱经。

【功效】　泻肝胆实火，清下焦湿热。本品苦能燥湿，寒可清热，性沉而降，功专泻肝胆实火，清下焦湿热。常用于肝胆实火或下焦湿热所致的目赤肿痛、胸胁刺痛、咽喉肿痛、耳聋耳肿、黄疸、惊风抽搐及阴囊肿痛、淋浊带下、湿疹疮毒以至肝火头痛等症。

配伍应用

龙胆草 柴胡　龙胆草苦寒沉降、泻肝胆实火，柴胡疏泄升散、升肝胆清阳。一升一降，合用有除肝胆湿热郁滞的功效。适用于肝火或湿热所致的目赤肿痛、胸胁刺痛、耳聋、口苦及阴囊肿痛、小便短赤、淋浊。常与栀子、黄芩、生地黄、木通相配，以助通泄之力。

龙胆草 栀子　二药均能清热泻火。龙胆草偏于泻肝胆实火、清下焦湿热，栀子能泻心、肺、胃及三焦湿火。相配清热功效显著，常用于治肝火郁热，不能安卧、多惊多怒、目赤肿痛。

龙胆草 茵陈　二药都能清利肝胆湿热，茵陈且善退黄。若加郁金行气解郁，合用有疏肝利胆退黄的效能。可治湿热发黄及肝胆湿热引起的胸胁胀痛、口苦等症。

龙胆草 牛黄　龙胆草泻肝经实火，牛黄开窍豁痰、熄风定惊。若加钩藤清心平肝、熄风定惊，青黛泻肝凉血，相配有平肝熄风、泄热镇惊的功效，可用于急惊风之有肝火湿痰者。常与石决明等平肝潜阳药配用，其效更好。

【常用量】　3～9克。

【参考】　本品为龙胆科植物龙胆的根。

本品对脾胃虚弱的腹泻及阴虚发热者忌用。

据现代医药研究，本品含龙胆苦甙、龙胆碱、龙胆色素、龙咀糖等。全草有防腐作用。少量饭前服用能促进胃液分泌，使游离酸增加，故有健胃作用。饭后服或过量则反使胃机能减退，分泌减少，并引起头痛、头晕、恶心、呕吐。

据报道，有降低转氨酶作用。

苦　参

【性味归经】　性寒，味苦。入心、脾、肾经。

【功效】　清热燥湿，杀虫利尿。本品苦寒沉降，既能清热燥湿杀虫，又可通利小便。适用于热痢便血、湿热疮毒、疥癣、麻风、周身风痒及黄疸尿闭、阴痒带下等湿热疾患。取其清肾火的功效，亦可治遗精、滑精。

配伍应用

苦参 蛇床子　二药都能燥湿杀虫止痒，相配则功效更显著，常用于湿疮瘙痒。若加丹参凉血，为《证治准绳》〈苦参散〉，可治湿疮疥癣、妇女阴痒带下、皮肤瘙痒等。内服外洗均有疗效。常与白藓皮、地肤子同用，阴囊湿疹可加黄柏，疗效较好。

苦参 木香　为〈香参丸〉。苦参清热燥湿止痢，木香健脾行气止痢。相配可治湿热痢疾。常与黄芩、车前子之类燥湿利水止痢药同用。还可用于湿热黄疸。

苦参 茯苓　二药都有利尿作用。但苦参清热燥湿利尿，茯苓健脾渗湿。相配可治小便不利之水肿有湿热者。

苦参 生地黄　二药相伍为《医宗金鉴》〈苦参地黄丸〉。苦参清热燥湿止热痢下血，生地黄滋阴凉血止血。相配清下焦湿热，凉血止血的功效较著，可用治肠风便后多血。

【常用量】　内服 6～15 克，外用量可适当加大。

【参考】　本品为豆科植物苦参的根。

本品对脾胃虚寒、食少便溏者均忌用。反藜芦。

据现代医药研究，本品含苦参碱、金雀花碱，对葡萄球菌、绿脓杆菌、皮肤真菌、阴道滴虫均有抑制作用。苦参碱有利尿作用。

据报道，本品治疗急性菌痢有效。

胡 黄 连

【性味归经】　性寒，味苦。入心、脾、肝、胆经。

【功效】　清热燥湿，除蒸消疳。本品寒能清热，苦可燥湿，为清心热、凉肝胆、疗小儿疳积、除骨蒸的良药。适用于湿热下痢、痔疮、小儿蛔虫症、疳积发热及阴虚发热等症。

配伍应用

胡黄连 地骨皮　二药都能除骨蒸潮热。但胡黄连"大伐脏腑骨髓邪热"，地骨皮泻阴分伏火而除蒸。相配可治骨蒸潮热及小儿疳热。

胡黄连 干姜　胡黄连清湿热，干姜温脾阳。寒热并用，有和脾胃、调寒热的功用。常入〈枳术丸〉可治小儿消化不良、小儿疳积。

胡黄连 乌梅　胡黄连清肠燥湿，乌梅收敛止泻。相配有清湿热止泻的功效，可用于慢性泄泻、血痢。

胡黄连 五灵脂　二药相伍为《全幼心鉴》〈小儿疳热方〉。胡黄连清热燥湿、消疳，五灵脂祛瘀通脉。相配祛瘀、消疳的功效显著，治小儿疳热、肚胀潮热、发焦等症。

【常用量】　小儿 1.5～6 克；成人 6～12 克。

【参考】　本品为玄参科植物胡黄连的根茎。

据现代医药研究，本品含胡黄连甙及鞣质等，对致病皮肤真菌、结核杆菌有抑制作用。

鸦 胆 子

【性味归经】　性寒，味苦。入大肠经。

【功效】　清热燥湿，杀虫止痢。本品苦寒能清泄湿热，善祛大肠垢秽，为治久痢下脓血之要药，常用治下痢赤白相兼，时愈时发，经年不愈之症。外用去壳鸦胆子可腐蚀赘疣。近年用本品治疗疟疾，颇有疗效。并有用鸦胆子仁5％的煎剂，洗涤阴道，治疗单纯滴虫性阴道炎。

配伍应用

鸦胆子 枯矾　取鸦胆子止痢，枯矾涩肠。相配止痢功效较好。若加文蛤、黄连、朱砂为衣为《医编》〈鸦胆丸〉，治冷痢效果颇好。

鸦胆子 龙眼肉　鸦胆子杀虫止痢，但其对肠胃刺激较强，故用龙眼肉包裹吞服，以防其刺激之性，龙眼肉又可滋补脾气。相配，取鸦胆子仁10～15粒，每日3次，服10～40天，治阿米巴痢疾，疗效颇好。

【常用量】　10～20粒，去壳取仁，吞服时多用龙眼肉包裹。

【参考】　本品为苦木科植物鸦胆子树的果实。

本品对脾胃虚弱呕吐者忌用。

据现代医药研究，本品含有生物碱等。

据报道，本品有抗阿米巴、抗疟疾、驱蛔虫、绦虫、鞭虫及治疣、乳头瘤等作用。治疣用时去壳擦疣体。

椿根白皮

【性味归经】　性寒，味苦、涩。入胃、大肠经。

【功效】　清热，燥湿，涩肠。本品性寒味苦而涩，苦寒能清热燥湿，苦涩能收敛固涩，有止血、止带、止泻之功，以其性苦寒下行，故多用于湿热在下焦所致的下痢赤白、肠风下血、崩漏带下、白浊、滑精等。

配伍应用

椿根白皮 黄柏　二药均有清热燥湿的作用。但椿根白皮长于收敛涩肠，且能止血，而黄柏功专清泄下焦湿热。相配有清湿热止血止带之功，可治赤白带下、久便脓血等。若加白芍、良姜为〈椿皮丸〉，可治带下、热胜于湿、有腹痛症状者。

椿根白皮 黄连　二药均能清热燥湿，椿根白皮兼可固涩，黄连大苦大寒，长于止湿热痢疾。相配清热燥湿、固涩止痢之功更著，常用治痢疾。若加枳壳、赤芍等药，可治小儿脓血痢。

椿根白皮 良姜　取椿根白皮清热燥湿而固涩，良姜温中散寒而止痛。相配辛苦相兼，寒热并用，有相辅相成之妙。可治赤白久痢、赤白带下有腹痛者更宜。若加黄柏合〈四物汤〉，为《饲鹤亭集》〈愈带丸〉，治赤白带下较常用。

【常用量】　4.5～9克。

【参考】　本品为楝科植物香椿的干燥树皮或根皮韧皮部。

本品对虚寒或积滞未尽者忌用。

据现代医药研究，本品含川楝素、甾醇、鞣质等。

据报道，本品单味服用，可治胃及十二指肠溃疡。

化痰止咳药

化痰止咳药是以清除痰涎、制止咳嗽为主要作用的药物。

痰与咳喘在病理上密切相连，肺中有痰必然引起咳嗽，咳嗽又可导致生痰，故化痰药能使痰去而咳嗽自止，止咳药又多兼有化痰作用，两者一般不截然分开。但化痰药除用于咳嗽、气喘等肺的病症外，还常用于顽痰引起的癫痫惊厥、瘰疬流注等病症。

外感、内伤都可引起咳嗽、痰喘，治疗时须根据其具体证情恰当选药与配伍。止咳化痰药一般可分三类：温化寒痰药，多用于外感风寒、寒痰、湿痰所致的咳嗽、气喘；清化热痰药，多用于外感风热、燥痰、热痰所致的咳嗽、气喘；止咳平喘药，多用于肺气壅滞、宣通肃降不利的咳嗽气急、气喘的病症。在配伍方面，根据其证情，属外感者应配以辛温或辛凉解表药；属寒者应配以辛温祛寒药；属热者应配以苦寒泻热药；属燥者应配以甘润滋燥药；属阴虚者应配用甘寒养阴药；属气虚者应配用甘温补气药等等。但以咳喘为主的病症，多因肺气壅滞上逆所致，须配用宣畅肺气的理气药物。以痰浊为主的病症，多因脾的运化机能失常，湿浊内蕴成痰，故须配用健脾燥湿化痰的药物。

对咳嗽而咯血时，不宜用燥烈化痰药，以防引起大量咯血。对麻疹初起，虽有咳嗽症状，亦不宜用温燥化痰与敛气药，以防影响麻疹的诱发。

（一）温化寒痰药

温化寒痰药，多辛苦性温，具有燥湿化痰作用，适用于寒痰、湿痰见咳喘、痰多稀薄等症状者，以及湿痰中阻的痞满，湿痰痹阻经脉的肢节疼痛，阴疽流注等病证。临床常与健脾温肾、理气、渗湿药相配，以助其化痰效力。

本类药物作用较为强烈，对热痰与咯血者不宜用。

半　夏

【性味归经】　性温，味辛。有毒。入肺、胃经。

【功效】　降逆止呕，燥湿化痰，消痞散结。本品辛散降逆、温燥化痰，为和脾胃降逆化痰的要药。尤其降逆功效较好，长于止呕吐。燥可去湿而善治湿痰，辛散能通而消散痞结。常用于气逆湿阻的呕吐、恶心、痞满，气逆痰郁的咳嗽、吐痰等症。但生用毒性剧烈，姜炙偏于止吐，矾炙偏于化痰，炙成曲能化痰消食。

配伍应用

半夏　陈皮　二药均有燥湿化痰功效，半夏又能和胃降逆，陈皮又能健脾理气。相配既多用于治胃气不和的脘腹胀满、恶心呕吐，又常用于治湿痰壅滞的咳嗽痰多、胸闷。

半夏　黄连　半夏辛开，和胃止呕，黄连苦降，清热燥湿。合用则辛开苦降，能降逆消痞，常用以治寒热互结的胃脘痞满、食欲不佳等症。

半夏　黄芩　取半夏辛散降逆，黄芩苦寒清热。相配清热降逆，能除痞满、降呕逆，可用于治邪热与湿浊痞结的痞满、泛恶、口苦、咽干。

半夏 瓜蒌　半夏降逆燥湿，瓜蒌宽胸涤痰。相配降逆除痰功效较好，可治痰热内结的胸脘痞满、咳吐黏痰。热甚者加黄连为《伤寒论》〈小陷胸汤〉，可治热痰互结、心下痞满。

半夏 人参　二药相伍为《金匮要略》〈大半夏汤〉的主药。半夏降逆止呕，人参益虚安中。相使为用，降逆止呕的功效较佳，用治虚寒反胃呕吐。若加干姜为《金匮要略》〈干姜人参半夏汤〉，治妊娠寒饮过胜引起的呕吐不止者。

半夏 夏枯草　半夏除痰和胃，夏枯草清泄肝火。相配有泄肝火、和胃气的效能，可治痰热为患的失眠、夜寐不宁。

半夏 麻黄　二药相伍为《金匮要略》〈半夏麻黄丸〉。取半夏燥湿、去心下水饮，麻黄辛温宣散水湿。合用有去心下水停之功。治太阳寒水内陷、水气凌心、症见心下悸者。

【常用量】　3～9克。

【参考】　本品为天南星科植物半夏的块根。

本品对热痰、燥痰及伤津口渴者慎用。反乌头。

据现代医药研究，本品含有生物碱、挥发油、棕榈酸、植物甾醇、皂甙、黏液质、淀粉、油酸、硬脂酸等，其祛痰作用可能与所含皂甙有关。能镇静咳嗽中枢、解除支气管痉挛而有止咳作用，这可能与所含挥发油、生物碱有关。其有显著的抑制呕吐中枢的作用，可能与所含植物甾醇有关。临床用于治急慢性气管炎、慢性胃炎、神经性呕吐、妊娠呕吐等疾病，都有疗效。

白 附 子

【性味归经】　性温，味辛、甘。有毒。入胃经。

【功效】　祛风化痰，散寒止痛。本品辛温升散，其性燥烈，逐风痰、祛寒湿、通经络、解痉，并能引药上行，尤以治风痰为佳。多用于头面风痰的头痛、口眼㖞斜、破伤风及抽搐等症。

配伍应用

白附子 天麻　白附子祛风化痰，天麻平肝熄风。相配有平肝化痰效能，可用以治痰厥头痛、头晕等症。加半夏疗效更好。

白附子 白僵蚕　二药均能祛风化痰、止痛。白附子能通络止痉，白僵蚕祛风泄热。相配祛风痰功效颇著，可用于中风口眼㖞斜、惊痫抽搐等症。

白附子 川乌　白附子祛风痰、温通经络，川乌散寒湿、温经止痛、祛风痰。合用有散寒湿、通络止痛的功效，可用于慢性关节肿胀不仁、疼痛屈伸不利等。若加草乌祛风湿、逐顽痰、止痛，效果更好。

【常用量】　3～6克。

【参考】　本品为天南星科植物独角莲的球茎。

本品对阴虚阳亢的头痛、头晕及孕妇均忌用。

据现代医药研究，本品含黏液质、草酸钙、蔗糖、皂甙及甾醇等，可治颜面神经麻痹。据临床报道，用本品制成针剂治淋巴结核有一定疗效。

旋复花

【性味归经】　性微温，味苦、辛、咸。入肺、大肠经。

【功效】　降气止逆，消痰行水。本品苦降辛温通散，故能下气散结、行水消痰，为降气祛痰、止呕逆、除噫气的药物，长于治痰饮痞结、呕逆噫气等症。

配伍应用

旋复花 半夏　二药都能降气消痰，而旋复花能行水止噫，半夏散结止呕。相配则降逆之功较好，可用于治痰饮呕逆、咳喘、心下痞满等症。

旋复花 前胡　二药都能下气消痰，旋复花偏于散结止噫，前胡偏于清热止咳。合用能降气化痰止咳，可用于咳嗽痰多而清稀者。常与半夏、茯苓等同用，疗效较好。

旋复花 苏子　二药均能降气，消痰止咳。旋复花偏于降气消痰，苏子善于降气平喘。相须为用，降气消痰平喘的功效更著，常用于风寒气逆喘咳。

【常用量】　6～12克。

【参考】 本品为菊科植物旋复花的头状花序。

本品对阴虚劳咳、风热燥咳者忌用。体虚及便溏者不宜用。

据现代医药研究，本品含黄酮甙类化合物、菊糖。

白 前

【性味归经】 性微温，味辛、苦。入肺经。

【功效】 降气，下痰，止咳。本品微温不燥，专能降气止咳，尚有气顺则痰自消之说，故凡肺气壅实、咳嗽痰多者，不拘寒热，均可用。

配伍应用

白前 紫菀 白前专于降气，紫菀祛痰效力较显著。合用则降气化痰、止咳定喘的功效较好，可用于湿痰壅肺、咳嗽气喘等症。加大戟泻水逐痰，为《深师方》〈白前汤〉，治咳喘而喉中常有痰鸣声者。

白前 桑白皮 白前降气、祛痰止咳，有"专搜肺窍中风水"的说法，桑白皮泻肺止喘、利水消肿。相配则泻肺降气、止咳平喘，可治肺热咳喘、痰稠咳吐不爽等症。

白前 百部 二药都能下气止咳，且百部能润肺，白前能化痰。相须为用，有润肺化痰止咳之功，可用于治阵咳痰少及肺痨咳血等症。

白前 桔梗 白前降气消痰，桔梗宣肺祛痰，一宣一降，能泄肺气之壅滞而祛痰止咳。可用于外感风寒、痰气壅结的咳喘。

【常用量】 6~9克。

【参考】 本品为萝藦科植物柳叶白前及芫花叶白前的根茎及根。

本品对无实邪壅肺者慎用。

根据现代医药研究，本品含有皂甙，有祛痰作用。

桔 梗

【性味归经】 性平，味苦、辛。入肺经。

【功效】 宣肺解表，祛痰排脓。本品辛散苦泄，外浮上行，能开肺气、消郁结，有解表、利咽、止咳祛痰、托疮排脓的功效。常用于咳嗽痰多、咽痛、失音、胸闷、肺痈吐脓及痈疽脓出不畅等，并有载诸药上行的效能，常作引经药，用于人体上部的疾病。

配伍应用

桔梗 甘草　二药相伍为《金匮要略》〈桔梗汤〉。桔梗宣肺气、利咽喉，甘草清热解毒。合用利咽解毒作用较好，常用于治咽喉肿痛。并常配金银花、连翘、荆芥、薄荷、板蓝根等清热解毒、辛凉解表之类药物，治外感风热咽痛、痄腮等疗效尤好。

桔梗 半夏　桔梗开肺、止咳化痰，半夏降逆、燥湿化痰。相配有宣肺降气、止咳化痰的功效，可用于外感风寒或宿有湿痰的咳嗽、吐痰清稀量多者。

桔梗 枳壳　桔梗开肺气又能疏利胃肠，与能宽胸利膈的枳壳相配，有开气利膈、止咳祛痰的功效，治胸膈痞满不痛、肠鸣及胸闷咳痰等。若用枳实更枳壳加芍药为《金匮要略》〈排脓散〉，可用治胃痛症。

桔梗 贝母　二药都能祛痰止咳，桔梗又能开郁排脓，贝母又善清热散结。相配有消痰气郁结的功效，常用于咳嗽吐痰黏稠、胸痛及核痰瘰疬等。若与芦根、桃仁、薏苡仁等清热、消瘀、排胀药相配，可用于肺痈胸痛、咳吐脓血；与郁金、红花、赤芍等行气、活血、止痛药相配，可治胸胁刺痛。

【常用量】　6～9克。

【参考】　本品为桔梗植物桔梗的根。

本品对阴虚久咳及咳血者忌用。

据现代医药研究，本品含桔梗皂甙、植物甾醇、葡萄糖等，能促进气管的分泌，有祛痰作用，并有溶血作用。

（二）清热化痰药

清热化痰药多辛甘苦寒，具有清热、润燥、化痰作用。适用于热痰、燥痰为病见咳喘、吐痰黄稠不利等症状者以及痰热壅盛所致的癫痫、惊厥、瘰疬等。临床常与苦寒泻火、甘寒润燥及清热镇痉药相配，以助其效力。

本类药物性偏寒凉，对湿痰、寒疾之证不宜用。

前 胡

【性味归经】 性微寒，味苦、辛。入肺、脾经。

【功效】 散风清热，降气化痰。本品辛能宣肺散风，苦能降气祛痰，性寒能清热，为治外感风热及痰火郁肺所致的咳嗽、气喘吐痰黏稠的常用药。

配伍应用

前胡 桑白皮　取前胡降气化痰，桑白皮泻肺止咳。相配有泻肺化痰、止咳定喘的功效。若加贝母清热化痰，杏仁降气止咳，可治气逆痰盛、咳嗽气短、胸闷等症。

前胡 贝母　二药均能清热化痰。前胡偏于降气，贝母长于化痰。相配清热化痰、降气止咳的功效更佳，常用于肺热燥咳。二药为《证治准绳》〈前胡散〉的主要配伍，治咳嗽、涕唾稠黏等症。

前胡 白前　二药均能降气化痰。前胡偏于宣散祛痰；白前偏于降气止咳。合用降气止咳化痰作用较好，治肺气不宣之咳嗽气逆吐痰等症。

前胡 桔梗　二药都能宣肺止咳。前胡可疏散风热，桔梗可排痰利咽，相配止咳祛痰利咽的功效较好，可用于感冒咳嗽、痰多、咽痒等症。

【常用量】 6～12克。

【参考】 本品为伞形科植物白花前胡和紫花前胡的根。

据现代医药研究，本品含前胡甙、挥发油、鞣质、甾醇等，有显著增加呼吸道分泌作用，祛痰作用与桔梗相同。本品煎剂镇咳作用不明显。

瓜 蒌

【性味归经】 性寒，味甘。入肺、胃、大肠经。

【功效】 润肺宽胸，清热涤痰。本品甘寒滑润，清热润燥，宽胸散结，下气涤痰，又有润肠通便作用。多用于治痰热咳嗽、吐痰黏稠色黄、咳吐不利、便干、消渴等症。但瓜蒌皮质轻力薄，偏于宽胸利气、润燥化痰；瓜蒌仁质润，润燥涤痰、滑肠通便。

配伍应用

瓜蒌 贝母　二药都能清痰热、开郁结。瓜蒌偏于利气润肺，贝母偏于开郁清热，合用则清肺化痰、开胸散结。常配杏仁、桔梗降气化痰药治痰热壅肺、咳嗽气短；配连翘、玄参、牡蛎泻火软坚散结药治痈肿疮毒、瘰疬。

瓜蒌 半夏　瓜蒌润肺宽胸，半夏降逆消痰。相配有降逆消痰、宽胸散结的功效。若加薤白、白酒为《金匮要略》〈瓜蒌薤白半夏汤〉，治胸痹、不得卧、心痛彻背者。

瓜蒌 牡蛎　二药相伍为《金匮要略》〈瓜蒌牡蛎散〉。瓜蒌生津止渴，牡蛎咸寒益阴，引热下行。相配有生津止渴的功效，治百合病、渴不瘥者。

瓜蒌 枳壳　瓜蒌润燥通便，枳壳利气宽胸。相配有利气通便作用，可治气滞津亏的便秘。

【常用量】　全瓜蒌9～30克。瓜蒌皮9～15克。瓜蒌仁6～12克。

【参考】　本品为葫芦科植物瓜蒌的果实。

本品对寒痰、湿痰及脾虚腹泻者忌用。反乌头。

据现代医药研究，本品含皂甙、脂肪油等，有祛痰作用。经体外实验有抗癌作用，瓜蒌皮效果较好，以60%的醇提取物抗癌作用最强，对腹水中的癌细胞可杀死。此外，还有抗肉瘤作用。本品还含有较强的致泻物质。

本品对大肠杆菌、痢疾杆菌、伤寒杆菌、绿脓杆菌、霍乱杆菌都有抑制作用。

本品水浸剂（1∶2）有抗皮肤真菌作用。

天 花 粉

【性味归经】　性寒，味甘、微苦酸。入肺、胃经。

【功效】　生津润燥、化痰、消肿。本品甘酸生津，苦寒清热，有生津润燥止渴、清热化痰、消肿排脓作用。多用于热病伤津烦渴、消渴、燥热咳嗽、痈肿疮毒等症。

配伍应用

天花粉 知母　天花粉生津止渴，知母滋阴泻火。相配能清肺胃实热，生津止渴，可治消渴及热病伤津烦渴。

天花粉 贝母　天花粉清热化痰、消肿，贝母消痰散结。相配清热消痰散结效力较好。与金银花等清热解毒药同用，可治疮疡肿毒；与麦门冬等清肺止咳药同用，可治虚热咳嗽。

天花粉 芦根　二药都能清热、生津止渴，相配则功效更强。多用以治热病伤津、心烦口渴。

天花粉 蒲公英　二药均能清热消肿，天花粉生津止渴化痰，蒲公英清热解毒散结。相配消痈散结之力更强，常用于肺痈、乳痈、疮疡肿毒等症。

【常用量】　9～15克。

【参考】　本品为葫芦科植物瓜蒌的块根。

据现代医药研究，本品含淀粉、蛋白质及皂甙等。

据报道，本品为末，用纱布包裹塞入阴道能使中期妊娠、死胎、葡萄胎块等自然排出。天花粉制剂引产亦有良效。贝母

【性味归经】　性微寒，味苦、甘。入心、肺经。

【功效】

清热化痰，开郁散结。本品苦寒泻热，开气机之郁结，有润肺化痰散结作用。常用于肺热燥咳、痨嗽吐血及痈疮肿毒、痰核瘰疬等症。

配伍应用

贝母 知母　贝母清热化痰，知母滋阴润肺。合用滋阴清肺、润燥化痰，可治阴虚火旺、咳嗽痰少，并常与麦门冬、阿胶等滋阴、润肺止咳药同用，治肺燥或阴虚咳嗽、吐痰黏稠量少者。

贝母 杏仁　贝母润肺化痰，杏仁降气止咳，合用能止咳化痰。或配白前、前胡等降气化痰药，可治咳嗽气喘、痰多。

贝母 青皮　贝母开郁散结，青皮疏肝破结止痛。相配疏肝散结止痛之功较好，可用治乳痈肿痛。多与蒲公英配用效果更著。

贝母 款冬花　贝母清热化痰，款冬花止咳平喘。相配清热化痰、

止咳平喘的功效显著，常用于痰气郁结的咳嗽气喘。

贝母 玄参 贝母清热化痰、散结，玄参滋阴降火、软坚。相配清热降火、软坚散结的功效显著，常用于热病伤津、咳嗽咽痛、瘰疬等症。

【常用量】 3~9克，研末吞服1.5~3克。

【参考】 本品为百合科植物浙贝母、川贝母的鳞茎。

贝母有两种，产四川、云南等地者为川贝母，亦称京贝母偏于滋润，多用于虚症，治肺热燥咳、肺虚劳嗽及痰热郁肺所致的咳嗽。产于浙江象山、宁波者为浙贝母，亦称象贝母，其体较川贝母大，色枯白不润多用于外感有表邪实证的咳嗽。

本品对寒痰、湿痰不宜用。反乌头。

据现代医药研究，浙贝母含浙贝母素甲、乙等多种生物碱，川贝母含川贝母碱等多种生物碱。能扩张支气管平滑肌，减少分泌，故能镇咳祛痰。

此外，有一种土贝母为葫芦科植物，入药部分为地下块茎。性微寒，味苦，有解毒消肿作用，适用于乳痈、乳癌、瘰疬、一切疮疡肿毒、蛇虫毒及刀伤出血等症。

葶苈子

【性味归经】 性寒，味辛、苦。入肺、胱膀、大肠经。

【功效】 祛痰平喘，泻肺行水。本品辛散开壅，苦寒沉降，专能泻肺气壅滞而止喘，肃降肺气能通调水道而利水消肿。为治肺气壅滞所致的痰饮咳喘、水肿的要药。

配伍应用

葶苈子 大枣 二药相伍为《金匮要略》〈葶苈大枣泻肺汤〉。葶苈子苦寒，泻肺利水，大枣甘温，益脾胃以防泻利太过。相配可泻肺止喘，用于咳喘不得卧、浮肿。若加杏仁、贝母降气止咳，木通、防风利水消肿，为《证治准绳》〈葶苈丸〉，治咳喘、小便不利、浮肿等症。

葶苈子 桑白皮 二药都能泻肺气之壅滞、止咳平喘，相配则功显效著，可用于湿痰壅肺所致的气壅喘咳及浮肿。

葶苈子 防己　葶苈子泻肺利水，防己利湿消肿。相配能泻肺利水，可用于水肿咳喘。

【常用量】　6~9克。

【参考】　本品为十字花科植物播娘蒿的种子。

本品对肺虚喘咳、脾虚肿满、气虚小便不利者禁用。

据现代医药研究，本品含有芥子碱，有强心甙的作用，故能利水，可用于心性水肿。

据报道，本品对肺原性心脏病并发心力衰竭，研末每日3~6克分三次饭后服用，配合抗菌素控制感染，有良好效果。此外，还可治湿性胸膜炎、胸腔积液。

天 竺 黄

【性味归经】　性寒，味甘。入心经。

【功效】　清热豁痰，利窍定惊。本品甘寒清心定惊，利窍豁痰。功效与竹沥相似，有竹沥化痰热之效而无竹沥寒滑之偏，且凉心定惊作用胜于竹沥，为治痰热惊痫的要药。多用于温病热极生风、中风痰壅昏迷及小儿惊痫等症。

配伍应用

天竺黄 白僵蚕　二药都能祛风痰。而天竺黄清热定惊，白僵蚕熄风止痉。相配则清热化痰熄风止痉的功效较好，可用于治风热痰喘、惊痫抽搐。多与牛黄、犀角等配丸散用。

天竺黄 菖蒲　天竺黄清热化痰，菖蒲开窍醒神，相配有化痰开窍作用。若加郁金凉血安神，有清热化痰、开窍安神的效能，可用于热病神昏及中风痰热壅盛等症。

天竺黄 半夏　二药都可祛痰，而天竺黄清热豁痰利窍，半夏燥湿化痰。相配清热燥湿化痰的功效较好，可用于咳嗽吐痰不爽、胸痛等症。

天竺黄 雄黄　天竺黄清心定惊、利窍豁痰，雄黄消痰辟秽。相配清心定惊、消痰辟秽的功效较好，常用于风热引起的惊痫抽搐。若加牵牛子为《小儿药证直诀》〈小儿惊热方〉，治小儿惊热抽搐。

【常用量】 6~12克。

【参考】 本品为禾本科植物淡竹节孔中所分泌的液汁凝结成的块状物。

据现代医药研究，本品含氢氧化钾、硅土、三氧化二铝、三氧化二铁等。

竹　沥

【性味归经】 性寒，味甘。入心、肺、胃经。

【功效】 清热化痰，镇惊除烦。本品性味甘寒能清热，质滑利能开痰，故有清热除烦、祛痰利窍、镇惊透络作用。可用于痰热蒙闭心窍及中风痰壅昏迷等。为开窍涤痰的要药。

配伍应用

竹沥 生姜　竹沥清热滑痰、利窍、通络镇惊，生姜（捣汁用）既可和中宣散、豁痰、降逆，又可制竹沥寒滑之偏。相配则清热祛痰功效显著，可用于痰热咳喘、头痛、中风痰壅失语、肢体麻木等症。

竹沥 半夏　取竹沥清化热痰，半夏降逆燥湿化痰。相配有清热化痰、降逆之功，可用于痰热咳嗽、气喘胸闷等症。

竹沥 白僵蚕　竹沥清痰热、镇惊透络，白僵蚕清风热、开痰散结。合用则开痰达络、熄风镇惊。用于治中风、风痰壅盛、语言蹇涩等症。常与天竺黄、胆南星等同用。

【常用量】 15~30克。

【参考】 本品为禾本科植物淡竹经炙沥出的液汁。

本品对脾胃虚寒、大便溏泄及寒咳者不宜用。

竹　茹

【性味归经】 性微寒，味甘、淡。入肺，胃经。

【功效】 清热化痰，止呕。本品甘寒清热，甘淡和胃，既能清肺胃郁热，又能祛痰火扰攘，为清虚热烦渴、止呕吐、吐衄的常用药，尤以止呕为佳。常用于热病伤津的呕吐及痰火内扰的虚烦不寐等。

配伍应用

竹茹 橘皮　竹茹甘寒，清热止呕，橘皮辛温，理气降逆。温清相济能除胃中寒热，活跃胃气，为止呕吐、呃逆的常用配伍。

竹茹 半夏　二药都能和胃降逆止呕，且竹茹能清热痰，半夏化湿痰。相配能和胃降逆祛痰，可治胃气不和兼痰浊的虚烦不寐、呕恶等症。若加黄连、橘皮、生姜，有清热止呕的功效，可用于胃热的烦扰呕吐。

竹茹 石菖蒲　竹茹清热祛痰，石菖蒲开窍醒神，化湿浊，快心脾。相配清热祛痰醒神的功效较强，常用于热病神昏、痰热内郁、心胆虚怯、少寐等症。

竹茹 人参　取竹茹清热除烦，人参补气，生津止渴。相配有清热除烦、益气生津的功效，可用于津亏烦渴、噫气呕恶等。若加橘皮、生姜、大枣、甘草为《金匮要略》〈橘皮竹茹汤〉，治气阴不足之呕吐、哕逆等症。

【常用量】　6～9 克。

【参考】　本品为禾本科植物淡竹的茎除去外皮后刮下的第二层皮。

据现代医药研究，本品对葡萄球菌、大肠杆菌及伤寒杆菌等有较强的抑制作用。

胖大海

【性味归经】　性微寒，味甘、淡。入肺、大肠经。

【功效】　开肺清热，清肠通便。本品甘淡微寒，能开肺气、清痰热，多用以治疗咽痛、音哑，兼能清燥通便。

配伍应用

胖大海 玄参　胖大海清热开肺，玄参滋阴降火。相配有滋阴、泄热、开音的功效，可用于阴虚火旺、咽喉肿痛、声音嘶哑等症。

胖大海 青果　二药都有清热、消肿、利咽作用，相配功效较好。可治咽干、音哑、咽喉疼痛等症。

胖大海 甘草　取胖大海清热润肺、利咽，甘草清热解毒润肺。相配有清热解毒、开肺利咽的功效，治咽干失音、咽喉燥痛、牙龈肿痛。二药治失音可用开水浸泡服，效果亦好。

胖大海 麦门冬　二药均为清润之品。胖大海长于开肺气、清痰热，麦门冬润肺、益胃、清心除烦。相配有润燥生津、益肺胃的功效。常用于热病伤津的心烦口渴、咽喉肿痛、音哑等症。

【常用量】　5～10枚。

【参考】　本品为梧桐科落叶乔木胖大海的成熟种子。

据现代医药研究，本品含半乳糖、戊糖、阿拉伯糖，外层含有胶素，有缓泻作用。

据报道，本品泡饮治急性扁桃腺炎有效。

海 浮 石

【性味归经】　性寒，味咸。入肺经。

【功效】

清肺化痰，软坚散结，通淋。本品咸寒，咸能软坚，寒能清热，可治痰热咳嗽、吐痰黏稠、痰中带血及瘿瘤瘰疬、淋症小便不利等症。

配伍应用

海浮石 贝母　二药均能清热散结，化痰止咳。而海浮石善能软坚，贝母兼能开郁。相配则润燥化痰，开郁散结，常用于肺热燥咳及痰核瘰疬。止咳并常与麦门冬、阿胶等滋阴润肺药同用，治肺中燥热津伤、吐痰黏稠量少者。治痰核常与海藻等软坚散结同用。

海浮石 甘草　海浮石清热、利小便，甘草生用能清热解毒。相配可治石淋（膀胱结石）等，亦可用于痰热咳嗽。

海浮石 青黛　取海浮石清肺热，青黛解肝经火郁。相配能清热泻火、化痰止咳，可治痰热咳嗽。若加瓜蒌仁、栀子、诃子为《丹溪心法》〈咳血方〉，治咳吐痰血，效果尤佳。

海浮石 昆布　二药均能清肺化痰散结。相配增强其效，为治瘿瘤痰核的常用配伍。

【常用量】　3～9克。

【参考】　本品为火成岩类岩石浮石的块状物或胞孔科动物脊突苔虫等的骨骼。

本品对寒饮咳嗽忌用。

据现代医药研究，本品含碳酸钙（矽酸、石灰、钾、钠、镁、锰、铁及碘）等。火山浮石含氧化硅。

据报道，本品可治糖尿病之烦渴、慢性气管炎之咳嗽、膀胱结石之排尿困难等，颇有疗效。

海　藻

【性味归经】　性寒，味苦、咸。入肝、胃、肾经。

【功效】　清热散结，软坚消痰。本品苦寒泄热散结、咸寒软坚消痰，为散瘿瘤、痰核、瘰疬的常用药。

配伍应用

海藻　白僵蚕　二药相伍为《世医得效方》〈藻蚕丸〉。海藻消痰软坚，白僵蚕化痰散结。相配则化痰软坚散结的效力更显著，可用于瘿瘤、瘰疬结核。常与夏枯草、玄参之类泻火散结药同用，其效果较好。

海藻　甘草　二药古人列在十八反之内，但李时珍引李东垣的〈散肿溃坚汤〉治瘰疬马刀。故知二药可相伍同用治瘰疬、瘿瘤等确有效果，并无副作用。

海藻　贝母　海藻消痰、软坚散结，贝母清热化痰、开气机之郁结。相配有润肺化痰散结的作用，常用于痰核瘰疬、瘿瘤。

海藻　连翘　二药均能清热散结。唯海藻软坚消痰、散结，连翘解毒消肿、散结。相配功得益彰，常用于痰火瘰疬、瘿瘤。二药为〈海藻连翘散〉的主要配伍，治瘰疬结核。

【常用量】　9～15 克。

【参考】　本品为马尾藻科植物羊栖菜或海蒿子的叶状体。

本品古人谓反甘草，供参考

本品对脾胃虚寒及有湿滞者慎用。

据现代医药研究，本品含碘化物，可用于治甲状腺肿大，并能使乳腺萎缩，乳汁分泌减少。可作为收缩乳腺及神经性喘息药。海蒿子有降血压作用，并能促进病理炎症性渗出物的吸收，使病态组织溶解，对肝脾及睾丸肿块也有消失软化的功能。

昆　布

【性味归经】　性寒，味咸。入肝、胃、肾经。

【功效】　清热散结软坚消痰。本品咸能软坚，寒能泻热，功用同海藻，而效力较强。为瘿瘤、瘰疬、痰火结核的常用药。

配伍应用

昆布　海藻　二药都能清热消痰软坚散结。相配其效倍增，为治瘰疬瘿瘤的常用配伍。

昆布　夏枯草　昆布消痰软坚散结，夏枯草清肝经郁热而散结。相配清热软坚之功较好，常用于治瘰疬、痰火结核。

昆布　牡蛎　取昆布软坚散结，牡蛎益阴软坚。相配益阴软坚散结的功效较好，常用治瘰疬等。

【常用量】　9～15克。

【参考】　本品为昆布科植物昆布和翅藻科裙带菜的干燥叶状体。

据现代医药研究，本品含大量的含氮物质及少量生物碱、氨基酸、碘及昆布素，能治高血压、甲状腺肿大。

瓦楞子

【性味归经】　性平，味咸、甘。入脾、胃、肝、肺经。

【功效】　消痰散结，活血止痛。本品咸平入血分，能消瘀血而软坚散结，甘平入脾胃，能化湿痰、散瘀止痛。故能治瘀血、湿痰停聚的肿块所致的胃痛吐酸。

配伍应用

瓦楞子　红豆蔻　取瓦楞子散瘀止痛，红豆蔻散寒、燥湿、消食。相配散寒止痛的功效较好，常用于脘腹冷痛、呕吐泄泻、噫嗝吐酸等症。

瓦楞子　猴枣　取瓦楞子消痰，猴枣清热豁痰镇静。相配清热消痰、镇静的功效较好，可用治小儿痰热喘咳、惊风、抽搐等症。

瓦楞子　橘皮　瓦楞子和胃制酸、止痛，橘皮理气健脾、和中。相配理气健脾制酸止痛的功效较著，可用治胃脘疼痛日久、吞酸等症。

瓦楞子 甘草　瓦楞子消痰散结、活血止痛而制酸，甘草和中缓急。相配有和胃制酸、止痛效能，可用于胃痛吐酸、脘腹胀满，并可配鸡内金、延胡索散瘀止痛，其效更好。

【常用量】　9～15 克。研末吞服 1.5～3 克。

【参考】　本品为软体动物蚶科毛蚶、灰蚶和魁蚶的贝壳。

据现代医药研究，本品含碳酸钙、磷酸钙等，可作制酸剂治胃酸过多。

猴　枣

【性味归经】　性寒，味苦、咸。入心、肺、肝、胆经。

【功效】　清热解毒、豁痰镇静。本品与牛黄都为动物结石，功效相似，但猴枣清热解毒作用略逊于牛黄，而豁痰定惊效能与牛黄相同。多入丸散，用于小儿痰热喘咳、惊厥抽搐、惊风等症，并可用于痈疽、瘰疬、痰核。

配伍应用

猴枣 羚羊角　二药都能清热、解毒、镇痉。而猴枣偏于清化痰热，羚羊角偏于平肝熄风，相配则清热解毒、熄风镇痉的功效较强，可用于痰热壅盛的高热、气喘、惊厥抽搐等症。治惊痫痰热壅塞的〈猴枣散〉，二药为其重要配伍。

猴枣 天竺黄　二药均能清热豁痰，定惊。猴枣偏于豁痰，天竺黄长于定惊。相须为用，熄风豁痰功效显著，可用于治小儿痰热惊痫、抽搐、惊风等症。

猴枣 贝母　二药均能清热化痰散结。相须为用，功效更佳，常用于痰热咳嗽及痰热惊厥抽搐。亦用于治痈疽、瘰疬、痰核等症。二药捣面冲服，效果亦好。

【常用量】　1～1.5 克（常入丸散剂）。

【参考】　本品为猕猴科猕猴或其他猴的胆结石。

本品对寒饮冷咳不宜用。

（三）止咳平喘药

止咳平喘药大都具有肃降肺气作用，长于止咳嗽气喘。可用于寒热虚实各种不同性质的咳嗽、气喘，但须根据每味药性质的寒热温凉，遵循辨证施治的原则，随症选药配用于温清补润等剂。一般不单纯使用止咳或平喘药。

杏 仁

【性味归经】 性温，味苦、微辛、甘。有小毒。入肺、大肠经。

【功效】 止咳定喘，下气润肠。本品苦温降泄，辛甘质润，性虽温而不燥，长于降气止咳，兼能祛痰定喘，可用于风寒、风热及各种原因引起肺气宣降不利的咳嗽、气喘。从其降气质润而有润肠通便的功效，可用于肠燥便秘之症。

配伍应用

杏仁 桔梗 二药都能止咳嗽，而杏仁偏于降肺气止咳，桔梗偏于宣肺气祛痰。相配有宣降肺气、止咳祛痰的功效，常用于外感咳嗽痰多者。属外感风寒者常配荆芥、防风；属外感风热者常配桑叶、菊花。

杏仁 前胡 杏仁降气止咳，前胡下气消痰。合用降肺气、止咳喘，兼有疏散解表的功效，可用以治感冒、咳嗽。

杏仁 紫苏 杏仁降气止咳，紫苏解表化痰。合用其解表散寒、止咳祛痰的作用较好，可用以治外感风寒咳嗽。

杏仁 麦门冬 二药均能止咳，而杏仁降肺气，麦门冬润肺燥，相配有润燥止咳之效，可用于燥热伤肺的咳嗽。

杏仁 郁李仁 二药均能润肠通便。杏仁兼能降气，郁李仁偏于润燥。相配润燥通便的功效显著，可用于气滞肠燥、大便不通等症。

【常用量】 6～9克。

【参考】 本品为蔷薇科落叶乔木杏和西伯利亚杏的种子。

本品对阴虚咳嗽者不宜用。

据现代医药研究，本品含有苦杏仁甙约3%、苦杏仁酸及脂肪油（杏仁油）约5%。苦杏仁甙经酶或酸水解后产生氢氰酸、苯甲醛及葡萄糖。氢氰酸少量能抑制咳嗽中枢而镇咳，若服用过量可引起中毒反应，甚至会使呼吸麻痹而致死亡。中毒后用杏树皮（去粗皮）二两煎服可解。

苏 子

【性味归经】 性温，味辛。入肺经。

【功效】 下气平喘，祛痰止咳。本品辛温，质润不燥，长于降气消痰平喘。多用于痰气壅滞的喘咳、胸憋、痰多，并有滑肠通便效能。

配伍应用

苏子 贝母 取苏子降气平喘，贝母清肺祛痰，相配降气、化痰、定喘作用较好，可用于痰气壅滞的喘咳、痰多黏稠等症。

苏子 半夏 苏子降气平喘，半夏降逆祛痰，相配降逆平喘化痰功效较好。若加厚朴、橘皮理气化痰，效力更显著，可用于气逆痰盛的喘咳。

苏子 白前 二药都可降气消痰、平喘止咳，相须则效力更显著，可用于气壅痰结的气喘咳嗽。

苏子 火麻仁 二药都能滑肠，而苏子降气机壅滞，火麻仁滋肠中津燥。若加杏仁降气通便，有利膈宽肠之功，可治胸膈不利、肠燥便秘。

【常用量】 3~9克。

【参考】 本品为唇形科植物紫苏的种子。

本品对气虚滑肠者应慎用。

据现代医药研究，本品含挥发油，油中主要成分为紫苏醛。

紫 菀

【性味归经】 性温，味辛、苦。入肺经。

【功效】 化痰止咳。本品辛散苦泄，性温而质润，故虽温而不燥烈，有化痰、降气、止咳的功效。对咳嗽不拘寒热或新病久病，都可用。

配伍应用

紫菀 款冬花 二药属性温润，有降气消痰止咳功效，而紫菀化痰力强，款冬花止咳力胜，合用有相得益彰之妙，能治气逆咳喘痰多等症。

紫菀 百部　二药都温而不燥，紫菀辛散苦降，百部甘润苦降，相配有降气祛痰、润肺止咳的功效，可用于外感咳嗽或久咳不止、咳痰带血等症。

紫菀 五味子　紫菀润肺化痰，五味子敛肺止咳，合用能敛肺气之耗散，化痰止咳，可用于咳嗽痰多、气喘自汗等症。

紫菀 阿胶　紫菀质润不燥，善化痰止咳，阿胶滋阴润肺而止血。相配有化痰止咳止血的作用，可用治虚劳咳嗽、咳痰不爽或痰中带血等症。

【常用量】　9～12克。

【参考】　本品为菊种植物紫菀的根。

本品对阴虚燥咳、肺有实火者不宜用。

据现代医药研究，本品含紫菀皂甙、紫菀酮、懈皮素等，祛痰效果较好，止咳作用逊于祛痰。在体外对大肠杆菌、痢疾杆菌、变形杆菌、伤寒杆菌、绿脓杆菌及霍乱弧菌及致病性皮肤真菌都有抑制作用。

款 冬 花

【性味归经】　性温，味辛、苦。入肺经。

【功效】　下气、化痰、止咳。本品辛散苦降，温润不燥，功效同紫菀，而止咳效力较强，凡气逆咳喘，不拘寒热虚实，都可使用，对肺寒痰多咳甚者，更为适宜。

配伍应用

款冬花 杏仁　二药都能降气、止咳化痰，而杏仁定喘胜于款冬花，款冬花止咳优于杏仁。相配则止咳喘效力较好，可治痰气郁结的咳嗽气喘。

款冬花 五味子　款冬花降气化痰而偏于止咳，五味子止咳喘而功在敛肺气。相配能降气敛肺止咳。若加半夏降逆化痰，寓有降泄而不伤肺气之意。合用祛痰除饮，止咳平喘，用于湿痰、水饮的咳嗽气喘、吐痰清稀量多等症。

款冬花 白前　二药都能降气、止咳祛痰，相配可增强功效，多用于气滞痰郁的咳嗽。

【常用量】　6～15克。

【参考】　本品为菊科植物款冬的花蕾。

据现代医药研究，本品含皂甙、款冬二醇、胆碱，鞣质、挥发油等，有显著镇咳作用，祛痰作用不明显。

马兜铃（附：青木香）

【性味归经】　性寒，味苦、微辛。入肺、大肠经。

【功效】　清肺下气，止咳平喘。本品苦寒降泄，质轻入肺，有清肺热、降肺气、止咳平喘的功效。多用于肺热咳嗽、气喘、痰壅等症，对肺虚久嗽、痰中带血者，可与补肺养阴药同用，并有清肠热、消疮痔肿痛的功效。

配伍应用

马兜铃 杏仁　二药都降气止咳，同用则功效更显著，可治外感风热或肺火咳嗽、吐痰黄稠不利等症，并可配入〈麻杏甘石汤〉内用于治痰热咳喘、气促、鼻煽等症。

马兜铃 半夏　马兜铃止咳平喘，半夏化痰降逆。马兜铃苦寒，半夏辛温，寒热并用，效得益彰，降逆化痰、止咳平喘之功更佳。常用于喘咳。若加桑根白皮、葶苈子、甘草、生姜为《普济方》〈马兜铃汤〉，治肺热喘咳、气急喘闷等症。

马兜铃 阿胶　马兜铃清肺止咳，阿胶润肺滋阴。合用能养肺阴、清肺热，可用于治肺热伤阴的咳嗽、吐痰稠黏、痰中带血。若加牛蒡子、杏仁、炙甘草、粳米，为《小儿药证直诀》〈补肺阿胶汤〉，治肺虚热的咳喘等症。

【常用量】　4.5～9克。

【参考】　本品为马兜铃科植物北马兜铃及马兜铃的果实。

本品对伤寒咳嗽、脾胃虚弱便溏者不宜用。因其气味秽浊，服后易致恶心呕吐，故不宜多服。

据现代医药研究，本品含有马兜铃碱及挥发油，有祛痰作用。水浸剂（1∶4）对皮肤真菌有抑制作用，并有降压作用。

青木香为马兜铃的根部，性味苦寒，有行气止痛、清热解毒功效，能治胸腹胀痛、胃痛、疝痛及风湿性关节炎、皮肤湿疹、痈肿、蛇伤等。对早期功能性原发性高血压疗效较好。

枇杷叶

【性味归经】　性平，味苦。入肺、胃经。

【功效】　清肺止咳，和胃降逆。本品苦平泄热，长于降逆。降肺气能消痰止咳，降胃气能止呕止呃逆，故多用于肺热气逆的喘咳、胃热伤津的呕吐。对热病咳喘兼有呕吐者更适宜。

配伍应用

枇杷叶 杏仁　二药都能肃降肺气、止咳化痰，相须则疗效较显著，并常配前胡、桔梗等用于肺热咳嗽。

枇杷叶 芦根　二药均有和胃止呕功效，枇杷叶兼能降逆，芦根兼能生津。相配则清热降逆功效较好，用于热病伤津的烦咳呕吐，并可配石斛、天花粉、麦门冬之类加强其生津效力。

枇杷叶 麦门冬　枇杷叶清肺降逆止咳，麦门冬养阴生津润肺。相配有清肺止咳降逆除烦的功效，常用治肺热咳嗽、心烦口渴。若加川贝母润肺化痰，止肺热燥咳功效较好。

枇杷叶 半夏　二药均能降逆止呕。枇杷叶苦平泄热，半夏辛温燥湿。相配辛苦并用，清温相济，降逆止呕之功较佳，多用治气逆湿阻的呕吐、恶心。亦用于气逆痰郁的咳嗽、痰多等症。

枇杷叶 白茅根　取枇杷叶和胃降逆，白茅根凉血、止血。相配有清热、止呕、止血的作用，可用于热病的呕吐、吐血。

【常用量】　9～15克。

【参考】　本品为蔷薇科植物枇杷〔Eriobotrga japonica Lindl.〕的叶。

本品入药时需去毛，以防刺激咽喉而致咳。

据现代医药研究，本品含有挥发油、皂甙、维生素 B_1、葡萄糖、枸橼酸盐、鞣质等，有祛痰作用。

另外，枇杷核含有苦杏仁甙及气酸等，能镇咳祛痰。

据报道，本品对慢性气管炎、久咳不止有疗效。

百　部

【性味归经】　性微温，有小毒，味甘、苦。入肺经。

【功效】　润肺止咳，灭虱杀虫。本品甘苦温润不燥，能润肺气、止咳嗽，对寒热新旧咳嗽都可用。但多用于小儿顿咳、风寒久嗽，尤为治肺痨咳嗽的要药，并有杀虫效能，多外用煎洗灭头虱、体虱、阴虱等。

配伍应用

百部　沙参　二药都能止咳祛痰，百部润肺，沙参生津。合用则润肺气、养肺阴、止咳祛痰功效较好，可用于肺热气津两伤的咳嗽、肺痨久嗽，并可配天门冬、麦门冬、地骨皮、桃仁，治小儿顿咳、久嗽，有一定疗效。

百部　麻黄　百部润肺止咳，麻黄宣肺定喘，为止风寒咳嗽的要药。相配宣肺定喘、止咳的功效较好，多用于风寒咳嗽。若加杏仁为《小儿药证直诀》〈百部丸〉，治小儿寒嗽。

百部　贝母　取百部润肺止咳，贝母化痰散结，相配能润肺化痰、散结止咳。若加瓜蒌利气宽胸，则有化痰止咳、宽胸散结的功效，可用于痰热凝结的咳嗽、胸痛、吐痰黄稠量少等症。

百部　苦参　取百部灭虱杀虫，苦参燥湿杀虫，相配则燥湿杀虫效能较强。煎汤熏洗，灭阴虱有效。

【常用量】　9~15 克，外用适量。

【参考】　本品为百部科植物直立百部、蔓生百部及对叶百部的块根。

本品对脾虚便溏者不宜用。

据现代医药研究，本品含百部碱，对结核杆菌有完全抑制作用，对痢疾杆菌、伤寒杆菌、大肠杆菌、霍乱弧菌、葡萄球菌、溶血性链球菌、肺炎双球菌、白喉杆菌、金黄色葡萄球菌、白色葡萄球菌等都有抑制作用，对绿脓杆菌有最强的抑菌作用。

本生物碱能降低动物呼吸中枢的兴奋性，能抑制咳嗽中枢，故可镇咳。

据报道，本品对结核、百日咳、蛲虫、阿米巴痢疾、皮炎、湿疹、皮肤瘙痒、脚癣等均有疗效。

白 果

【性味归经】 性平，味甘、苦、涩，有小毒。入肺、肾经。

【功效】 敛肺定喘，止带，缩尿。本品性平味涩、功专收敛，既能敛肺定喘，又可涩肠、止带、缩小便。为定痰喘、止带浊的常用药，可治咳嗽痰喘、小便频数、带下赤白、遗精淋浊、腹泻等症。

配伍应用

白果 款冬花 二药都能止咳化痰。白果敛肺定喘，款冬花下气止咳。相配泻中寓敛，功效更佳，可治哮喘痰嗽。

白果 杏仁 二药都有化痰降气止咳的作用。相配止咳之功较好，多用于实邪的咳喘痰嗽。有热者配清热药，有寒者配温热药，有表邪者配以发表药，其效更佳。

白果 芡实 取白果收敛止泻止带，芡实补脾益肾，止泻止带。相配止涩功效较好，可用于带下、泄泻，亦可用治遗精淋浊。

【常用量】 4.5~9克。

【参考】 本品为银杏科植物银杏的成熟种子。

据现代医药研究，本品核仁含蛋白质、脂肪、淀粉、灰分及糖等。果皮含银杏粉酸、银杏油及银杏醇等。有抗结核和抗多种类型菌如葡萄球菌等作用。

据报道，本品治疗肺结核对改善症状有一定作用。服药后部分病人的发烧、盗汗、咳嗽、气喘、咳血、饮食不振等，可见不同程度的好转。

理 气 药

理气药是以调理人体气机为主要作用的药物，分行气、破气、降气和补气四类。补气药列入补益药内。行气与破气药是根据治疗气滞郁结程度的不同而划分的。

本类药物应用较广，凡补益、活血、祛湿、化痰、消导、泻下等法都宜适当配以理气药，以疏畅气机、增强疗效。

行气药有行气解郁之功，多用于气滞所致的脘腹胀满、嗳气吞酸、呕恶不欲食及肝气郁滞的胸胁胀痛、疝痛、痛经、月经不调等。

破气药有消积破结之功，多用于气结胸腹痞满胀痛等实证。

降气药有降逆平喘、止呕止呃之功，适用于肺气上逆、痰涎壅盛、肾不纳气的喘咳，胃气上逆的呕吐、呃逆等症。

本类药物性多辛散香燥，易耗气伤阴，故气虚、阴虚津亏患者应慎用。若气滞兼有气虚症，应配补气药；气郁兼有阴虚者，则应配以养阴药。

橘皮（附：橘核、橘叶、橘络）

【性味归经】　性苦，味辛。入脾、肺经。

【功效】　理气健脾，燥湿化痰。本品辛散苦降，其性温和，燥而不烈。入补气药可使补而不滞；入降泄药则能行气。取其理气健脾作用，可治脾胃气滞所致的脘腹胀满、食欲不佳；取其苦燥化痰作用，可治湿痰停滞所致的咳嗽痰多、胸膈不舒，且有降逆止呕的效力，可治呕逆。

配伍应用

橘皮　生姜　二药相伍为《金匮要略》〈橘皮汤〉。橘皮健脾理气、化湿止呕，生姜温散气逆止呕。相配则健脾和胃、降逆止呕的功效较强，治胃气不和、气逆呕吐、噫气等症。若加枳实为《金匮要略》〈橘皮枳实生姜汤〉，治胸痹症因湿痰阻滞的胸中气塞短气者。

橘皮　白术　二药都有燥湿作用，橘皮偏于理气健脾，白术偏于健脾燥湿。相配有补脾胃、理气机的效能，且补而不滞，行而不散，常用于脾虚湿滞的胃纳不佳等症。

橘皮　青皮　橘皮偏于宣通气机、和胃化痰，青皮偏于开降疏结。相配能舒肝和胃、理气散结止痛。常用于肝郁气滞、胃气不和的两胁胀痛、胸腹满闷等症。

橘皮　厚朴　二药均能燥湿。橘皮更优于理气健脾，厚朴专行气滞，散实满。相配健脾理气燥湿之功较强，常用于气滞湿郁脾胃运化不健之积饮痞满、不思饮食、反胃恶心等症。

橘皮 木香 橘皮理气和胃，木香行气止痛。相配能行气宽中、开胃止痛。若加砂仁行气和中，其效更好，可用于脾胃气机呆滞、脘腹胀满、纳呆、吐泻等症。

【常用量】 9~12 克。

【参考】 本品为芸香科小乔木柑橘的果皮。

本品对内有实热、热痰咳嗽的患者应慎用。

据现代医药研究，本品含挥发油、黄酮甙（橙皮甙）、胡萝卜素等，对消化道有缓和的刺激作用，有利于胃肠积气的排出，并能使胃液分泌增多而起助消化的作用。其刺激呼吸道黏膜，使分泌液增多，有利于痰涎的吐出。此外，略有升高血压、兴奋心脏的作用。对葡萄球菌的生长有抑制作用。

橘核即橘的种子，性温，味苦，有温化散结的功效，多用于疝气、睾丸肿痛。

【常用量】 3~12 克。用时炒，捣碎。

橘叶即橘树的叶，性平，味苦，有舒肝解郁、行气消结的功效。常用以治乳痈，效果较好。

【常用量】 3~9 克。

橘络为橘果皮上的筋丝，性平，味苦，有通络化痰效能。常用于痰滞经络所致的咳嗽、胸胁作痛。

【常用量】 3~5 克。

青 皮

【性味归经】 性温，味苦、辛。入肝、胆经。

【功效】 疏肝破气，消积化滞。本品辛温散结，苦泄沉降，既能疏肝破结，又能消积止痛，为疏肝导滞的药物。常用于治肝气郁滞的胁痛、疝气、乳痈及食积不消的胸腹胀痛、气逆等症。

配伍应用

青皮 香附 青皮疏肝止痛，香附行气止痛。相须相使，疏肝理气、止痛的功效更好，常用于肝气不舒、胁肋疼痛、胀闷，并常与王不留行、丹参活血通乳药同用，治乳房胀痛。

青皮 厚朴　青皮破气消积，厚朴下气除胀满。相须为用，破气除胀的功效更强，常用治气滞食积、脘腹胀满、胁肋疼痛等症。

青皮 鳖甲　青皮疏肝破气，鳖甲软坚散结。相配有破气散结的效能。若加郁金行气活血，则行气活血、软坚散结、止痛的功效更显著，可用于肝经气滞、血瘀或胁下痞块、胁肋疼痛等症。

青皮 白芥子　二药都有止痛作用。青皮长于破气散结而止痛，白芥子偏于利气豁痰止痛，相配能开气消痰止痛，可用于痰饮咳嗽、胸胁疼痛。

青皮 橘核　青皮散结止痛，橘核温化散结止痛。相配则散结止痛效能更显著。若加小茴香理气散寒，则疏肝理气、散寒止痛效力更好。可治疝气疼痛、睾丸肿痛，并常与乌药、川楝子同用，其效果更显著。

【常用量】　3～9克。

【参考】　本品为芸香科小乔木橘树未成熟的果皮和幼果。

本品对气虚者不宜用。

据现代医药研究，本品含挥发油、黄酮甙（橙皮甙）等。

大 腹 皮

【性味归经】　性微温，味辛。入脾、胃经。

【功效】　下气宽中、利气消肿。本品辛温质轻、性善行气导滞，除胀利水。常用于食滞气阻所致的胸腹痞满、大便秘结及水湿内停所致的水肿腹胀、脚气等。

配伍应用

大腹皮 木瓜　大腹皮下气利水，木瓜通络化湿。相配有通络下气、化湿利水的功效。若加紫苏行气和血，可行气化湿、利水消肿，治湿浊不化、腹满水肿、小便不利或脚气肿满等症。

大腹皮 厚朴　大腹皮下气行水，厚朴行气化湿除满。相配则理气化湿。若加藿香梗理气和中、辟秽止呕，以增强和中辟浊效能，可用以治气滞湿阻的脘腹胀痛、恶心呕吐、肠鸣泄泻等症。

大腹皮 茯苓皮　二药均能利水。大腹皮更优于行气利水，茯苓皮长于渗湿利水。相须为用，利水功效较好，多用于水肿腹胀、面浮脚肿等症。

【常用量】　6~12克。

【参考】　本品为棕榈科植物槟榔成熟果皮。

本品对体弱气虚者应慎用。

据现代医药研究，本品含少量槟榔碱，能刺激副交感神经，促进肠胃蠕动而致腹泻，并能使心搏变缓，血压下降及促进唾腺、汗液分泌。此外，能麻痹绦虫神经系统，故可驱绦。

香　附

【性味归经】　性平，味辛、微苦、微甘。入肝、三焦经。

【功效】　理气解郁、调经止痛。本品辛甘微苦、能散能降、性平不偏寒热，善理肝经气滞，尤为调经良药。对肝郁气滞所致的胸胁脘腹胀痛、月经不调、痛经，均有较好疗效。

配伍应用

香附 柴胡　香附善理肝经气郁，柴胡长于疏泄肝胆郁结。相配理气解郁效能更显著，常用于治胸胁胀痛等症，亦用于肝郁气滞的月经不调、痛经等。

香附 木香　二药都能理气。但香附偏于疏泄，木香偏于健脾。合用疏理肝脾、行气止痛，可用于治肝脾气滞的脘腹疼痛、消化不良的吐泻等症。

香附 乌药　二者相伍为《韩氏医通》〈青囊丸〉。二药都可理气止痛。但香附偏于疏肝调经，乌药偏于散寒，并下达肾与膀胱。合用能理肝肾气滞、散寒调经止痛，可用于治肝肾气滞寒郁的小腹胀痛、寒疝腹痛、痛经等症。若加甘草为《和剂局方》〈小乌沉汤〉，有调中快气之功，可治胸腹胀痛，并常与小茴香、吴茱萸、川楝子同用，其效果更好。

香附 苏梗　香附理气散滞，苏梗理气宽中。相配有理气解郁、宽中止痛的功效。治脘腹胀满不舒。改苏梗为紫苏，有解表宽中、舒畅气机的作用，可治感冒鼻塞、脘腹胀闷不适。

香附 当归　香附调经止痛，当归补血活血调经。相配有活血调经止痛的功效。若加川芎活血行气止痛，则调经止痛作用更显著，为月经不调、气滞血瘀的痛经等症的常用配伍药。

【常用量】　6~12克。

【参考】　本品为莎草科植物香附的根茎。

本品有"生用上行达表，熟用下走足膝，酒炒通行经络，醋炒消结散积止痛，姜汁炒化痰饮，炒炭止血"的说法。

据现代医药研究，本品含有挥发油，主要成分为香附烃、香附醇。此外，还有脂肪酸、酚类物质等。挥发油能直接抑制子宫收缩，对处于收缩状态的子宫作用更为明显，能显著提高机体对疼痛的耐受性，故有调经止痛作用。

木 香

【性味归经】　性温，味辛、苦，气芳香。入肝、胃、脾、大肠经。

【功效】　行气止痛，健脾消食。本品辛散苦降，芳香燥湿，能理三焦之气，尤善行脾胃气滞。为行气止痛的常用药，并有健脾消食作用。多用于气滞所致的胸腹胀痛、呕吐、下痢后重及食积脘腹痞满、呕逆、反胃、食欲不振等。

配伍应用

木香 槟榔　木香行气消积止痛，槟榔降气导滞化积。合用消积导滞、行气止痛。治胃肠积滞、脘腹胀满疼痛、大便干燥等症。

木香 砂仁　二药都有行气止痛效能，木香长于健脾理气，砂仁长于开胃消食。合用则和中理气、消食化滞的功效更好。治气滞、食停所致的脘腹痞满胀痛、食欲不振、恶心、吐泻及痢疾里急后重。

木香 白术　木香健胃消食，白术健脾益气。相配能健脾胃、消食滞止痛，治食欲不振、脘腹胀痛。

木香 青皮　木香行气健胃止痛，青皮疏肝破积止痛。相配有疏肝健胃止痛效能。若加山楂消积化滞，更能理肝胃气滞、消积止痛，可用于消化不良、腹满胀痛、嗳气等症。

木香 郁金　二药相伍为〈木金散〉。木香善理三焦之气，行脾胃气滞，郁金优于人血而破瘀行气。相配有破瘀行气、健脾止痛的功效，常用治气滞血瘀的肋胁疼痛、胸腹胀满等症。

【常用量】　3～9克。

【参考】　本品为菊科草本植物广木香和川木香的根。

本品气味芳香，易走散，人煎剂应后入。煨用能止泻。

据现代医药研究，本品含挥发油及树脂，广木香碱、菊糖等，对葡萄球菌、枯草杆菌、大肠杆菌、伤寒杆菌、痢疾杆菌均有不同程度的抑制作用，还有降压作用。对胆绞痛有一定疗效。

佛　手

【性味归经】　性温，味辛、苦、酸。入肝、脾、胃经。

【功效】　理气、化痰。本品辛散苦降，其气清香，醒脾开胃能快气，化湿痰能治呕，为湿痰内滞胃脘作痛、胁胀、呕吐、噎膈及痰饮喘咳的常用之品。以其清香醒脾为用，可解酒。

配伍应用

佛手 木香　佛手醒脾开胃，快气而止痛，木香健脾行气而止痛。相配行气健脾之功较好，可用于脾胃痰食停滞之脘腹胀而痛者，以及呕逆、反胃。

佛手 半夏　佛手醒脾开胃、化湿痰止呕，半夏燥湿化痰、降逆止呕。相配化痰止呕之功较著，常用于湿痰停膈的呕逆，恶心、脘痞作痛者。

佛手 葛花　二药均有解酒之效。唯佛手重在醒脾，葛花功在醒胃。相配解酒之力较好，可用于酒醉不省者。

【常用量】　3～6克。

【参考】　本品为芸香科植物佛手的果实。

本品对阴虚有火、无气滞症状者不宜用。

据现代医药研究，本品含柠檬油素和痕量的香叶木甙、橙皮甙。

据报道，本品可治小儿传染性肝炎，与败酱草同用，效果更好。

乌 药

【性味归经】 性温，味辛。入脾、胃、肺、肾经。

【功效】 顺气降逆、散寒止痛。本品辛温开通，理气散寒止痛，尤善温散下焦寒湿，治气逆寒郁的疝气、少腹胀痛、小便频数及月经痛，并用于气逆所致的腹满痞胀、反胃等症。

配伍应用

乌药 吴茱萸 乌药理气散寒止痛，吴茱萸疏肝下气、温脾肾寒湿而止痛。相配则疏肝散寒止痛效能较强。若加小茴香温肾散寒、温中开胃，相须为用则温中助阳、散寒止痛功效更好。用于治脾肾虚寒的腹痛、呕吐、泄泻及寒疝小腹拘急引痛等症。

乌药 官桂 乌药行气散寒止痛，官桂温经通脉、散寒止痛。相配能行气散寒、温经止痛，效果较好。可用于脾肾虚寒的腹痛、少腹冷痛等症。

乌药 益智仁 乌药温肾散寒，益智仁温脾胃、助肾阳、散寒涩尿。相配有温补散寒涩尿之功。若加山药为《妇人良方》〈缩泉丸〉，可用治小儿遗尿、成人肾虚有寒所致的小便频数、遗尿，并常与桑螵蛸固涩之品同用。

【常用量】 3~9克。

【参考】 本品为樟科常绿灌木或小乔木乌药的根。

本品对阴虚者宜慎用。

据现代医药研究，本品含乌药烷、乌药烯、乌药醇、乌药酸等，有解除胃痉挛的作用，可治胃痉挛痛。

沉 香

【性味归经】 性温，味辛，苦。入脾、胃、肾经。

【功效】 降气平喘，温中止痛。本品辛苦芳香，性温质重。在上醒脾、祛湿浊、行气止痛，可治痞胀腹痛、吐逆；在下降气纳肾，可治肾之虚寒气逆喘急，为降气的主药。

配伍应用

沉香 乌药 沉香纳气、醒脾、祛湿浊，乌药温脾肾、顺气散寒。

相配有降逆行滞、醒脾散寒的功效，可用于治虚寒腹胀、胸闷、气短、呕吐等症。若加槟榔行气导滞，人参益气扶正，为《济生方》〈四磨饮〉，可用于治精神抑郁的腹满胸闷、噫气频作、体倦乏力诸症。

沉香 莱菔子　沉香降气纳肾、祛湿，莱菔子降气祛痰。相配有降气、止喘祛痰的功效。可用于治肾虚不纳的痰气上逆之腹胀、气喘。

沉香 紫苏　沉香温中降逆，紫苏理气宽中。相配温中理气、降逆止呕。用于脾胃虚寒的呃逆、呕吐及妊娠恶阻，亦取紫苏安胎为用。

沉香 砂仁　沉香降逆温中止痛，砂仁行气和中。相配有温胃降逆、行气止痛的功效。若加香附散郁止痛，可用以治气滞的脘腹疼痛，并常与延胡索、川楝子同用，其效更好。

沉香 木香　二药均有行气止痛的作用。沉香优于降气平喘，木香长于健脾理气。相须为用，行气止痛健脾的功效显著，常用于气滞的脘腹胀满、疼痛，亦用于痰气上逆的腹胀、气喘。

沉香 白豆蔻　沉香温中止痛、降气逆止呕吐，白豆蔻行气止痛、化湿。相配温中止痛、止呕的功效较好，治胃寒呕吐呃逆、胸中胀满疼痛等症。

【常用量】　1.5～3克。

【参考】　本品为瑞香科植物沉香树含树脂的木材。

本品对气虚下陷、阴虚火旺者忌用。

据现代医药研究，本品含有挥发油，其主要成分为苄基丙酮、对甲氧苄基丙酮。此外，还含萜烯醇类和桂皮酸等。

檀　香

【性味归经】　性温，味辛、芳香。入脾、胃、肺经。

【功效】　理气，温中、止痛。本品味辛香，走而不守，善调膈上诸气，为芳香理气、散寒止痛之良品，并能温中降逆止呕，常用于寒凝气滞、脘腹冷痛、噎膈、呕吐等症。

配伍应用

檀香 石菖蒲　取檀香行气和胃，石菖蒲化湿浊，快心脾而宣窍。

相配有宁神、健胃的功效。可治神志不清、脾胃呆滞、腹胀、食欲不振。若加丁香、木香、党参，可治胃寒、疼痛、呃逆，呕吐。

檀香 木香　二药均有行气健胃、止痛的功效，相配功著，可治气滞所致的胸腹胀满。若加沉香、乳香、丁香、藿香等芳香健胃药，为《沈氏尊生》〈聚香饮子〉，可行气止痛，用于寒凝气滞引起的脘腹冷痛、胸腹胀满。

【常用量】　1~3克。

【参考】　本品为檀香科植物檀香 韵树木心材。

本品对阴虚火盛者忌用。

据现代医药研究，本品含挥发油（白檀油）及檀香酸等。

据报道，本品为芳香性胃镇痛药，用于神经性胃部疼痛，有显效。近有用治冠心病、心绞痛（属心阳不振，痰气郁结者），有一定疗效。

降真香

【性味归经】　性温，味辛。入心包、肝经。

【功效】　理气、行瘀、止痛、止血、辟恶。本品辛温香散，能入气分而行滞气，人血分而消瘀血。其气清香，善辟秽浊之气，芳香健胃的功效较好，可治心胃气痛、咯血吐血、胸胁疼痛、金疮出血、跌打损伤、痈疽疮肿，以及风湿性腰腿痛等症。

配伍应用

降真香 没药　二药均能散瘀行气止痛。而降真香偏于行气活血，没药善于散血生肌。相配有活血散瘀、行气止痛的功效，可治疮疡、气血瘀滞的肿痛，并常与乳香、花蕊石等同用，治外伤性吐血，效果更好。近年用此二药治疗冠心病，亦有疗效。

降真香 檀香　二药都能行气止痛，芳香健胃。而降真香兼能行瘀活血，檀香偏于温中散寒。相须为用，止痛功效更著，常用于寒凝气滞之胃痛呕吐、跌打损伤等。若加藿香、木香、肉桂等温热药，取其芳香辟秽的作用，治腹痛呕吐，其效更佳。

降真香 五倍子　降真香活血散瘀、止血，五倍子酸涩收敛，性寒清热解毒。相配散瘀止血解毒的功效较好，可治金疮出血。

【常用量】　2.5～4.5克。

【参考】　本品为豆科植物降香檀的树根心木。

本品对气虚下陷者忌用。

据现代医药研究，本品含精油等。

香　橼

【性味归经】　性温，味辛、苦、酸。入脾、肺经。

【功效】　理气化痰，宽胸利膈。本品性温，其气清香，其味辛而不燥，苦而不降，酸而不收，专以清香快气机为用，既能舒郁顺气、化痰，又能和中利膈止痛，为理气舒郁化痰的平和之品。可治心腹痞满、肋胁胀痛、呕吐少食、咳嗽痰多等症。

配伍应用

香橼 厚朴　二药均能理气消痰。香橼偏于和中止痛，厚朴长于下气除胀满。相配则下气止痛功效较好，可治胃痛胸闷、消化不良、呕吐胀满，并常与香附、白蔻仁芳香理气药相配用。

香橼 半夏　二药均有燥湿化痰的功效。香橼偏于理气利膈，半夏长于和胃降逆。相配有健脾理气、化痰止呕的功效，常用治胃气不和的胸腹满闷、恶心呕吐；又用于治湿痰壅滞的咳嗽痰多、胸闷。若与茯苓、生姜等合用，治痰多咳嗽，效果更佳。

【常用量】　4.5～9克。

【参考】　本品为芸香科常绿乔木香橼枸橼或香圆的成熟果实。

本品对阴虚者忌用。

据现代医药研究，本品含挥发油、橙皮甙、枸橼酸、苹果酸、果胶、维生素C等。

薤　白

【性味归经】　性温，味辛、苦。入肺、胃、大肠经。

【功效】　温中下气，通阳散结。本品辛温滑利，通阳行气，善开胸痹，且能温中化秽浊之气。常用于胸痹刺痛、胸背痛、胁痛、脘闷及痰饮咳喘等。

配伍应用

薤白 瓜蒌　薤白温中通阳、下气散结兼能化秽浊之气，瓜蒌宽胸利膈、化痰导滞。相配既行气通阳，又祛痰散结，为治痰浊壅滞的胸痹之主要配伍。近有用此二味制片名〈瓜蒌片〉，治冠心病心绞痛疗效较好，取其宣痹通阳之功。但治胸痹常与半夏、贝母、枳壳同用；治气滞便秘常与郁李仁、桃仁、木香等配用。古有用〈四逆散〉加薤白，治胃肠气滞、泻痢下垂者，取其温中化浊行滞之功。

薤白 丹参　取薤白通阳散瘀、开胸痹，丹参活血通经。相配有宣痹通阳、活血散瘀之功，可治心血瘀阻的心胸痛。

薤白 桂枝　取薤白通阳行气、开胸痹，桂枝通血脉、助心阳。相配有通阳散结、助心阳之功，常用于心阳不振的心悸、失眠、胸痹刺痛等症。

薤白 五灵脂　薤白行气通阳，五灵脂行血止痛。合用有通阳活血、化瘀止痛的效能。若加丹参活血清心，可治气滞血瘀、络脉痹阻的心痹胸痛，并常与桂枝、姜黄温通血脉，与桃仁、红花活血化瘀，与茯苓、远志宁心安神等同用。

薤白 黄柏　薤白化浊导滞，黄柏清热燥湿。相配有燥湿化浊、解毒效能。可治下痢赤白。

【常用量】　9～15克。

【参考】　本品为百合科植物薤白 的鳞茎。

本品对气虚无滞者不宜用。

据现代医药研究，本品含大蒜糖。

据报道，本品对心绞痛、冠状动脉供血不全的心区疼痛有

川 楝 子（附：苦楝皮）

【性味归经】　性寒，味苦。入肝、小肠、膀胱经。

【功效】　利气止痛，清湿热，杀虫。本品苦能胜湿，寒可泄热，善疏肝气、泻肝火、利气止痛，且有杀虫效能。为肝气郁结所致的脘腹疼痛、胁痛、疝气痛、痛经的常用药。

配伍应用

川楝子 延胡索　二药相伍为《圣惠方》〈金铃子散〉。川楝子泻肝利气止痛，延胡索行气活血、散瘀止痛。相配行气活血、散瘀止痛的功效较好，用于胸胁、胃脘、少腹气滞血瘀的疼痛。

川楝子 小茴香　川楝子疏肝利气止痛，小茴香温肝肾、散寒行气止痛。相配既疏肝，又温肝肾、散寒止痛，可治寒湿腹痛、寒疝等症，并常与吴茱萸配用。

川楝子 当归　川楝子利气止痛，当归活血、养血柔肝止痛。相配有疏郁止痛、养血柔肝的功效。若加生地黄滋阴养肝，可用于肝、胆、胁肋疼痛诸症。

川楝子 青皮　二药都能疏肝利气止痛，而川楝子善行气止痛，青皮善破气消积。相配有疏肝利气、散结破坚止痛的功效。若加槟榔行气消积，可治气滞湿停的少腹胀痛、疝气腹痛等症。

川楝子 槟榔　二药均有杀虫之效。川楝子又可清湿热、利气止痛、槟榔消积行滞。相配既能杀虫、驱虫，又可消积利气止痛，治虫积腹痛，尤以驱绦虫为优。亦常用于肝郁气结、痰食内积之腹痛、肋痛等症。

川楝子 香附　川楝子利气止痛，善疏肝气、泻肝火，香附解郁止痛，长于理肝经气滞。相配疏肝理气、止痛的功效较著，常用于治肝气郁结的胁肋疼痛胀满，亦用于少腹气滞血瘀的疼痛。

【常用量】　4.5~9克。

【参考】　本品为苦楝科落叶乔木川楝 的果实。

本品对脾胃虚寒者不宜用。

据现代医药研究，本品含脂肪油、苦楝素和鞣质等。

据报道，本品烤黄研末与凡士林或猪油调膏，外擦治头癣，有一定疗效。

苦楝皮即本品的根皮和树皮，性味同籽，有小毒，功专杀虫。常与使君子、槟榔等配用，驱蛔虫、蛲虫及胆道蛔虫。现代药理研究，本品对蛔虫有麻痹致死作用，效力慢而持久，且有蓄积作用。

据报道，本品毒性反应有面红、头晕、头痛、恶心、呕吐、腹痛、腹泻、胸闷、冷汗、嗜睡、药疹、四肢麻木等。严重者有抽搐、心律紊乱，甚而致死。故对肺结核活动期、心脏病、贫血、体弱者慎用。

甘 松

【性味归经】 性温，味微甘、苦，气芳香。入脾、胃经。

【功效】 理气止痛，醒脾开胃。本品芳香温通而不燥，功专行散止痛，能行滞气，快脾胃，可治胃寒气郁引起的心腹胀满疼痛、胃痛呕吐、胸闷，食欲不振等症。

配伍应用

甘松 香附 二药均有理气止痛的作用。但甘松偏于芳香开胃，香附偏于舒肝解郁。相配舒肝健胃、行气止痛的效果甚好，可用于治肝脾气滞的胸腹满闷、疼痛。常与乌药、木香等同用，其效更佳。

甘松 橘皮 二药都有理气的作用。甘松偏于芳香健胃、开郁止痛，橘皮则健脾和胃、化湿止呕。相配能理气止痛、和胃止呕，常用于治脾胃气机呆滞、脘腹胀满、纳呆、吐泻等。

甘松 青皮 甘松芳香醒脾止痛，青皮疏肝破气，消积化滞。相配舒肝理气，止痛的功效更好，常用于肝气郁结、胁肋疼痛、胀闷、纳呆等。常与柴胡、白芍等舒肝药同用，治肝郁不舒的胁肋不适；若与山楂、麦芽等消积药同用，治食滞腹满、食欲不振等症。

【常用量】 4.5~9克。

【参考】 本品为败酱科植物甘松 及其他同属植物的根茎。

本品性寒不可过服。

据现代医药研究，本品含挥发油10%以上，主要成分为倍半萜烯化合物。

据报道，本品有镇静作用。又据有关资料，可用于多种神经疾患，如癔病、神经衰弱、胃肠道痉挛。

玫 瑰 花

【性味归经】 性温，味甘、微苦。入肝、脾经。

【功效】 理气解郁，和血行血。本品甘温气香，作用和缓而不燥烈，入气分善能行气解郁，入血分能和血柔肝，为舒理肝脾的常用药，可治肝胃不和之胸膈胀痛、恶心呕吐、月经不调等。且有辟浊和中之功，亦可用于泄泻、痢下、赤白带下、乳痈，肿痛等症。

配伍应用

玫瑰花 大黄　玫瑰花芳香和胃辟浊，大黄荡涤肠胃实热积滞。相配有祛湿浊积滞之功，可用于急、慢性痢疾和腹痛等症。若与乳香、没药相配，取其行血散瘀作用，可治跌打损伤。

玫瑰花 香附　二药均有理气解郁之功。玫瑰花又能和血止痛，香附善能调经。相配理气调经、和血止痛的效果较好，可用于月经不调、痛经和肝胃气滞之胃痛、肋痛等症。

玫瑰花 黄芪　玫瑰花理气和血，黄芪补气升阳。相配有益气和血解郁之效，常用于虚人肝郁气滞引起的胸腹胀满、月经不调等症。

玫瑰花 佛手　取玫瑰花行气解郁，疗肝胃不和之胃痛，佛手舒肝、理气，疗脾胃气滞之脘腹胀满，胃纳不佳。相配有行气解郁、疏肝和胃之功。治胸胁脘腹痛而胀满、食纳欠佳者。常与香附、郁金同用。

玫瑰花 当归　取玫瑰花行气和血调经，当归和血调经。相配调经功效良好。用治血瘀痛经。

玫瑰花 赤芍　取玫瑰花行气散瘀，赤芍祛瘀止痛。相配行气祛瘀之功较好。用于损伤瘀痛。可与鸡血藤等活血祛瘀药同用增强疗效。

【常用量】 1.5～4.5克。

【参考】 本品为蔷薇科植物玫瑰初放花。

据现代医药研究，本品含挥发油（玫瑰油），主要成分为香茅醇等。

柿　蒂

【性味归经】 性温，味苦、涩。入胃经。

【功效】 温中下气，止呃。本品苦温善能降逆下气，为降逆止呃的要药，多用于胃寒呃逆。对胃热所致的呃逆，取其降逆止呃的专功。与清泄胃热药同用，兼能降逆止呕。其味涩并有敛肺止咳的作用，常用于治疗久咳。

配伍应用

柿蒂 生姜　二药均有温中止呕之功。柿蒂长于止呃，生姜善于止呕。相配止呕呃之力更强。若加丁香为《济生方》〈柿蒂散〉，治呃逆上气。

柿蒂 乌梅　柿蒂降气收涩止咳，乌梅敛肺止咳。相配有敛肺止咳之功，可用于久咳及百日咳。

【常用量】　4.5～9克。

【参考】　本品为柿树科植物的果柿。

本品对胃火炽盛者忌用。

据现代医药研究，本品含羟基三萜酸、白桦脂酸、熊果酸和葡萄糖、果糖等。

据报道，柿子树叶含有大量维生素，有治疗血小板减少性紫癜的作用。

理 血 药

理血药是以调理人体血分为主要作用的药物。分活血祛瘀、止血、凉血、补血四类。凉血、补血药分别列入清热药和补益药中阐述，本节只介绍活血祛瘀和止血药两类。

（一）活血祛瘀药

活血祛瘀药是以疏通经脉、活血祛瘀为主要作用的药物。据其作用所偏，又可分祛瘀、活血和消肿排脓三种：祛瘀药兼有止痛效能，适用于跌打损伤、瘀肿疼痛及体腔内瘀血肿块；活血药有通经作用，适用于瘀血所致经闭、经痛、月经不调及产后瘀血腹痛等症；消肿排脓药适用于疮疡脓肿、疮疡未溃等症。

气行则血行，血凝往往气滞，气滞又可导致血凝，故应用本类药物时常配理气药，以增强其活血祛瘀的效能。

本类药物对血虚无瘀及孕妇、月经过多者慎用，具有堕胎作用的药物，孕妇禁用。消肿排脓药对疮疡溃后不宜用。

川 芎

【性味归经】 性温，味辛。入肝、胆、心包经。

【功效】 活血行气，祛风止痛。本品辛温芳香，性善走散，上行头目，下达血海，既活血又行气，有"血中气药"之称。多用于风邪所致的头痛、风湿痛、月经不调、经痛腹痛、腹中块痛及难产、胞衣不下等症。

配伍应用

川芎 当归 二药相伍为〈芎归汤〉。川芎活血行气止痛，当归补血活血止痛。相配有养血行气、祛瘀止痛的功效，常用于月经不调、产后瘀血腹痛、痈疮肿痛及风湿痹痛。与熟地黄、白芍同用为《和剂局方》〈四物汤〉，可养血调经；与党参、黄芪同用可益气生血；与乳香、没药同用可活血止痛；与桃仁、红花同用可活血破瘀。

川芎 防风 川芎上行，祛风活血止痛，防风疏散风寒止痛。合用既散风寒，又行气活血，止痛作用较好。若加荆芥祛风散寒止痛，其效果更好，可用于治外感风寒头痛、身痛、风湿痛。头痛甚者，可与白芷散寒止痛药同用。

川芎 延胡索 二药都能活血行气止痛，川芎且有升散、引药上行的功效。相配可治血瘀诸痛及头痛。有配白芷、苍耳子疏风散寒、通窍活血，治头面风寒血滞脉阻的疼痛者。

川芎 细辛 川芎活血祛风，上行头目止痛，细辛升散通窍止痛，且能温经散寒。相配有祛风止痛、温经散寒之功。常用于治外感风寒头痛。

川芎 香附 川芎活血止痛，香附理气调经。相配有活血调经止痛的功效，为痛经的常用配伍。若加当归补血活血，其调经止痛的作用更显著，多用于气滞血瘀的痛经、月经不调等症。

【常用量】 3~9克。

【参考】 本品为伞形科植物川芎的根茎。

本品对阴虚火旺的头痛、头晕、月经过多者不宜用。

据现代医药研究，本品含有挥发油（内有一种内酯衍生物）、挥发性油状生物碱、阿魏酸等。挥发油少量对大脑有抑制作用，对心脏呈麻痹作用，能直接扩张血管，大量使用可降低血压。少量能刺激子宫平滑肌使之收缩，大量反使子宫麻痹而收缩停止。试管内试验对大肠杆菌、痢疾杆菌、伤寒杆菌、绿脓杆菌、霍乱弧菌有抑制作用。此外，本品与利血平同用，降压作用更强。

蜃 虫

【性味归经】　性寒，味咸。有毒。入肝经。

【功效】　破血、逐瘀，消症散结，续筋接骨。本品咸寒入血，既能软坚，又可破瘀，消瘀止痛作用较强。常用于血瘀所致的癥瘕积聚、经闭、产后瘀血腹痛、跌打损伤、骨折，并有通乳作用。

配伍应用

蜃虫 大黄　二药都有破瘀通经止痛功效，相配则效力较猛，可用以治血瘀经闭腹痛、肌肤甲错及癥瘕肿块、跌打瘀血肿痛等症。

蜃虫 泽兰　䗪虫破血逐瘀疗伤，泽兰活血消瘀。相配有活血破瘀止痛效能。可治外伤瘀血肿痛。加丹参消瘀止痛，疗效更好。

蜃虫 自然铜　蜃虫活血散瘀、消肿止痛、续筋骨，自然铜接骨续筋、消瘀散血，尤善疗外伤。相配有散瘀止痛接骨续筋的功效，可用于骨折瘀血肿痛，并常与血竭、乳香、没药、三七之类同用，其效果较显著。

【常用量】　3~6克。

【参考】　本品为鳖蠊科地鳖和鳖蠊科昆虫冀地鳖的雌虫体。

本品孕妇忌用。

水 蛭

【性味归经】　性平，味咸、苦，有毒。入肝、膀胱经。

【功效】　破血、逐瘀、通经。本品咸苦而走血分，功专破血散结通经，且其力较峻，可用于血瘀症积、折伤瘀结、经闭腹痛、蓄血等瘀血停蓄的疾病。

配伍应用

水蛭 大黄　二药都有逐瘀消症的作用，且其力均较强。水蛭专能破血通经，大黄能泻热凉血。相配通经消症之功较著，常用于闭经、蓄血、癥瘕积聚等，且可坠胎。

水蛭 桃仁　二药都能破血行瘀。相配功效较好。常用于血瘀诸症。若加虻虫破血通经，熟地黄滋阴养血为《妇人良方》〈地黄通经丸〉，有通经养血的功效，可治月经不调、闭经、产后恶露不尽、脐腹作痛等症。

【常用量】　1.5~5克。

【参考】　本品为水蛭科动物日本医蛭 的干燥虫体。

本品对非瘀滞实证及孕妇禁用。畏石灰、食盐。

据现代医药研究，本品含有蛋白质及水蛭素等。

据报道，本品有抗血凝的作用。活水蛭放在疮疡溃破处可吸脓血。

虻 虫

【性味归经】　性微寒，味苦，有毒。入肝经。

【功效】　破血、逐瘀、通经。本品专入血分，为破血逐瘀的专药，可用于血瘀引起的经闭、少腹作痛、癥瘕积聚及跌打损伤等。

配伍应用

虻虫 水蛭　二药均为破血逐瘀之品。相须为用，功效显著。若加桃仁活血祛瘀，大黄通经祛瘀为《伤寒论》〈抵当汤〉，可治伤寒蓄血、发狂善忘、少腹鞕满及经水不行等症。

虻虫 牡丹皮　虻虫破血通经，牡丹皮活血化瘀。相配活血化瘀功著，可用于跌打瘀血。《千金方》用治腕折瘀血。

【常用量】　1.5~4.5克。

【参考】　本品为虻科昆虫复带虻 或其他同属昆虫的雌性全虫。

本品破血力大且有毒，用时不宜过量。临床多入丸散剂。妇女月经不调和孕妇忌用。

本品与水蛭、䗪虫均属虫类，皆为破血消症、有毒、性猛烈之品，但同中有异，各有特点。水蛭性阴而缓，服后不即作泻，但其毒性在体内持续时间较长；䗪虫性力较缓；本品性刚峻猛，服后即泻，但药过即止。临床用之水蛭作用及效果较好。

乳　香

【性味归经】　性温，味辛、苦。气香。入心、肝、脾经。

【功效】　活血祛瘀，消肿止痛。本品辛散温通，能活血行气，有宣通经络、活血消瘀、止痛的功效，多用于血瘀气滞所致的疼痛、痈疽疮疡、跌打损伤。内服外用，都有疗效。

配伍应用

乳香　没药　二药相伍为《医学心悟》〈海浮散〉。二药都有活血行气、止痛的功效。而乳香偏于行气，没药偏于散血生肌。相配有活血消瘀、敛疡生肌止痛的效能，可治疮疡气血凝滞的肿痛，并常与牡丹皮、赤芍、白芷、川芎等同用。若配麝香、雄黄，为《外科全生集》〈醒消丸〉，治痈疮初起，属阳而脓未成者。配血竭、红花治跌打瘀血阻滞的肿痛，效果更好。

乳香　大黄　取乳香敛疮生肌，大黄消肿止痛，泻热凉血。相配消肿止痛、凉血之功较著。常用于跌打损伤、疮疽肿毒等症。

乳香　地龙　乳香活血祛瘀止痛，地龙通经活络。相须相使，有通经达络、活血止痛作用。若加川乌散寒止痛，可治跌打筋骨疼痛或痹症关节筋骨疼痛。

乳香　牛膝　乳香活血止痛，牛膝破血祛瘀。相配有消瘀血、止疼痛的功用，可治闪挫气滞血瘀的胁肋痛。加红花活血行瘀，疗效更显著。治血淋亦有佳效。

【常用量】　3～6克。

【参考】　本品为橄榄科植物乳香树及其同属植物皮部渗出的油胶树脂。

本品对无瘀滞者及孕妇不宜用。

据现代医药研究，本品含树脂（包括游离乳香酸、乳香次酸，乳香脂烃等）。此外，还有树胶（巴素林、阿拉伯胶素）、挥发油等。

没 药

【性味归经】　性平，味苦、辛。气芳香。入肝经。

【功效】　散血止痛，敛疮生肌。本品辛平芳香、通滞散瘀止痛，而能敛疮生肌。为散瘀行气止痛的要药。多用于瘀血疼痛，如胸胁腹痛、跌打损伤、痹痛及疮疽肿毒等，亦可外用。

【配伍应用】

没药 延胡索　没药散瘀止痛，延胡索活血散瘀、利气止痛。相配有活血散瘀、行气止痛的功效。若加五灵脂散瘀止痛，香附行气开郁止痛，为《医学心悟》〈手拈散〉，用于血瘀气滞的胸腹疼痛，疗效更显著。

没药 红花　二药都能活血祛瘀止痛，而没药长于祛瘀止痛，红花长于祛瘀通经。相配效果显著。可用以治血瘀心腹疼痛及妇女经闭、痛经等，并常与当归，延胡索同用。

【常用量】　3～9 克。

【参考】　本品为橄榄科植物没药树 或其他同属植物茎干皮部渗出的油胶树脂。

本品孕妇慎用。

据现代医药研究，本品所含主要成分为树脂（三种游离没药脂酸，二种酸性树脂）、挥发油（对位异丙基甲醛、丁香油酚等）、树胶等，有消毒防腐、收敛止血作用，还能抑制支气管、膀胱、子宫的分泌过多。水浸剂（1∶2）对多种皮肤真菌有不同程度的抑制作用。

血 竭

【性味归经】　性平，味甘、咸。入肝、心包经。

【功效】　活血止痛，敛疮生肌。本品甘咸入血，以活血散瘀止痛为专长，对内伤血聚、跌打损伤、经闭、产后块痛、心腹诸痛，都为良药。外用可止血生肌敛口，对恶疮痈疽、创伤伤口不合及金器伤出血，亦有良效。

配伍应用

血竭 儿茶　血竭散瘀敛疮、止血止痛，儿茶清热凉血、止血敛疮。相配有消瘀敛疮止血作用，可用于外伤瘀血疼痛、疮疖溃不收口。

血竭 大黄　血竭活血散瘀止痛，大黄逐瘀通经止痛，且有推陈致新之功。相配散瘀止痛效果尚好，常用于外伤瘀血作痛、局部肿胀者。内服外敷均可。若加自然铜为《沈氏尊生》〈血竭散〉，治外伤骨折。

血竭 冰片　二药均能生肌止痛。血竭偏于活血，冰片长于生肌。相配功效显著，可用于疮疡肿毒。内服外敷均有疗效。

血竭 没药　二药都能化瘀消肿止痛，相配则作用更显著。可用于外伤肿痛、痛经、产后腹痛及疮疡溃破不敛等。

【常用量】　1.5～3克。外用适量。

【参考】　本品为棕榈科植物麒麟竭及其同属物的果实和树干渗出的树脂。

本品不宜入煎剂，应研末冲服。孕妇忌用。

据现代医药研究，本品含树脂、树胶、血竭素、血竭树脂、安息香酸及肉桂酸等，对多种皮肤真菌，均有不同程度的抑制作用。

郁　金

【性味归经】　性寒，味辛、苦。入心、肺、肝经。

【功效】　凉血活血，破瘀行气。本品辛寒行散，苦寒沉降，入血而行气，为凉血、破瘀、解郁的药物。可用于气血不畅所致的胸痛、胁痛、痛经等。此外，更有清心利胆作用，常用于湿热病所致的神倦、胸闷胁痛及肝胆疾患所引起的胁肋疼痛等症。

配伍应用

郁金 香附　郁金活血凉血止痛，香附行气解郁止痛。相配有祛瘀行气止痛的效能，可用于气滞血瘀的胁肋疼痛、经期腹痛等症，并常与当归、白芍同用。二味加甘草为《万病回春》〈九气汤〉，据称"治膈气、风气、寒气、忧气、惊气、喜气、怒气、山岚瘴气、积聚痞气、心腹刺痛、不能欲食、吐止时发、攻则欲死，并治，神效。"

郁金 柴胡　郁金入肝经血分，活血行气止痛，柴胡入肝经气分，疏郁散结。合用有疏肝解郁、活血止痛的效能。常用于肝郁血滞的胁肋胀痛、月经不调、行经腹痛。肝、胆疾患亦多采用。

郁金 丹参　二药都能清心凉血，郁金偏于凉血止痛，丹参偏于行血除烦。相配有凉血消瘀、止痛的功效，常用于血热有瘀的心胸痹痛。

郁金 牡丹皮　二药都有凉血消瘀、清热解毒的效能，相配常用于热病斑疹、吐衄等症，并常与生地黄、赤芍、栀子等同用。

郁金 茵陈　郁金凉血、活血、行气止痛，茵陈清利湿热、退黄。相配有清热凉血、利湿退黄的功效，可用以治黄疸胁痛及湿温病的胸闷痞满、小便减少、食欲不振。常与藿香、白豆蔻、半夏等同用。

郁金 明矾　二药相伍为《外科全生集》〈白金丸〉。郁金入心，凉血活血，且能开窍散结，明矾能化顽痰。合用则开窍祛痰、凉血祛瘀行气。可治癫痫。有用薄荷为丸者，取其辛香宣散；有用菖蒲煎汤服者，取其芳香化浊开窍。或加朱砂为《沈氏尊生》〈郁金丸〉，可增强镇惊安神作用。

【常用量】　6～12克。

【参考】　本品为姜科植物毛姜黄的块根。

本品畏丁香。

据现代医药研究，本品含挥发油（主要成分为莰烯、樟脑、倍半萜烯、倍半萜烯醇等）、草酸钙等，能促进胆汁分泌，有利胆作用。可治黄疸、胆结石以及肝炎、肝硬化的肝区痛。

姜 黄

【性味归经】　性温，味苦、辛。入肝、脾经。

【功效】　活血行气，破瘀止痛。本品辛散、苦泄、温通，既能破血，又能行气，为活血、通利筋脉、止痛之药物。常用于风湿痹痛、肩背痛及血滞脐腹刺痛等。

配伍应用

姜黄 肉桂　姜黄破瘀行气，肉桂温阳通脉。相配有温阳活血、散寒止痛的功效。可用于血滞心腹的疼痛、产后瘀血腹痛。

姜黄 桂枝　二药都可温通血脉、散寒止痛，而姜黄止痛偏于破瘀行气，桂枝止痛偏于通血脉、散风寒。相配则祛寒止痛效力较好，可用于血瘀寒凝，或风寒湿痹的疼痛。尤多用于肩臂痹痛。

姜黄 郁金　二药都能活血行气止痛，而姜黄性温，偏于祛瘀通经，郁金性凉，偏于活血行气。同用温清相济，破瘀血、散郁结的功效较好，可治血瘀胸胁胀痛。

姜黄 乌药　取姜黄活血行气止痛，乌药顺气散寒止痛。相配有行气活血止痛的功效，可用于寒气阻滞、气血有瘀的胃痛。

【常用量】　6~9克。

【参考】　本品为姜科植物姜黄 的根茎。

本品对无气滞血瘀者忌用。

据现代医药研究，本品含挥发油，油中成分为姜黄酮、去氢姜黄酮、姜烯、d—（西腊字母阿尔法）—水芹烯、桉油精，此外，还有姜黄素。能促进胆汁分泌，作用较弱但持久。水浸剂（1：3）对各种皮肤真菌有不同程度的抑制作用。

三　棱

【性味归经】　性平，味苦。入肝、脾经。

【功效】　破血行气、消积止痛。本品苦平降泄，既能破瘀，又可消积，常用于治瘀血腹痛、经闭、腹内肿块疼痛及痰食停滞所致的食积腹痛、痞块等，并有下乳作用。

配伍应用

三棱 莪术　二药都能活血祛瘀、行气止痛。但三棱偏于活血，为血中气药，多用于祛瘀；莪术偏于行气，为气中血药，多用于消积。相须为用，其效果更好，治癥瘕积聚、血瘀经闭、食积腹满腹痛。气血瘀滞者常与当归、川芎、桃仁、红花同用，以破血通经；食积痞痛者常与川楝子、延胡索、乳香、没药同用，以行气活血止痛，故二药有"从血药则活血，从气药则治气"的说法。

三棱 牛膝　三棱破血通经，牛膝活血通经。相配有通经活血、破瘀除症的效能。若加牡丹皮活血散瘀，肉桂温经通脉，可治腹内血瘀症块腹痛、瘀血攻冲作痛、血瘀经闭等症，疗效亦好。

三棱 川芎　三棱破血行气止痛，川芎活血行气止痛。相须为用，活血行气止痛之效更佳，可用于月经不调之行经腹痛、经闭、腹内肿块疼痛等症。

三棱 乳香　三棱破血行气止痛，乳香活血祛瘀消肿止痛。相配有行气活血止痛之功，有消散癥瘕积聚、痞块作用。

【常用量】　3~9克。

【参考】　本品为黑三棱科植物黑三棱、小黑三棱、细叶黑三棱及莎草科植物荆三棱的块茎。

本品对正气虚弱、孕妇忌用。畏牙硝。

据现代医药研究，本品含有挥发油及淀粉，可用于治宫外孕及肝脾肿大等症。

莪 术

【性味归经】　性温，味苦、辛。入肝、脾经。

【功效】　行气破血，消积止痛。本品辛温行散，苦温降泄，其功效与三棱相似，而行气消积效力较强。常用于食积不消的痞满胀痛、妇女血瘀腹痛、经闭及癥瘕等症。

配伍应用

莪术 木香　二药都能行气消积止痛。而消积散结效力莪术胜于木香，行气止痛效力木香优于莪术。相须为用，其效果较好，可治食积胀满、腹痛等症。

莪术 香附　莪术行气破血止痛，香附理气解郁、调经止痛。相配理气解郁调经之功较好，常用于经行腹痛、腹胀及经闭、癥瘕等症。

莪术 郁金　莪术行气破血、消症止痛，郁金活血破瘀行气。相配有活血行气消症止痛之效，可用于气血不畅之胸痛、胁痛、痛经，亦可治肝肿作痛。

莪术 青皮　莪术行气破血、消积止痛，青皮破气消止痛。合用能消积散结、破气止痛，可用于治食积气滞、痞块腹痛，并常与山楂、麦芽等消积药物同用，疗效较好。

【常用量】　3～9 克。

【参考】　本品为姜科莪术 的干燥根。

本品孕妇忌用。

据现代医药研究，本品含挥发油，其成分为倍半萜烯醇、d—姜醇、桉树脑等。此外，还有皂甙、蒽甙、黄酮甙及淀粉、树脂、黏液质等。

据报道，本品提取液或挥发油用于宫颈癌作局部注射，能使肿瘤组织坏死，继则脱落，且对正常组织无明显影响，故可治此病。

苏　木

【性味归经】　性平，味甘、咸。入心、肝、脾经。

【功效】　行血祛瘀、消肿止痛、和血。本品甘咸入血，有活血散瘀，消肿止痛功效。古人谓"少用则和血，多用则破血"常与活血祛瘀药同用，治跌打损伤及产后血瘀、经闭等症。

配伍应用

苏木 乳香　二药都有祛瘀止痛、活血消肿的作用。而苏木偏于行血，乳香兼能行气。相配有活血消瘀、止痛的效能。可治产后血晕、腹胀满。若配没药、血竭、自然铜等，治跌打损伤。

苏木 当归　苏木祛瘀止痛，当归补血和血。相配有补血祛瘀的功效。二药入〈通经丸〉，治妇女血滞、经闭腹痛。取苏木行血止痛，党参补气养血。相配补气活血，可治肺伤吐血过多、气虚血瘀、胸闷而喘者。若加三七参，效果更好。

苏木 麝香　二药均有活血散瘀之功。相配则效力更强，入《医宗金鉴》〈八厘散〉，治跌打损伤有效。

【常用量】　4.5～9 克。

【参考】　本品为豆科植物苏木 的心材。

本品对血虚无瘀滞者忌用。

据现代医药研究，本品含有苏木素、巴西苏木素、精油及灰分等。

据报道，认为本品为收敛止血药，适用于子宫出血、产妇流血过多。又用于慢性肠炎、赤痢、肠出血等。对妇女子宫炎、赤白带下、男子睾丸肿痛及外伤等，均可作外洗。

丹 参

【性味归经】　性微寒，味苦。入心、肝经。

【功效】　活血调经，凉血消肿。本品苦寒降泄，入血分，清血中郁热而除心烦，泻血中郁热而又活血通经，为血热而有瘀滞的常用药。可用于妇女月经不调、经闭、痛经、疮痈肿毒及心血瘀阻的心烦胸闷、胸痛，以及热病心营被伤的心烦不寐等。

配伍应用

丹参 当归　丹参活血凉血，当归补血行血。相配有活血调经功效，常用于月经不调或产后恶露不尽。痛经者可配香附同用，疗效较好。

丹参 乳香　丹参活血、凉血、消肿，乳香活血祛瘀、消肿止痛。相配则活血消肿止痛效力较好。若加没药、赤芍、桃仁，为〈宫外孕方〉（经验方），可治宫外孕及血症腹痛、经闭等；若加当归，为〈效灵丹〉，可治血瘀气滞所致的心腹诸痛。

丹参 砂仁　丹参活血化瘀止痛，砂仁行气畅中。相配有调气化瘀止痛的功效。若加檀香调气醒脾止痛，为《医宗金鉴》〈丹参饮〉，可治血瘀气滞所致的胃脘疼痛。近用治胃溃疡之胃脘痛和冠心病心绞痛者，有一定疗效。

丹参 牡丹皮　二药都可凉血活血化瘀，但丹参长于活血，且能除烦，牡丹皮专于凉血化斑。若加生地黄滋阴降火凉血，则有清营凉血化斑、止血的功效。可治热病伤营的高烧心烦、紫斑、吐衄等症。

丹参 瓜蒌　丹参活血凉血消肿，瓜蒌清热化痰散结。若加穿山甲消肿溃痈，则有活血消肿排脓的效能，可用于治乳痈、疮疡等症，亦有用于治疗心胸刺痛者。

【常用量】　9~15克。

【参考】　本品为唇形科多年生草本植物丹参的根。

本品孕妇慎用。反藜芦。

据现代医药研究，本品含有多种结晶形色素，包括丹参酮甲、乙、丙及结晶形酚类（丹参酚甲、乙），还有维生素E。有镇静、降血压和收缩肿大的肝脾并使其变软的作用。

泽 兰

【性味归经】 性温，味苦、辛。入肝、脾经。

【功效】 祛瘀、通经，利水。本品苦辛微温，芳香行散，能舒肝脾、散血滞、行水消肿，但其作用平缓。常配理血药治月经不调、经闭；配利水药治身面浮肿。

配伍应用

泽兰 川芎 取泽兰行血祛瘀，川芎活血行气。相配有活血祛瘀作用，可治月经不调、经闭及外伤血瘀诸症。常与当归等同用，疗效较好。

泽兰 丹参 泽兰行血祛瘀，丹参活血消肿。相配有活血消瘀作用，可治外伤血瘀肿痛。

泽兰 防己 取泽兰通经利水，防己清湿热利水。相配利水之功较好，常用于水肿，小便不利。可用于膀胱炎，前列腺炎引起的小便不利。

泽兰 白茅根 取泽兰通经利水，白茅根清热利尿。相配有清热通经利水效能，可治水肿，并常与车前子等同用，其功效更显著。

【常用量】 4.5～9克。

【参考】 本品为唇形科植物地瓜儿苗 的全草。

本品孕妇忌用。

据现代医药研究，本品含挥发油及鞣质等。

红 花（附：藏红花）

【性味归经】 性温，味辛。入心、肝经。

【功效】 活血通经、祛瘀止痛。本品辛散温通，少用和血调血养血，多用行血，过用则血行不止，为行血滞、止疼痛的常用药。凡血滞所致的经闭、痛经、癥瘕腹痛及产后瘀血腹痛多用之。其次，用于祛瘀止痛，如血瘀胸痹、关节痹痛、痈疽疮毒、跌打损伤等。

配伍应用

红花 桃仁 二药均有活血通经、祛瘀生新的功用。而红花温通，止痛效力胜于桃仁，桃仁苦涩，破瘀功效胜于红花。相须为用，能活血祛瘀止痛，治妇女经闭、血瘀腹痛及各种瘀血肿痛等症。

红花 川芎　二药均能活血行血。红花能祛瘀通经，川芎性善走窜能活血行气止痛。相配活血祛瘀的功效较著，常用于血瘀经闭及血滞脉络的周身疼痛。

红花 苏木　二药都能活血祛瘀、止痛，并均有"少用则活血，多用则破血"之说。其异点为红花偏于行血，苏木长于祛瘀。相配行血祛瘀的功效更著，常用于血瘀经闭、跌打损伤、瘀而不散者。

红花 益母草　二药都有活血散瘀作用。若加山楂活血散瘀，其功效更显著。可治瘀血腹痛、产后恶血不行等。

红花 紫草　取红花活血，紫草凉血透疹，相配可治麻疹夹斑难出者；取红花祛瘀止痛，紫草凉血解毒，可治痈疮肿毒，并常配当归、牡丹皮等同用。

【常用量】　3~9 克。

【参考】　本品为菊科植物红花 的干燥花。

本品对孕妇忌用。

据现代医药研究，本品含红花甙、异红花甙、红花黄色素蜡质、树脂和脂肪油。有兴奋子宫、血管、肠管、支气管平滑肌作用，并能使肾血管收缩，肾血流量减少。小剂量能使心肌有轻度的兴奋，大剂量则呈抑制。此外，能使血压下降而持久。

藏红花为鸢尾科植物番红花的干燥柱头。性平味甘，功同红花，但作用较强。血热毒盛的斑疹用之较多。用量 1.5~3 克，多入丸散剂。据现代医药研究，本品含藏红花甙，有明显的收缩子宫作用。

月 季 花

【性味归经】　性温，味甘。入肝经。

【功效】　活血调经、消肿解毒。本品甘温通利，为肝郁不舒、经脉阻滞的月经不调症的常用药。此外，苟能活血消肿，用于瘰疬肿痛未溃者。

配伍应用

月季花 茺蔚子　取月季花活血调经，茺蔚子顺气活血调经。相配有行气、活血、止痛之功，可用治肝郁气滞、经脉阻滞的月经不调、小腹胀痛者。常与香附、当归同用。有用月季花伍茺蔚子入解毒消肿药中，治肿毒瘰疬者。

月季花 夏枯草 月季花舒郁、通脉、解毒消肿，夏枯草清肝经郁热。相配治瘰疬结核、乳痈等，亦用于疮痈诸症。

【常用量】 3~6 克。

【参考】 本品为蔷薇科植物月季花半开放的花。

本品常单味用治月经不调、肺虚咳嗽咯血、跌打损伤、筋骨疼痛、脚膝肿痛等。

五 灵 脂

【性味归经】 性温，味甘。入肝经。

【功效】 祛瘀、通脉，止痛。本品甘缓温通，入肝经血分，有散瘀血、利血脉而止痛的功效，凡血瘀所致的胸腹胁肋痛、经闭、痛经、产后瘀阻诸痛及疝气痛，都可用。炒用可化瘀止血，常用于崩漏、月经过多。

配伍应用

五灵脂 阿胶 二药都可止血，但五灵脂应炒用，且有化瘀效能，阿胶又能补血。相配有补血、祛瘀止血的功效。若加当归活血养血，可用于治崩漏不止。

五灵脂 香附 五灵脂活血止痛，香附行气止痛。相配有行气祛瘀止痛的功效，可治气滞血瘀的胁肋、胸腹疼痛及痛经等，并常选配延胡索、蒲黄、乳香、没药、三棱、益母草等行气活血消瘀药，治妇女气血郁滞的月经不调和小腹、腰髋疼痛。

五灵脂 红花 二药均能活血祛瘀止痛，五灵脂偏于祛瘀通脉，红花长于活血通经。相配祛瘀止痛的功效更强，常用于治血瘀腹痛、血少、经闭等症。

五灵脂 炮姜 五灵脂活血祛瘀止痛，炮姜温里散寒。若加肉桂温阳通脉，有温通血脉、活血消瘀之效，常用于治下焦虚寒、血瘀腹痛或妇女虚寒腹痛经闭、月经不调等。

【常用量】 3~9克。

【参考】 本品为鼯鼠科橙足鼯鼠的干燥粪便。

本品孕妇忌用。畏人参。

据现代医学研究，本品含树脂、维生素A、尿素、尿酸等，能缓解平滑肌痉挛而有止痛作用，对结核杆菌、多种皮肤真菌均有不同程度的抑制作用。

据报道，本品还有增加白细胞的作用。

刘寄奴

【性味归经】 性温，味苦。入心、脾经。

【功效】 祛瘀通经、止痛。本品苦泄温通，有破瘀通经、止血、止痛之功。常用于血滞胀痛、外伤出血、血瘀及经闭、产后瘀阻疼痛等。外用可止血止痛。鲜品单味外敷可治创伤。

配伍应用

刘寄奴 骨碎补 刘寄奴破瘀止痛，骨碎补补肾、续筋骨而治疗骨折。若加延胡索活血行气止痛，有祛瘀消肿、续筋骨止痛的功效，可用于外伤瘀血肿胀、骨折等症。

刘寄奴 当归 刘寄奴活血化瘀，当归活血养血，若加没药活血止痛，有活血化瘀、通经止痛的功效，可用于治妇女经闭、腰痛等症。

刘寄奴 延胡索 二药均能活血祛瘀、止痛，刘寄奴兼能止血，延胡索止痛作用较强。相配能活血止血，消肿止痛，多用于外伤肿痛、血瘀腹痛、痛经等症。

刘寄奴 丝瓜络 刘寄奴活血通经，丝瓜络通络下乳。若加薄荷开郁疏肝，有活血通络、解郁下乳的功效，可用于气郁不舒，血滞而致的乳汁不下。

【常用量】 6~9克。外用适量。

【参考】 本品为玄参科植物阴行草及菊科植物奇蒿的全草。

本品对气血虚弱无滞者及孕妇不宜用。

据现代医药研究，本品含有挥发油和强心甙等。

据报道，本品治烧伤及丝虫病象皮肿有初步的疗效。

自 然 铜

【性味归经】 性平，味辛。入肝经。

【功效】 续筋接骨，散瘀止痛。本品辛散能祛瘀血、散滞气、止疼痛，为接骨续筋之要药，多用于跌打骨折、瘀滞疼痛。

配伍应用

自然铜 没药 二药都有散瘀止痛的作用。自然铜长于续筋接骨，没药善于止外伤肿痛。相配有活血散瘀止痛之功，常用治外伤骨折、肿痛，并常配乳香、当归等，治跌打筋骨损伤。

自然铜 乳香 二药都有活血行气、消瘀肿、止痛的功效，而自然铜重在行血，乳香兼可行气。相配有活血消瘀、行气止痛之效，且能续筋接骨。若加当归、没药、羌活为《张氏医通》〈自然铜散〉，治跌打骨折。

自然铜 儿茶 二药都能散瘀、活血、止痛。相须为用，其效更佳。外用治疮疡、外伤出血。

【常用量】 3~9克。

【参考】 本品为天然硫化铁化石黄铁矿的矿石。

本品对阴虚有热、产后血虚及无瘀滞者忌用。

据现代医药研究，本品黄色者主含二硫化三铁，有时混有镍、钴、钽与少量铜及金的化合物。褐色者含四氧化三铁等。

据报道，本品能防治地方性甲状腺肿。

牛 膝

【性味归经】 性平，味苦、酸。入肝、肾经。

【功效】 活血通络，舒筋利痹。本品苦平降泄，性善下行，对血脉瘀阻所致的经闭、腹部肿块、难产、胞衣不下及闪挫扭伤、风湿痹痛等症，都为常用药。以其下行之功，可引火下泄，故又可用于咽喉、齿龈肿痛、口舌生疮及痈疽疮毒。酒或盐水炒用，其补肝肾、强筋骨的功效较显著。

配伍应用

牛膝 杜仲 二药均能滋补肝肾，且牛膝利关节，杜仲强筋骨。相配可治肾虚腰膝酸软疼痛及痹症四肢筋骨疼痛、屈伸不利。近有用于治高血压者，并常与桑寄生等相配。

牛膝 红花　二药都有通经作用，且牛膝长于破血通经，红花善于活血通经止痛。相配可活血破瘀、通经止痛，用于治经闭、癥瘕等。常配当归、赤芍等同用，疗效更好。

牛膝 石膏　牛膝引热下行，石膏清胃热。若加知母清热降火，可清胃热，降上炎之火，用以治胃火牙痛、口舌生疮等症。

牛膝 金银花　牛膝下行，破瘀通血脉，金银花清热解毒。若加赤芍活血祛瘀，有活血散瘀、凉血解毒的功效，据称可治血栓闭塞性脉管炎及急性扁桃腺炎。

牛膝 瞿麦　牛膝下行活血，瞿麦清湿热而通淋。若加丹皮凉血祛瘀，有清热凉血通淋的功效。可治血淋涩痛。

【常用量】　9～15克。

【参考】　本品为苋科植物牛膝的根（通称怀牛膝）及川牛膝的干燥根。

本品孕妇忌用。

怀牛膝主产河南、河北等地，川牛膝主产四川、云南、贵州等地。怀牛膝滋补肝肾力强，川牛膝破瘀通经力较显著。

据现代医药研究，怀牛膝含牛膝皂甙，水解后生成齐墩果酸及类似葡萄糖醛酸的反应物，此外还有多种钾盐及黏液质。川牛膝含生物碱，但不含皂甙。

据报道，本品有降压和轻度利尿作用，并能增强子宫收缩。其降压作用持续时间不长，恢复后反使血压一度轻微上升。

虎 杖

【性味归经】　性平、味苦。入肝、胆、肺经。

【功效】　清热、解毒、利湿、化痰、通经止痛。本品历代诸家释述各具慧眼，如《本草述》曰："其行血似与天名精类，其疗风似与王不留行类，第前哲多谓其最解暑毒，是则从血所生化之原以除结热，故手厥阴之血脏与足厥阴之风脏，其治如鼓应桴也。"本品祛风利湿、破瘀、通经、清热、解毒、止咳、化痰等功效，临床均有一定的疗效。常用于治疗风湿痹症、跌打损伤、闭经、湿热黄疸、传染性肝炎、淋浊带下、肺热咳嗽、肺炎、烫伤、痈肿疮毒、骨髓炎、毒蛇咬伤以及胆结石等症。

配伍应用

虎杖 鸡血藤 虎杖祛风利湿，鸡血藤舒筋活络。相配有祛风湿、行血舒筋、通络止痛之功。用于治血虚之风湿关节酸痛、手足麻木、肢体瘫痪等症。

虎杖 益母草 取虎杖活血通经，益母草活血祛瘀通经。相配活血祛瘀通经之功较好。可用于血瘀经闭、小腹胀痛及产后恶露不下、瘀阻腹痛等症。

虎杖 红花 取二药活血破瘀为用，相配功效更佳。可用于治疗跌打损伤之瘀血阻滞疼痛等症。

虎杖 茵陈蒿 取虎杖清热解毒利湿热疗黄疸，茵陈蒿清利湿热退黄。相配清湿热、解毒退黄疸的作用尤著。常用治湿热黄疸、肝炎、传染性肝炎及肝功能化验阳性者，有效。

虎杖 黄芩 取虎杖苦降泄热、化痰止咳，黄芩清肺热止咳。相配清泄肺热、化痰止咳作用较好。用于肺热咳嗽、吐痰。肺炎常配鱼腥草同用。

虎杖 金钱草 取虎杖清热利湿、苦降通泄，金钱草利水通淋。相配清泄湿热、通淋之功更佳。常用于胆结石症。亦用于泌尿系结石和淋症。

【常用量】 10~30 克。

【参考】 本品为蓼科蓼属多年生草本植物虎杖的茎和根。

本品鲜品捣烂外敷治蛇咬伤或疮毒。用量适量即可。

本品孕妇忌用。

现代药理研究，本品含游离蒽醌甙，主要为大黄素等，有抗菌、抗病毒作用。

穿山甲

【性味归经】　性微寒，味咸。入肝、胃经。

【功效】　通经下乳，消肿排脓。本品咸寒入血，性善走窜，功能搜风通络、攻坚排脓、散血消肿，可治脓成将溃的痈疮。有托毒排脓、促进穿溃的功效，故为外科常用药。此外，有透达络脉、消除关节肿痛及下乳之效。用时常以沙炒。

配伍应用

穿山甲　皂角刺　二药都有消肿散瘀、溃痈排脓的功效，而穿山甲咸寒，透达经脉，散血力强，能通乳络，皂角刺辛温通散，性锐功专穿溃，且能杀虫。相配则消肿疗痈的功效较显著。可治乳痈、疮疡，未成可消，已成能溃。对痈疮阳症、气血未虚者，常与当归尾、贝母、天花粉等消肿排脓药同用，其效更好。

穿山甲　当归　穿山甲散瘀消肿，当归散瘀止痛。相配有行血散瘀、消肿止痛的功效。若加川芎活血行气止痛，则效力更好，可治血瘀气滞引起的诸痛。加羌活、防风，可治风湿性关节肿痛、痹症拘挛等症。

穿山甲　黄芪　穿山甲能通乳，黄芪能益气养血。相配有补气生血、通乳的效能，可治乳汁不下。常配通草同用，其效较好。取穿山甲消肿溃脓，黄芪托疮排脓，可用于痈疮脓成或已溃、脓汁清稀、排出不畅者。

【常用量】　3～9克。

【参考】　本品为脊椎动物鲮鲤科食蚁兽鲮鲤的鳞甲。

据现代医药研究，本品内服能使白血球增加。治血尿也有一定疗效。

皂角刺（附：皂角子）

【性味归经】　性温，味辛。入肺、大肠经。

【功效】　溃脓消肿，排脓，杀虫。本品辛散温通，性锐长于攻坚，为痈疮阳症的常用药。脓未成者能消，已成者能溃，已溃者能引脓外出，故对痈疽疮疡、乳痈多用之。以其杀虫兼可祛风的功效，可治疬风。

配伍应用

皂角刺　白芷　皂角刺达络穿溃，白芷活血排脓。若加黄芪益气托疮，相配有托疮排脓、溃痈消肿的功效，可用于痈脓已成不溃或溃而脓出不畅者。常与当归、川芎同用，疗效更好。

皂角刺　金银花　皂角刺消肿溃痈，金银花清热解毒。相配有清热解毒消痈的功效，可用于痈疮初起。常配甘草同用。

皂角刺　大枫子油　取皂角刺祛风杀虫，大枫子油燥湿杀虫。若加大黄、郁金、朴硝为〈追风散〉，可治麻风、皮癣。

皂角刺　大黄　二药均能散瘀消肿。皂角刺长于攻坚排脓，大黄偏于逐瘀生新。相配溃疮消肿、祛瘀止痛的功效更强，多用于痈疽疮疡、跌打损伤等症。

皂角刺　白矾　二药相伍为《局方》〈稀涎散〉。皂角刺消肿解毒，白矾收敛燥湿解毒。相配消肿排脓、敛疮解毒的功效较强，治单双乳蛾效果较好。

皂角刺　木香　取皂角刺疏风气为用，木香为治气急药，取其通、疏气滞。相配治手足拘挛不伸。

【常用量】　3～9克。

【参考】　本品为豆科落叶乔木皂荚树树枝上的棘刺。

本品孕妇慎用。

据现代医药研究，本品含皂甙。

据报道，本品治疗急性扁桃体炎有一定疗效。

皂角子为皂荚的种子，性温，味辛。可滑肠通便、开窍祛痰。常用于痰咳，尤以中风痰壅多用，亦有用于治瘰疬肿毒等。孕妇忌服。

王 不 留 行

【性味归经】　性平，味苦。入肝、脾、胃经。

【功效】　行血调经，下乳消肿。本品性味苦平，通利凉血，上能行乳汁，下能通经闭，为乳汁不行及乳痈的常用药。对痈疽肿毒，有消肿止痛的功效。

配伍应用

王不留行 穿山甲 二药都能通乳，常相须为用，治乳汁不下及乳痛。常与当归、川芎等养血活血药配用。气虚者加黄芪；乳房胀痛者加丹参；乳房有肿块者加皂角刺，疗效较好。

王不留行 黄芪 王不留行下乳，黄芪益气生血。相配益气生血下乳的功效较著，多用于气虚乳汁不行者。

王不留行 续断 王不留行行血消肿，续断疗伤止痛。若加当归、红花活血止痛，可治跌打肿痛，亦治冻伤。

【常用量】 3~9克。

【参考】 本品为石竹科植物麦蓝菜的种子。本品孕妇忌服。据现代医药研究，本品含皂甙，并有生物碱和香豆素类化合物反应，对通乳及子宫复旧有较好效果。

桃 仁

【性味归经】 性平，味苦、甘。入心、肝经。

【功效】 破血行瘀，润燥滑肠。本品苦泄，甘缓质润，为破血消瘀的常用药。凡瘀血积滞的经闭、跌打损伤的瘀痛、产后有瘀血块痛以及血阻脉络关节不利都常用之。以其甘润滑肠，又常用于津枯便闭。

配伍应用

桃仁 蟅虫 二药都可破瘀散结。若加大黄通经逐瘀为〈下瘀血汤〉，有破瘀止痛作用。可治血滞经闭、产后瘀血少腹作痛及跌打肿痛。

桃仁 大黄 取大黄凉血破瘀，桃仁活血祛瘀。若加红花祛瘀疗伤，穿山甲活血通经消肿，相配有活血化瘀、消肿止痛的功效，可用于跌打损伤、青肿疼痛。

桃仁 牡丹皮 二药都可活血祛瘀，且能消肿止痛。若加红花活血祛瘀，相须为用，其活血消肿止痛功效更显著。可用于跌打损伤、瘀血疼痛及妇女血瘀经闭、腹痛等症。

桃仁 杏仁 二药均能润燥滑肠，而桃仁偏于活血，杏仁偏于降气。相配有滑肠、止痛、止咳之功，可治胸胁腰痛、腹痛津亏血枯便闭，亦可用于治咳嗽。

【常用量】　6～12克。

【参考】　本品为蔷薇科落叶乔木桃树的干燥成熟种子。本品孕妇忌用。据现代医药研究，本品含苦杏仁甙、脂肪油、维生素B_1、挥发油等，有镇咳作用。苦杏仁甙水解后产生氢氰酸，大量内服可麻痹延髓呼吸中枢，引起中毒，故不宜多用。

路 路 通

【性味归经】　性平，味苦微涩。通行十二经。

【功效】　祛风通络，利水除湿。本品味苦能清热，且可除湿，又有通络止痛之功。多用于妇女月经不调之经少腹痛，乳汁不通，亦用于风湿痹痛、胃脘痛。近代临床观察，认为其有抗过敏作用，故用于荨麻疹、风疹、过敏性鼻炎等。

配伍应用

路路通 鸡血藤　路路通通经调络，鸡血藤补血、行血调经。相配有补血、通络、行血之功。常用于血虚经络不畅引起的痛经或月经不调。

路路通 王不留行　路路通通络，王不留行通经下乳。二药皆入肝经，乳房为肝经所辖。相配行血通络功效显著，尤以通乳为佳品。常用治乳汁不通，亦可用于乳腺炎症，取其通络为用。妇女闭经症亦为常用之辅佐药。

路路通 海风藤　二药均有祛风通络之功，路路通且可除湿，海风藤又有祛风通络止痛要药之誉。相配祛风通络止痛效用更著，用于风湿病腰痛等症。若风湿肢节痛，可配秦艽、桑枝、薏苡仁等同用。

【常用量】　3～6克。

【参考】　本品为落叶乔木枫香科植物枫香的果实。

本品孕妇慎用。

本品用于治疗荨麻疹可单味煎服，亦常在复方中使用。

据现代医药研究，实验证明，制成60%的酒精溶剂外用，能防止钩蚴侵入小鼠皮肤。

（二）止血药

止血药是以制止身体内外出血为主要作用的药物，适用于吐血、衄血、尿血、便血、崩漏及创伤出血等。使用本类药物时应根据出血的各种原因和部位及并发症选药配伍。如血热妄行者，应与清热凉血药同用，以凉血止血；气虚不能摄血者，应与补气和温阳药同用，以温经止血；血瘀未尽者，应与化瘀药同用，以化瘀止血。

部分止血药多炒炭用，以增强其收涩止血效能。但对出血初期和有瘀者不宜用，以免造成瘀弊，反而失去止血效果。

蒲　黄

【性味归经】　性平，味甘。入肝、心经。

【功效】　止血，行血。本品甘缓性平，无寒热偏胜之弊，专长于止血、行血消瘀，对吐血、衄血、咳血、尿血、便血及外伤出血均适宜。用时炒，以增强收涩止血功效。

配伍应用

蒲黄　五灵脂　二药相伍为《和剂局方》〈失笑散〉。蒲黄行血消瘀，五灵脂活血行气、化瘀止痛。相配有活血行瘀、散结止痛的功效。可用于气滞血瘀所致的月经不调、痛经、少腹急痛或产后恶露不行或腹部胀痛等症。

蒲黄　小蓟　蒲黄（炒）收涩止血，小蓟凉血止血。相须为用，止血功效更大。常用于血淋热结、尿中带血及血热鼻衄等症。

蒲黄　炮姜　蒲黄止血行瘀，炮姜温经止血。相须相使，其温经通脉、止血消瘀的功效较好。若加肉桂温经通脉，其效更显著。可用于产后恶露不尽、攻冲心胸痞满，或脐腹胀痛，或胞衣不下以及脾肾虚寒失于固摄的便血等。

蒲黄　乌贼骨　二药都能收敛止血，相须为用疗效更显著。常研末外用于各种外伤出血。

【常用量】　6～12克。外用适量。

【参考】　本品为香蒲科多年水生草本植物蒲黄及其同属植物的成

熟花粉。

据现代医药研究，本品含一种黄酮甙，水解后产生异鼠李素，并含有脂肪油及固甾醇。本品生用、炒用均有止血作用，但炒后作用较好。有收缩子宫作用，对子宫出血适用。

仙鹤草

【性味归经】　性凉，味苦、涩。入肺、脾、胃、大肠经。

【功效】　止血，补虚。本品性平缓，味苦而涩，故有收敛止血作用，凡出血症都可用。此外，尚有补益中气的效能，可治中气不足的体倦乏力，为止血常用良品。

　配伍应用

仙鹤草　海螵蛸　二药都可收敛止血，仙鹤草兼能补虚，海螵蛸兼能制酸。相配既止血又可补虚制酸，常用于治崩漏及胃溃疡出血，并常与龙骨配用，止血疗效更好。

仙鹤草　槐花　仙鹤草收敛止血，槐花凉血止血而清肝与大肠之火，兼能利湿热而止血。相须为用，有清热凉血止血的功效，可用于治大便出血。常与地榆配用，疗效亦好。

仙鹤草　白茅根　仙鹤草止血，白茅根清热利尿、凉血止血。相须为用，凉血止血作用较好，可治尿血。衄血常配藕节同用。

仙鹤草　阿胶　二药都可止血，但仙鹤草收敛止血而补虚，阿胶补肺润燥、养血止血。相配有滋阴润燥止血的功效，可用于咳血及肺痨咯血。常配藕节等化瘀止血药同用，其效较好。

仙鹤草　大枣　取仙鹤草补中益气，大枣补脾益气养血。相配入补益剂可治体虚无力。

【常用量】　9～30克。

【参考】　本品为蔷薇科多年生草本植物龙芽草的全草。

据现代医药研究，本品含仙鹤草素、鞣质、维生素K等，这些成分均有止血作用。仙鹤草素能缩短凝血时间和促进血小板生成。此外，能抑制革兰氏阳性细菌，尤其对金黄色葡萄球菌作用较强。据称，本品嫩茎叶对滴虫性阴道炎有疗效。

三 七

【性味归经】 性微温，味甘、苦。入肝、胃经。

【功效】 散瘀止血，消肿定痛。本品苦温散泄而能消瘀定痛，甘温调血而能活血止血。以其消瘀行血止血作用，为止血要药。可用于一切出血疾病。

配伍应用

三七 白芨 二药相伍为〈白芨散〉。三七消肿止痛止血，白芨消肿生肌、收敛止血，并长于补肺化瘀。相须为用，止血功效较好，可治吐血、衄血、尿血、便血及肺结核的咳血。治外伤出血，其功效甚好。

三七 花蕊石 二药都长于化瘀止血，若加血余炭收涩止血，为《中参西录》〈化血丹〉，可治血瘀所致的吐血、衄血、肺结核咳血、崩漏下血、二便出血等。

三七 茜草 三七化瘀止血，茜草凉血止血。相配有凉血化瘀止血的功效，可用于吐衄、瘀血发斑等，并常与藕节、白茅根同用。近有〈三七汤〉即上药加生地黄、枸杞以滋阴养血，莲子肉健脾补肾，石膏泻火，治血小板减少性紫癜。

三七 血竭 三七活血化瘀、消肿止痛，血竭生肌敛疮、散瘀止痛。相配则活血散瘀、消肿止痛的功效甚好，为外科消肿止痛的要药，治金伤跌打、疮痈肿胀疼痛，疗效甚好。

三七 大黄 二药都能消肿止痛，三七偏于活血止血，大黄长于逐瘀生新。相配消肿止痛、活血逐瘀的功效较著，常用于外伤瘀肿作痛。二药为〈黎洞丸〉的主要配伍，治跌打损伤。

【常用量】 1.5～6克。外用适量。

【参考】 本品为五加科植物三七的根。

本品对血虚无瘀者慎用。

据现代医药研究，本品含三萜类皂甙，如三七皂甙 A、B 等。皂甙 A 有强心作用。本品能缩短凝血时间，并能使血小板增加而起止血作用。

据报道，有用本品治疗溃疡病、冠心病及癌症者。

白 芨

【性味归经】　性微寒，味苦、涩。入肺经。

【功效】　收敛止血、补肺生肌。本品苦寒质黏而涩，功善止血，又可敛疮消肿生肌，为肺、胃出血的良药，亦用于痈疽疮毒及水火烫伤。

配伍应用

白芨 百部　白芨补肺止血，百部润肺止咳且能杀虫，合用有补肺止咳、化痰止血的功效，常用于肺结核咳嗽咯血。常与贝母、百合、麦门冬等滋养肺阴、止咳化痰药同用，治阴虚咳嗽疗效更显著。

白芨 枇杷叶　白芨补肺消瘀止血，枇杷叶清降肺气、化痰止咳。若加藕节消瘀止血，有止咳消瘀止血的功效，可用于治肺有虚热、瘀血咳血者。再配蛤粉、阿胶、生地黄，为《戴氏方》〈白芨枇杷丸〉，治咯血及咳血、吐血等肺经出血疾患。

白芨 贝母　白芨补肺止血，贝母润肺化燥。合用有润肺止咳、化痰止血的功效，可用于治肺痈、肺痨咳吐脓血。加百合、薏苡仁、茯苓，为〈白芨汤〉，治肺痈咯血。

白芨 煅石膏　取二药生肌敛疮，且煅石膏又有保护创面的作用。相配外用可治刀伤、创伤及手足皲裂。

【常用量】　3～9克。研末冲服1～1.5克。

【参考】　本品为兰科植物白芨的地下块茎。

本品对痈肿初起忌用。反乌头。

据现代医药研究，本品含白芨胶及挥发油。内服外用均有较好的止血作用。对结核杆菌有显著的抑制作用，可治肺结核及矽肺并发肺结核。与异菸肼同用有协同作用。

大 蓟

【性味归经】　性凉，味甘、苦。入肝、脾、肾经。

【功效】　凉血止血，破瘀消肿。本品甘凉能清热解毒，苦凉能凉血止血，且有破瘀作用。此外，尚有消肿、利尿效力，多用于热证出血疾患。

配伍应用

大蓟 茜草　二药都有凉血止血作用，相须为用其功效更强。可治血热所致的吐血、衄血。有配地榆、牛膝、金银花治各种疮疡者，系取其凉血解毒作用。

大蓟 小蓟　二药都能清热凉血止血，但大蓟能破瘀消肿，小蓟能破瘀生新。相须可用于各种血热及血热有瘀的出血疾患，并常配生地黄同用，凉血功效更好。

大蓟 车前草　大蓟凉血利尿，车前草甘淡而寒，清热利尿，相配有清热凉血利尿的效能。水煎代茶饮，据称可治高血压。

大蓟 侧柏叶　二药都能凉血止血。大蓟偏于破瘀，侧柏叶长于清热。相配清热凉血止血的功效较著，常用于虚劳心肺损伤之吐血、咯血等症。

【常用量】　3~9 克；鲜品 30~60 克。

【参考】　本品为菊科草本植物大蓟、刺儿菜、刻叶刺儿菜、飞廉的全草。

据现代医药研究，本品含生物碱，有利尿和显著降压作用，其降压作用较持久。

小　蓟

【性味归经】　性凉，味甘。入心、小肠、膀胱经。

【功效】　凉血止血，破瘀生新。本品甘凉清热，既凉血止血，又有祛瘀生新的功用，且可利尿，多用于尿血。取其清热凉血、破瘀生新作用，亦可用于疮痈肿毒。

配伍应用

小蓟 白茅根　二药都有凉血止血、利尿作用，相须为用效果较显著。常用于治尿血、血淋及热淋。近有加生地黄用以治肾炎者。

小蓟 藕节　小蓟凉血止血，藕节化瘀止血。相配有清热凉血、化瘀止血效能，常用于治热结血淋，并常与生地黄、蒲黄等清热通淋药同用。

小蓟 淡竹叶　取小蓟凉血止血，利尿，淡竹叶清热利尿。相配清热利尿、凉血止血的功效甚佳，常用治湿热淋、血淋等症。

小蓟 三七参　二药均能活血祛瘀、止血，小蓟长于清热利尿，三七参优于化瘀止血。相配清热止血、活血祛瘀的功效显著，常用治下焦热结之尿血、血淋等症。

【常用量】　6～15克。鲜品30～60克。

【参考】　本品为菊科植物刺儿菜的全草。

据现代医药研究，本品含有生物碱、皂甙，有收缩血管作用，且可利尿。

茜 草

【性味归经】　性寒，味苦。入肝经。

【功效】　凉血止血，行瘀通经。本品苦寒降泄清热，既能止血，又可行瘀。可用于血热有瘀的吐血、衄血、便血、尿血、崩漏等。取其行瘀作用，又可治瘀血阻滞的胸胁疼痛、血瘀经闭、跌打损伤等症。

配伍应用

茜草 乌贼骨　二药相伍为《内经》〈四乌贼骨—芦茹丸〉。取茜草凉血止血，乌贼骨收敛止血，相配专长于止血。古时用于治崩漏。今常加地榆炭、黄芩炭、生地黄治血热妄行的吐衄、崩漏。

茜草 黄芪　茜草止血，黄芪益气。相配则补气止血，可用于治气虚不固、冲任损伤的崩漏下血。常与白术、山茱萸补脾益肝肾以及收敛止血药同用。

茜草 阿胶　二药都能止血，但茜草凉血止血，阿胶滋阴养血止血。若加生地黄清热凉血止血，功效更著，可用于吐衄、崩漏、二便下血有热者。

茜草 龙骨　茜草止血，龙骨收敛止带。相配有止血止带的功效，可治赤白带下及崩漏。若加牡蛎效果更好。

茜草 丹参　二药都有活血行瘀的功效，相配功效较好，可用于血滞经闭及血瘀诸痛等，并常与红花配用。

【常用量】　9～15 克。

【参考】　本品为茜草科植物茜草的根。

本品对无瘀者不宜用。

据现代医药研究，本品含茜草酸（为一种蒽醌甙）、紫色素（蒽醌衍生物）等，能缩短凝血时间，可止血，对金黄色葡萄球菌有抑制作用。

地 榆

【性味归经】　性微寒，味苦酸。入肝、肾、胃、大肠经。

【功效】　凉血止血，消肿止带。本品苦寒清热而沉降、酸寒收涩，功效凉血止血，且有消肿止带作用。多用于崩漏、血痢、肠风下血、便血等下焦出血。亦用于消肿止痛，可治疮疡肿毒、水火烫伤。

配伍应用

地榆 茜草　二药都为凉血止血药，地榆有收涩效能，茜草有行瘀作用。常相须为用，治便血等下焦湿热所致的出血。治大便出血，常与槐角、侧柏叶同用，以增加其凉血止血作用。

地榆 乌梅　地榆凉血止血，乌梅涩肠止泻。相配有凉血涩肠作用，治便血、血痢、痔疮等，还可用于治湿热带下日久不止之症。

地榆 黄柏　地榆清热凉血、消肿止痛，黄柏清热泻火、燥湿解毒。相配能凉血燥湿，治脏毒、下血、水火烫伤、皮肤湿疹。

地榆 甘草　二药相伍为《沈氏尊生》〈地榆甘草汤〉。地榆清热凉血止血，甘草泻火解毒。相使为用，清热凉血止血的功效更著，用治便血及其他下焦出血的病证。

【常用量】　9～15 克。外用适量。

【参考】　本品为蔷薇科多年生草本植物地榆的根。

据现代医药研究，本品含鞣质、地榆皂甙、糖及维生素 A 等，能缩短出血时间而止血，并有降压作用。对痢疾杆菌、大肠杆菌、绿脓杆菌、金黄色葡萄球菌等多种细菌，均有抑制作用。

据报道，对溃疡病大出血及烧伤均有疗效，且能促进新皮生长。有用本品一两配白花蛇舌草治肠伤寒者，疗效较好。

槐 花（附：槐实）

【性味归经】 性凉，味苦。入肝、大肠经。

【功效】 凉血，止血。本品味苦性凉，能清肝与大肠之火，上治肝火偏旺的头眩目赤及吐血、衄血，下治痔疮、大便下血、尿血、崩漏等。

配伍应用

槐花 侧柏叶 二药都可凉血止血，侧柏叶且有收敛作用。常相须为用，治大便下血、尿血、崩漏、吐血、衄血等症。

槐花 荆芥 槐花凉血止血，荆芥炒用可疏风止血。若加炒枳壳利气宽肠，则可宽肠止血、疏风利气，治肠风下血、痔疮出血等症。

槐花 豨莶草 取槐花清肝凉血，豨莶草清热平肝。相配则凉血清肝，可治肝火上亢的头晕、失眠。近有用于治高血压者，常与夏枯草、黄芩同用。

槐花 黄连 二药相配为《寿世保元》〈槐黄丸〉。取槐花凉血止血、清大肠，黄连清热燥湿、解毒止痢。相配解毒止痢、止血之功显著。用治肠风脏毒便血、痔痛下血。

【常用量】 6～15 克。止血炒用。

【参考】 本品为豆科落叶乔木槐树的花蕾。

槐实又称槐角，为槐树之籽实，功同槐花，而下降泻热效力较槐花强，槐花止血效力较胜。以诸子皆降之说其多用于下部出血。常与地榆合用以泻大肠湿热、凉血止血，治痔疮、大便下血。本品含有破坏红血球的物质，尤以果荚为多。孕妇慎用。

据现代医药研究，本品含路丁、槐花米甲素及属甾醇类的槐花米乙素和丙素，有降低毛细血管脆性和增强毛细血管抵抗力、止血和降压作用，对高血压引起的脑血管破裂出血有疗效。

侧 柏 叶

【性味归经】 性微寒，味苦、涩。入肺、肝、大肠经。

【功效】　凉血止血，涩带、止咳。本品苦涩燥湿收敛，微寒清热凉血，既治血分湿热的吐血、衄血、尿血、崩漏，又可用于湿热下注的带症，且能治肺热咳喘等。止血多炒用。

配伍应用

侧柏叶　蒲黄　侧柏炭清血分湿热而止血，蒲黄止血行血。若加白芍敛阴养血，相配有敛阴凉血止血的功效，可治崩漏属热者，尤以漏症为优。

侧柏叶　生地黄　侧柏叶清热凉血，生地黄凉血泄热。合用能清热凉血止血。再配荷叶止血散瘀，生艾叶止血，为《妇人良方》〈四生饮〉，治血热妄行的吐血、衄血等症。

侧柏叶　椿根白皮　二药均能清热燥湿止带。侧柏叶又能清热凉血，椿根白皮又可涩肠固涩。相配清热燥湿止带的功效较强，可用于赤白带下。

侧柏叶　沉香　取侧柏叶清肺热收涩止咳，沉香纳气平喘，且有温散虚寒之效。二药一寒一温，寒温相济，不显其偏，对喘咳寒热相兼者可用。近有人用沉香1.5克、侧柏叶3克，共研细末，睡前顿服，对支气管哮喘有一定疗效。

侧柏叶　干姜炭　侧柏叶苦寒止血，干姜炭温经止血。若加艾叶温经止血，为〈柏叶汤〉。相配则苦寒与辛温相反相成，既无寒凉太过之弊，亦无温燥动血之患。本方温通偏于寒降，功在温通止血，《金匮要略》用于治吐血不止。

【常用量】　9～15克。

【参考】　本品为柏科常绿乔木侧柏的枝叶。

据现代医药研究，本品含挥发油、生物碱等。近用本品止咳、祛痰、平喘，治慢性气管炎而偏热者疗效较好。

白茅根

【性味归经】　性寒，味甘。入心、肺、胃经。

【功效】　凉血止血，清热利尿。本品甘寒，和缓不峻，既能止血，又可利尿，亦有清热生津、解烦渴作用。可用于治吐血、衄血、水肿、黄疸及热病烦渴。近多用于治肾病浮肿。

配伍应用

白茅根 藕节　白茅根清热止血，藕节止血化瘀。若加生地黄滋阴清热、凉血止血，合用能清热、凉血、止血、消瘀。治吐血、衄血之血，分有热者。

白茅根 赤小豆　二药都能利水消肿，白茅根又可清热，赤小豆又能补益。相配有清热补虚利水之功，可用于体虚浮肿、心脏性浮肿。有配麻黄、连翘等治肾炎初起者，疗效较好。

白茅根 黄芪　二药都有利尿作用。白茅根甘寒偏于凉血，黄芪甘温偏于益气。相配甘温相济，有益气利尿的功效，常用于气虚水肿。但黄芪用量不宜过大。

白茅根 葛根　二药均能清热生津，白茅根兼能利尿，葛根善于止渴。相配有清热生津止渴的作用，治肺胃有热之呃逆、口渴等症。

【常用量】　9～30克；鲜品30～90克。

【参考】　本品为禾本科植物白茅的根茎。

据现代医药研究，本品含果糖、葡萄糖、柠檬酸、苹果酸、钾盐、有机酸，有利尿作用。白茅花能缩短出血和凝血时间。

藕　节

【性味归经】　性平，味涩。入肝、肺、胃经。

【功效】　止血，化瘀。本品性平而涩，功专收敛止血，兼有化瘀作用，可用于吐血、衄血、尿血、崩漏下血等。

配伍应用

藕节 血余炭　二药都为止血常用药，取藕节收敛止血，血余炭止血消瘀，有止血良药之称。相配可用于治血淋及崩漏、吐血、衄血等症。

藕节 白芨　二药都可止血，藕节又能化瘀，白芨收敛补肺。相配取其止血化瘀、补肺之功，可用于肺痨咯血、呕血等症。

藕节 蒲黄　二药都有止血行瘀效能，相须为用功效更显著，相配可用于血淋、吐血、衄血等症。

【常用量】　9～15克，鲜品15～30克，炒炭9～15克。

【参考】　本品为睡莲科植物莲根茎的节。

据现代医药研究，本品含鞣质，具有较好的收敛作用。莲藕含维生素C、蛋白质、脂肪、糖类等。近有用于治血小板减少性紫癜，有一定疗效。

艾　叶

【性味归经】　性温，味苦、辛。入肝、脾、肾经。

【功效】　温经散寒，止血安胎。本品苦燥辛散，芳香温通，能散寒湿、理气血、暖胞宫、止血安胎，为妇科要药。炒炭用于各种虚寒出血，如胞宫虚寒的月经过多、崩漏、带下及吐血、便血等，并有温通经络、散寒除湿作用，可用于虚寒腹痛。外洗可治皮肤湿疮。

配伍应用

艾叶　香附　艾叶温经理血、暖胞散寒，香附开郁调经、行气止痛。相配能调经散寒、理血止痛。用于虚寒气滞的月经不调、腹痛、月经过多等。若加吴茱萸、黄芪、肉桂，为《沈氏尊生方》〈艾附暖宫丸〉，治行经腹痛，疗效较好。

艾叶　炮姜　二药都可温经理血、散寒止痛，相须为用效果显著。可治下焦虚寒的月经不调、经来腹痛等。

艾叶　地肤子　艾叶温经散寒，地肤子除湿止痒。相配有散寒湿止痒的功效，可治湿疮、癣疥、睾丸湿冷。内服及煎汤外洗均有疗效。

【常用量】　3～9克。止血宜炒炭用。

【参考】　本品为菊科植物艾的叶。

本品对阴虚血热者忌用。

据现代医药研究，本品含挥发油，油中主要成分为桉树脑、α—侧柏酮、倍半萜等，并含鞣质、氯化钾和维生素A、维生素B、维生素C、维生素D以及胆碱等。本品用量过大可兴奋大脑皮层下中枢引起痉挛；亦可引起肝细胞代谢障碍而发生中毒性黄疸及肝炎，故临床使用不宜过量，以10克为宜。近有用于治皮肤癣病者，有一定疗效。

花蕊石

【性味归经】 性平，味酸、涩。入肝经。

【功效】 止血化瘀。本品酸涩质重，功专止血，内外出血均有佳效。以其质重性堕，兼可去死胎、化瘀血。多用于咯血、吐血、衄血。外用可止创伤出血。

配伍应用

花蕊石 白芨 花蕊石酸涩收敛、止血化瘀，故止血而无瘀滞之弊，白芨黏腻，收涩止血效力颇强，且有补肺之功。合用可止咳血、吐血。有加龙骨、牡蛎、地榆、乌贼骨治吐血及崩漏下血者，其效果甚好。

花蕊石 硫磺 二药相伍为《局方》〈花蕊石散〉。取花蕊石止血化瘀，硫磺助阳气，利大肠。相配止血化瘀的功效较著，治产后败血不尽、血迷、血晕、腹中胎衣不下。

【常用量】 9～15克。外用适量。

【参考】 本品为含蛇纹石大理岩石块。

本品无瘀滞者不宜用。

据现代医药研究，本品含大量钙及镁的碳酸盐，少量铁盐、铝盐和酸不溶物等。

血余炭

【性味归经】 性微温，味苦。入心、肝、肾经。

【功效】 消瘀止血。本品为人发之炭，"发乃血之余"，而得其名。功专止血兼能消瘀，故止血而无停瘀之患，可用于吐血、衄血、便血、血淋、崩漏下血、外伤出血等多种出血症。内服外敷均有效。

配伍应用

血余炭 蒲黄 取二药行瘀为用。相配外用可治咽喉肿痛、牙疳口疮，或配冰片少许，消肿止痛效果较佳。取二药止血之功，内服可用于吐血、衄血等症。

血余炭 百草霜 二药均能止血。相须为用，功效较著，可治吐血、衄血、赤淋、赤痢、崩漏等诸出血症。研细外敷，可治外伤出血。

血余炭 滑石　血余炭止血，又能利小便，滑石渗湿利尿作用较强。相配能清热利尿，可治尿血小便不利。二药为《金匮要略》〈滑石白鱼散〉的主药，治小便不利、赤淋等症。

【常用量】　4.5～9克。

【参考】　本品为人发煅制而成。

本品中病既可，不宜过服。

据现代医药研究，本品含一种优角蛋白、炭分等。

据报道，本品与等分侧柏叶研末服，治胃溃疡出血有效。

百 草 霜

【性味归经】　性温，味辛。入心、肺经。

【功效】　散瘀止血，消积化滞。本品为燃杂草之釜底灰，其性黏结，能收敛止血，性味辛温有散瘀滞之能，故收涩而无瘀滞之弊，为止血的平和之品。可用于久咳、吐血、衄血。外敷有治口舌诸疮、止外伤出血，并可用于食积泻痢。

配伍应用

百草霜 阿胶珠　百草霜止血，阿胶珠补血止血。相配有养血、止血之功，可治吐血、衄血。若加藕节、侧柏炭、当归、白茅根补血止血，清热之品为《医宗金鉴》〈疏血丸〉，治吐血、衄血更有显效。

百草霜 黄连　百草霜止血，黄连解毒泻心胃实热。相配有清热解毒、止痢、止血之功，可治热痢。二药相配《圣惠方》谓专治积热痢疾。

百草霜 侧柏叶　二药都能止血。百草霜收敛止血，侧柏叶则凉血止血。常相须为用，可治吐血、衄血、崩漏、尿血。侧柏叶炒黑使用，效果较佳。

【常用量】　4.5～9克。

【参考】　本品为燃烧柴禾之炉灶锅底结成的煤烟或烟囱的黑灰。

本品中病既止，不宜过服。

据现代医药研究，本品含碳粒之碳素，具有吸收作用。

据报道，治单纯性肠炎及赤痢均有效，治肺结核咯血，亦为有效之品。

棕 榈

【性味归经】　性平，味苦、涩。入肝、脾经。

【功效】　收涩止血。本品苦燥收涩，功专收敛止血，宜炒炭用，以增强收涩效力。可用于吐衄、崩漏、便血等出血症。取其收敛作用，可治带下。

配伍应用

棕榈炭 血余炭　棕榈炭收涩止血，血余炭止血兼能消瘀，并多与其他收涩止血药同用，如加性温苦涩之莲蓬止血，为《直指方》〈黑散子〉，功专止血。治吐衄、崩漏、大便下血及痢疾下血等。

棕榈炭 地榆炭　二药均能收涩止血、止带，棕榈炭偏于收涩，地榆炭长于凉血。相须为用，功效显著，常用于吐血、衄血、崩漏带下等症。

棕榈炭 椿根白皮　二药均能收涩止带，棕榈炭偏于止血，椿根白皮长于固涩。相配收涩止带的功效更强，常用于赤白带下。

【常用量】　3～9克。

【参考】　本品为棕榈科植物棕榈树叶基的纤维状籍。

本品对有瘀滞者慎用。

据现代医药研究，本品含鞣质。

据报道，鲜品单味可治尿血。

第四篇　常用中草药禁忌与应用（上）

解 表 药

凡以发散表邪、解除表证为主要功效的药物，就称为"解表药"，亦称为"发表药"。部分药物还具有透疹、利水消肿、消散痈肿、祛风胜湿等功效。根据解表药的药性及功效主治的差异、不同，可分为发散风寒药及发散风热药。适用于治疗外感表证，症见恶寒发热，头痛，身痛，无汗或有汗而不畅，脉浮等。部分药物可治疗麻疹透发不畅，水肿或疮疡初期兼有表证，以及风湿痹痛等证候。自汗、盗汗、失血等病症患者，应慎用或禁用。此类药物忌用于多汗等热病后期津液耗伤者。对于久患疮痈、淋病及失血患者，虽有外感表证，也当慎用。中病即止，不可过量或过久地使用。不宜久煎，以免有效成分挥发，降低临床疗效。

一、发散风寒药

麻 黄

本品为麻黄科植物草麻黄、木贼麻黄与中麻黄的干燥绿色嫩枝（草质茎）。主要产于内蒙古、甘肃、河北、山西等地。秋季时采割绿色的草质茎，晒干，去除木质茎、残根及杂质，切段备用。去节为净麻黄、蜜制为炙麻黄、捣绒为麻黄绒。

【处方用名】　麻黄、生麻黄、净麻黄、炙麻黄、麻黄绒、炙麻绒。

【性味归经】　性温，味辛、微苦。归肺、膀胱经。

【功效与主治】 功效发散风寒，宣肺平喘，利水消肿，散寒通滞，宣肺走表。主治风寒表证，喘咳证，风水水肿，以及风湿痹痛，痰核，阴疽，荨麻疹等。

【临证运用禁忌】 1. 麻黄发汗力较强，一般小儿、老年患者及体质虚弱者应慎用。虽证属外感风寒，但出汗较多者应慎用。

2. 麻黄一般宜用于治疗实证，凡气虚外感，临床表现为恶风恶寒，气短乏力，动则自汗，舌淡苔白，脉细弱无力等皆应慎用。

3. 麻黄性温，味辛，较为燥烈，易伤阴动血。严洁说："用麻黄汗不止，冷水浸头发，用牡蛎、糯米粉扑之。寒邪在里，脉不浮紧有力，伤风有汗，素有血症，真阴内虚，卫气不足，春时瘟疫，发热恶寒，无头疼身痛拘急等症，皆禁用。时症亦有头疼身痛，拘急者，宜细察之。"

4. 肝肾阴虚、肝阳上亢，临床表现为头痛，头晕，盗汗，舌红苔黄，脉弦有力等症者，应忌用。

5. 阴虚血热，临床表现为呕血，咯血，便血，尿血，鼻衄，皮下紫癜或妇女月经过多者，虽其证属外感风寒，或见胸闷咳嗽者应忌用。

6. 心血虚衰、心神不宁，临床表现为心悸，胸闷气喘，下肢水肿，小便不利，舌淡苔白，脉数等症者应忌用。

7. 皮肤斑疹瘙痒，其色掀红者慎用。

8. 风寒表虚自汗，久病虚喘，阴虚内热，肝阳上亢者应忌用。

9. 麻黄碱有兴奋膀胱括约肌的功效，如过用或久用可致尿量减少，甚至尿潴留或尿闭，故小便不畅、尿少者慎用。

10. 现代药理研究表明，麻黄有兴奋中枢神经、升高血压等功效，故心烦急躁，易怒，心悸，不寐及血压升高者慎用。

【煎服方法注意】 1. 麻黄煎煮时间不宜过长，以免影响药力发挥。

2. 《伤寒论》在麻黄汤的煎服法中记载："应除去上沫，因服其令人作烦。"

【用量用法】 一般用量 3～9 克，水煎服；入丸、散剂 0.5～1 克。

桂 枝

本品为樟科乔木植物肉桂的干燥嫩枝。主要产于广西、广东等地。待3~7月割下嫩枝，切片或切段。生用。以幼嫩、色棕红、气香者为佳。

【处方用名】 桂枝、桂枝尖、嫩桂枝、川桂枝。

【性味归经】 性温，味辛、甘。归肺、心、膀胱经。

【功效与主治】 功效发散风寒，通阳化气，温经通脉。主治风寒表证，心脾阳虚证，风寒湿痹，寒凝血瘀证等。

【临证运用禁忌】 1. 张元素在《医学启源》中称其性热，说明其温性较为明显，虽味辛解散表邪，然外感热病者则不可用。故临床表现为发热，微恶风寒，或不恶寒，但恶热，有汗，口渴，咽干，咽喉疼痛，舌质红，苔黄，脉浮数等症者，皆当忌用。

2. 桂枝辛味浓烈，能和能散，且性温热，多能伤津耗液。故阴津虚劫，虚火上炎者当忌用。临床表现为口咽干燥，心烦不寐，心悸，盗汗，潮热颧红，舌质红，苔少，脉细数等症者皆不可用。

3. 桂枝其性温热，属阳，有助热之弊，故一切里热内盛之证皆所不宜。肺热壅盛、阳明经证、阳明腑证等当禁用。如临床表现为咳喘痰涎色黄、浓稠，汗出而高热不解，大渴引饮，大便干燥不解，或心悸烦躁，舌质红，苔黄，脉数洪大有力等症者忌用桂枝组方，以免助热生变。

4. 桂枝辛温而热，"血得热则行"，能鼓动血流加速，有动血之虞，故素有出血倾向者应慎用。临床见有咯血，呕血，鼻衄，牙龈出血，痔出血，妇女月经量多、色鲜红，或伴有皮下出血，斑疹隐隐，舌质红，苔黄，脉细数等症者不宜单用桂枝下药。

5. 孕妇大多气血亢盛，患病后易于化热，桂枝性温故而不宜用。若为病情所需，脉证相符者，也应在辨证中配伍使用，切不可单独使用。

【用量用法】 一般用量3~10克，水煎服。

香 薷

本品为唇形科多年生草本植物石香及江香的地上部分。前者称青香薷，后者称江香薷。青香薷主要产于广西、湖南等地；江香薷主要产于江西，为栽培品，产量大而质量佳。夏秋季茎叶茂盛时采割。生用。

【处方用名】 香薷、陈香薷。

【性味归经】 性微温，味辛。归肺、胃、膀胱经。

【功效与主治】 功效化湿解暑，发散风寒，利水消肿。主治暑湿病证，风寒感冒，湿阻中焦证，水肿，小便不利等。

【临证运用禁忌】 1. 香薷其性辛温走泄，有明显的发汗作用，故气虚多汗者不宜用。如气短自汗，阴虚盗汗，以及小儿、老年患者，产后虚弱多汗等忌用。对于阴暑之证，火盛气虚，阴虚有热，内伤元气，或因受暑热而大渴，微恶风寒，短气少气，汗泄而表气不固者忌用。

2. 香薷辛温发散之力较强，故表虚有汗者当忌服。

3. 对于阴暑之证，火盛气虚，阴虚有热，内伤元气，或因受暑热而大渴，微恶风寒，短气少气，汗泄而表气不固者，皆当忌用。

4. 香薷可使肾小球血管充血，滤过压增高而利尿，故肾功能不全者应慎用。

【煎服方法注意】 香薷在用于阴暑或解表祛邪时，不宜久煎，以免影响疗效。煎汤宜冷后服，若热服则恐致吐逆。

【用量用法】 一般用量 3～10 克，水煎服。

紫 苏

本品为唇形科植物紫苏的叶和茎。主要产于江苏、浙江等地。夏季枝叶茂盛花序刚长出时采收。生用。以叶大、色紫、不碎、香气浓、无枝梗、无杂质者为佳。

【处方用名】 紫苏、苏叶、苏梗。

【性味归经】 性温，味辛。归肺、脾、胃经。

【功效与主治】 功效行气宽中，发散风寒，解鱼蟹毒。主治脾胃气滞证，风寒表证，鱼蟹中毒等。

【临证运用禁忌】 1．历代本草皆认为，紫苏为纯阳之品，味辛而散发，有发汗伤气之虞，故表虚自汗者不宜应用。如患者临床表现为动则多汗，畏风，气短乏力，反复感冒，脉细弱无力，苔薄白而淡，当忌用或不可单用紫苏，以免过度发散，更伤肺气。

2．紫苏性温，故风热外感，温病初起，以及胃热火升等温热证者，皆所不宜。如临床表现为发热，不恶风寒，或仅微恶风寒，汗出而热不退，口干口渴，呕逆，咽痛红肿，牙龈红肿疼痛，斑疹红赤，脉浮数，舌质红，苔黄等症皆不可使用。

3．紫苏子擅降气开郁，滑肠通便，故脾虚滑泄者，凡临床表现为纳差运化无力，大便溏薄或滑泄无度，气短疲乏，脉虚细，舌质淡，苔薄白等症者皆应慎用。

5．紫苏忌鲤鱼，其机制何在，则有待于进一步研究。

【煎服方法注意】 不宜久煎。

【用量用法】 一般用量3～10克，水煎服。

生　姜

本品为姜科植物姜的新鲜根茎。全国各地皆有生产。以块大、丰满、质嫩者为佳。切片生用、煨用或捣汁用。捣汁用曰生姜汁，取皮用曰生姜皮，煨熟用曰煨姜。

【处方用名】 生姜、鲜姜、老姜。

【性味归经】 性温，味辛。归肺、胃经。

【功效与主治】 生姜功效温胃止呕，发散风寒，解毒，镇痛杀虫。主治胃寒呕吐，风寒表证，鱼蟹中毒及生半夏、生南星中毒，诸痛证及百虫入耳等。生姜皮即生姜之外皮。性辛，味凉。功专利水消肿，用于治疗小便不利、水肿等症，常配以茯苓皮、桑白皮等同用，如五皮饮。

【临证运用禁忌】 1．生姜性大辛，易耗气动血，伤阴助火，故阴虚内热，表虚有热，里有实热，疮疡热毒者忌服，孕妇尤忌。

2．积热患目及因热成痔者忌用。

【用量用法】 一般用量3～10克或2～4片，水煎服。急救晕厥时，可捣汁服，量可用 10～20 克。生姜汁擅长止呕和急救晕厥，冲服或鼻饲皆可，每次 3～10 滴。

防 风

本品为伞形科植物防风的干燥根部。主要产于东北及内蒙古东部。切片、生用或炒炭用。以条粗壮、断面皮部色浅棕、木部浅黄色者为佳。

【处方用名】 防风、北防风、关防风、防风炭。

【性味归经】 性微温，味辛、甘。归膀胱、肝、脾经。

【功效与主治】 功效发散风寒，胜湿止痛，止痒，祛风止痉。主治风寒证，风热表证，风湿痹痛，皮肤瘙痒，破伤风等。此外，本品炒炭能止泻，用于治疗腹痛、泄泻等。

【临证运用禁忌】 1. 防风有升浮之性，血虚痉急或头痛不因于风邪者忌服。

2. 防风辛散，有升浮之性，故阴虚有热趋势的病证不宜使用防风。如临床表现为阴虚火旺盗汗，胃气上逆作呕，肺火上浮而咳嗽，肝阴虚肝阳上亢之头痛、眩晕等症者应忌用。

3. 防风为辛温走泄之品，对肺气虚，血不养筋之痉急等证皆所不宜。如肺气虚之咳嗽气短，动则心悸、心慌者，血不养筋的筋脉拘急，头风眩晕，头胀头痛，以及肝风眩晕，偏瘫麻木属阴血不足者，小儿脾虚泄泻者当慎用（肝郁脾虚者除外）。

4.《本草经疏》曰："诸病血虚痉急，头痛不因于风寒，溏泄不因于寒湿，二便秘涩，小儿脾虚发搐，慢惊慢脾风，气升作呕，火开发嗽，阴虚盗汗，阳虚自汗等病，法所同忌。"

【用量用法】 一般用量 3～10 克，水煎服。

【临证用药体会】 1. 防风通治一切风邪，治一身之尽痛，擅长升举清阳，兼散头目滞气，有消炎镇痛之作用，为中成药防风通圣丸主要成分之一。现代药理研究表明，防风有解热作用，并能解除血管痉挛性疼痛。临床实践证明，防风与荆芥配伍同用，其解热、镇痛、消炎作用更强；配黄芩、栀子、连翘共用，用于治疗目赤肿痛效良；若用于治疗翳膜遮睛之翳障，常与菊花、蝉蜕、密蒙花、白蒺藜、木贼、石决明等配伍合用，可增强明目退翳之力。故《本草正》说："防风，用此者用其气平散风，虽膀胱脾胃经药，然随诸经之药，各经皆至。气味俱轻，故散风邪，治一身之痛，疗风眼，止冷泪。风能胜湿，故亦去湿，退遍体湿疮。若随实表补气诸药，亦能收汗，升举阳气，止肠风下血崩漏。然此风药中之润剂，亦能走散上焦元气，误服久服，反能伤人。"

2. 防风，治一身之痛，疗半身之风，散上下之湿，祛阴阳之火，皆能取效。但散而不收，攻而不补，可暂时少用以成功，而不可经年频用以助虐。又温热之风邪外受，凡柴、葛、羌、防，皆当审慎，而肝阳之动风、血虚之风痉，又必柔润息风，方为正治，散风诸剂，非徒无益，而又害之。

3. 根据我们的临床体会，防风炒后可减缓其祛风之力，但却有止泻之功，可治腹泻。在止泻方面，若因外伤风邪、肝木乘脾、完谷不化而致泄泻者，此即所谓的"痛泻"，其根本原因在于肠内有"风邪、湿滞"，用痛泻要方（《医方集解》引刘草窗方），用防风可疏脾泻肝胜湿，以达到止泻的功效。防风不经炒后，则不宜用于治疗泄泻。

4. 张元素用防风配羌活等（九味羌活汤）治疗四时外感，表实无汗，取其发汗的功效。刘河间防风配荆芥、石、硝、黄等（防风通圣散）治疗三焦实热，取其表里双解之意。而防风配黄芪、白术，亦即玉屏风散，则具有颇佳的止汗功效，方中黄芪实卫，得防风则使邪去而外无所扰，得白术以培中固里，所谓的"发在芪防收在术"，内外兼顾，诚为固表止汗之良方。对于防风的止汗功效，在《日华子本草》等书籍中亦有记述。

白　芷

本品为伞形科植物白芷或杭白芷的干燥根部。白芷产于河南长葛、禹县者，习称"禹白芷"；产于河北安国者，习称"祁白芷"；产于浙江、福建等地，习称"杭白芷"和"川白芷"。生用。以条粗壮、体重、粉性足、香气浓郁者为佳。

【处方用名】　白芷、香白芷。

【性味归经】 性温，味辛。归肺、胃经。

【功效与主治】 功效祛风止痛，发散风寒，宣通鼻窍，活血排脓，燥湿止带。主治头痛，牙痛，风寒表证，鼻塞不通，疮疡，带下等。此外，本品还具有解蛇毒或止痒的作用，可用于治疗毒蛇咬伤及皮肤风湿瘙痒症。

【临证运用禁忌】 1. 白芷辛散温燥，能耗血散气，故阴虚血热者忌服；燥能耗血，散能损气，其虚火者当忌用。呕吐因于火者则禁用。漏下赤白，由阴虚火炽，血热所致者，皆勿用。痈疽已溃，宜渐减剂量。

2. 白芷辛散，有耗气伤血之弊，凡平素气血两虚者皆不宜应用。如临床表现为气短乏力，面色苍白，唇甲无华，眩晕心悸，苔白质淡，脉细数等症者，虽有头痛症状亦当慎用本品。

3. 白芷味辛，性温，辛能散，温能燥，有伤阴助热之弊。故属阴虚、血热诸证者，皆不可用。如临床表现为面目红赤，热气上冲，盗汗心烦，咽燥，脉细弦数，苔少质红等症者，虽有前额头痛亦当慎用本品。此外，血热风燥，皮肤斑疹、红赤、瘙痒，也不可用本品祛风。

【临证用药体会】 1. 白芷，上行头目，下抵肠胃，中达肢体，遍通肌肤以致毛窍，而利泄邪气。如头风头痛，目眩目昏；四肢麻痛，脚弱痿痹；疮溃糜烂，排脓上肉；两目作障，痛痒赤涩；女人血闭，阴肿漏带；小儿痘疮，行浆作痒，白芷皆能治之。但其性味辛散，如头痛、麻痹、眼目、漏带、痈疡诸症，不因于风寒湿邪，而因于阴虚气弱及阴虚火炽者，皆俱禁用。

2. 白芷自古至今论述众多，应用甚广，概而言之，总以解表散寒，祛风止痛，通鼻窍，燥湿止带，消肿排脓为要。凡风寒感冒、头痛、牙痛、风湿痹痛、鼻渊、带下证、疮痈肿毒等，皆为常用要药，配伍应用丰富灵活。白芷配散风解表药，治外感表证；配通窍止痛药，治偏正头痛、眉棱骨痛；配散结化瘀药，治痈疽及外伤肿痛；配息风止痉药，治破伤风、惊风、中风；配祛风燥湿透疹药，治皮肤瘙痒；配芳香润肌药，治黄褐斑、脱发；配调气和血药，治带下赤白、血闭阴肿。白芷多煎汤内服或入丸、散剂，一般生用6～10克最宜，超过30克可引起中毒，应当引起注意。白芷芳香性温，有助热、伤阴之患，故阴液不足及里热者均不宜使用。

细　辛

本品为马兜铃科植物北细辛或华细辛的全草。前者习称"辽细辛"，主要产于东北地区；华细辛主要产于陕西、河南等地。夏季或初秋采挖。生用。以根灰黄、叶绿、干燥、味辛辣而麻舌者为佳。

【处方用名】　细辛、北细辛、辽细辛。

【性味归经】　性温，味辛。归肺、肾经。

【功效与主治】　功效发散风寒，温肺化饮，祛风止痛，宣通鼻窍。主治风寒表证，头痛，牙痛，风寒湿痹证，鼻塞不通，鼻渊等。

【临证运用禁忌】　1. 细辛性温而近乎热，加上其辛散，走而不守之性，有伤津耗阴之弊，故阴虚阳亢、阴虚火炎者，断不可用。如症见头目红赤，头胀头痛，口燥咽干，盗汗潮热，心烦失眠，心悸心慌，脉细弦数，舌质红，苔黄或少苔或无苔，少津者，皆当禁用。

2. 细辛具有散寒止痛之功，对于阴寒伤阳之头痛有较好疗效；但对于血虚失养的头痛，细辛又并非所宜，故头痛伴有面色不华，唇甲淡白，气短，头晕目眩，舌质淡，苔白，脉细数者，亦当忌用。

3. 细辛擅长温肺化饮，宜于寒饮伏肺，咳喘痰多而清稀者；但对肺热咳嗽者忌用，如症见咳嗽痰黄稠浓，或发热口渴，胸闷胸痛，或咽痛红肿，舌质红，苔黄，脉数有力者，不可用本品，以免助热生变。

4. 细辛味辛，具有浓烈的香散之性，擅长祛风解表散寒发汗，宜用于外感风寒之实证者；凡气虚，卫外不固之自汗者不宜，临床虽有畏风畏寒，或头痛，身痛，动则自汗不止，气短乏力，舌质淡，苔薄白，脉细弱无力者，亦当忌用，以免过散耗气。

5. 凡肾功能不全者忌用。

【用量用法】　一般用量，1.5～3克，水煎服；散剂每次服0.5～1克。

【临证用药体会】　1. 凡咳喘、泄泻、痹证等证属脾肾阳虚寒湿重者，细辛可用 15 克左右，但阴虚火旺证者忌用。细辛走窜开滞，功效通阳气，散寒结。临床除用于上述诸病外，对于某些顽固性疾病，如红斑狼疮、荨麻疹、湿疹等，可在辨证基础上加用，常有卓效。某些患者服用大剂量细辛后，有全身烘热、口干等反应，一般不需特殊处理，可自行消失；也可酌加生地黄、白芍等，以制其温燥之性。

2. 临床对一般轻症及年老体弱者、儿童、产妇都不应过量使用细辛，尤其是做丸、散剂直接吞服，更应牢记"细辛用量不过钱"的警语，以确保用药安全。对阳虚外感、寒痰喘咳、寒厥肢冷、寒痹腰痛、胸痹心痛等危重急证，可突破常规剂量使用，即药有病挡，"有故无殒，亦无殒也"。在没有充分根据和实际应用经验时，仍须避免盲目过量使用。细辛有效成分是甲基丁香酚，有毒成分是黄樟醚，后者挥发性强，长时期煎煮则有毒成分大大下降，而不影响有效成分的煎出，故大剂量细辛入汤剂，宜先煎 30 ~ 60 分钟为好。

3. 细辛辛温芳香，擅长宣通走窜，外散风寒，内化寒饮，上疏头目，下通肾气，开窍力强，止痛效佳，具有多种功效。概而言之，功效有三：首先，为外感风寒，头痛身痛，寒饮内停，咳喘的主要药物之一，特别是外感兼有痰饮者，更是两得其宜。其次，药理研究与临床实践表明，细辛止痛效果颇佳，若配伍相关药物，可用于治疗各种疼痛。再者，其擅长宣通鼻窍，自古至今，亦用于治疗鼻渊的常用有效药物。入汤剂用量 1 ~ 3 克，散剂每次 0.5 ~ 1.0 克，外用适量。本品有毒，不宜大量或长期服用。

4. 因为细辛的辛散力很强，有耗正气、劫阴津之弊，用量不宜过大。临床用量要重视体质、地域气候、病证之差异，分辨是否顽疾等具体情况，具体分析，灵活运用。如脑部肿瘤致头痛剧烈者，可用至 5 ~ 10 克；对于顽固性头痛证属阳虚者，可与沙参、麦冬、天冬、川芎等同用，细辛用量可至 3 ~ 9 克；对于顽固性痰饮喘咳者，常与麻黄、桂枝、干姜、半夏、白芍、五味子、甘草、杏仁等配伍，用量可至 5 ~ 6 克。

苍耳子

本品为菊科植物苍耳带总苞的成熟干燥果实。全国各地皆有生产。

秋季果实成熟时采收。以粒大、饱满、色棕黄者为佳。炒，去硬刺用。

【处方用名】　苍耳子、炒苍耳子。

【性味归经】　性温，味辛、苦，有毒。归肺经。

【功效与主治】　功效宣通鼻窍，发散风寒，祛风除湿。主治鼻渊，鼻塞不通，风寒表证，风湿痹痛证。

【临证运用禁忌】　1. 苍耳子辛温疏达，具升浮之性。《本草正义》谓："能上达巅顶，疏通脑户之风寒，为头风病之要药。"擅治头痛、牙痛，但因阴虚血虚所致者则不宜使用。如临床表现为自觉火热上攻之头痛，口干思冷饮，口苦目赤，心烦易怒，脉弦细有力，舌质红，少苔，或面色苍白，头眩而痛，气短乏力，唇、舌、爪、甲淡白无华等症者忌用。

2. 苍耳子性温，苦燥，擅祛风止痒，主治鼻塞不通，风瘙瘾疹，血热风热者则不宜。如临床表现为鼻塞不通，涕多黄稠，斑疹红赤肿胀，瘙痒灼热，大便干燥，舌红口干，口苦，小便赤涩等症者，应慎用。

3. 血虚头痛、一切痛痹者忌服。

【临证炮制注意】　炒后碾去刺使用，有利于有效成分的煎出，并可降低毒性。

【用量用法】　一般用量 3～10 克，水煎服；或入丸、散剂使用。外用适量。

【临证用药体会】　1. 苍耳子辛苦而温，擅疏散宣通，能上达脑巅，下行足膝，外达肌肤。历来为治疗风寒头痛，鼻渊流涕，风湿痹痛，疔疮疥癣的常用药物。近代在治疗鼻病方面显示了实用价值。对心、肝、肾有器质性疾病者，应慎用。而对于慢性鼻窦炎等慢性疾病需长期用药，要当心药物慢性蓄积中毒，用药期间加强观察药物反应。此外，应严格炮制规范，遵循去刺的原则。

2. 苍耳子配伍白芷、细辛、辛夷、鹅不食草后，其宣肺通窍、散痛加强。白芷芳香上达，消肿止痛；辛夷散风解表、宣通鼻窍，多与苍耳子相须为用，以加强散风寒，通鼻窍之功；细辛通窍功效佳；而鹅不食草乃是用于治疗鼻病之主药，一般临床上常将此五药联合使用。用于治疗鼻渊，症见头痛鼻塞、不闻香臭、常流浊涕者，疗效颇佳。

3. 苍耳全草有毒，以果实苍耳子毒性最强，鲜品比干品毒性大，嫩品比老品毒性大。过量服用易中毒，引起呕吐、腹痛、腹泻等症状。据临床研究报道，在口服苍耳子治疗量（9～15克）时偶有短暂口干、喉燥；服用过量（30克以上）或误食苍耳子10枚以上，可引起中毒，多在1～3日发病。其中毒反应轻重不一，一般常见头痛、头晕、精神萎靡不振、乏力、食欲减退、恶心、呕吐、腹痛、腹泻、或发热、颜面潮红、结膜充血、荨麻疹等；严重者可出现烦躁不安或嗜睡、昏迷、惊厥、心律失常、血压升高、黄疸、肝大、肝功能损害、出血、尿中出现管型和红细胞，以及尿闭等，可因肝细胞大量坏死而发生肝性脑病，以及肝、肾衰竭或呼吸衰竭而死亡，因此应用苍耳子剂量不宜过大。

辛　夷

本品为木兰科植物望春花玉兰或武当玉兰的干燥花蕾。主要产于河南、安徽等地。冬末春初花未开放时采收。生用。以花蕾未开、身干而完整、内瓣紧密、色绿、无枝梗、香气浓者为佳。

【处方用名】　辛夷、辛夷花、木笔花。

【性味归经】　性温，味辛。归肺、胃经。

【功效与主治】　功效宣通鼻窍，发散风寒。主治鼻塞不通，风寒表证等。

【临证运用禁忌】　1. 辛夷味辛，性燥，具辛香走窜之性，能散上行，有伤阴升火之弊。现代药理研究表明，其对鼻腔血管有明显的收缩作用，故阴虚火炎者，虽见鼻窍不通，亦忌用本品。如临床表现为鼻腔干燥，灼热疼痛，或痒，少涕或无涕，兼咽干舌燥，大便干结，舌红少苔等症者，皆属忌用范围。萎缩性鼻炎亦应慎用。

2. 辛夷辛温，擅通鼻窍，但对实热内盛，或风热上攻，或风寒郁久化热者，则在所不宜。如临床表现为鼻孔红肿，疼痛，鼻塞，流黄黏稠涕，不易擤出，或鼻痒气热，或见发热，恶风，汗出，舌黄，脉数等症者不可单用。

3. 辛夷煎剂、浸膏对子宫有兴奋作用，故孕妇应慎用。

【煎服方法注意】 本品有毛，可刺激咽喉，若煎汤内服时，宜用纱布包煎。

【用量用法】 一般用量 3～10 克，水煎服；或入丸、散剂。外用适量。

【临证用药体会】 辛夷辛温香散，轻浮上升，能散肺部风寒而宣通鼻窍，为治鼻渊专药。故常用于治疗急性鼻炎，慢性鼻炎，鼻窦炎引起的头痛，鼻塞，不闻香臭，鼻流浊涕等。若偏于寒者，多与白芷、细辛、防风配伍；若偏于热者，常与黄芩、薄荷、金银花合用。

葱 白

本品为百合科植物葱近根部的鳞茎。我国各地皆有种植，随时可采。采挖后，切去须根及叶，剥去外膜，鲜用。

【处方用名】 葱白。

【性味归经】 性温，味辛。归肺、胃经。

【功效与主治】 功效发散风寒，散寒通阳。主治风寒感冒，阴盛格阳证等。此外，葱白外敷可通络下乳，可用于治疗乳汁瘀滞不下，乳房胀痛及疮痈肿毒等。

【临证运用禁忌】 表虚多汗者忌服，若久服则令人目昏。《本草经疏》称："病人表虚易汗者勿食，病已得汗勿再进。"

【临证应用注意】1.《金匮要略·果实菜谷》称："生葱不可共蜜食之，杀人，独颗蒜弥忌。"《本草纲目》曰："常山人，忌食葱。"在其后的本草书籍中也有此说法，葱不能与蜂蜜同食。经文献检索，以上两味食物（也是药物）不能同时食用，古今皆有此说法，故应引起注意。

2. 生葱忌与大枣、地黄、常山同食。

【用量用法】 一般用量 3～10 克，水煎服。外用适量。

胡 荽

本品为伞形科植物芫荽的全草。我国各地皆有种植。八月果实成熟时连根挖起，去净泥土。鲜用或晒干，切段生用。

【处方用名】 胡荽、芫荽、香菜。

【性味归经】 性温，味辛。归肺、胃经。

【功效与主治】 功效透发疹毒，开胃消食，发散风寒。主治麻疹不透，纳食不佳，外感表证等。

【临证运用禁忌】 1. 麻疹已透或因热毒壅盛而疹出不畅者忌用。

2. 服用一切补药及药中有白术、牡丹皮者，不可食用本品。

3. 气虚之人不宜食用；疹出不快，非风寒外侵及秽恶之气触犯者，皆不宜食用。

【用量用法】 一般用量3～10克，水煎服。外用适量。

【临证用药体会】 1. 胡荽也称为香菜，可食用。香菜系家常食物配料之一，从食性上来看，香菜的功效主要为发汗，解表，消食，理气，透疹。临床上对脾胃不和，食欲缺乏，恶心，感冒等，皆有辅助治疗功效。就一般来说，做菜时加入少许香菜，可消除鱼肉腥味，达到醒脾助食的功效。民间用香菜与冰糖炖煮合服，用于治疗声音沙哑。

2. 香菜作为凉拌菜可以生食。药房里的胡荽是将其晒干了的，干后发汗力不强，但用于治疗麻疹有一定疗效。

3. 香菜虽然味美，但辛温香窜，内通心脾，外达四肢，能辟一切不正之气，有温中健胃的功效，味辛能散，多食或久食，就会耗气，损精神，进而引发或加重气虚证。对于自汗、乏力、倦怠及易患感冒的气虚证患者，应少食香菜；产后、病后初愈的患者也应少食之。

二、发散风热药

薄 荷

本品为唇形科植物薄荷的地上部分。主要产于江苏、浙江等地。夏秋季茎叶茂盛或花开至三轮时采割。生用。以叶多、色深绿、味清凉、香气浓者为佳。

【处方用名】 薄荷、薄荷叶、苏薄荷。

【性味归经】 性凉，味辛。归肺、肝经。

【功效与主治】　功效疏散风热，清利头目，透疹止痒，疏肝解郁。主治风热表证，温病卫分证，风热头痛目赤，咽喉肿痛证，麻疹不透，皮肤瘙痒，肝气郁滞证等。此外，本品气味芳香，兼能化湿和中，用于治疗夏季感受暑湿秽浊之气、脘腹胀痛、呕吐泄泻等。

【临证运用禁忌】　1. 薄荷油有抗着床和抗早孕的作用，终止妊娠的原因可能与子宫收缩加强和胎盘等组织的直接损伤及绒毛膜促性腺激素水平的降低等有关，故孕妇应慎用。

2. 薄荷芳香辛散，有发汗之力，但同时有耗气之弊，倘若气虚自汗，或老年患者、小儿、产后体虚者应忌用；外感初愈，营卫不和，汗多畏风者、恐汗多损气亡阳者应忌用。

3. 薄荷功擅祛风，风药多燥，故阴虚血燥者，需慎用。若临床表现为皮肤干燥，瘙痒无疹，脱屑灼热，大便干结不润，舌红，少苔，脉细数等症者，当配伍养血滋阴润肤药，需谨慎使用，且剂量不可过大。

【用量用法】　一般用量3~6克，水煎服。

【临证用药体会】　1. 薄荷轻清凉散，具有疏散风热，清头目，利咽喉，透疹，解郁的功效。主治风热表证，头痛眩晕，目赤肿痛，咽痛声哑，鼻渊，牙痛，麻疹不透，隐疹瘙痒，肝郁胁痛脘胀等。单用即有效，鲜用或干品皆佳。内服及外用均可。

2. 薄荷发汗力强，若发汗过甚，易损伤正气。故本品在使用时，剂量不宜过大，且用药时间也不宜太长。

3. 薄荷是发汗功效很强的药物，并具有较为浓厚的芳香气味，一般不将其作为治疗感冒的首选药物。

4. 薄荷清肝明目，主治肝经病变。主要表现头晕、视物昏花、头痛、目赤肿痛，病变部位在肝，故应清肝明目。清利头目是因为外感风热之后，导致头目不清晰、头痛头昏，往往伴随外感病证，病变部位在肺。两者发病机制并不相同，不可混淆。

5. 临床将薄荷作为疏肝之要药。从应用方面来看，与柴胡配伍后其功效增强。《本草新编·卷三·商集》记载："薄荷，不特擅解风邪，尤擅解忧郁，用香附以解郁，不若用薄荷解郁之更神也""薄荷入肝胆之经，擅解半表半里之邪，较柴胡更为轻清。"这是认为薄荷疏肝解郁较之柴胡更佳，不过使用薄荷剂量不能太大。从临床上来看，柴胡较薄荷要多用一些。

6. 薄荷营养丰富，春夏季可采其嫩茎炒食或用开水烫后凉拌，清香可口，尤其是夏季用其嫩叶和其他果蔬榨汁饮用，是祛暑化浊的佳蔬之一。夏季的薄荷茶也别具风味，先用开水泡茶，然后倒去茶叶，在热水中加入鲜嫩的薄荷叶，再加开水泡几分钟后，加入白糖，口味辛凉，凉爽透心，还可用于治疗内热、外感、头痛目眩等病症。清暑化浊，食用观赏两不相误。因此，当患有湿邪病证或外感表证时，可以食用薄荷以治之。

牛 蒡 子

本品为菊科植物牛蒡的成熟果实。主要产于东北地区。秋季果实成熟时采收。生用或炒用。以粒大、饱满、色灰褐者为佳。

【处方用名】　牛蒡子、牛子、大力子、鼠粘子。

【性味归经】　性寒，味辛、苦。归肺、胃经。

【功效与主治】　功效疏散风热，透疹止痒，利咽散结，清热解毒，润肠通便。主治风热表证，温病卫分证，麻疹不透，皮肤瘙痒，咽喉肿痛，热毒疮疡，痄腮，肠燥便秘等。

【临证运用禁忌】　1. 牛蒡子性冷而滑利，故气虚面白，大便自利者，切勿妄投本品。《本草经疏》曰："痘疮家唯宜于血热便秘之证，若气虚色白大便自利或泄泻者，慎勿服之。痧疹不忌泄泻，故用之无妨。痈疽已溃，非便秘不宜服。"

2. 牛蒡子富含油质成分，其性滑利，有导泻作用，故气虚而大便溏泻者应慎用。

3. 过敏体质者慎用。

【临证炮制注意】　炒后使用，可使其苦寒及滑肠之性略减。

【用量用法】　一般用量3～10克，水煎服。

【临证用药体会】　1. 牛蒡子具有疏散风热，利咽透疹，祛痰止咳，解毒散结之功。本品辛散苦泄，常与荆芥、薄荷、金银花、柴胡配伍，用于治疗风热表证；辛散透表，用于治疗麻疹透发不畅，风热外闭，热毒内壅者，多配以薄荷、浮萍、蝉蜕、紫草等；清泄热毒，用于治疗咽喉红肿疼痛，兼有风热表证者，需配薄荷、金银花、山豆根、板蓝根、桔梗、生甘草等，以增其清热解毒之效；性寒滑利，用于治疗风热表证咳嗽较剧，咳痰不爽者，加用瓜蒌、桑叶、前胡、桔梗、金银花等；散结解毒，伍以金银花、连翘、玄参、僵蚕、赤芍、牡丹皮等，可用于治疗疮痈阳证，红、肿、热、痛，结块明显者，以及丹毒、痄腮等。本品疏风散热之中尚有理气解郁作用；透发之中，又有清热解毒，散结消肿之功。便溏及痈疽已溃者慎用。

2. 牛蒡子辛苦而寒，主要有透发与清泄功效，既能疏散风热，又能清解热毒。但透发力较弱，并无明显的发汗功效，用于治疗外感风热或透发麻疹时，须与薄荷等药同用，始能收到透发之功。

3.《中药学》大学教材中多未述及牛蒡子具有通便作用。而事实上牛蒡子是富含油脂的种子，性多滑利，具有濡润大肠的功效，而能润肠通便。《中药学》教材中在介绍牛蒡子时，于"使用注意"条称："本品能滑肠，气虚便溏者忌用。"此实乃牛蒡子之通便作用。古代本草书籍中也有如此记述。经临床验证，牛蒡子通便作用较佳，且无明显不良反应，用于通便，有"提壶揭盖"之妙。牛蒡子适用于治各种热毒肠燥便秘。牛蒡子不同于大黄、芒硝等攻下之品，泻下作用较为平和，便质多稀软，水样便少见，若在辨证论治基础上加用牛蒡子能取得明显疗效。

4. 张锡纯在《医卷学衷中参西录·资生汤》中认为，牛蒡子与山药并用，最擅止嗽。所载资生汤、醴泉饮、参麦汤方中皆使用了上述两药。两者一清一补，清补合法，故能宣肺气，清肺热，健脾胃，祛痰止咳之力增强，用于治疗脾胃不健，肺气虚弱，痰湿内生，停阻气道，以致胸膈满闷、咳嗽气短、喉中水鸣声、身倦乏力等症。据此有人认为牛蒡子能祛痰。从临床应用方面来看，一般是不用牛蒡子祛痰的。至于有的书籍中称牛蒡子能宣肺祛痰，我们则认为不能作为祛痰药使用。

5.《中药大辞典》引《药品化义》曰："牛蒡子能升能降，力解热毒。味苦能清火，带辛能疏风，主治上部风痰，面目水肿，咽喉不利，诸毒热壅，马刀瘰疬，颈项痰核，血热痘，时行疹子，皮肤隐疹，凡肺经郁火，肺经风热，悉宜用此。"若据此而论，则以升为主，称其升，则主疏散，称其降，则主通便，具有能升能降之特性。

蝉 蜕

本品为蝉科昆虫黑蚱羽化时脱落的皮壳。主要产于山东、河北等地。夏秋季拾取。生用。以体轻、完整、色黄亮者为佳。

【处方用名】 蝉蜕、蝉壳、蝉衣、虫衣、虫蜕。

【性味归经】 性寒，味甘。归肺、肝经。

【功效与主治】 功效透疹止痒，祛风解痉，利咽开声，退翳明目，疏散风热。主治麻疹未透，风疹瘙痒，肝风内动证，咽痛声哑及目赤翳障，风热表证，温病卫分证等。

【临证运用禁忌】 1.《名医别录》有"主妇人生子不下"的记述，故孕妇慎服。

2.《本草经疏》曰："湿疹虚寒证不得服。"

3. 过敏体质者慎用。

【用量用法】 一般用量 3 ~ 6 克，水煎服。用于治疗破伤风剂量宜大，常用至 15 ~ 30 克。

【临证用药体会】 蝉蜕甘咸寒，轻浮宣散，擅长凉散风热，开宣肺窍，清肝热，为用于治疗风热外感、温病初起之要药，对发热、咽痛声哑者尤为常用；又为隐疹、皮肤瘙痒常用之品；对破伤风、惊风、小儿夜啼也有较好疗效；并为目赤肿痛、翳膜必配之药；还能治咳嗽、哮喘、疮疡、水肿等，临床应用广泛。用量一般 3 ~ 6 克，若祛风定惊可用 15 ~ 30 克。古有炮制去头、足，以及治小儿夜啼去前截而用后截的记载，根据临床经验并结合药理研究，疏散风热时可不去头、足，治惊厥时宜去头、足。

桑 叶

本品为桑科植物桑树的叶片。我国各地皆有野生或栽培。以安徽、浙江等南方育蚕区产量较大。初霜后采收。生用或蜜炙用。以叶片完整、大而厚、色黄绿、质扎手者为佳。

【处方用名】　桑叶、冬桑叶、霜桑叶、炙桑叶。

【性味归经】　性寒，味苦、甘。归肺、肝经。

【功效与主治】　功效清肝明目，疏散风热，平抑肝阳。主治目赤涩痛，目暗不明，风热表证，温病卫分证，肝阳上亢证等。

【临证运用禁忌】　1. 腹部阴寒，内无实热，大便溏泻，风寒咳嗽者忌服。

2. 肝燥者禁用。

3. 银屑病患者慎用桑叶及其制品。

【用量用法】　一般用量6～12克，水煎服；或入丸、散剂。外用适量，煎水洗或捣敷均可。

【临证用药体会】　桑叶甘寒清润，轻清发散，既能疏解肺卫风热，宣散燥气，又能清泻肝胆气分之火，除用于治疗风热表证及燥热咳嗽之外，对头痛、头晕、目赤等症，无论外感风热、肝热、肝阳所致皆可应用；且又兼凉血之效，可用于治疗血热之呕血、衄血。用于治疗风热感冒或风温初起，邪在卫分，常与菊花、薄荷、连翘、桔梗或杏仁、浙贝母、栀子、豆豉等同用；用于治疗燥热咳嗽，可与沙参、麦冬、天花粉等配伍。

菊　花

本品为菊科植物菊的头状花序。主要产于浙江、安徽、河南等地。药材按产地和加工方法不同，分为"亳菊、滁菊、贡菊、杭菊"等，以亳菊和滁菊品质最优。由于花的颜色不同，又有黄菊花和白菊花之分。生用。以花朵完整、颜色新鲜、气清香、少梗叶者为佳。

【处方用名】　菊花、黄菊花、杭菊花、亳菊花、白菊花、甘菊花、滁菊花。

【性味归经】　性微寒，味甘、苦、辛。归肺、肝经。

【功效与主治】　功效清肝明目，疏散风热，平抑肝阳，清热解毒。主治目赤肿痛，目暗不明，风热表证、温病卫分证，肝阳上亢，疮痈肿毒等。

【临证运用禁忌】 1. 气虚，脾虚胃寒，食少便溏或泄泻者慎用。

2. 阳虚或头痛恶寒者忌用。

3. 过敏体质者慎用。

【用量用法】 一般用量6~15克，水煎服。

【临证用药体会】 1. 菊花轻清凉散，甘凉益阴，苦可泄热，擅解头目风热，又能平抑肝阳。故对外感风热，头痛目赤或肝阳上升，肝风内动引起的头晕目眩，皆为常用之品。而且能清热解毒，疮痈肿毒亦可选用。各种菊花虽都有疏散风热，平肝明目等作用，但因品类不同，效用亦略有差别。如疏散风热，多用黄菊花；平肝明目，多用白菊花。解上焦头目风热，常与桑叶、薄荷等配伍；治疗风热头痛，常与石膏、川芎同用；治疗虚证目疾，宜与枸杞子相配；平抑肝阳，每与天麻、钩藤、石决明、白蒺藜相配。

2. 菊花清热功效并不是很强，用于治疗外感风热证，但因具有甘味，故乃为常用之品。术语"疏散风热"也可说成为"发散风热"，但"发散风寒"则不能说成"疏散风寒"了。

3. 菊花对于视物昏花、目赤肿痛，可作为首选药。临床上可将菊花单独泡开水饮用，即能获一定的疗效。若为肝阳上亢证，亦可将菊花用来做枕头。使用前，先将菊花密闭放在蒸笼里蒸2小时，将虫卵蒸死，晾干，装入枕头使用；也可配伍其他药物（如桑叶、决明子等）同用，可获良效。菊花用于治疗目赤肿痛，无论属肝火或风热引起，皆可使用。菊花分黄菊花、白菊花，黄菊花偏于用于治疗外感风热，白菊花偏于用于治疗肝热目赤，清肝功效颇佳。通常所说的菊花指的是白菊花。

4. 《神农本草经》称菊花苦平，主"头风眩肿痛、皮肤死肌。恶风、湿痹"等病症，《日华子本草》称其除"心烦、胸膈壅闷并痈毒"。《本草纲目拾遗》说其解酒毒、新疗肿。可见对其解毒、清降的功效在古代就有所认识，后世医家以其擅治头目风热而言其有疏风之功。从临床实际疗效来看，本品略有宣散功效，而以清降泄热解毒为主，不过其解毒功效并不是很强。

柴　胡

本品为伞形科植物柴胡或狭叶柴胡的根部。分别习称"北柴胡"及"南柴胡"。北柴胡主要产于河北、河南等地；南柴胡主要产于湖北、四川等地。一般认为，以北柴胡入药为佳。春秋季采挖，切段。生用或醋炙用。皆以条粗长、须根少者为佳。

【处方用名】　北柴胡（硬柴胡）、南柴胡（软柴胡）、醋炒柴胡、竹叶柴胡。

【性味归经】　性微寒，味苦、微辛。归肝、胆经。

【功效与主治】　功效解表退热，升举阳气，疏肝解郁。主治表证发热，少阳证，中气下陷证，肝气郁结证。此外，还可退热截疟，用于治疗疟疾。

【临证运用禁忌】　1. 凡肝阳上亢，阴虚火炎等上越趋势之证皆不宜使用。如临床表现为热气上冲头部，头胀且痛，面目红赤，心烦，口苦咽干，或自觉上重不稳，半身不遂，语言不利，精神恍惚等症者皆当忌用。

2. 凡胃气上逆之胃寒呕吐反胃者不宜使用。若临床表现为胃纳不佳，食人难化，脘腹痞闷，口淡不渴，倦怠乏力，呕吐呃逆，大便溏薄等症皆当慎用。

3. 柴胡擅长升阳，补中益气汤用大剂量参芪配伍少量柴胡即为此意。但肝血不足，气升眩晕者，则不宜使用。如临床表现为面色无华，头目眩晕，耳鸣，喘促倚息不得卧者，当慎用本品，以防升散而加重症状。

4. 凡肾阳不足，火不生土所致之肾虚泄泻，阳气下陷者，皆不宜使用。如临床表现为每日五更泄泻，脐腹作痛，继则肠鸣而泻，甚至完谷不化，并见形寒肢冷，腹部喜暖等症者，皆当忌用。

5. 凡阴虚阳亢，肝风内动，阴虚火旺及气机上逆者，皆忌用或慎用。对于慢性肝炎长期使用柴胡者，用量不宜大，以免出现"耗竭肝阴"之弊。

【用量用法】　一般用量 3～10 克，水煎服。

【临证用药体会】　　1. 柴胡性升发而发散，病人虚而气升者忌之。呕吐及阴虚火炽炎上者，法所同忌。

2. 自《神农本草经》以来，历代对柴胡的运用十分广泛。因其性轻扬宣散，以透为主，透中有清，具有良好的疏解泄热功效。故可用于一切外感表证发热，视证之轻重，用量为 3～10 克。而对邪在半表半里之寒热往来亦有殊效，常与黄芩配伍。本品醋炒以增强疏肝之效，临床常与香附、青皮、当归、白芍等组方。本品量大则疏散，量小性升，故又常与升麻配入以黄芪、人参为主的补中益气方中，增强升阳举陷之力，以用于治疗气虚发热和中气下陷诸证。柴胡与升麻虽皆能升阳，但柴胡擅升肝胆生发之气，并疏畅气机，振奋中土以升提脾胃清阳；升麻重在升提脾胃清气。故张元素曰："补脾胃药，非此引用，不能取效。"因此，临床病证若兼阴血不足者慎用，以免升阳助热伤阴；若气升呕吐，阴虚火旺之发热，肝阳上亢之头晕、耳聋等皆忌用。

3. 柴胡退热功效颇佳，既可用于治疗表证发热，又可用于治疗邪在少阳发热，即寒热往来也。有的中药书籍将此功效说成是"和解少阳"或"和解退热"，对此有人认为说法欠妥。这是因为在治疗少阳之热时需要配伍黄芩同用，以柴胡清表热，黄芩清里热，这是配伍以后所产生的功效。不过从临床应用来看，和解少阳应是两药的共同功效。《中药大辞典》引《药品化义》称："所谓内热用黄芩，外热用柴胡，为和解要剂。"至于退热的特点，有人认为除退表热、退少阳之热外，还退弛张热，即热度高低不一，早晚波动较大，以及间歇热。由于其退少阳热，故用于治疗疟疾发热，李东垣、张锡纯皆认为其为用于治疗疟疾之主药。

4. 据考证，张司农在《治暑全书》中有"柴胡劫肝阴"之说，清代温病大家叶天士在《三时伏气外感篇》中亦提及"柴胡劫肝阴"的说法。对此医家有不同的看法，如现代的姜春华教授就反对该说法，他说："叶氏如疟不用柴胡，认为柴胡劫肝阴，此语一出，人多盲从，柴胡遂为废止，至今影响犹在。"他认为，柴胡并非劫肝阴之药，柴胡功擅发表退热，对于外感之热有颇佳的疗效，且用量要大。还有一种说法，就是北柴胡不劫肝阴，而南柴胡却劫肝阴；通常处方中书"柴胡"，药房付给的是北柴胡，故称柴胡不劫肝阴。我们在临床上亦喜用柴胡以治多种肝病，未见有伤阴之害，不可囿于柴胡能劫肝阴而临床不敢使用。

升 麻

本品为毛茛科多年生草本植物大三叶升麻、兴安升麻或升麻的根茎。主要产于辽宁、吉林等地。秋季采挖，切片。生用或蜜炙用。以体大、质坚、外皮黑褐色、断面黄绿色、无须根者为佳。

【处方用名】　升麻、绿升麻、炙升麻。

【性味归经】　性微寒，味甘、辛。归肺、脾、胃、大肠经。

【功效与主治】　功效升举阳气，透发疹毒，疏散风热，清热解毒。主治中气下陷，麻疹不透，外感表证，齿痛口疮，咽喉肿毒，温毒发斑等。

【临证运用禁忌】　1. 阴虚阳浮、肝阳上亢、上盛下虚及麻疹已透者，皆忌服。

2. 麻疹已透、热盛火炎、阴虚火旺、阴虚阳亢、喘满气逆者，皆忌用。

3. 升麻碱能使皮肤充血，以致形成溃疡；内服可引起胃肠炎，严重时可发生呼吸困难、谵妄等症状，故患有胃炎及胃溃疡等胃肠疾病者，皆应慎用。

【用量用法】　一般用量3~6克，水煎服。

【临证用药体会】　1. 升麻性寒清热，味辛升散，甘缓止痛，苦则降泄；辛寒散表热以消斑疹，苦寒清里热以泻火毒，甘寒清热缓急以止痛；生者偏寒，炙者寒性大减。故生用有清热解毒，透疹消疮之功，主治热毒时疫所致的壮热、斑疹紫黯、口舌生疮、咽喉肿痛、疮疡痈疽、丹毒游丝、瘰疬痰核。蜜炙则有升阳止泻之效，主治脾胃气虚，清阳不升引起的大便稀溏、带下、脚气；重则中气下陷之胃下垂、脱肛、子宫下垂等病症。

2. 升麻的主要特点是升提，指的是升阳，主治气虚下陷病证，有鉴于此，如阳亢者就不能使用，以免导致阳升风动。升麻的升举阳气功效与柴胡极为相似，故两药往往相须为用，并多配以补气药，如党参、黄芪以升阳举陷。配柴胡则用于治疗升提。根据其升提功效，将升麻与黄芪、地榆同用，用以治妇科出血证，疗效颇佳。

3. 升麻在解毒方面和牛蒡子功效相似，皆取"火郁发之"之意，但牛蒡子的解毒功效更常用，升麻升举功效更强。升麻清热解毒用以治疗胃火亢盛的牙龈腐烂、口舌生疮及咽喉肿痛，临床常与石膏、黄连等配伍；对热病高热、身发斑疹，以及疮疡肿痛，升麻又可配金银花、连翘、赤芍药、当归等同用。

4. 升麻有一定的毒性，有人应用大剂量升麻后出现头痛，震颤，四肢强直性收缩，阴茎异常勃起；升麻碱能使皮肤充血，直至形成溃疡，内服引起胃肠炎，严重时可发生呼吸困难，谵妄等不良反应。超大剂量应用有中毒的可能性。比较成熟的临床经验是当以升麻清热解毒时，可以超大剂量应用，适用于流行性感冒、腮腺炎、麻疹、梅毒、病毒性肝炎、鼠疫等病症，《金匮要略》之升麻鳖甲汤方剂中升麻的超大剂量应用，可视为这方面应用的先河。

葛　根

本品为豆科植物野葛的根部。主要产于湖南、河南等地。秋冬季采挖。生用或煨用。以块大、质坚实、色白、粉性足、纤维少者为佳。

附：葛花　为葛的未开放的花蕾。性平、味甘。用于治疗饮酒过度，头痛，头昏，烦渴，呕吐酸水等伤及胃气之症。常配伍白豆蔻、橘皮等同用，如葛花解醒汤。以开水泡服，每次 3～12 克。

【处方用名】　葛根、粉葛根、煨葛根。

【性味归经】　性凉，味辛、甘。归肺、胃经。

【功效与主治】　功效疏散风热，升阳止泻，生津止渴，透发麻疹。主治外感表证，脾虚泄泻，湿热痢疾，热病口渴，消渴证，麻疹初期，透发不畅等。

【临证运用禁忌】　1. 五劳七伤、上盛下虚之人忌服。

2. 脾胃虚寒，胃中无火，难以腐熟水谷，食人不化所致之呕吐反胃，兼有脘腹痞闷，口淡不渴，倦怠乏力，脉象濡弱，舌淡等症者当慎用；如若辨证当用，也不可单用。

【用量用法】 一般用量6~15克，水煎服。

【临证用药体会】 1. 葛根主要作用部位在项部，对项强头痛有良效。按现在的用法，对脑血管疾病有颇佳的疗效，可扩张血管，降低血压。

2. 从古代本草记述来看，葛根具有解酒毒的功效，当饮酒过度导致乙醇（酒精）中毒，可应用葛根治疗，但葛花功效则强于葛根。据古代医家的临床经验，在未饮酒之前，适当服用葛根及葛花，又有预防酒醉之功效。

3. 凡能透散肌表之邪、解除因肌表闭郁而致肌热，无汗或有汗者，都可称为"解肌"。葛根为解表药，用于治疗风热表证。在《伤寒论》中由于葛根汤主治风寒伤及太阳经病证，也可用于治疗风寒表证，因此寒热表证皆可治疗，能祛肌肉之邪，开发腠理而出汗。古人说葛根能解肌，实际上就是解表的意思。

4. 对于葛根的活血作用，唐·《本草拾遗》称其"生者堕胎"。后《日华子本草》也称其能"排脓破血"。根据此说，用葛根活血与治疗疮疡有关。现代研究认为，葛根能够扩张动脉血管，改善外周血管阻力，用于治疗心脑血管疾病，此可作为临床应用葛根的理论依据。

5. 葛根能散解阳明温病热邪，故主消渴、身大热、热壅胸膈之证。传统对葛根的认识，主治阳明经病证，而阳明胃经所主热证消渴应属中焦，故葛根应主治中消证，而实际上葛根本身具有生津止渴之功，故应用以治上消为主。

6. 胃气以降为顺，指的是降胃中之浊气，葛根具有升举胃中阳气上升的功效。值得注意的是，此处所谓的"胃阳"，指的是胃中之清阳，这也是与柴胡升阳的一个重要区别点。升清可以降浊，这就是《神农本草经》所谓主"呕吐"的机制。

7. 大豆中含有异黄酮，故经常喝豆浆能滋养肌肤。经研究发现，葛根中的异黄酮含量要高于大豆，故经常食用葛粉能促进皮肤白皙、光润、细腻。同时中医学认为，若药物颜色为白色的，则多有美容的功效，故葛根可用来美容。

8. 有人认为，葛根具有一定的丰胸功效，因其富含植物雌激素，不仅能使乳房丰满、坚挺和乳房组织重构，而且对子宫、卵巢和皮肤也有一定的功效。野葛根中的异黄酮成分，不仅具有有效的抗乳腺癌功效，还有预防心血管疾病的功效。夏季宜喝葛根粥，或经常食用葛粉（根）者，对身体健康有益处。

淡豆豉

本品为豆科植物大豆的成熟种子经发酵后的加工品。全国各地皆有生产。生用。以色黑、附有膜状物者为佳。

【处方用名】 淡豆豉、豆豉。

【性味归经】 性凉，味辛。归肺、胃经。

【功效与主治】 功效疏散风热。主治外感表证等。

【临证运用禁忌】 1. 寒邪入里，直入三阴经者禁用。

2. 胃气虚弱而又易作恶心者慎用。

3. 伤寒传入阴经与直中三阴者不宜使用。

【用量用法】 一般用量6～12克，水煎服。

浮 萍

本品为浮萍科草本植物紫萍的干燥全草。全国各地池沼皆产，以湖北、江苏等地产量大。6～9月采收，除去杂质，晒干。生用。

【处方用名】 浮萍、紫背浮萍。

【性味归经】 性寒，味辛。归肺、膀胱经。

【功效与主治】 功效疏散风热，透疹止痒，祛风止痒，利尿消肿。主治风热感冒，麻疹不透，风疹瘙痒，水肿尿少等。

【临证运用禁忌】 浮萍发汗解表功效较强，故体虚自汗者勿用。

【煎服方法注意】 入煎剂宜后下。

【用量用法】 一般用量3～10克，水煎服。外用适量，煎汤浸洗。

【临证用药体会】 1. 现代研究得知，紫背浮萍含醋酸钾、石碘、溴等成分，尚含黄酮类物质。青萍中含多量维生素 B_1、维生素 B_2、维生素 C 等水溶性维生素，以及木犀草素－7－B 葡萄糖等黄酮类及溴、碘等物质。另含有树脂、蜡质、甾类、叶绿素、蛋白质、黏液质、鞣质等。现代药理研究表明，青萍水浸膏对由奎尼丁引起的衰竭蛙心确有明显强化作用，大剂量可使心脏停于舒张期，并能收缩末梢血管使血压上升。口服青萍煎剂对注射伤寒菌苗引起发热的家兔有轻微解热作用。紫萍所含的醋酸钾、氯化钾有利尿消肿作用。

2. 浮萍质轻上浮，擅开毛窍，既能疏风散热，又能利水消肿，且能透疹止痒，为治疗风热表证，水肿，麻疹不透，风疹作痒等的药物之一。但因本品功效相对缓和，临床多以配伍他药为特点。

3. 浮萍作为内服药使用主要是利水消肿，而外用治疗瘙痒一般是将其煎水外洗的，这比内服疗效更佳。

4. 浮萍的作用类似于麻黄，只是性味的不同，也就是说浮萍的发汗作用也是很强的。

木　贼

本品为木贼科植物木贼的干燥地上部分。主要产于黑龙江、吉林等地。生用。

【处方用名】　木贼、木贼草。

【性味归经】　性平，味甘、苦。归肺、肝经。

【功效与主治】　功效退翳明目，疏散风热。主治目生翳障，风热目赤等。此外，还兼有止血的作用，但药力薄弱，较少单独使用。宜与其他止血药配伍用以治肠风下血，可与槐角、荆芥等同用。

【临证运用禁忌】　1. 气血虚弱者不宜多用、久用。

2.《本草经疏》曰："目疾由于怒气及暑热伤血、暴赤肿痛者，非其所任。"

【用量用法】　一般用量 3~10 克，水煎服；或入丸、散剂服用。外用适量，煎汤浸洗；或研末撒于患处。

【临证用药体会】　1. 木贼的作用与菊花有某些相似之处，两者皆能疏散风热，退翳明目。《本草纲目·第十五卷·木贼》称其"与麻黄同形同性，故亦能发汗解肌，升散火郁风湿，用于治疗眼目诸血疾也"。应该是木贼与麻黄同形而不同性矣。

2. 古代本草认为，能用于治疗汗斑、粉刺，即是说具有美容的功效。通过多年的临床实践，我们认为木贼的确能够美容。从当前的应用情况来看，木贼对于面部疾患，如扁平疣、痤疮、眼眶发黑等皆有较佳的治疗作用。可取薏苡仁 30 克，板蓝根 10 克，香附 10 克，木贼 10 克，桑叶 15 克，菊花 15 克，荆芥 10 克，防风 10 克，牡丹皮 12 克，赤芍 12 克，金银花 15 克，连翘 15 克，水煎分服。该方剂前 4 味药配伍具有抗病毒功效，又取荆防败毒散之方剂荆芥、防风，银翘散之金银花、连翘，清热地黄汤之牡丹皮、赤芍，桑菊饮之桑叶、菊花。该方剂也可加减使用，风热甚者加刺蒺藜、牛蒡子，面部有脓点加天丁、紫花地丁、蒲公英。该方剂也可用于治疗湿疹。方中药性平淡，功效看似平和，却有四两拨千斤之力。

清 热 药

凡性属寒凉，以清解里热为主要功效，主治里热病证的药物，统称为"清热药"。根据清热药的药性特点及功效主治差异，以及热邪深浅、脏腑部位的不同，可分为清热泻火药、清热燥湿药、清热解毒药、清热凉血药和清退虚热药五大类。适用于治疗里热证，症见身热，面红，口渴饮冷，尿赤不畅，疮疡，舌质红，苔黄，脉数等。其性多属寒凉，易伤脾胃，故肠滑易泻者应慎用。切不可用之太过，以免克伐正气。热证易伤津液，苦寒药物又易化燥伤阴，故阴虚者亦当慎用。阴盛格阳，真寒假热之证，则禁用清热类中药。

一、清热泻火药

石 膏

本品为含水硫酸钙纤维状结晶聚合体的矿石。主要产于湖北、甘肃等地。随时可以采挖。生用或煅用。以块大、色白、质松、半透明、纵断面如丝者为佳。

附：煅石膏 为生石膏经煅烧后，经研末而成，外用。其性寒，味甘、涩。功效敛疮生肌。用于治疗疮疡不敛，湿疹，水火烫伤等。外用可使创面分泌物减少，促进创面愈合，可单用或人复方使用。

【处方用名】 生石膏、石膏。

【性味归经】 性大寒，味辛、甘。归肺、胃经。

【功效与主治】 功效清热泻火，清肺胃热，疏散风热，除烦止渴。主治温热病气分实热证，肺热喘咳，胃热牙痛，风热头痛，胃火上攻头痛证，热病烦渴，胃热消渴证等。

【临证运用禁忌】 1. 石膏大寒，有损伤阳气之弊，故对临床表现为脘腹冷痛，泛吐清水或痰涎，纳少，肠鸣腹痛，下利清谷，或四肢清冷，倦怠乏力，面色萎黄，头晕目眩，唇色淡白，舌质淡嫩，苔白或滑，脉虚弱或沉细等症，证属脾胃虚寒型者，法当忌用。

2. 产后血虚发热，因石膏性大寒，故应忌用。

3. 石膏有清热之功，但只适宜用于实证之热，对于阴虚所致的虚热，法当慎用。若临床表现为潮热盗汗，口燥咽干，五心烦热，午后颧红，尿少色黄，大便干燥，舌红少苔，脉细数等症，虽然从症状表现皆属"热"象，也应慎用本品。必须用时，宜配伍养阴药同用。

【煎服方法注意】 1. 中医学认为，生石膏内服需先煎。现代药理研究表明，石膏在汤剂中溶解量不大，且因加热而溶解度反而降低，久熬也不增加溶出率，故有人提出重用石膏入汤剂或须先煎无此必要。

2. 宜打碎入煎，内服宜生用。

【用量用法】 一般用量15~60克，水煎服。

【临证用药体会】 1. 内伤病证中恰当地应用生石膏可收到比较满意的疗效。阳明风热引起的头痛以额面为甚，舌红则可用生石膏配川芎、白芷。消渴病中用生石膏，一般是在中消胃热炽盛时应用玉女煎加味。在解决口渴症状方面以生石膏最为理想，配以竹叶疗效更佳。眩晕、中风病或高血压患者，如出现颜面潮红，双目发赤，或伴有胃脘部发热者是加用生石膏的指征，配以等量的生石决明，则可以清阳明、平厥阴。胃脘痛患者特别是反酸、胃有烧灼感者，用左金丸效果不显著，加用生石膏常可获得热清酸止的效果。总之，内伤病证用石膏的指征是：口渴，舌红苔黄，自觉胃脘发热或伴汗出，面部烘热感，而不必拘泥于脉象洪大与否。用量一般 15～30 克为宜。

2. 石膏生用清热泻火，除烦止渴，为清解气分实热之要药。临床常用于治疗高热、躁狂惊风等证。本品既能上清肺热而治肺热咳喘；又能中泻胃火而疗胃火诸证。煅用擅长敛疮生肌，为疮疡不敛，以及烫火伤等也属必用药物之一。入汤剂用量为 15～60 克，特殊需要用至 120 克；宜打碎先煎。外用适量。

3. 《药笼小品》有石膏"肺胃发火者忌"之说。然考其石膏主入肺胃二经，有清热泻火，除烦止渴之功，擅长清热，用于阳明热盛，温病，暑热病等，皆有良好的治疗作用，故此说很难解释清楚，可能是有误的缘故。

4. 明清时期有多家本草称，"阴虚内热忌用石膏"，但就临床所见，石膏通过配伍麦冬、知母、生地黄等，用于阴虚内热烦渴之证，疗效卓著，未见不良反应出现，如竹叶石膏汤、玉女煎等皆是。因此，对于阴虚内热证，单用石膏宜慎，只要通过适当的配伍，可不必禁忌。

5. 《本草经疏·卷四·石膏》记载：石膏"辛能解肌，甘能缓热，大寒而兼辛甘，则能除大热，故主中风寒热，热则生风故也。邪火上冲，则心下有逆气及惊喘。阳明之邪热甚，则口干舌焦不能息，邪热结于腹中，则腹中坚痛。邪热不散，则神昏谵语，同乎邪鬼。肌解热散汗出，则诸证自退矣"。石膏的解肌功效是两方面的。一是用来缓解肌肉拘急，用于治疗四肢肌肉麻木，甚至风动抽搐。现代药理研究认为，石膏有减轻骨骼肌兴奋性的作用。《金匮要略》风引汤中所用石膏应是该功效。二是用其来解除热邪，实际上就是退热的功效。

6. 石膏配伍知母后退热功效加强，古有"石膏无知母不寒"之说，所以从张仲景所创立白虎汤应用该两药后，以后的退热方中多是将此两药同用。现代药理研究表明，该两药配伍后，其钙的溶解度显著增大。临床上若配伍诸如天花粉等，则不及配伍知母功效更强。

7. 生石膏主要用来清除气分热邪过盛，而煅石膏则具有治疗诸如湿疹、湿疮、湿毒、烧烫伤等。煅石膏外用的功效，在各种教材中皆说成收敛生肌，而按照中药基本理论解释，具有酸、涩味的药物才具有收敛生肌，说煅石膏的生肌功效为"收敛"，可能与其炮制的方法有关。所以，我们现在不将煅石膏与生石膏笼统地编排在一起，而将煅石膏作为附药处理。

知　母

本品为百合科植物知母的根茎。主要产于河北、山西等地。春秋季采挖入药。生用或盐水炙用。以肥大、坚硬、断面黄白色者为佳。

【处方用名】　知母、肥知母、毛知母、知母肉。

【性味归经】　性寒，味苦、甘。归肺、胃、肾经。

【功效与主治】　功效滋阴润燥，清肺胃热，清热泻火。主治肾阴不足，虚火亢盛证，肺热咳嗽，胃热口渴，温热病气分实热证等。

【临证运用禁忌】　1. 知母味苦，性寒，苦寒最伤脾胃，影响运化，故脾胃虚弱，泄泻，大便稀溏，食纳不化，或胃虚不思饮食等症者，禁用。

2. 知母滋阴润燥，其腻滞之性不利于湿邪的祛除，故外感邪气未解，身热不扬，头身困重，口干不欲饮，胸闷腹胀，不思饮食，或面目周身发黄，皮肤痒疹，黄水流沥，小便黄而不利，女子白带黄稠，秽浊有味，舌苔黄腻等症者，忌用。

3. 知母阴柔而擅泻肾火，对于肾阳不足，命门火衰者忌用。临床表现为畏寒肢冷，面白无华，腰膝酸冷，小便清长，大便稀溏或完谷不化，阳痿滑精，女子带下清冷，舌淡苔白，尺脉沉细等症者，忌用。

4. 《医学入门》云：知母"凡肺中寒嗽，肾气虚脱，无火症而尺脉微弱者禁用"。《名医别录》谓：知母"多服令人泄"。《本草经疏》记载：知母"阳痿及易举易痿，泄泻脾弱，饮食不消化，胃虚不思食，肾虚溏泄等证，法并禁用"。

【临证炮制注意】　盐水炒后，有加强入肾的作用。

【煎服方法注意】　清热泻火宜生用，滋阴降火宜炙用。

【用量用法】　一般用量 5～15 克，水煎服。

【临证用药体会】　　1. 知母虽为苦寒之品，但质润而不燥，上能清润肺气，下能滋补肾阴，为清热养阴，除烦止渴之要药。在唐代以前，知母多用于清热除烦，滋阴润燥。自宋代以后，又常用之滋阴泻火，止嗽除蒸，用以治疗肺热咳嗽，劳热骨蒸，消渴证等病证。用于治疗热证，不论虚实皆可配伍运用，疗效显著。唯本品苦寒滋润，凡脾胃虚弱，大便溏泄者，不宜服用。

2. 《神农本草经》有知母"除邪气，肢体浮肿，下水"的记述，《金匮要略》《备急千金要方》《外台秘要》和《景岳全书》皆有配伍知母用于治疗水肿带下的方剂，似乎知母擅长用于治疗下焦之湿热。其实，知母之"下水"是通过治疗"火之阻"而达到治疗"水之阻"的目的，与滑石之淡渗利湿，黄柏之苦寒燥湿皆有不同。因此，湿热之证，也忌用知母，否则可能使湿气愈加严重，湿热交结而一时难愈。

3. 据现代研究证实，知母配石膏后清热功效加强，说明与石膏有协同功效，临床上单用知母功效不及两者配伍为佳。知母佐黄柏滋阴降火，有金水相生之义，古代本草形容为黄柏无知母，犹水母之无虾。两者对于肾经虚火，同用则会相得益彰。

4. 《本经逢原》引《神农本草经》称知母"主消渴，热中，除邪气，肢体水肿，下水，补不足，益气"。这里所称能用于治疗水肿，历代医家有不同的看法。张石顽认为是湿热为患，并说：知母除邪气、肢体水肿，是指湿热水气而言，故下文云下水，补不足，益气，乃湿热相火有余，烁灼精气之候，故用此清热养阴，邪热去则正气复矣。而《本草必用》则认为是火引起，并称诸病水肿皆属于火，能泻肺胃膀胱肾家诸经之火，而又能利水，水肿则自消。而叶天士认为是火热致肿的，他说："热胜则浮，火胜则肿，苦能退火，寒能退热，故主肢体水肿也。肾者水脏，其性恶燥，燥则开合不利，而水反蓄矣。知母寒滑，滑利关门而水自下也。"而邹澍则认为它非能治水，乃能治渴，称知母能益阴，清热止渴，人所共知，其能下水，则以古人用者甚罕，后学多不明其故。盖水能为患，正以火用不宣也，火用不宣，更用知母，是以水济水，益增泛滥矣。不知病变之极，难以常理论也。并说知母所用于治疗之肢体水肿，乃邪气肢体水肿，非泛常肢体水肿比矣。正以寒热外盛，邪火内著，渴而引饮，火气不能化水，水遂泛滥四射。治以知母，是泄其火，使不作渴引饮，水遂无继，蓄者旋消。由此言之，仍是用于治疗渴，非用于治疗水也。张山雷告诫人们不可被"下水"所迷惑，说："其主肢体水肿者，以肺热郁窒，气不下降而水道不通，溢于肌表者言之，知母清热而苦寒泄降，则水道通而肿自消，非脾阳不振、肾水泛滥之肿病，故急以下水两字申明之。然水肿之病、实热证殊不多见，慎勿误读古书，不知区别，以铸大错。"上述医家所言，就有人认为是湿热、火、火热、渴、热郁于肺等不同观点。我们认为，《神农本草经》虽有"下水"之说，但现在临床上是不将知母作为利水之药使用的。

5. 知母具清热之功效，但在古代医书籍中常用其治"烦"，而烦则不眠，酸枣仁汤用于治疗虚劳虚烦不得眠，百合病"如有神灵"，以百合知母汤施用于治疗之，白虎汤以用于治疗烦渴。据此有人认为，知母具有镇静的功效，通过镇静而安神，用于治疗不寐病证，若热证可选用及临床参考用药。

芦 根

本品为禾本科多年生草本植物芦苇的地下茎部。全国各地皆产。春末夏初及秋季采挖。生用。以条粗壮、表面黄白色、有光泽、无须根、体轻质韧、不易折断者为佳。

附：芦苇 为芦苇嫩茎称为苇茎或芦茎，性能、功效、用量、用法皆与芦根相同，然苇茎更长于清肺排脓，多用于治疗肺痈。芦根长于生津止渴，苇茎长于清透肺热。现在的中药房多无苇茎供货，可用芦根取代。

【处方用名】 芦根、鲜芦根。

【性味归经】 性寒，味甘。归肺、胃经。

【功效与主治】 功效清泻肺热，清热生津，清胃止呕，祛痰排脓，利尿。主治肺热咳嗽证，温热病气分实热证，胃热口渴，呕逆，肺痈吐脓，湿热淋证，水肿等。

【临证运用禁忌】 1. 病痰饮者在胃以呕吐为主，在胸肺者以咳嗽气急、胸痛为主，皆与芦根主治病证相关，只不过痰饮之病机多属阳虚阴盛，肺、脾、肾三脏气化失调，与芦根的性能、功效不符，故当忌用。

2. 芦根可用以止呕，但只能用于因热而致呕者，对于脾胃阳虚内寒而致之呕者，芦根反而不能使用。故临床表现为胃脘冷痛，时泛清水，呕吐恶心，大便不实，舌质淡，苔薄白等症者，忌用。

3. 芦根所含薏苡素对骨骼肌有抑制作用，故肌无力患者不宜大量服用；芦根提取物注射液更应忌用。

4. 芦根所含薏苡素对心脏有抑制作用，故心功能不全等心脏病患者不宜大量长期服用；芦根提取物注射液更须忌用。

5. 芦根所含薏苡素对中枢神经有较弱的抑制作用，故婴幼儿、老年患者不宜大量长期服用；芦根提取物注射液更须慎用。

6. 芦根所含苜蓿素可使大鼠血中甲状腺素显著升高，故凡甲状腺功能亢进患者不宜大量长期服用，芦根提取物注射液更须忌用。

【用量用法】　干品 15～30 克，水煎服；鲜品 30～60 克，捣汁饮服。

【临证用药体会】　1. 芦根甘寒质轻，清淡平和，擅长于肺胃气分之热，生津止渴，且清胃而不伤正、生津而不恋邪，故常用于温病初起或热病伤津见有烦热口渴，以及胃热呕逆之证。因其质轻宣散能透肺经邪热，中空利尿能引肺热下行，因此既可用于治疗肺热咳嗽，又擅长用于治疗肺痈。本品配竹茹，擅长清胃止呕；配薏苡仁，擅清热消痈排脓。唯药性平和，用量宜重。

2. 目前所用芦根为芦苇的根茎，因药用其根故名。在唐代多用苇茎，即芦苇的嫩茎，如孙思邈《备急千金要方》中的苇茎汤，古方中为用于治疗肺痈之要药。

3. 芦根在清热方面，上清肺热，中清胃热，下清膀胱之热，虽然此 3 个脏居于人体上、中、下三焦，但现在一般不说芦根清三焦之热，这主要是要与栀子的清三焦之热作区别。

天 花 粉

本品为葫芦科植物瓜蒌或日本瓜蒌的块根。主要产于河南、山东等地。秋冬季采挖。生用或用鲜品。以质坚实、断面白色或淡黄色、富粉性者为佳。

【处方用名】 天花粉、花粉、瓜蒌根。

【性味归经】 性微寒，味甘、微苦。归肺、胃经。

【功效与主治】 功效清泻肺热，清热生津，活血排脓。主治肺热燥咳证，温病气分热证，烦渴证，疮痈肿毒等。

【临证运用禁忌】 1. 天花粉苦寒清热，质润，对于虚寒诸证，特别是脾胃虚寒，胃纳不佳，消化不良，大便稀溏或腹泻者，恐有再伤阳气之弊。故四肢不温，胃脘腹部冷痛，食欲不振，或腹部胀满，每日大便在 2 次以上者，忌服。

2. 天花粉对妊娠的禁忌，传统本草未见记载。近年的药理研究发现，天花粉有致流产和抗早孕作用；在用天花粉制剂的临床过程中也发现了一些不良反应。因此，本品对于妊娠期妇女当忌用，以防造成危害。

3. 对天花粉皮试阳性者，过敏体质，活动性心、肝、肾疾病或功能受损，出血性疾病，精神异常及具有智能障碍者，禁用。

4.《得配本草》曰：天花粉"胃虚湿痰，亡阳作渴，病在表者禁用"。《本草经疏》云：天花粉"脾胃虚寒作泄者勿服"。《本经逢原》谓："凡痰饮色白清稀者，忌。"《本草汇言》曰：天花粉"汗下之后，亡液而作渴者不可妄投；阴虚火动，津液不能上承而作渴者，不可概施"。

【临证应用注意】

1. 随着现代药理研究的不断深入，天花粉的毒性作用正在被发现。据《中药大辞典》介绍：肌内注射天花粉 5～8 毫克用于中期妊娠引产时，通常在注射 6～8 小时可出现发热、头痛、咽喉痛、关节酸痛、颈项活动不利等不良反应，局部出现疼痛与红斑，少数发生皮疹，恶心呕吐，个别出现荨麻疹，血管神经性水肿，胸闷，气急，腹胀，肝脾大，甚至过敏性休克等。一般轻度反应 2～3 日自行消失，严重者需及时抢救。单纯注射天花粉蛋白制剂也会引起类似反应。

2. 在中药配伍禁忌的"十八反"中，有瓜蒌与乌头相反之说，故不宜配伍使用，而天花粉是瓜蒌的根部，故应遵从这一禁忌原则。

【用量用法】 一般用量 10 ~ 15 克，水煎服。外用适量。

【临证用药体会】 天花粉既能清胸胃之烦热，又擅滋生阴液，故为治疗热病伤津、消渴之要药；又能入血分，消瘀血，散瘀热，以排脓消肿，故一切痈肿证属火热者，以及跌打损伤之瘀肿者，皆可使用。天花粉用于治疗热病伤津口渴、心烦，常与沙参、麦冬、知母合用；痈疡肿毒初起者，每与金银花、连翘、穿山甲同用；疮疡已溃者，多与当归、生黄芪相伍，以生肌排脓；用于治疗跌打损伤，瘀血肿痛，常配伍当归、乳香、没药、赤芍等，以活血散瘀消肿。以本品捣研成粉，今名"玉露霜"，生津润燥之力更优，消渴者服之尤宜。

淡 竹 叶

本品为禾本科草本植物淡竹叶的茎叶。主要产于浙江、江苏等地。夏末未抽花穗时割取。生用。以色青绿、叶大、梗少、无根及花穗、体轻、质柔韧者为佳。

【处方用名】 淡竹叶。

【性味归经】 性寒，味甘、淡。归心、小肠、胃经。

【功效与主治】 功效清心除烦，清热利尿。主治心火亢盛证，热淋证。

【临证运用禁忌】 1. 虚寒证者、阴虚火旺、骨蒸潮热者禁用。

2. 淡竹叶性寒凉胃，故内伤生冷，脾胃虚寒等证者不宜单味药大量长期服用。

3. 淡竹叶甘淡渗湿，能通利小便，故肾阳虚衰，小便清长者不宜大量服用；小儿遗尿者忌多量久服。

4. 淡竹叶具有升高血糖的作用，故糖尿病患者慎用。

5. 淡竹叶根能破血堕胎，故孕妇、先兆流产者禁用。

【用量用法】 一般用量 6 ~ 15 克，水煎服。

【临证用药体会】 淡竹叶质地轻清，上行巅顶，下通膀胱，外彻肌表，内达脏腑；性寒清热，甘淡渗利，寒而不重，利而不峻，性能和

241

缓。具有疏风清热，利小便，除烦渴，止咳嗽，断疼痛的功效。风热时疫所致的心烦口渴，头痛目赤，口疮咽痛，咳嗽，尿赤涩痛及疮疡肿痛，均可治之。但因其作用平缓，即便以其命名的方剂多为佐使，也须配伍相应药物，方能强化功效，提升疗效。

竹　叶

本品为禾本科木本植物淡竹的叶片。其卷而未放的幼叶，称竹叶卷心。产于长江流域各省。随时可采，宜用鲜品。

【处方用名】　竹叶。

【性味归经】　性寒，味甘、淡。归心、胃、小肠经。

【功效与主治】　功效清热除烦，利尿通淋。主治热病烦渴，口疮尿赤等。

【临证运用禁忌】　竹叶味甘而辛，故阴虚火旺、骨蒸潮热者忌服。

【用量用法】　干品 6～15 克，鲜品 15～30 克，水煎服。

【临证用药体会】　1. 目前某些中药书籍误以为竹叶、淡竹叶为同一药物，应予鉴别。淡竹叶为禾本科一种矮小的草本植物淡竹叶的带茎的叶；竹叶为禾本科常绿苞木类（木本）植物苦竹或淡竹（非淡竹叶）的叶，亦即竹茹、竹沥同一植物的叶。由于竹叶、淡竹叶功效基本相同，可相互为用。淡竹叶始载于《本草纲目》。竹叶、淡竹叶两者来源不同，不可混淆，但两者的功效基本相似。明·《本草纲目》以前的处方中所载竹叶或淡竹叶，皆系竹叶。

2. 竹叶的使用历史较淡竹叶更为悠久，早在《伤寒论》中就有竹叶石膏汤应用的实例。《本草纲目》记述有淡竹叶以后，在药材方面就有两种，有人误以为竹叶、淡竹叶为同一药物，由于两者功效基本相同，故又可相互代替使用。其区别点在于：竹叶清心热功效颇佳，淡竹叶利尿功效颇优。

3. 从植物来源方面来看，竹叶为禾本科多年生常绿竹状乔木或灌木植物淡竹的干燥叶片，主要产于长江流域；淡竹叶为禾本科多年生草本植物淡竹叶的干燥茎叶，主要产于浙江、江苏、湖南等地。

4. 从性状鉴别方面来看，竹叶叶片为长披针形，浅绿色，有时切成长短不一的丝状，初出未展开的嫩叶，称"竹叶卷心"。叶有短柄，叶片易自关节处脱落，其上表面光滑，其下表面粗糙，叶脉突出。质脆而富弹性，气微，味淡。淡竹叶呈段片状，茎、叶混合。茎呈圆柱状，有节，表面淡黄绿色，切断面中空，体轻，质柔韧，气微，味淡。

5. 竹叶用于治疗热在气分病证，如热病烦渴、燥热不适。有的人认为竹叶入血分清血热，说清营汤中配伍有该药，其实这是导热下行的功效。我们认为，竹叶是通过清除气分之热才达到治疗功效的，并不是其直接深入血分治疗血热证，竹叶石膏汤就是一例。

6. 在古代的一些文献中记述竹叶可用于治疗痰多咳喘，分析其原因，可能是因为竹叶与竹茹、竹沥同出一物，而竹茹、竹沥具有化痰止咳之功，故称竹叶也具有此功效。现在的一些中药书籍中无竹叶化痰止咳功效的记述。从目前临床使用情况来看，竹叶主要还是用于治疗清心热方面，如导赤散。

栀 子

本品为茜草科植物栀子的成熟果实。主要产于长江以南各地。9～11月采收成熟果实。生用或炒焦用。以个小、完整、皮薄、饱满、色红黄者为佳。

【处方用名】 栀子、生栀子、栀子炭、山栀子。

【性味归经】 性寒，味苦。归心、肝、胃、肺经。

【功效与主治】 功效清热解毒，泻火除烦，凉血止血，清利湿热。主治火毒疮疡，热病心烦，血热出血，湿热黄疸，淋证等。

【临证运用禁忌】 1. 栀子味苦性寒，易于伤胃，故食少、脾虚便溏者不宜使用。

2. 虚寒证者不宜使用。

3. 内无实热者忌用。

4. 凡呕血，衄血，非阳火暴发者忌用。

5. 邪在表，虚火上升者禁用。

6. 本品性寒，故肾阳虚衰等证者不宜单味药大量使用。

7. 慢性肠炎，慢性胃肠炎，慢性腹泻者，忌大量长期使用。

8. 其煎剂有降低血压的作用，故低血压患者忌大量长期服用。

9. 其提取物能降低心肌收缩力，故心功能不全等心脏病患者不宜大量长期服用；栀子提取物更应忌用。

10. 本品有抑制中枢神经的作用，故老年患者及婴幼儿不宜大量长期服用。

【临证炮制注意】 生用走气分而泻火，炒黑入血分而止血。生栀子苦寒性强，易伤中气而致呕，炒后则无此弊。

【用量用法】 一般用量3~10克，水煎服。外用适量。

【临证用药体会】 1. 栀子苦寒清降，性缓下行，归心、肺、三焦经。具有泻火除烦，清热利湿，凉血解毒的功效。临床各科常用本品，且内服、外用疗效俱佳。自古以来，本品恒为热证常用之要药，配伍黄芩、黄连、黄柏能泻三焦实火；得豆豉即可清热病烦闷；配茵陈，退湿热黄疸；配滑石，可用于治疗血淋溺闭；佐柴胡、白芍，可用于治疗肝胆郁火；伍生地黄、牡丹皮，可用于治疗吐衄不止。生用清热泻火，炒用稍减其寒性，炒焦用于止血，姜汁炒用止烦呕。因苦寒之性易伤脾阳，故凡脾胃虚寒、食少便溏者宜慎服。栀子，除果实全体入药外，还有果皮、种子分开用者。栀子皮（果皮）偏于达表而去肌肤之热，栀子仁（种子）偏于走里而清内热。

2. 栀子药用成熟果实，根据栀子应用的部位不同，功效又稍有不同。《丹溪心法·卷一·火》记载："山栀子仁，大能降火，从小便泄去。"栀子仁偏于走里而清内热，栀子果皮偏于达表而祛肌肤之热，生用走气分而泻火，炒黑则入血分而止血。《得配本草·卷七》中记载："上焦、中焦连壳，下焦去壳，洗去黄浆炒用，泻火生用，下焦去壳，止血炒黑，内热用仁，表热用皮，淋证童便炒，退虚火盐水炒，劫心胃火痛姜汁炒，热痛乌药拌炒，清胃血蒲黄炒。"

3. 既然栀子具有凉血的功效，能直接入血分，所以栀子乃止血之品。《本草纲目·第三十六卷·栀子》记载：栀子"用于治疗呕血、衄血、血痢、下血、血淋，损伤瘀血及伤寒劳复，热厥头痛，疝气，烫火伤"。我们认为，栀子具有直接的止血之功，故在上述功效与主治表述中，明确说明栀子能够止血。

夏枯草

本品为唇形科植物夏枯草的果穗。我国各地皆有生产。夏季果穗半枯时采收。生用。以穗大、色棕红、摇之作响、体轻柔、不易破裂者为佳。

【处方用名】　夏枯草、夏枯球。

【性味归经】　性寒，味苦、辛。归肝经。

【功效与主治】　功效散结消肿，清肝明目。主治瘰疬，瘿瘤，肝热目赤肿痛等。

【临证运用禁忌】　1. 脾胃虚弱，虚寒证者慎用。

2. 气虚者忌用。

3. 本品性寒，故肾阳虚衰等证者不宜单味药大量使用。

4. 本品味苦降泻，能增强肠道蠕动，并对胃有刺激作用。故慢性胃肠炎，慢性肝炎，慢性腹泻者，皆忌单味药大量长期使用。

5. 本品有显著的降低血压的作用，故低血压患者不宜单味药长期使用。

6. 红细胞破坏释放出钾，可使血钾浓度升高，夏枯草含钾较多，故缺铁性贫血患者不宜使用。

7. 本品具有收缩子宫平滑肌的作用，故孕妇及先兆流产者禁大量服用。

8. 过敏体质者忌用。

【煎服方法注意】　亦可单用熬膏长期服用。

【用量用法】　一般用量 10～15 克，水煎服。

【临证用药体会】　1. 夏枯草擅长清泄肝胆之火，散郁结，畅利气机。多用于治疗肝胆郁热，胁肋作痛，头晕目眩，目赤肿痛，瘰疬痰核，以及疮疡痈肿等病证。现代药理研究证明，本品具有良好的降压效应，故近、现代临床多用夏枯草治疗肝阳上亢型高血压。

2. 夏枯草的功效部位主要在肝，对于肝经病变（如瘰疬、瘿瘤）

最为多用，尤其是甲状腺部位的病变更为多用。现亦有用其治疗多种肿瘤的。治疗目睛部疾患主要是擅用于治疗目珠疼痛而以入夜尤甚者为佳。

决 明 子

本品为豆科植物决明或小决明的成熟种子。我国各地皆有栽种。秋季果实成熟时采收。生用或微炒用。以颗粒饱满、色绿棕者为佳。

【处方用名】 决明子、草决明。

【性味归经】 性微寒，味苦、甘。归肝、大肠经。

【功效与主治】 功效清肝明目，润肠通便。主治肝热目疾，肠燥便秘等。

【临证运用禁忌】 1. 决明子易伤中气，故气虚便溏者忌用。

2. 本品油脂较多，故泄泻腹痛者忌用。

3. 低血压者慎用。

4. 现代药理研究表明，决明子有收缩子宫而催产的作用，故孕妇应慎用。

【煎服方法注意】 入煎剂久煎后，可使结合型蒽醌类成分被破坏，而致通便之力减弱，故用于通便时不宜久煎，以生品为宜。入丸、散剂则更佳。

【用量用法】 一般用量 10～15 克，水煎服。

【临证用药体会】 决明子既能上清头目，又能润肠通便；既能清肝泻火，又能补益肝阴；可升可降，虚实皆宜。尤擅清肝明目，用于治疗肝热目赤肿痛、畏光多泪，常配伍黄芩、赤芍、木贼等；若配以菊花、青葙子、茺蔚子等祛风清热明目之品，可用于治疗风热上攻头痛目赤；其益肝之效，每与山茱萸、生地黄等滋补肝肾药同用，可用于治疗肝肾阴亏，视物昏花、目暗不明；其平抑肝阳之功，可用于治疗肝阳上亢之头痛、眩晕，常与菊花、钩藤、夏枯草等并举；其清热润肠通便之效，用于治疗内热肠燥，大便秘结，常与火麻仁、瓜蒌仁等同施。取决明子降压、降脂作用，现代临床常用决明子治疗原发性高血压、高脂血症。

谷 精 草

本品为谷精草科植物谷精草的干燥带花蕾的头状花序。主要产于浙江、江苏等地。秋季采收，将花序连同花蕾拔出，晒干，切段。生用。

【处方用名】 谷精草。

【性味归经】 性平，味辛、甘。归肝、肺经。

【功效与主治】 功效退翳明目，疏散风热。主治眼生翳膜，风热头痛，目赤肿痛等。

【临证运用禁忌】 1. 阴虚血亏所致之目疾者不宜使用。

2. 过敏体质者慎用。

【煎服方法注意】 忌用铁器煎药。

【用量用法】 一般用量 5 ~ 10 克，水煎服。

【临证用药体会】 《普济方》称："用谷精草配地龙、乳香，共研细末后，以纸裹筒烧烟，熏鼻治头痛有效。"

青 葙 子

本品为苋科植物青葙的干燥成熟种子。产于我国中部及南部各省。秋季果实成熟时采割植株或摘取果穗，晒干，收集种子，去除杂质。生用。

【处方用名】 青葙子。

【性味归经】 性微寒，味苦。归肝、脾经。

【功效与主治】 功效退翳明目，清泻肝火。主治眼生翳膜，视物昏花，目赤肿痛等。

【临证运用禁忌】 1. 青葙子清热力强，故肝肾亏虚之目疾者禁用。

2. 脾胃虚寒者禁用。

3. 青葙子有扩瞳的作用，故青光眼瞳孔散大者禁用。

【用量用法】 一般用量 10 ~ 15 克，水煎服。

寒 水 石

本品为硫酸盐类矿物芒硝的天然晶体，广泛形成于沉积作用，如海盆或湖盆地中化学沉积的石膏，常与石灰岩、红色页岩、泥灰岩等成层出现。主要产于江西、河北等地。全年均可采挖。药用寒水石有红石膏与方解石两种。

【处方用名】 寒水石、红石膏、方解石。

【性味归经】 性寒，味辛、咸。归心、胃、肾经。

【功效与主治】 功效清热泻火，利窍，消肿。主治时行热病，积热烦渴，吐泻，水肿，尿闭，齿衄，烫伤，癫狂，丹毒等；研末外用主治咽喉肿痛，目赤肿痛，口舌生疮，水火烫伤等。

【临证运用禁忌】 1. 寒水石味辛、甘，性寒，故脾胃虚寒者忌服。

2.《本草求真》曰："虚入热浮，切忌。"

【煎服方法注意】 宜先煎30分钟以上。

【用量用法】 一般用量10～15克，水煎服。

二、清热燥湿药

黄 芩

本品为唇形科植物黄芩的根部。主要产于河北、山西等地。春秋季采挖。生用、炒用或酒灸用。以条长、质坚实、色黄者为佳。

【处方用名】 黄芩、条芩、子芩、酒芩、枯芩、片芩、黄芩炭。

【性味归经】 性寒，味苦。归肺、胃、胆、大肠经。

【功效与主治】 功效清热燥湿，清泻肺热，泻火解毒，清热止血，清热安胎。主治湿热证，肺热咳嗽，痈肿疮毒，热病高热，热病出血，胎热不宁等。

【临证运用禁忌】 1. 黄芩虽能燥湿清热，消痰，但苦寒损伤肺之正气，故肺寒咳喘痰嗽者不宜使用。如临床表现为痰涎色白而清稀，形寒肢冷，胸闷，便溏尿清等症者慎用。

2. 黄芩为苦寒清肃之品，功在除热邪而非补益之品，虽有安胎之效，却是针对热扰胎动而言的，故血虚所致胎动不安无热者不宜使用。如临床表现为面色苍白，腰膝酸软，气短乏力，心悸心慌，头目眩晕，脉细弱，尺脉乏力，舌质淡等症者，虽有胎动不安之证亦当忌用。

3. 黄芩苦寒，易伤中气，故脾胃虚寒，一切寒证及虚证无热者，皆不宜使用。如临床表现为食少便溏，疲乏无力，脘腹隐痛，畏寒喜温，气短，舌质淡白多津，小便清长，白带清，小腹冷痛等症者皆当忌用。

4. 痘疹灌浆，大肠无火，肺气虚弱，血虚胎动者禁用。

5. 脾肺虚热者忌用；中寒作泄，中寒腹痛，肝肾虚而少腹疼痛，血虚腹痛，脾虚泄泻，肾虚溏泻，脾虚水肿，血枯经闭，气虚小水不利，肺受寒邪喘咳及血虚胎动不安，阴虚淋露均并禁用。

【用量用法】 一般用量 5~15 克，水煎服。

【临证用药体会】 1. 黄芩擅长泻火解毒，清热燥湿，为临床所常用。既擅清肺胃之热，又能泻肝胆之火，凡上下内外之邪热火毒皆可用之。对于肺热咳喘，胃热呕逆，协热下利，湿热痢疾及黄疸，火热目赤肿痛，以及阳性疮疡等病证，皆有良效。黄芩又能清热止血，可用于治疗热邪迫血妄行之各种出血。其安胎之效，一般用于湿热胎动不安。因本品苦寒之性强，对于虚寒病证还当少用。

2. 黄芩并非直接入于血分，而是通过清除气分之热，使热邪不过亢盛而达到止血的作用，故有黄芩止血之说。实际上这是一种间接作用，并非黄芩有直接的止血之功。因此，说黄芩清热止血而不说凉血止血。其实黄连、黄柏均具有该特点。

3. 黄芩的止呕功效也是颇佳的，尤以胆热呕吐最佳，小柴胡汤中黄芩配伍柴胡，其禁忌证中就有呕吐一证，对于止呕的功效，多不明示。临床上凡见胆热呕吐者，皆宜首选黄芩。

4. 黄芩具有止血的功效，但一般中药书籍多解释为具有凉血止血的功效。我们认为，血热妄行是指血分有热，直接损伤血络，导致血液不循常道而溢于肌肤，出现体内、外的出血，对于此种出血应选用凉血止血药物进行治疗。另有一种迫血妄行，指的是气分热邪过盛，影响到血分，导致血液不循常道而出血。对于此种出血，应该选用清气分热邪的方法进行治疗。黄芩是走气分之药，并不直接走血分，而是通过清除气分热邪而达到止血的目的，所以说黄芩凉血止血是欠妥的，也不用于治疗血热妄行所导致的出血，应该是清热凉血，用于治疗迫血妄行病证。如果说黄芩凉血止血，用于治疗血热妄行出血，那么黄连、黄柏又何尝不是此特点呢？为什么说黄芩是走气分之药，李时珍说："病骨蒸发热，肤如火燎……气分热也，宜一味黄芩汤，以泻肺经气分之火。"这足以说明黄芩并不走血分凉血。

黄　连

本品为毛茛科植物黄连、三角叶黄连或云连的根茎。黄连主要产于四川、湖北；三角叶黄连主要产于四川洪雅、峨眉；云连主要产于云南等地。秋季采挖。生用或姜炙、酒炙后用。以粗壮、坚实、断面红黄色者为佳。

【处方用名】　黄连、川连、鸡爪黄连、雅连。

【性味归经】　性寒，味苦。归心、胃、大肠、肝经。

【功效与主治】　功效清热燥湿，清心除烦，清胃止呕，泻火解毒。主治湿热证，热病心烦，胃热呕吐，痈肿疮毒，热病高热等。

【临证运用禁忌】　1. 黄连是一味著名的清热药，但只能用于实证之热，倘若血虚产后之热，或中气不足，阴火上乘之热皆不宜使用。

2. 黄连适用于泻实火，对于阴虚火旺，津伤发热者则不宜使用。黄连苦燥，易伤津液，故口干舌燥，咽干，心烦不寐，盗汗，脉细数，舌质红，苔少等症者，以及热病后期，气阴耗伤低热者皆应忌用。确需用者也宜小剂量使用，中病即止，不可多服、久服。

3. 黄连苦寒阴沉，伐伤脾胃之气，故脾胃阳气不足，中气下陷，或脾虚不运，胃中停食者不宜使用。如临床表现为气短乏力，胃虚作呕，伤寒过早泻下伤阳而致痞满，腹泻大便色白或完谷不化，或五更泄泻，而小腹冷痛，舌质淡，苔白，脉象虚弱等症者应忌用。

4. 若临床表现为面色苍白无华，气短疲乏，心悸心慌，头晕目眩，唇舌淡白不红等症，虽有发热者亦应慎用。

5. 阴虚烦热，胃虚呕恶，脾虚泄泻，五更肾泻者慎服。

【用量用法】　一般用量 2~10 克，水煎服。外用适量。

【临证用药体会】 1. 黄连能解服药过量及巴豆、轻粉毒。

2. 黄连大苦大寒，能泻心、胃、肝、胆之实火，燥胃肠积滞之湿热。上能泻心火，中能清肝胃，下能止热痢，外可疗疮毒，通泻三焦湿热火邪而重在中焦。故治疗火毒、湿热所引起之泻痢，热病壮热烦躁谵语，内火偏亢之痈肿疔毒皆有良效，为用于治疗湿热痢疾之要药。本品不同炮制品功效有所区别。传统中医学认为，酒黄连擅清上焦火热，多用于目赤肿痛，口疮；姜黄连擅清胃和胃止呕，多用于治疗寒热互结，湿热中阻，痞满呕吐；萸黄连擅疏肝和胃止呕，多用于治疗肝胃不和之呕吐吞酸。实验证实，黄连中有效成分小檗碱的含量因炮制加热的程度不同而有不同程度的破坏，破坏程度以焦黄连、黄连炭尤甚。其小檗碱的含量，以生品最高。抑菌实验证实，各种炮制品的抗菌作用，亦随小檗碱的含量减少而减弱。

3. 李时珍说："五脏六腑皆有火，平则用于治疗，动则病，故有君火、相火之说，其实一气而已。黄连入手少阴心经，为用于治疗火之主药：用于治疗本脏之火（指心火），则生用之；用于治疗肝胆之实火，则以猪胆汁浸炒；用于治疗肝胆之虚火，则以醋浸炒；用于治疗上焦之火，则以酒炒；用于治疗中焦之火，则以姜汁炒；用于治疗下焦之火，则以盐水或朴硝研细调水和炒；用于治疗气分湿热之火，则以茱萸汤浸炒；用于治疗血分块中伏火，则以干漆末调水炒；用于治疗食积之火，则以黄土研细调水和炒。诸法不独为之引导，盖辛热能制其苦寒，咸寒能制其燥性，在用者详酌之。"所以说，由于炮制的方法不同，黄连所主治的部位也有所区别。但通常多说黄连主治心胃之火。

4. 黄连主要作用的部位是心、胃。本品清热作用强于黄芩，但苦味也较黄芩浓厚。从黄芩、黄连、黄柏三药的功效来看，皆能用于治疗痢疾，但以黄连作用最佳。黄连、黄芩皆可用于治疗呕吐，黄连主治胃热呕吐，黄芩主治胆热呕吐。

5. 黄连不宜与猪肉同食。历代本草多认为，犯之令人泄泻，如《神农本草经疏》载，黄连"大忌猪肉"。后世医家也有不支持此说者，如《本草纲目》记载："书言黄连犯猪肉，令人泄泻，而方家有猪肚黄连丸、猪脏黄连丸，岂只忌肉而不忌脏腑乎？"我们认为，黄连性寒，猪肉亦性寒，两寒相伍，必致脾胃阳伤而泻。况且猪肉之肥腻常致消化不良，腹泻胀满，猪肚及猪之内脏，脂肪含量较少，自可不忌。对于猪肉，医者临床上应指导患者谨慎服食，若属脾胃素虚，中阳不足者，仍应忌用。

黄 柏

本品为芸香科植物黄檗或黄皮树除去栓皮的树皮。前者称关黄柏，主要产于辽宁、吉林等地；后者称川黄柏，主要产于四川、贵州等地。生用或盐水炙后用。以皮厚、断面色黄、嚼之有黏性者为佳。

【处方用名】　黄柏、关黄柏、川黄柏。

【性味归经】　性寒，味苦。归肾、膀胱、大肠经。

【功效与主治】　功效清热燥湿，清退虚热，泻火解毒。主治湿热证，阴虚火旺证，痈肿疮毒，热病高热等。

【临证运用禁忌】　1. 黄柏属阴寒之品，走少阴而泻肾火，但有损肾阳之弊，故命门火衰，肾阳不足者不宜使用。如临床表现为五更肾泄，大便溏薄，腰膝酸冷而痛，小便失禁或夜尿频多，性欲下降，阳痿不举，妇女宫寒不孕等病症者皆应忌用。

2. 黄柏为大苦大寒之品，有伤害脾胃之弊，故脾胃虚寒，中气不足者不宜使用。如临床表现为食欲不振，气短乏力，四肢不温，食入难消，胃腹胀痛，喜温喜按，或大便溏稀、泄泻，舌质淡，苔白，脉细无力等病症者皆当忌用。因过量久服易伤脾胃。

【用量用法】　一般用量 6~10 克，水煎服。外用适量。

【临证用药体会】　1. 黄柏苦寒沉降，以其良好的清热燥湿，泻火解毒之效，而被常用于治疗湿热所致的泄泻、痢疾、黄疸、淋证、赤白带下，以及湿热下注之下肢关节肿痛和痿痹等。对于湿热火毒所致的疮疡及湿疹等，黄柏既可内服，又能外用。虽然亦常用于阴虚火旺病证，但并非有补阴壮水之力，而是使火清则水得顾护，以收不补而补，以泻为补之功，此即其"坚阴"之用；同时，应配伍滋补阴液之品，共奏相辅相成之效。

2. 李时珍在《本草纲目·第十二卷·知母》中说："肾苦燥，宜食辛以润之；肺苦逆，宜食苦以泻之。知母之辛苦寒凉，下则润肾燥而滋阴，上则清肺金而泻火，乃两经气分药也。黄柏则是肾经血分药，故两药必相须而行，昔人譬之虾与水母，必相依附。"这就是说，黄柏、知母配伍应用则泻火功效增强，但说成黄柏"是肾经血分药"则欠妥，因为黄柏主要还是清气分热之品，虽可以用于治疗血分病证，但临床不以黄柏作为常用或首选品。

3. 李东垣认为，黄柏是用于治疗痿证之要药。从临床应用情况来看，黄柏主要是治疗湿热痿证的，且常与苍术配伍同用，若非湿热者，则不用黄柏。临床上常将黄柏配伍紫苏取效。《珍珠囊》认为，紫苏能用于治疗"诸痿厥，腰膝无力"，在具体应用时，黄柏的剂量要重，紫苏的剂量要轻。

4. 黄柏擅长泻肾火，据此又认为其有坚阴的功效。所谓的坚阴是指清泻肾中虚火，使虚火不伤阴，阴液得以保存，亦即泻火存阴之义。常与知母配伍同用，这是黄柏的一个特殊用法。通常讲，苦能坚阴也是指黄柏、知母而言。李时珍在《本草纲目·第三十五卷·檗木》中说："古书言知母佐黄柏，滋阴降火，有金水相生之义。"坚阴并不同于补阴，若使用黄柏不当，苦燥反可伤阴耗液，因此在用于治疗阴虚发热时，临床常将具有滋阴功效的知母同用，如知柏地黄丸。两者配伍后，则功效增强。

龙 胆

本品为龙胆科多年生草本植物龙胆、三花龙胆或条叶龙胆的根部及根茎。全国各地皆产，以东北产量较大。秋季采挖。生用。以色黄或色黄棕者为佳。

【处方用名】　龙胆草、龙胆、胆草。

【性味归经】　性寒，味苦。归肝、胆、胃、膀胱经。

【功效与主治】　功效清泻肝胆，清热燥湿。主治肝火头痛，目赤证，湿热证等。

【临证运用禁忌】　1. 龙胆味苦性寒，凡胃气虚者，服之多呕；

脾气虚者，服之多泻。故脾胃虚寒者不宜使用。

2. 阴虚津伤者慎用。

3. 无湿热实火者忌用。

【用量用法】　一般用量2~6克，水煎服。外用适量。

【临证用药体会】　龙胆性寒，逢热则清，遇火则泻，味苦燥湿，故有清热泻火，燥湿止痛之功。凡湿热蕴结所致之口苦咽痛，胁肋痛胀，龙火缠腰，湿疮痒疹，黄疸，小便短赤，带下色黄；或火热上炎所致之头晕头痛，目赤红肿，耳聋肿痛，甚则惊风躁狂抽搐等病症，均可应用。其中擅长治疗湿热黄疸，口苦胁痛，小便短赤及头晕头痛，目赤红肿等病症。

苦　参

本品为豆科亚灌木植物苦参的根。全国各地皆产。春秋季采挖。生用。以条匀、断面色黄白者为佳。

【处方用名】　苦参。

【性味归经】　性寒，味苦。归肝、胆、胃、大肠、膀胱经。

【功效与主治】　功效清热燥湿，清热利尿，杀虫止痒。主治湿热证，湿热小便不利，疥癣，皮肤瘙痒，阴痒等。

【临证运用禁忌】　1. 脾胃虚寒等阴伤者忌用。

2. 苦参久服能损肾气，故肝肾亏虚而无大热者忌服。

3. 男子不育，女子不孕者忌服。

4. 尿多者勿用。

5. 过敏体质者慎用。

【用量用法】　一般用量3~6克，水煎服；外用适量。皮肤病者使用本品，多煎汤熏洗，或煎水坐浴。

【临证煎服注意】　若处方有苦参之汤剂，均宜在饭后30分钟服药，空腹服用易引起呕吐。

【临证用药体会】　1. 苦参味苦性寒，具有清热燥湿的功效，又能祛风杀虫，沉降下行，还能通利小便。故可用于治疗下痢，痔疾，湿热疮毒，疥癣麻风及湿热黄疸等证。本品除用于治疗痢疾外，临床多用于治疗湿疹疮毒，女阴瘙痒等皮肤疾病。

2. 本品除了用于治疗湿热证外，还能用于治疗病毒性心肌炎，期前收缩，黄疸性肝炎，慢性乙型肝炎，结肠炎，不寐，尿路结石，滴虫阴道炎及各种皮炎等。现在苦参较多用于治疗心肌炎，但因其甚苦，剂量不宜太大。

3. 苦参的杀虫作用颇佳。通常中医所说的杀虫，包括三方面的作用：其一是指杀灭肠道寄生虫，如蛔虫、钩虫等；其二是指杀灭皮肤寄生虫，如疥虫、阴道滴虫等；其三是指能够用于治疗皮肤瘙痒。现代医学所称的真菌感染，在中医学中也属于"虫"的范畴。苦参的"杀虫止痒"，主要指的是第三种情况。其止痒功效很佳，如用于治疗皮肤瘙痒症、湿疹、湿疮等，将其煎水外洗能很快达到止痒之功效。苦参、百部、白鲜皮、地肤子、蛇床子各 30 克，花椒 20 克，芒硝 50 克，樟脑 10 克，冰片 5 克，上药水煎外洗，对于阴部瘙痒、湿疹等，皆有止痒的功效。

白鲜皮

本品为芸香科植物白鲜干燥根皮。主要产于辽宁、河北等地。春秋季采挖根部，除去泥沙及粗皮，剥取根皮，切片。生用。

【处方用名】　白鲜皮。

【性味归经】　性寒，味苦。归脾、胃、膀胱经。

【功效与主治】　功效清热燥湿，祛风解毒。主治湿热黄疸，湿热疮毒，风湿热痹，湿疹，疥癣等。

【临证运用禁忌】　白鲜皮味苦，性寒，故虚寒证者忌用。

【用量用法】　一般用量 6～10 克，水煎服。外用适量。

【临证用药体会】　"白鲜"，今俗皆作"白藓皮"。"藓"为"苔藓"之"藓"，无从草者。且该药用根，亦不应称之为皮。考旧本皆止作"白鲜"，而濒湖《纲目》已有"鲜皮"之称，则沿误亦久。今人但用以治皮毛之病，而忘其通痹宣络许多大功，未始不因其多一"皮"字而误会者也。由此可见，白鲜，实乃苦寒胜湿之药，又能通行经隧脉络。早在《本经》有曰：白鲜皮"主头风"，为风湿热之在上者也；又曰：主"黄疸咳逆"，为湿热之在中者也；及曰："湿痹死肌，不可屈伸起止行步"为湿热之痹于关节，着于肌肉者也。历代诸医家亦多有详述，如日华子称其："通关节，利九窍，通血脉，主天行头痛眼赤。"张景岳又曰："白鲜虽治疮疡，而实为诸黄风痹之要药。"故可知白鲜气味甚烈，故能彻上彻下，通利关节，胜湿除热，无微不至之品也，绝不止于言皮而临床列为专治皮而已。以上为张山雷辨明白鲜皮之名误用的缘由。

穿 心 莲

本品为爵床科植物穿心莲的干燥地上部分，主要产于广西和福建等地。秋初茎叶茂盛时采收，除去杂质，洗净，切段，晒干。生用，或鲜用。

【处方用名】　穿心莲、一见喜、圆锥须药草、榄核莲、苦胆草、印度草。

【性味归经】　性寒，味苦。归心、肺、大肠、膀胱经。

【功效与主治】　功效清热解毒，凉血，消肿，燥湿。主治风热感冒，温病发热，肺热咳嗽，百日咳，咽喉肿痛，湿热黄疸，肺痈，泻痢，淋证，疮疡痈肿，丹毒，湿疹，蛇虫咬伤等。

【临证运用禁忌】　脾胃虚寒者忌用。

【用量用法】　一般用量 6～15 克，水煎服。外用适量。

三、清热解毒药

金 银 花

本品为忍冬科藤本忍冬、红腺忍冬、山银花或毛花柱忍冬的干燥花蕾或初开的花朵。主要产于河南、山东等地。夏初花开放前采摘。生用或制成露剂使用。以花蕾初开、完整、色黄白、肥大者为佳。

附：忍冬藤　忍冬科植物忍冬的干燥茎枝，又名银花藤。其味甘，性寒。归肺、胃经。其功效与金银花相似。清热解毒：用于治疗热毒疮疡，功效不及金银花强。通络止痛：用于治疗温病发热，风湿热痹，关节红肿热痛，屈伸不利等症。一般用量 10～30 克，水煎服。

【处方用名】　金银花、两花、双花、银花、忍冬花。

【性味归经】　性寒，味甘。归肺、心、胃、大肠经。

【功效与主治】　功效清热解毒，疏散风热，凉血止痢，清解暑热。主治疮痈肿毒，风热表证，温病初起时，热毒痢疾，暑热烦渴等。

【临证运用禁忌】　1. 脾胃虚寒，疮疡属阴证及气虚者忌用。

2. 过敏体质者慎用。

【用量用法】　一般用量 10 ~ 15 克，水煎服。治热毒痈肿，用量宜重；温病初起，用量宜轻。

【临证用药体会】　临床使用金银花一般剂量要大，量小则力单，难以达到治疗效果。前面所说的剂量乃是常用剂量，而根据临床验证，只有大剂量应用时才能充分发挥其治疗功效，尤其是用于治疗疮疡、疠风（即麻风）更应大剂量使用。

连 翘

本品为木犀科连翘的果实。主要产于东北、华北及长江流域等地。秋季果实初熟尚带绿色时采收，习称"青翘"；果实熟透时采收，习称"黄翘"或"老翘"。种子作"连翘心"用。生用。青翘以色青绿、不开裂、无枝梗为佳；黄翘（老翘）以色黄、瓣大、壳厚、无种子者为佳。

【处方用名】　连翘、青连翘、黄连翘、连翘壳。

【性味归经】　性寒，味苦、微辛。归心、肺、小肠经。

【功效与主治】　功效清热解毒，疏散风热，消肿散结，清热利尿。主治疮痈肿毒，风热表证，温病初起，瘰疬，痰核，热淋涩痛等。

【临证运用禁忌】　1. 连翘苦寒伤胃，清而无补益之功，故脾胃虚弱者不宜使用。若临床表现为脾胃虚弱，纳食欠佳，或稍多则胀满作泻，或兼四肢无力，气短消瘦，面色淡黄，脉细弱无力等症者，忌用。

2. 连翘清热解毒，宜用于实火，故阴虚内热，虚阳之火，或中气不足，阴火上乘之热，均应以补为治，而不宜使用本品。如临床表现为潮热盗汗，两颧发红，心烦不寐，舌质红，少苔，脉细数，或气短乏力，纳差便溏，低热缠绵，脉弱无力等症者，慎用。

3. 连翘味苦性燥，能伤气阴，痈疽溃后，脓血外溢，大伤气血，连翘唯实者适宜使用，虚者多致"虚虚"之害，故不宜使用。

4. 气虚发热，痈疽已溃、脓稀色淡者，忌服。

【用量用法】　一般用量 10～15 克，水煎服。

【临证用药体会】　连翘可作佐使之用，非君臣之主药。陈士铎曰："连翘实不足轻重也。盖败毒，必须用甘草；化毒，必须用金银花；消毒，必须用矾石；清毒，必须用芩、连、栀子；杀毒、必须加用大黄。是治毒之法，无一件不劳连翘，无之不加重，有之不减轻。但有之以为佐使，则攻邪有力，又未必无小补也。并且指明可用之以攻邪，不可恃之以补正，亦是可有可无之品。近人无论虚实，一概乱投，为可哂焉。"

大青叶

本品为十字花科植物菘蓝的叶片。主要产于河北、陕西等地。夏秋季分 2～3 次采收。生用。以身干、叶大完整、色黯灰绿、无枝梗杂质者为佳。

【处方用名】　大青叶、鲜大青叶。

【性味归经】　性大寒，味苦。归心、肺、胃经。

【功效与主治】　功效清热解毒，凉血消斑。主治热毒疮肿，风热表证，温热证等。

【临证运用禁忌】　1. 大青叶味苦，性寒，过服、久服易致败胃，故脾胃虚寒者忌用。

2. 非心胃热毒者勿用。

3. 脾虚作泻者禁用。

4. 过敏体质者慎用。

【用量用法】　一般用量 10～15 克，鲜品 30～60 克，水煎服。外用适量。

【临证用药体会】　1. 大青叶能清热解毒凉血，兼行肌表而消斑，为清热解毒之要药，不论对外感急性热病，或热病发斑，或心、肺、胃、肝等脏腑实火热毒，以及局部疮痈肿毒等病证，疗效皆佳，故以本品为主创制的方剂广泛应用于内、外、妇、儿、口腔、五官诸科感染性疾病。

2. 本品苦寒之性较重，因其凉血功效颇佳，故主要用于治疗血热病证。临床上也有用其治疗温病初起的，但在语言表述方面不能说成解表，这是因为本品主要还是用于治疗血分病证，凉血消斑才是本品的主要功效。

3.《本草纲目》认为，本品有主黄疸之说。从临床应用情况来看，只有在热毒较盛的情况下，才能选用本品治疗黄疸。而根据目前的认识，大青叶具有抗病毒的作用，虽可用于治疗黄疸，但一般不将其作为常用药或首选之品。

板 蓝 根

本品为十字花科植物菘蓝的根部。主要产于河北、陕西等地。秋季采挖，晒干。生用。以根平直粗壮均匀、体实、粉性大者为佳。

【处方用名】　板蓝根。

【性味归经】　性寒，味苦。归肺、心、胃经。

【功效与主治】　功效清热解毒，凉血利咽。主治热毒疮肿，风热表证，温热证，咽喉肿痛等。

【临证运用禁忌】　1. 体质虚弱，脾胃虚寒，无实火热毒者忌用。

2. 过敏体质者慎用。

【用量用法】　一般用量 10～15 克，水煎服。

【临证用药体会】　1. 板蓝根在宋代之前，因药用部位未明，故其性味、功效与应用资料较少。自宋代至今，其性味、功效与应用渐清并系统。概而言之，本品性寒味苦，清热解毒，凉血利咽为其主要功效。因其苦寒之性较重，故阳气不足者不宜单味、大量使用。

2. 板蓝根，即大青叶的根，其性味、归经、功效与大青叶相似。功效凉血解毒，清利咽喉，以解头面部与局部热毒为特长。适用于治疗大头瘟毒，热毒斑疹，咽喉肿痛等证。近年来，常用于治疗病毒性肝炎，一般用量 5～15 克，大剂量可至 30 克，水煎服。

青 黛

本品为爵床科植物马蓝、蓼科植物蓼蓝或十字花科植物菘蓝的叶或茎叶经加工制得后的干燥粉末或团块。主要产于福建、云南等地。以福建所产品质最优，称"建青黛"。以粉细、色蓝、质轻而松、能浮于水面、燃烧时呈紫红色火焰者为佳。

【处方用名】 青黛。

【性味归经】 性寒，味苦、咸。归肝、肺经。

【功效与主治】 功效清热解毒，凉血消斑，清肝泻火。主治痄腮，咽痛口疮，疮肿，温毒发斑，血热出血，肺热咳嗽，咯血等。

【临证运用禁忌】 1. 青黛味咸、性寒，故虚寒病证者禁用。

2. 如出现变应性皮炎者亦应停用。

【煎服方法注意】 青黛难溶于水，宜入丸、散剂使用；或调入汤剂冲服。

【用量用法】 一般用量内服 1.5～3 克。外用适量，干撒或调敷。

【临证用药体会】 纵观历代，青黛之用由来已久。然因科学认知所限，经历了实践—认知—再实践—再认知的全过程。首先，唐代之前用之蓝汁；至唐朝孙思邈始用蓝汁经浓缩后之干燥品，直至目前。汉至唐代，功效以解毒止痢为主，疳痢，热毒疮痈，丹毒等常用之。宋至明清，功效以解毒清热定惊为要，临床擅治小儿口、齿疮痒或热惊风，热毒疮痈疖肿等。时至近、现代，以清热解毒，利咽消肿为主要功效，临床治疗口腔、鼻腔的痈疡、湿疹等病证及皮肤诸疮癣。

蒲 公 英

本品为菊科多年生草本植物蒲公英或同属数种植物的全草。全国各地皆有分布。夏至秋季花初开时采收。生用或鲜用。以叶多、灰绿、根完整、花黄、无杂质者为佳。

【处方用名】 蒲公英、黄花地丁。

【性味归经】 性寒，味苦、甘。归肝、胃经。

【功效与主治】 功效清热解毒，消痈散结，清利湿热。主治热毒疮疡，乳痈，内痈，湿热黄疸，热淋证等。

【临证运用禁忌】　脾胃虚寒者及过敏体质者慎用。

【用量用法】　一般用量10～30克，鲜品加倍，水煎服。外用鲜品适量，捣敷或煎汤熏洗患处。

【临证用药体会】　蒲公英为清热解毒，消痈散结之佳品，凡热毒壅滞所致疮痈肿毒，无论内痈、外痈均可应用。因其既能解热毒，又能散滞气，故古今均视为用于治疗乳痈之要药，内服外敷皆有良效。可单用，亦可与瓜蒌、金银花、牛蒡子等清热解毒、消痈散结之品配伍。现有关其广谱抗菌及疏通阻塞之乳腺管作用的发现证实了这一点。用于治疗其他皮肤疮痈疔疖肿痛，常与野菊花、紫花地丁、金银花等同用。用于治疗肺痈吐脓，常与鱼腥草、桔梗、芦根等配伍；用于治疗肠痈腹痛，可与大黄、牡丹皮、桃仁等合用。并可用于治疗咽喉肿痛、毒蛇咬伤等。近代大量临床实践表明，本品对于体内外多种炎症属于热毒者均有良效。本品又能利尿通淋，对多种湿热证亦有较好疗效；用于治疗湿热淋证，常与白茅根、金钱草、车前子等伍用；用于治疗湿热黄疸，多与茵陈、栀子、大黄等配伍；用于治疗泻痢可与黄连、黄柏等相配。并能清肝，可用于治疗肝火上炎所致之目赤肿痛。

野菊花

本品为菊科植物野菊的头状花序。我国大部分地区皆产。秋冬季花初开时采摘。生用或鲜用。以类球形、色黄、完整、体轻、气芳香、味苦而有清凉感者为佳。

【处方用名】　野菊花。

【性味归经】　性微寒，味苦、辛。归肝、肺经。

【功效与主治】　功效清热解毒，清泻肝火。主治疮痈疔肿，咽喉肿痛，目赤肿痛，头痛眩晕等。

【临证运用禁忌】　1. 野菊花性微寒，故脾胃虚寒者忌用。

2. 孕妇不宜使用。

【用量用法】　一般用量10～15克，水煎服。外用适量。

【临证用药体会】　本品为临床常用的清热解毒之品，作用强于菊花，但因味道较菊花苦些，所以对小儿疾病一般要用菊花，成人则用野菊花。在清肝火方面的功效也较菊花强些。

鱼 腥 草

本品为三白草科植物蕺菜的地上部分。主要产于长江以南各省。夏季茎叶茂盛花穗多时采收。切段生用。以茎叶完整、色灰绿、有花穗、鱼腥气浓者为佳。

【处方用名】 鱼腥草、蕺菜。

【性味归经】 性微寒，味辛。归肺经。

【功效与主治】 功效消痈排脓，清热解毒，利尿通淋。主治肺痈，肺热咳嗽，热毒疮痈，湿热淋证等。

【临证运用禁忌】 鱼腥草味辛、微寒，故虚寒证者及阴性外疡者忌服。

【煎服方法注意】 不宜久煎。

【用量用法】 干品 15～30 克，鲜品 60～100 克，水煎服。外用适量。

【临证用药体会】 1. 鱼腥草辛能散结，寒能清热，专入肺经，为治疗肺痈咳吐脓血之要药；兼能清热化痰，治疗肺热喘咳也为常用之品；另能清热解毒可用于治疗痈肿疮毒，痔漏等。此外，鱼腥草清热利尿疗效亦佳，可用于治疗湿热淋证，小便涩痛。

2. 鱼腥草因其有良好的清热、解毒、利湿等作用而为临床所常用，现除传统入汤剂及口服液等剂型作口服外，还有注射剂供临床使用。口服是安全的，但注射剂由于其用药途径不同，有时可出现变态反应等，故应用时除其禁忌证外，还应询问患者是否有过敏史，严格按照说明书要求使用，以保证用药安全。

3. 鱼腥草新鲜茎叶中有一股浓烈的鱼腥气味，不耐久闻，故以气味而得名。一般常以本品气腥味劣，难以下咽。其实，本品阴干之后，不但没有腥气，而且微有芳香，在加水煎取药汁，则会挥发出一种类似肉桂的香气，煎出的汁如淡淡的红茶汁，细细品尝，也有类似红茶的味道，芳香而稍有涩味，毫无苦味，且无腥臭，对胃也无刺激。将其作为食物食用，则称蕺菜。

红 藤

本品为木通科木质藤本植物红藤的藤茎。主要产于江西、湖北等地。秋冬季采收，切厚片。生用。以条均匀、色棕红、气香者为佳。

【处方用名】 红藤、大血藤、血藤、红皮藤、大活血、血通。

【性味归经】 性微寒，味苦、辛。归大肠、肝经。

【功效与主治】 功效清热解毒，活血止痛，祛风通络。主治肠痈，外痈，跌打损伤，经行腹痛，风湿痹痛等。

【临证运用禁忌】 孕妇及先兆流产者忌用，凝血功效障碍者慎用。

【用量用法】 一般用量 10 ~ 15 克，水煎服。最大剂量可用至30 克。

【临证用药体会】 红藤气薄味苦，性主降泄，擅长清热解毒，而有消痈散结之功。入大肠经，擅解肠中瘀滞，为治疗肠痈之要药；入胃经，擅泻阳明热结，故又为治疗乳痈之佳品；入血分，能活血通经，祛瘀止痛，又为闭经、痛经所常用；外伤而致瘀滞肿痛者，取其祛瘀止痛之力，常与骨碎补、续断、苏木、当归、赤芍伍用，有活血通络，养血祛风之力；风寒湿所致肢体筋骨疼痛，常与杜仲、续断、独活、怀牛膝、威灵仙、豨莶草、伸筋草合用，取其行气活血，祛风通络，祛瘀止痛之功。

白蚤休

本品为百合科植物云南重楼或七叶一枝花的干燥根茎。主要产于长江流域及南方各省。秋季采挖，除去须根，洗净，晒干，切片。生用。

【处方用名】 蚤休、白蚤休、七叶一枝花，重楼。

【性味归经】 性微寒，味苦，有小毒。归肝经。

【功效与主治】 功效清热解毒，活血止痛，凉肝定惊。主治痈肿疔疮，咽喉肿痛，毒蛇咬伤，跌打损伤，惊风抽搐等。

【临证运用禁忌】 1. 体质虚弱，无实火热毒者忌服。

2. 阴证外疡及孕妇忌用。

3. 过敏体质者慎用。

【用量用法】 一般用量 3～9 克，水煎服。外用适量，捣敷或研末调涂患处。

【临证用药体会】 1. 白蚤休苦寒降泄，功擅清热解毒，消痈肿，止疼痛，为治疗热毒疔疮痈疽等证之要药。因其入肝经，能清肝热，定惊痫，止抽搐，故高热神昏抽搐及小儿发热惊痫等亦可用之。另本品尚能解蛇毒而用于蛇咬伤；取其清热解毒之功，并结合抗癌之药理学依据，现代可用于治疗恶性肿瘤。此外，经大鼠亚急性毒性实验，蚤休总皂苷用量为 265 毫克/千克体重时，肝细胞有坏死现象，并对心脏及血液系统有一定毒性反应。

2. 《神农本草经》称本品为"蚤休"。又因植物形态特点，称为"七叶一枝花"。2005 年版《中国药典》用的是"重楼"。但拳参的别名也称为"重楼"，两者很容易混淆。因颜色偏白，为了和拳参（紫参、红蚤休）作区别，又称为"白蚤休"，将拳参称为"红蚤休"。另外，白蚤休、红蚤休的异名都称草河车、重楼，由此容易导致用药错误。为了便于临床区别，可根据《神农本草经》所载之名，用蚤休及白蚤休或用七叶一枝花称名，不宜再用"重楼"这一名称。

射　干

本品为鸢尾科多年生草本植物射干的根茎。主要产于湖北、河南等地。春初刚发芽或秋末茎叶枯萎时采挖。生用。以干燥、肥壮、断面色黄、无根须及泥土者为佳。

【处方用名】 射干、乌扇。

【性味归经】 性寒，味苦。归肺经。

【功效与主治】 功效解毒利咽，清热化痰，散热消结。主治咽喉肿痛，痰壅咳喘，瘰疬结核。

【临证运用禁忌】 1. 射干味苦，性寒，故脾虚便溏者不宜使用。

2. 孕妇及先兆流产者忌用或慎用。

【用量用法】 一般用量 6～10 克，水煎服。

【临证用药体会】 1. 肺热炽盛，上灼咽喉，则咽喉肿痛；热郁于肺，灼液为痰，则痰多咳喘。火降血行则肿痛自消，痰消结散则喘咳自平。射干苦寒入肺，擅能解毒利咽，降逆消痰，故常用于治疗咽喉肿痛及痰多喘咳之证。

2. 射干性寒则清热，味苦则泻，辛则能散。功擅清热毒，利咽喉，散瘀结，祛痰涎，止咳喘。自古至今，为用于治疗热毒蕴结所致之咽喉诸证，咳喘痰黄，以及疮疡痈肿的常用药物之一，单用亦可，配伍效佳。

山豆根

本品为豆科植物越南槐的根部及根茎。本品又称为"广豆根"。主要产于广西、广东等地。秋季采挖。生用。以根茎粗大、质坚硬、无须根者佳。

附：北豆根 为防己科多年生藤本植物蝙蝠葛的干燥根茎。切片生用，为北方地区所习用。性寒，味苦，有小毒。具有清热解毒，祛风止痛的功效。临床用于治疗热毒壅盛，咽喉肿痛，泄泻痢疾及风湿痹痛。一般用量 3～10 克，水煎服。脾胃虚寒者不宜使用。

【处方用名】 山豆根、广豆根。

【性味归经】 性寒，味苦，有毒。归肺、胃经。

【功效与主治】 功效解毒利咽，清热消肿。主治咽喉肿痛，牙龈肿痛等。还可用于治疗湿热黄疸，肺热咳嗽，痈肿疮毒等。

【临证运用禁忌】 1. 脾胃虚寒，食少便溏者不宜使用。

2. 虚火炎肺，咽喉肿痛者禁用。

3. 过敏体质者慎用。

【用量用法】 一般用量 3～6 克，水煎服。

【临证用药体会】 1. 咽喉属肺系，牙龈属阳明，肺胃火毒上攻，则咽喉牙龈肿痛。山豆根大苦大寒，性擅泄降下行，能清泄肺胃之火，而有解毒利咽消肿之功，故为用于治疗热毒炽盛，咽喉肿痛之要药。此外，还可用于治疗多种恶性肿瘤，尤其是对早期喉癌、肺癌有一定的抗癌作用。

2. 现在所用的山豆根为豆科植物越南槐的根部及根茎，有豆腥味，也称为"广豆根"，现在的中药书籍中并未记述有毒，但一次性的用量也不宜太大。而北豆根有毒，过量服用会致中毒，还对肝脏有不同损害，故不宜多用。

3. 山豆根的解毒功效强于射干，但味道非常之苦，远不及射干多用，虽能用于治疗咽喉肿痛，但因为患者不太愿意接受，故临床上并不经常使用。

白头翁

本品为毛茛科植物白头翁的根部。主要产于东北、华北等地。春秋季采挖。生用。以条粗长、整齐、外表灰黄色、根头部有白绒毛者为佳。

【处方用名】 白头翁。

【性味归经】 性寒，味苦。归大肠经。

【功效与主治】 功效凉血止痢，清热解毒，清肝明目。主治热毒血痢，疮痈肿毒，目赤肿痛等。

【临证运用禁忌】 1. 虚寒泻痢及脾虚胃弱者忌用。

2. 滞下胃虚不思饮食及下利完谷不化，泄泻由于虚寒寒湿，而不由于湿毒者忌用。

4. 血分无热者忌用。

5. 久痢气虚，无里急后重者忌用。

6. 消化系统、泌尿系统、循环系统疾病者慎用。

【用量用法】 一般用量6~15克，水煎服。外用适量。

【临证用药体会】 白头翁苦寒降泄，入血分清肠热，擅除肠胃热毒蕴结，为治疗热毒下痢之要药，尤其对赤痢下血功效卓著。然其又有气清质轻之性，与其他苦降药不同之处，其轻扬之气可升举脾胃之气，使之不致下陷，故可除下痢后重。白头翁汤为治痢祖方，后世多加减用之。目前主要用于阿米巴痢及菌痢，对阿米巴痢疗效尤为突出，无论单方、复方疗效确切。此外，白头翁用于治疗带下（滴虫阴道炎、真菌性阴道炎）及痈疮疖肿亦有良效。治疗急性结膜炎效果亦佳，可推广使用。因白头翁的抗菌谱较广，还可扩大其应用范围，有待于今后进一步地观察试用。

马 齿 苋

本品为马齿苋科一年生肉质草本植物马齿苋的地上部分。全国大部地区皆有生产。夏秋季采收。鲜用，略蒸或烫后晒干入药。

【处方用名】 马齿苋、长命菜。

【性味归经】 性寒，味酸。归肝、脾、大肠经。

【功效与主治】 功效凉血止痢，清热解毒。主治热毒血痢，热毒疮疡等。此外，还可用于治疗湿热淋证，带下等。

【临证运用禁忌】 1. 马齿苋味酸，性寒，故脾胃虚寒，肠滑作泄者忌服。

2. 慢性胃炎，胃溃疡，慢性肝炎者禁服。

3. 马齿苋注射液对子宫平滑肌有明显的兴奋作用，故孕妇及先兆流产者禁用。

【用量用法】 一般用量 10～15 克，鲜品 30～60 克，水煎服。外用适量。

【临证用药体会】 马齿苋性寒滑利而入血分，擅清肠道热毒，且能凉血止血，为治疗热毒泻痢，下痢脓血，里急后重之常用药物。单用水煎服或鲜品捣汁即效，或与黄芩、黄连、白头翁、秦皮等配伍而用。本品尚有清热解毒、凉血消肿之功，用于治疗血热毒盛，痈肿疮疡，丹毒肿痛之证，可单用煎汤内服并外洗，再以鲜品捣烂外敷，也可与其他清热解毒之蒲公英、大青叶、金银花、白花蛇舌草等同用，以提高疗效。马齿苋味酸而寒，入肝经血分，不仅清热泻火，且具凉血止血之效，故可用于治疗血热妄行之崩漏、尿血、便血、痔疮出血证，可单味重用捣汁服，或与茜草、小蓟、地榆、槐角等配伍应用。此外，马齿苋还有利下焦湿热之力，可与樗根皮、海螵蛸等同用，或捣汁与鸡子白同煎服，以用于治疗赤白带下、湿热淋证等。

鸦 胆 子

本品为苦木科植物鸦胆子的干燥成熟果实。主要产于广西、广东等地。秋季果实成熟时采收，去壳取仁。生用。

【处方用名】 鸦胆子。

【性味归经】　性寒，味苦，有毒。归大肠、肝经。

【功效与主治】　功效清热解毒，止痢，截疟，腐蚀赘疣。主治热毒血痢，冷积久痢，各型疟疾，鸡眼赘疣等。本品外用有腐蚀作用。

【临证运用禁忌】　1. 鸦胆子味苦，性寒，有小毒，对胃肠道及肝、肾皆有损害，内服需严格控制剂量，故不宜多服、久服。

2. 胃肠出血及肝肾病患者忌用或慎用。

3. 脾胃虚弱，呕吐者忌用。

4. 孕妇及患儿慎用。

【煎服方法注意】　内服，以龙眼肉包裹或装入空心胶囊吞服；亦可压去油后，制成丸剂、片剂服用，但不宜入煎剂。

【用量用法】　内服 0.5~2 克。外用适量。

【临证用药体会】　鸦胆子味很苦，一般不作为煎剂使用。多入胶囊服用，治疗慢性痢疾及阿米巴痢疾。

山慈菇

本品为兰科植物杜鹃兰独蒜兰或云南独蒜兰的干燥假鳞茎。主要产于四川、贵州等地。夏秋季采挖，除去地上部分及泥沙，分开大小，置沸水锅中蒸煮至透心。干燥，切片或捣碎用。

【处方用名】　山慈菇。

【性味归经】　性凉，味甘、微辛。归肝、脾经。

【功效与主治】　功效清热解毒，消痈散结。主治痈疽疔毒，瘰疬痰核，癥瘕痞块等。此外，尚具有化痰的功效，治疗由风痰所致的癫痫等。

【临证运用禁忌】　《本草拾遗》及《本草纲目》均载有小毒，故正气虚弱者慎服。

【临证应用注意】1. 山慈菇中所含的秋水仙碱在体内经氧化生成有毒的氧化二秋水仙碱，对人体有一定的毒性，大剂量可引起死亡，且无特效解毒药物。故临床应用时，应正确掌握用药剂量，尤其是应用丽江山慈菇时，其剂量要较其他品种山慈菇小。

2. 大剂量久服可引起白细胞减少，胃肠道不良反应，多发性神经炎等。

【用量用法】 一般用量 3～10 克，水煎服。外用适量。

【临证用药体会】 山慈菇最能清热散结，有攻毒消坚之功，故常用于痈肿恶疮、瘰疬结核、癌瘤、喉痹、蛇虫咬伤诸证。用于治疗痈疽恶疮时，常与金银花、蒲公英、紫花地丁等清热解毒之品同用；肝郁气滞、痰热内结所致瘰疬结核者，可与昆布、贝母等相伍；热毒上攻所致喉痹咽痛者，可与山豆根、白蔹休、射干等同用。另外，本品现代还常与活血化瘀、解毒散结之品配伍，适用于食管癌、胃癌、肝癌、宫颈癌、白血病等。

半 边 莲

本品为桔梗科植物半边莲的全草。产于华东、华南、西南、中南各省区。栽后当年可收获 1～2 次，以后每年夏秋季各收获 1 次。选择晴天，拔起全株，洗净。鲜用或晒干生用。

【处方用名】 急解索、蛇利草、蛇舌草、半边菊、蛇啄草。

【性味归经】 性寒，味甘、淡。归心、小肠、肺经。

【功效与主治】 功效清热解毒，利尿消肿。主治疔疮肿毒，乳痈肿痛，蛇虫咬伤，腹胀水肿，黄疸尿少等。

【临证运用禁忌】 1. 半边莲味甘、淡，性寒，故虚证水肿者忌用。

2. 脾胃虚寒者慎服。

【用量用法】 一般用量 15～30 克，鲜品倍量，水煎服；或捣汁饮。外用，捣敷或煎水洗。

白 蔹

本品为葡萄科植物白蔹的块根。主要产于河南、安徽、江西、湖北等地。每年秋季挖取块根，除去杂质，洗净，润透，切厚片，干燥。生用。

【处方用名】 兔核、白敛、白根、昆仑、猫儿卵、鹅抱蛋。

【性味归经】 性微寒，味苦、辛。归心、胃经。

【功效与主治】 功效清热解毒，消肿生肌。主治痈肿瘰疬，水火烧烫伤等。

【临证运用禁忌】　1. 脾胃虚寒及无实火者不宜服用。

2. 痈疽已溃者不宜服用。

【用量用法】　一般用量 3～10 克，水煎服。外用适量。

漏　芦

本品为菊科植物祁州漏芦或禹州漏芦的根。祁州漏芦主要产于河北、辽宁、山西等地，以河北产量最大；禹州漏芦主要产于山东、河南、内蒙古等地。每年秋季挖出根部，拣净杂质，去毛，洗净，润透，切厚片，干燥。生用。

【处方用名】　野兰、鬼油麻。

【性味归经】　性寒，味苦。归胃经。

【功效与主治】　功效清热解毒，消痈肿，下乳汁，通筋脉。主治痈疽肿毒，历节风痛，筋脉拘挛，关节不利，风疹瘙痒，疥疮，白秃。此外，内服尚治热毒血痢，痔疮出血等。

【临证运用禁忌】　漏芦味苦，性寒，故气虚、疮疡平塌及孕妇等，忌服。

【用量用法】　一般用量 3～12 克，水煎服。

半 枝 莲

本品为唇形科植物半枝莲的全草。主要产于河北、河南、山西、陕西、安徽、江苏、浙江、江西、湖北、四川、贵州、福建、广东、云南等地。种子繁殖，第一年只收割 1 次。以后每年可收割 2～3 次，阴干或晒干。生用。

【处方用名】　通经草、紫连草、并头草、牙刷草、半面花。

【性味归经】　性凉，味辛、微苦。归肺、肝、肾经。

【功效与主治】　功效清热解毒，化瘀止血，利水消肿。主治毒蛇咬伤，痈肿，疔疮；肺痈吐脓，咽喉肿痛，呕血，衄血，尿血，跌打损伤，瘀肿疼痛，肝硬化腹水，肾炎水肿。此外，也用于宫颈癌，直肠癌，胃癌等。

【临证运用禁忌】　1. 半枝莲味微苦，性凉，孕妇慎用。

2. 血虚者不宜使用。

【用量用法】 一般干品 15 ~ 30 克，鲜品 30 ~ 60 克，水煎服。外用适量。

龙　葵

本品为茄科植物龙葵的全草或果实。产于全国各省区。夏秋季采收全草。鲜用或晒干备用。

【处方用名】 苦菜、苦葵、老鸦眼睛草、天茄子、天茄苗儿、天天茄、水茄、天泡、天泡果、山海椒、七粒扣。

【性味归经】 性寒，味苦、微甘，有小毒。

【功效与主治】 功效清热解毒，利湿，化痰止咳，凉血止血，活血消肿。主治疔疮，痈肿，丹毒，毒蛇咬伤，淋浊，带下，水肿，小便不利，肺热咳嗽，癌症（如宫颈癌、卵巢癌、胃癌、肝癌、肺癌等），呕血，崩漏，属血热者宜之；湿疹，湿疮，皮肤瘙痒，跌仆损伤，血瘀肿痛。此外，本品还用于治疗原发性高血压，血虚眩晕，痢疾等。

【临证运用禁忌】 龙葵味甘，性温，故脾胃虚弱者勿服。

【用量用法】 一般用量 15 ~ 30 克，水煎服。外用适量。

四、清热凉血药

生 地 黄

本品为玄参科植物地黄的块根。主要产于河南、河北等地，以河南出产的品质最佳。秋季采收，鲜用者习称"鲜地黄"。以块大、体重、断面乌黑油润者为佳。

【处方用名】 生地黄、鲜地黄、干地黄、干生地、生地炭。

【性味归经】 性寒，味甘、苦。归心、肝、胃、肾经。

【功效与主治】 功效清热凉血，养阴生津，止血。主治温热病热入营血证，阴虚证，血热出血证等。

【临证运用禁忌】 1. 生地黄质地滋腻，柔润，味甘而厚，擅补阴血，但有伤脾阳阻碍胃气的不良反应，故脾胃气虚，或脾阳不足，受纳运化之力不足，临床表现为食欲不振，少食便溏，或腹满泄泻，舌质淡，苔白多津，脉细无力等症者当忌用鲜地黄、生地黄，以免伤阳困脾。

2. 生地黄养血滋阴，属性阴，湿邪也属阴，两阴相加，多生寒湿阻滞，且中焦脾土，与湿同气相求，最易致滞，故不可使用本品。临床表现为脘腹胸胁胀满痞塞，暖气不畅，矢气不通，食欲不振，口渴少饮，舌苔厚腻等症者应忌用。

3. 湿停成饮，饮聚成痰，痰饮与湿浊同源，皆因肺、脾、肾三脏阳虚所致。生地黄阴柔伤阳，有生痰积饮之弊，故痰饮滞膈，呕吐清水，气短胸闷，胁肋胀满，肢体肿痛，肥胖，咳逆倚息，肠间辘辘有声等症者，应慎用。《医学入门》曰："中寒有痞、易泄者禁。"

【临证煎服注意】不宜用铜、铁器煎药。

【用量用法】 一般用量10～30克，鲜品用量加倍，水煎服。

【临证用药体会】 1. 地黄功擅清热凉血，滋阴生津。自古至今为血热出血，温病营血分证，以及阴虚内热，口渴、消渴等证的要药之一。现代药理研究表明，地黄具有良好的保护肝脏与降低血糖效应，特别是后者，为传统生津止渴之品，为治疗糖尿病提供科学依据。

2. 生地黄包括鲜地黄和干地黄两种，均有清热、凉血、养阴的功效。但鲜地黄苦重于甘，其气大寒，清热凉血作用较为突出；干地黄甘重于苦，益阴养血之功较佳。故急性热病，热入营血，以鲜者为佳；慢性阴虚内热的病证，以干者为宜。

3. 地黄性寒而滞，故脾虚湿滞，腹满便溏，胸膈多痰者忌用，外感病邪者忌用，盖邪从外入最忌滋滞，"必兼疏拓之性者方可入剂"。

4. 鲜地黄古代本草称为生地黄，而现今则称干地黄为生地黄。两者气味同为甘苦而寒，功效同是清热凉血，滋阴生津，但同中有异也。鲜地黄苦重于甘，其气大寒，偏于清热凉血，临床多用于治疗温热病处于大热时期，邪热深入营分的舌绛口渴及吐衄发斑等血热炽盛之症；干地黄甘重于苦，故偏于滋阴养血，临床多用于治疗热病后期，阴液已伤，余邪未尽者，或阴虚阳亢，血虚化燥，心烦内热等病证。

5. 生地黄具有止血的功效，在古代本草书籍中就有记述，如《名医别录》说其主治"妇人崩中血不止，及产后血上薄心闷绝，伤身胎动下血，胎不落，堕坠，疏折，瘀血留血，鼻衄、呕血，皆捣饮之"。而从临床应用情况来看，生地黄是具有止血功效的，用于治疗血热所致出血病证。取其止血功效，以炒炭用为佳。

玄　参

本品为玄参科植物玄参的根部。主要产于我国长江流域等地。冬季茎叶枯萎时采挖。生用。以枝条肥大、皮细而紧、质坚实、肉色乌黑者为佳。

【处方用名】　玄参、元参、黑玄参、黑元参。

【性味归经】　性寒，味甘、苦、咸。归心、肺、胃、肾经。

【功效与主治】　功效清热凉血，养阴生津，泻火解毒，软坚散结。主治温热病热入营血证，阴虚证，咽喉肿，痛，疮痈，结核病等。

【临证运用禁忌】　1. 玄参性寒质润，有腻滞之弊，故湿浊中阻、痰湿阻肺诸证忌用。如临床表现为湿邪停滞脾胃，运化失司，胃腹胀满，不饥不食，倦怠乏力，或寒痰停聚胸胁支满，痰白稠多，舌苔白厚而腻等症者忌用。

2. 玄参味苦咸，其性润而滑，故大便不爽者不宜使用。凡脾阳不足，火不生土，呕吐恶心，大便溏薄、泄泻者应禁用。若临床表现为四肢不温，胃腹冷痛、胀满，消化不良，食欲不振，脉细弱乏力，苔白滑等症者，虽无便泻现象亦应慎用本品，乃恐其微寒之性，损伤脾阳。

3.《本草经集注》曰："血少目昏，停饮寒热，支满，血虚腹痛，脾虚泄泻，并不宜服。"

【临证煎服注意】　不宜用铜器煎药。

【用量用法】　一般用量 10 ~ 15 克，水煎服。

【临证用药体会】　1. 玄参，玄者，黑也。苦寒能泄热，甘寒能养阴。本品虽能壮水滋肾，却与生地黄不同。生地黄甘润滋养，可用于真阴亏耗之纯虚证，而玄参苦寒降泄，适宜于火盛者。配生地黄、麦冬能增液以生津；伍人参、酸枣仁能养阴以安神；得水牛角、地黄擅治热入营血；合牡蛎、贝母可消瘰疬痰核。治脱疽疼痛，常与金银花、当归同用；治咽喉肿痛，每与僵蚕桔梗配伍。

2. 张元素说："无根之火，以玄参为圣药。"李时珍说："肾水受伤，真阴失守，孤阳无根，发为火病，法宜壮水以制火，故玄参与地黄同功。"这是说，玄参主要用于治疗肾的病变，但也有医家认为，玄参主要还是用于治肺病。如《玉楸药解·卷一》记载："玄参清金补水……清肺与陈皮、杏仁同服，利水合茯苓、泽泻同服。"《医学衷中参西录·药物》记载："玄参色黑，味甘微苦，性凉多液，原为清补肾经之药……故又能入肺以清肺家燥热，解毒消火，最宜于肺病结核，肺热咳嗽。"从临床应用情况来看，本品多用于治疗肺的病变，如百合固金汤。玄参一般不作长期服用的滋补之剂。

3. 玄参可用于治疗瘰疬、痰核、瘿瘤等证，这在古今本草及临床上皆如此使用，但对玄参的这一功效，古今医家则有不同的看法。有人认为取其散火，如李时珍就说："其消瘰疬亦是散火。"有人认为是解毒散结，如《中华临床中药学》说："玄参苦咸微寒，清解毒，化痰散结，用于治疗痰火郁结之瘰疬痰核，多与牡蛎、贝母同用，如《医学心悟》消瘰丸。"有人则认为是软坚散结，如汪昂《本草备要》玄参条下说：其能用于治疗"瘰疬结核"是因其"寒散火，咸软坚"。我们则认为，玄参用于治疗瘰疬的功效，应是因味咸而软坚散结。理由如下：玄参为苦甘咸寒之品，从中药药性理论分析，具有咸味而能散结的药物皆称软坚散结，并且软坚散结药皆具有咸味，如海藻、昆布等。从常用中药来看，无一例外。清热散结不同于软坚散结，清热散结是指具有清热，又能疗"结"，如瘰疬、痰核、瘿瘤等。这些药物主要有夏枯草、贝母、连翘等，玄参可以清热，也可以说清热散结，但由于其具咸味，这也是与贝母等药物的主要区别，所以说玄参软坚散结则更确切。虽然消瘰丸（牡蛎、玄参、贝母）将3味药同用，但所取功效并非相同，因为消瘰丸并非一定要有热证才能应用。具散结功效的药物并不一定能用于治疗瘰疬、瘿瘤，如瓜蒌清热散结，薤白行气散结。显然玄参具咸味是其特殊之处，也是与其他散结药的主要区别点。

赤 芍

本品为毛茛科植物芍药或川赤芍药的根部。全国大部分地区皆有生产。生用或炒用。以根条粗长、外皮易脱落、皱纹粗而深、断面色白、粉性大者为佳。

【处方用名】 赤芍、赤芍药。

【性味归经】 性微寒，味苦。归肝经。

【功效与主治】 功效清热凉血，活血化瘀，清泻肝火。主治温热病热入血分证，瘀血证，目赤肿痛等。

【临证运用禁忌】 1. 赤芍味苦，性微寒，故血寒经闭者忌用。

2. 本品有抗凝血作用，故出血性疾病不宜大量服用单味药；经血过多或月经过期不净者慎用。

3. 孕妇忌用。

4. 赤芍破血，故一切血虚病，泄泻，产后恶露已行，少腹痛已止，痈疽已溃者不宜服用。

【用量用法】 一般用量 6～15 克，水煎服。

【临证用药体会】 赤芍清热凉血，散瘀止痛。主治温毒发斑，呕血，衄血，目赤肿痛，痈肿疮疡，痛经经闭，风湿痹痛等。临床上，赤芍与他药配伍治疗多种疾病。若配伍白芍，则补泻结合，有清热凉血，养血活血，柔肝止痛之功；配以生地黄，具有养阴散瘀之效；配合牡丹皮，则相须为用，清热泻火、凉血活血之力倍增；配伍大黄，泻热逐瘀；配伍黄芩，清肝利胆；配以黄柏，凉血止痢；配合枳实，行气活血；配以香附，行气止痛；配合丹参，活血通经；配以虎杖，活血定痛；配伍川芎，行血破滞。

紫 草

本品为紫草科植物新疆紫草、紫草或内蒙古紫草的根部，依次称"软紫草、硬紫草、内蒙古紫草"。软紫草主要产于新疆、甘肃；硬紫草主要产于东北、华北及长江中下游诸省；内蒙古紫草主要产于内蒙古、甘肃。春秋季采挖。生用。以条粗长、色紫、质松软、木质较小者为佳。

【处方用名】 紫草、紫草根。

【性味归经】 性寒，味甘、咸。归心、肝经。

【功效与主治】 功效凉血解毒，活血透疹。主治血热毒盛，斑疹紫黑，水火烫伤，麻疹不透，湿疹等。

【临证运用禁忌】 1. 紫草性寒而滑，有轻泻作用，故脾胃虚弱，大便溏泄者忌服。

2. 新疆紫草对大、小鼠为有效的抗生育剂，不论着床或早孕期给药皆能终止妊娠，故孕妇慎用。

【用量用法】 一般用量 3～10 克，水煎服。外用适量，熬膏或油浸外涂。

【临证用药体会】 1. 紫草用于治疗水火烫伤的功效颇佳，单用即有效。从选用药物情况来看，可配伍大黄、地榆、虎杖等同用。

2. 紫草擅走血分，对于热入血分之证作用也佳，其透疹作用一般用于治疗麻疹紫黑又兼有大便秘结者。根据用于治疗紫黑皮疹的特点，若皮肤表现为紫黯者亦可使用。能清热解毒又能治疗疹毒，可与牛蒡子等同用，据此也可用于治疗多种皮肤病证。

水 牛 角

本品为牛科动物水牛双角，主要产于华东、华南等地区。全年均可采收。取角后，将牛角片劈开，用水煮，除去角塞，干燥，镑片，晒干。生用或制为浓缩粉用。

【处方用名】 水牛角片、水牛角丝、水牛角粉。

【性味归经】 性寒，味苦。归心、肝经。

【功效与主治】 功效清热凉血，解毒，定惊。主治热人营血，高热神昏，血热妄行，斑疹吐衄，喉痹咽肿，疮疡肿毒等。

【临证运用禁忌】 1. 水牛角味苦、咸，性寒，故脾胃虚寒者忌用。

2. 非实热证者忌用。

3. 孕妇慎用。

【煎服方法注意】 入煎剂宜先煎 3 小时以上，以有益于有效成分的溶出。

【用量用法】 一般用量 15～30 克，水煎服。

拳 参

本品为蓼科植物拳参的干燥根茎。主要产于河北、辽宁、山西、内蒙古、陕西、甘肃、宁夏、新疆、山东等地，江苏、安徽、浙江、河南、湖北、湖南亦产。秋季至翌年春季，挖掘根茎，去除残茎叶及须根，晒干。生用。

【处方用名】 紫参、山虾子、倒根草、虾参、头参、破伤药、疙瘩参、地虾。

【性味归经】 性微寒，味苦、涩。归肺、肝、大肠经。

【功效与主治】 功效清热解毒，镇肝息风，凉血止痢。主治痈肿瘰疬，毒蛇咬伤，热病惊痛，赤痢脓血，湿热泄泻等。

【临证运用禁忌】 1. 拳参味苦、涩，性微寒，故无实火热毒者忌用。

2. 阴证外疡者忌用。

【用量用法】 一般用量 3～12 克，水煎服。外用适量。

五、清退虚热药

青 蒿

本品为菊科植物黄花蒿的地上部分。全国大部分地区均有生产。鲜用或生用。以身干、色青绿、质嫩、未开花、香气浓郁者为佳。

【处方用名】 青蒿、香青蒿。

【性味归经】 性寒，味苦、辛。归肝、胆、肾经。

【功效与主治】 功效清退虚热，凉血除蒸，解暑，截疟。主治虚热证，温病伤阴，夜热早凉，暑热外感，疟疾寒热等。

【临证运用禁忌】 1. 青蒿味苦、辛，性寒，有损伤脾胃阳气之弊，故脾胃虚弱，运化失常，肠滑泄泻者忌服。如临床表现为食欲减退，脘腹冷痛而喜温喜按，大便清稀，或水泻完谷不化等，应忌用。

2. 不耐蒿味者易致呕吐，故当忌用。

3. 青蒿味辛，能散发透热，不利于产后气虚者使用。故产后诸证，气短自汗，或有低热，气短乏力，脉细数无力，舌淡苔白者宜忌用，以免过汗伤气。

【煎服方法注意】　不宜久煎。

【用量用法】　一般用量 6～12 克，鲜品加倍，水煎服；或鲜用多绞汁服。若用于截疟，可用至 60 克。

【临证用药体会】　青蒿苦寒芳香，清透辛散，既擅清泄血分和少阳邪热，又能清透阴分伏热。为清热解暑、凉血、退虚热之有效药。临证治疗各种疟疾，单用或配方，疗效均佳，但用量宜大。用于治疗虚热，不论热病后期阴伤发热，还是内伤骨蒸劳热，皆为要药，常与鳖甲、牡丹皮、生地黄、秦艽、知母等配伍；用于治疗暑温、暑湿，常与黄芩、半夏等同用。此外，对风热痒疹及血热出血等证，内服、外用皆有疗效。

地 骨 皮

本品为茄科植物枸杞的根皮。南北各地皆有生产。春初或秋后采挖。生用。以筒粗、肉厚、整齐、无木心及碎片者为佳。

【处方用名】　地骨皮、枸杞根皮。

【性味归经】　性寒，味甘、微苦。归肺、肝、肾经。

【功效与主治】　功效凉血除蒸，清泄肺热。主治阴虚发热，血热出血，肺热咳嗽等。此外，本品还可泻肾经浮火，以用于治疗虚火牙痛。

【临证运用禁忌】　1. 地骨皮性寒，对于风寒外侵，表阳已虚的外感风寒证者，皆不宜使用。以寒治寒必不利于祛寒外散，故应忌用，以免有引邪入阴之弊。

2. 地骨皮甘寒而清润，其性属阴，有损亏阳气之弊，故脾胃阳虚，阴寒内盛者，若临床表现为脘腹冷痛，胀满痞闷，食纳难化，大便稀溏或泄泻，倦怠乏力，气短，舌质淡，苔白，脉细弱无力等症者皆应忌用。

3. 地骨皮擅治骨蒸潮热，适用于治疗证属阴虚所致之各种久病之低热缠绵，盗汗等兼症者。但对于临床常见的因劳倦过度，饮食失调，中气虚弱所致的阴火上越，营卫失和，临床表现为气短乏力，低热反复，舌质淡，苔白，脉虚弱等症者，则不宜使用本品。而当用"甘温除热"之法，地骨皮性寒，其性相反，故应忌用。

【用量用法】　一般用量 6～15 克，水煎服。

【临证用药体会】　1. 地骨皮甘寒清降，清热凉血，既擅清虚热，又能降肺火，为退热除蒸常用之佳品。适用于阴虚发热，有汗骨蒸，以及肺热咳喘，烦热消渴诸证。此外，对虚火妄动或血热妄行之吐、衄、下血，亦有凉血止血作用。用于治疗阴虚火旺，潮热骨蒸，常与青蒿、银柴胡、鳖甲、知母等清热滋阴之药共用；用于治疗疳积发热，常与鳖甲、青蒿、胡黄连并用；若疳热日久，气血消耗，阴液灼伤，则常与炙黄芪、鳖甲、生地黄、熟地黄等益气补血，滋阴之药伍用；如肺热壅盛，喘咳气急，皮肤蒸热，每与桑白皮等并用；若血热出血，可配伍生地黄、侧柏叶、小蓟等同用；若清内热而治消渴，常与石膏、天花粉、芦根、麦冬等伍用。地骨皮性寒，脾胃虚寒及表证发热者忌用。内服煎汤 6～15 克，大剂量可用 15～30 克。

2. 地骨皮可清退虚热，主要用于治疗有汗的骨蒸劳热，作用则不及青蒿强，也不及青蒿临床多用。《中药大辞典》引《药品化义》说："牡丹皮能去血中热，地骨皮能去气中之热，宜别而用。"

3. 消渴证一般多有口干，口渴，地骨皮用于治疗消渴日夜饮水不止，小便利，主要还是通过清退虚热而达到治疗热病消渴的。有中药书籍记述，认为地骨皮具有生津止渴的功效。我们则认为，本品并不能生津止渴，而是通过清除血热而使热不伤阴而达到治疗作用的。

白　薇

本品为萝藦科植物白薇或蔓生白薇的干燥根部及根茎。我国南北各省皆有分布。春秋季采挖，洗净，干燥，切段。生用。

【处方用名】　白薇。

【性味归经】　性寒，味苦、咸。归胃、肝、肾经。

【功效与主治】　功效清热凉血，利尿通淋，解毒疗疮。主治阴虚发热，产后虚热，热淋，血淋证，疮痈肿毒，毒蛇咬伤，咽喉肿痛等。

【临证运用禁忌】　1. 白薇味苦、咸，性寒，故脾胃虚寒者忌用。

2. 食少便溏者忌用。

3. 有心脏传导阻滞，急性心内膜炎，低钾血症，高钙血症及新近发生急性心肌梗死的患者禁用，以防发生循环系统的不良反应。

【用量用法】 一般用量5~9克，水煎服。

【临证用药体会】 1. 白薇既退虚热，又清实热，兼能透散，且性质平和，在祛邪的同时又兼顾正气，广泛用于外感、血虚或阴虚发热；兼以利尿通淋，治产后水肿、妇女带下诸疾；尚有解毒功效。现代常配伍他药用于发热及感染性疾患。对于本品作用特点，清代《本草正义》评价尤为贴切，并曰："白薇之寒凉，既不嫌其伤津，又不偏于浊腻，诚清热队中不可多得之品。凡阴虚有热者、自汗盗汗者、久疟伤津者、病后阴液未复而余热未清者，皆为必不可少之药。"本品可杀多种虫，正如《本草新编》所曰："擅能杀虫，用之于补阴之中，则能杀劳瘵之虫也。"至于其他虫疾则现在基本不用。

2. 白薇退虚热作用颇佳，尤以治疗原因不明的一些低热极佳。所谓原因不明，指的是有些低热病证从辨证的角度来看，分不清到底是属于哪一种证型的低热，此时选用本品就非常合适。从理论上来说，中医辨证应该辨明病变部位，所在脏腑，寒热虚实，而实际临床上有些病证并不能辨别清楚，若虚热病证则多有此种情况，就可选用本品。

银 柴 胡

本品为石竹科植物银柴胡的干燥根，主要产于我国西北部和内蒙古等地。春夏间植株萌芽或秋季茎叶枯萎时采挖，除去茎、叶及须根和杂质，用水洗净，稍浸泡捞出，润透，切片，晒干，制成银柴胡；或取银柴胡，置大盆内，淋人用温水少许稀释的鳖血，拌匀，闷润，置锅内用文火微炒，取出放凉，制成鳖血银柴胡。

【处方用名】 银柴胡、山菜根、白根子、牛肚根。

【性味归经】 性微寒，味甘。归肝、胃经。

【功效与主治】 功效清虚热，除疳热。主治阴虚发热，骨蒸劳热，小儿疳积发热等。

【临证运用禁忌】 1. 外感风寒，血虚无热者忌用。

2. 脾胃虚寒，食少便溏者忌用。

【用量用法】 一般用量 3～10 克，水煎服。

胡黄连

本品为玄参科植物胡黄连的干燥根茎。主要产于云南、西藏等地。秋季趁地上部分枯萎时采挖，除去须根及泥沙，晒干，切薄片或用时捣碎。

【处方用名】 割孤露泽、胡连。

【性味归经】 性寒，味苦。归肝、胃、大肠经。

【功效与主治】 功效退虚热，除疳热，清湿热。主治阴虚骨蒸，小儿疳疾，湿热泻痢，潮热盗汗，黄疸，呕血，衄血，目赤肿痛，痈肿疮疡，痔疮肿毒等。

【临证运用禁忌】 胡黄连味苦，性寒，故小儿肾脏不足，脾胃虚寒者忌用。

【用量用法】 一般用量 3～10 克，水煎服；或入丸、散剂。外用适量，研末调敷；或浸汁点眼。

泻 下 药

凡以引起腹泻、滑利大肠、促使大便排出为主要功效，用于治疗便秘及其他胃肠积滞、水饮内停等里实证的药物，统称为"泻下药"。根据药性特点及功效主治的不同，分为攻下药、润下药、峻下逐水药。攻下药主要用于治疗各型便秘及多种胃肠积滞，润下药主要用于治疗肠燥便秘，峻下逐水药主要用于治疗水饮内停之形证俱实者。运用时需注意以下事项：攻下药与峻下逐水药功效较强，易于损伤人体正气和脾胃功能，故小儿、老年人、体虚或脾胃虚弱者，宜慎用；妇女妊娠期忌用，月经期、哺乳期慎用；使用攻下药与峻下逐水药，切忌剂量过大，中病即止，以免损伤正气；里实兼表邪者，当先解表后攻里，必要时可与解表药同用，表里双解，以免表邪内陷；里实而正虚者，应与补益药同用，攻补兼施，使攻邪而不伤正；应用峻猛而有毒性的泻下药时，一定要严格炮制法度，控制用量，避免中毒现象发生，以确保用药安全。

一、攻下药

大 黄

本品为蓼科植物掌叶大黄、唐古特大黄、药用大黄的根部及根茎。主要产于青海、四川等地。秋末或次春采挖。生用或酒炒、酒蒸、炒炭用。

【处方用名】 大黄、川军、锦纹、酒大黄、大黄炭。

【性味归经】 性寒，味苦。归大肠、脾、胃、肝、心经。

【功效与主治】 功效泻下攻积，清热解毒，泻火凉血，活血祛瘀，清泄湿热。主治大便秘结，胃肠积滞，积滞泻痢，热毒证，出血证，瘀血证，湿热黄疸，淋证等。

【临证运用禁忌】 1. 大黄性寒，味苦，易伤脾胃，影响运化，故脾胃气虚或阳虚者，临床表现为食欲不振，不饥不食，胃腹冷痛胀满，气短乏力，大便溏薄或泄泻，脉细弱无力，舌质淡，苔白等症者，应忌用。

2. 大黄为峻烈攻下之品，易于损伤正气。如非实证者，不可妄用，如老年体衰、婴幼儿气血未充、产后、病后恢复期等应慎用。临床如需使用，也应在辨证中配伍扶正药物，且剂量不可过大，中病后即止，不可过剂。

3. 凡妇女妊娠期、哺乳期，皆禁用；月经期间慎用。大黄其性主降，主沉，有趋下的作用，且擅活血化瘀，故妇女在妊娠期间禁用，以防损伤胎元，导致流产、早产；哺乳期间禁用本品，以免通过乳汁而导致小儿腹泻、腹痛；月经期间慎用本品，以免导致月经过多。

4. 大黄擅长泻下通便，但只适用于实证、热证之便秘，对于便秘不通且伴见气短汗出，面白无华，头晕目眩，心悸，神疲乏力，小便清长，四肢不温的虚证、寒证之便秘，大黄则应忌用。临床上最常见的老年气虚之便秘，妇女产后血虚之便秘，尤当忌用。

5. 大黄性寒，故外感风寒，内伤生冷，脾胃虚寒，肾阳虚衰等证者忌单味药服用。

6. 麻疹，阳痿，早泄，无精少精者，期前收缩，记忆力减退者慎用。

7. 老年痴呆，帕金森病者，小儿智力低下者忌用。

8. 大黄泻下攻积作用强大，易伤人体正气，久病体弱者慎用。脾胃虚寒，便溏腹泻的患者忌单味药服用；缺铁性贫血、白细胞减少症患者忌用；胃癌、直肠癌患者忌用；骨质疏松患者忌用；佝偻病患者忌用；慢性苯中毒患者忌用；子宫脱垂患者忌用。

9. 大黄可加重盆腔充血，故妇女经期及盆腔炎者禁用。

10. 大黄有降血压和扩张血管的作用，故低血压者不宜长期服用。

11. 表证未罢，血虚气弱，无实热、积滞、瘀结者慎服。

12. 《本草经疏》曰："凡血闭由于血枯，而不由于热积；寒热由于阴虚，而不由于瘀血；癥瘕由于脾胃虚弱，而不由于积滞停留；便秘由于血少肠燥，而不由于热结不通；心腹胀满由于脾虚中气不运，而不由于饮食停滞；女子少腹痛由于厥阴血虚，而不由于经阻老血瘀结；吐、衄血由于阴虚火起于下，炎烁于上，血热妄行，溢出上窍，而不由于血分实热；偏坠由于肾虚，湿邪乘虚客之而成，而不由于湿热实邪所犯；乳痈肿毒由于肝家气逆，郁郁不舒，以致营气不从，逆于肉里，乃生痈肿，而不由于膏粱之变，足生大疔，血分积热所发，法咸忌之，以其损伤胃气故耳。"

13. 《本草汇言》云："凡病在气分，及胃寒血虚，并妊娠产后，及久病年高之人，并勿轻用大黄。"

14. 《雷公炮制药性解》曰："伤寒脉弱及风寒未解者禁用。"

15. 《本经逢原》谓："肾虚动气及阴疽色白不起等证，不可妄用。"

【煎服方法注意】 生用泻下力强，久煎则泻下力减弱，故入汤剂应后下，或用开水泡服。

【临证用法注意】 大黄煎剂、大黄饮片与其他药配伍组成复方后，为了发挥大黄泻下的效力，往往采用后煎大黄，在处方上注明"后下"。但也有先煎的，如"伤寒论"中的大陷胸汤，就要求"先煎大黄"。

【用量用法】 一般用量5～15克，水煎服。

【临证用药体会】 1. 大黄用后如出现腹痛，此乃大黄的泻下作用造成肠蠕动加快所致，可配芍药甘草汤缓急止痛，腹痛即除。老年患者、小儿一般用制大黄，以避免苦寒伤正之弊。大黄用于肝胆病或尿毒症者，剂量应由小到大，因症因人而异，逐步调整，控制到大便日行1～3次为度，方能达到泄热化湿、降浊排毒之作用。对证实体实者，大黄用10～30克，方能尽其斩关夺隘之能；若证虽实而体虚者，则用量宜小，以3～10克出入，勿操之过急，当缓图取效。当然，对大黄的敏感性和耐受性存在个体差异，故使用时用量也需酌情调整。

2. 虚证不忌大黄，只要具备腹胀、便秘、肠中有宿粪者，都可配伍或单用大黄。年老体虚者常服大黄，可祛病延年。服大黄应从小剂量2～3克开始，再按耐受情况逐渐调整剂量，原则以腑通为度。煎法可与诸药同煎，不必后下。长期服大黄者，病情稳定后不宜突然停药，应逐渐减量，否则会发生停药后便秘。

3. 自东汉以来，历代医家对大黄的功效阐释明确，疗效颇佳，为临床常用之要药。本品具有攻积导滞的功效，是热结、寒积便秘、阳明腑实证、湿热泻痢的必用药物；泻火凉血解毒，是壮热神昏、谵语发狂证的克星；活血祛瘀，是血热血瘀，经闭、癥瘕等证的重要药物之一；凉血止血，是呕血、衄血等多种出血证必备之品；清热解毒，又是外科疮疡之首选；清泄湿热亦为湿热黄疸、淋证所必需。此外，本品既行气分，又走血分；其性沉降下行，力猛擅走，有斩关夺门之功，故有"将军"之美誉。若取其泻下通便宜生用、后入或沸水浸泡为宜；若需缓下者，可制熟用；若用其化瘀止血，宜炒炭用，或久煎亦可；若用于瘀血证或上部热邪，宜酒炒用。

4. 动物实验表明：长期服用大黄会造成肝功能损害，故临床应尽可能避免久服大黄，特别是肝病患者不宜长期服用。有报道，支气管哮喘患者服用大黄后，出现皮疹、水疱、哮喘加重等变态反应症状。

5. 大黄的泻下效果，其个体差异较大，同是服用生大黄，有人6克即引起数次腹泻。故临床使用大黄应从小剂量开始试用，逐渐增加剂量。但如剂量过小，又会引起便秘症状。

6. 本品用量多寡应视病情而定。小剂可用至 0.05 ~ 0.3 克，此量可致便秘，若小儿患急性肠炎腹泻，服之较宜，既可消炎，又能止泻；中等剂量 1 ~ 3 克，即可缓泻，服后 6 ~ 10 小时排便；大剂可用至 60 克。如急腹症可用至 9 ~ 24 克；治疗热毒之毒热甚盛者，可用至 30 克以上；治癫狂其脉实者可用 60 克。另外，口服大黄末 0.3 克，尚可取得健胃助消化的疗效。

7. 大黄用于治疗人体上部热毒证，根据有泻下功效特点，是取其上病下治之义，亦即扬汤止沸，不若釜底抽薪之法。痢疾的特点是体内有积滞，故用于治疗痢疾应祛除垢滞，而大黄泻下通便，是取其通因通用之法。大黄性寒，主治热证，寒结便秘也是可选用大黄治疗的，但多配伍温性之品，这是去其性取其用法，如温脾汤。

8. 大黄内含蒽醌类物质，这是可促使通便的主要物质，因此大黄可用于治疗大便不通。但同时大黄又含有鞣质，这是一种具有收敛作用的物质。因此，当服用大黄后，具有通便的作用，而紧接着大黄所含的鞣质开始产生作用，导致继发性便秘。所以，不要用大黄治疗习惯性肠燥便秘证。张仲景所创立的麻仁丸中含有大黄，因此有的人服用麻仁丸后大便不通不但不能减轻，反而导致大便更加秘结，这是因为大黄的原因，所以肠燥便秘的患者，不要轻易服用麻仁丸。

9. 从传统的应用情况来看，大黄主要是通便和用于治疗黄疸。但由于其活血、解毒的作用亦颇强，因此大黄在临床使用方面非常广泛。大黄的功效较多，一般中药书籍中对其功效的归纳比较混乱，且难于记忆，我们总结大黄的功效，将其功效总结为两清（清热解毒、清利湿热），两泻（泻下攻积、泻火凉血），一活血（活血化瘀）兼止血。

芒　硝

本品为硫酸盐类矿物芒硝族芒硝经加工精制而成的结晶体。多产于海边碱地、矿泉、盐场附近及潮湿的山洞中。全年皆可采集提炼，以秋、冬季为佳。

【处方用名】　芒硝、朴硝、玄明粉、皮硝。

【性味归经】　性寒，味咸、苦。归胃、大肠经。

【功效与主治】　功效泻下通便，软坚消肿，清热解毒。主治实热积滞，大便燥秘，大便干燥，痈肿，咽痛，口疮，目赤及疮疡肿痛等。此外，外用时具有颇佳的止痒功效，临床常用于治疗皮肤瘙痒症。

【临证运用禁忌】　1. 孕妇及哺乳期妇女禁用或忌用。

2. 芒硝性寒，适用于实热患者，故脾胃虚寒者忌用。

3. 芒硝功擅泻下攻积，适用于实热积滞，故无热邪积滞禁用；缺铁性贫血，白细胞减少症者，骨质疏松症，佝偻病，胃癌，直肠癌，子宫脱垂患者，皆忌用。

4. 肾功能不全和中枢神经抑制，期前收缩者，记忆力减者慎用；老年痴呆症，小儿智力低下，帕金森病，慢性苯中毒者忌用。

5. 芒硝性寒，外感风寒，内伤生冷，脾胃虚寒，肾阳虚衰等证者，忌单味药服用；阳痿，早泄，无精少精患者慎用。

【用量用法】　一般用量 10～15 克，冲入药汁内或用开水溶化后服用，不入煎剂。

【临证用药体会】　1. 芒硝以软坚燥屎实热见长，虽有实热，而大便不燥结者则不宜使用。对于赤痢患者及肠壁有溃疡而便秘者也忌用。

2. 芒硝内服皆冲化用，不入煎煮。本品味苦且咸，口服易引起恶心，故宜偏凉时服，用量不宜过大，以 3～15 克为宜，服毕用凉开水漱口。泻下作用的快慢与芒硝剂量、饮水量的多少成正比。大量饮水，则泻下作用快，2～3 小时致泻；饮水少则泻下作用慢，5～6 小时致泻。根据临床需要，掌握使用。本品药力峻猛，孕妇、心脏病伴心功能不全（心衰）及须低盐饮食患者忌用。

3. 芒硝咸苦性寒，能荡涤胃肠实热，软化大便而除燥粪，常在泻下方中作为辅助用药，主治实热积滞、大便燥结、谵语发狂等；并能清热解毒，又用于治疗口疮、目赤、痈肿等。用量 6～12 克，冲入药汁内或开水溶化后服。外用适量。

4. 朴硝属天然芒硝的粗制品或精炼芒硝时的渣底。其性粗朴，多以外用，一般不予内服。玄明粉是芒硝经风化后失去结晶水而成的白色粉末，或称元明粉。其味咸、苦，性寒。归胃、大肠经。具有泻下攻积，润燥软坚，清热消肿的功效。用于实热便秘，大便燥结，积滞腹痛，肠痈肿痛；外治咽喉肿痛，口舌生疮，牙龈肿痛，目赤，痈肿，丹毒。与芒硝、朴硝相比较，玄明粉最为纯净，作用也最为缓和，多作口腔科、眼科外用药。用量 3～6 克，外用适量，水化洗漱，或研细末吹敷患处。

5. 芒硝根据加工情况的不同，分别有不同的名称。取天然矿物含水硫酸钠溶于热水之中，经滤过冷却后析出的结晶物，统称为"皮硝"。沉于下层者，称为"朴硝"，所谓"硫黄原是火中精，朴硝一见便相争"，指的就是该药，呈板状特点，杂质较多，多为外用；凝结于中间层者，称为"牙硝"，也称为"马牙硝"，呈柱状特点，临床已少用，"十九畏"中所谓的"牙硝难合荆三棱"指的就是该药；将皮硝与萝卜片同煮，取上层液冷却后析出的结晶，称为"芒硝"，其特点呈针状如芒刺；芒硝经风化后失去结晶水而形成的白色粉末，称为"玄明粉"，也有称"元明粉"。泻下之功效朴硝较强，芒硝较朴硝略缓，玄明粉较芒硝又略缓。玄明粉多外用，以治疗五官科疾患。

6. 我们认为，芒硝具有颇佳的止痒功效，现在通行的各种中药书籍多不记述该功效。芒硝在止痒方面主要是外用煎水洗。在古代医药书籍中有用于治疗漆疮的记录，也是取其止痒的功效，实际临床上芒硝为外用于治疗隐疹之佳品，对多种原因所致的瘙痒症皆有功效。

番泻叶

本品为豆科植物狭叶番泻或尖叶番泻的小叶。主要产于印度、埃及等国，我国广东、广西、云南等地也有栽培。通常于 9 月采收。生用。

【处方用名】 番泻叶、泻叶。

【性味归经】 性寒，味苦。归大肠经。

【功效与主治】 功效泻热通便，利水消肿。主治热结便秘，腹水肿胀等。

【临证运用禁忌】 1. 痔疮患者，妇女哺乳期、月经期及孕妇忌用。

2. 脾胃虚弱，食少便溏及年老体弱者禁用。

3. 部分性肠梗阻者慎用；完全性肠梗阻者禁用。

4. 癫痫病患者及癫痫易感人群慎用。

5. 过敏体质者慎用。

【用量用法】 一般用量2~6克，后下或以开水泡服。

【临证用药体会】 1. 临床用番泻叶减肥主要是通过通利两便以减少水湿及食物残渣停留，而达到减肥目的。然而，近年有关番泻叶的不良反应屡屡出现，常见的有胃肠系统的不良反应。番泻叶中所含的番泻苷能抑制大肠对水分的吸收，使肠内容物急剧增加，同时还能增加大肠的张力，引起腹痛、恶心、呕吐等，严重者可诱发上消化道出血，表现为上腹部疼痛、呕吐咖啡样液体或肛门排出柏油样便。因此，有胃溃疡或有消化道出血病史者不能用本品。老年患者服用番泻叶后，可出现头痛及频繁呕吐、血压不稳定等症状，应予重视。

2. 有些患者在开始使用番泻叶时，较小剂量即有"立竿见影"的疗效，然而随着使用时间的延长，常常需要增加剂量才能见效，且停用番泻叶后，不仅便秘更为严重，还会出现戒断症状，表现为不寐心烦、焦虑不宁、全身不适，甚至感到疼痛。故应用番泻叶治便秘应取慎重的态度。因为本品治标不治本，只适合于急性便秘，不适合慢性习惯性便秘，且本品不能长期大量服用。若用于习惯性便秘，比较恰当的方法还是选用肉苁蓉、锁阳、当归、火麻仁、生地黄、生何首乌等补肾、养阴、润下之品。

3. 番泻叶主要的功效是通畅大便，只宜暂用，不宜久服，这是因为本品通导大便的功效很强，在使用时不宜应用于习惯性便秘，因为番泻叶通导大便带走了大量水分，继而导致大便更加干结，因此只可偶尔使用。

芦 荟

本品为百合科植物库拉索芦荟、佳望角芦荟或其他同属近缘植物叶的液汁经浓缩后的干燥物体。主要产于非洲及南美洲地区，我国云南、广东等地也有栽培。全年可采，割取叶片，收集流出的液汁，置锅内熬成稠膏，倾人容器，冷却凝固后即得。

【处方用名】 芦荟。

【性味归经】 性寒，味苦。归大肠、肝、胃经。

【功效与主治】 功效泻热通便，清泻肝热，驱除蛔虫。主治热结便秘，肝经实热，小儿疳积等。此外，本品外用有杀虫止痒之效，用于治疗皮肤瘙痒症。

【临证运用禁忌】 1. 芦荟为刺激性峻下药，能使肠壁和盆腔充血，故妇女月经期、妊娠期及先兆流产者忌用。

2. 腹胀，痔疮，便血及年老体弱，脾胃虚寒，食少便溏，内虚泄泻者忌用。

3. 过敏体质者慎用。

4. 本品泻下作用较强，若无实热便秘或便秘由虚而致者不宜服用；佝偻病、麻疹患者忌用。

5. 本品能使腹腔、盆腔和肠黏膜充血，故肾炎、溃疡病、结肠炎、盆腔炎、痛经、痢疾、痔疮、便血患者皆忌用。

【用量用法】 缓泻 0.3～0.6 克，峻下 0.9～1.5 克，内服 1～2 克，宜入丸剂，不入汤剂。外用适量，研敷患处。

【临证用药体会】 1. 芦荟为其叶汁浓缩干燥之固体，极苦至寒，性味俱厚，纯阴之品。自古至今，消疳杀虫，贯穿始终，是故小儿诸疳无不用之。然因时代更替，卫生好转，食物富足，小儿诸疳鲜见，其消疳之功，极少应用。唯其泻下、清热之效，继续应用。因其归肝、大肠二经，故擅清肝热，泻下通便，凡肝火上炎所致头胀头痛，目赤肿痛，热极惊风或热结便秘者，多与同功他药配伍而用之，单味用者少。

2. 芦荟是不入煎剂的，其泻下作用也颇强，对胃肠道有较强的刺激性，故不宜多用、久用。

3. 现在认为，芦荟具有抗衰老、防皱、增加皮肤弹性等作用，能改善皮肤的新陈代谢，保持皮肤的滋润程度。用芦荟可治黄褐斑。芦荟能保湿，可以使皮肤尽快恢复细腻、滋润，具有美白、平滑的功效，但此功效一般是外用的，不作内服药使用。

4. 张孝禄等译《苏联药用植物》载：芦荟搽剂，可治疗烫伤及放疗所致之皮肤损伤。芦荟汁可用于治疗胃炎、小肠炎、结肠炎、肠胃炎、慢性便秘、化脓伤口、烫伤、皮肤发炎。含铁芦荟糖浆，属一种血液再生刺激剂，用于血红蛋白过少的贫血症。芦荟提取液和注射用芦荟提取液为生物产生的刺激剂，可治疗眼睑炎，结膜炎，玻璃体混浊，变性近视及胃溃疡，十二指肠溃疡，支气管炎。从芦荟叶子煎得的芦荟汁，剂量为 0.5 ~ 1 克时有很强的泻下作用，0.05 ~ 0.2 克时能促进食欲。

二、润肠通便药

火麻仁

本品为桑科植物大麻的果实。全国各地皆有栽培。秋季果实成熟时采收。生用，用时打碎。

【处方用名】　火麻仁、大麻仁、麻仁、麻子仁。

【性味归经】　性平，味甘。归大肠、脾、胃经。

【功效与主治】　功效润肠通便。主治肠燥便秘。

【临证运用禁忌】　1. 肠滑者慎用。

2. 脾虚便溏者忌用。

3. 滑精、阳痿者忌久服、多用。

4. 青光眼患者忌服。

【煎服方法注意】　入煎剂宜生用，应打碎后入煎剂。

【用量用法】　一般用量 10 ~ 15 克，水煎服。

【临证用药体会】　1. 火麻仁具有滋养特性，对体虚病证者可酌情选用，尤其是对于习惯性便秘疗效颇佳。在使用过程当中，应结合体质、病程适当选用，但不可剂量太大。

2. 张仲景的麻子仁丸可用于治疗肠燥便秘，但如果是因为习惯性便秘则不宜使用。这是因为方中含有大黄的缘故。大黄含有蒽醌衍生物，具有通便的功效，同时又含有鞣质，具有涩肠的功效，若服用麻仁丸后，先是大黄中的蒽醌衍生物产生泻下功效，接着鞣质发生涩肠功效，所以习惯性便秘者服用麻仁丸后，大便会越来越秘结，故不宜服用麻子仁丸。

郁 李 仁

本品为蔷薇科植物欧李或郁李的种子。欧李仁主产辽宁、黑龙江、河北、山东等省；郁李仁主产河南、河北、山西、广东、安徽、浙江等省。郁李仁除去杂质；炒郁李仁：取净郁李仁置锅内，文火炒至深黄色并有香气逸出时，取出放凉。

【处方用名】 郁子、郁里仁、李仁肉、小李仁。

【性味归经】 性平，味辛、苦、甘。归脾、大肠、小肠经。

【功效与主治】 功效润肠通便，利水消肿。主治肠燥便秘，水肿，腹水，脚气水肿，胸满咳喘气急，二便不利等。此外，与柴胡、白芍、川芎、白芷同用，可治偏头痛。

【临证运用禁忌】 1. 郁李仁具有润燥滑肠，下气，利水的功效，故阴虚液亏者慎用。

2. 郁李仁滑肠下气，故脾虚泄泻者禁服。

3. 郁李仁能利水消肿，有伤津耗液之弊，故津液不足者禁用。

4. 孕妇及先兆流产者慎用。

【煎服方法注意】 郁李仁生用毒性大，服用至少需煎煮 30 分钟以上，以减轻毒性。

【用量用法】 一般用量 3 ~ 12 克，水煎服；或入丸、散剂。

三、峻下逐水药

甘 遂

本品为大戟科植物甘遂的块根。主要产于河北、山西等地。春季开花前或秋末茎叶枯萎后采挖，以秋季采者为佳。生用或醋制用。

【处方用名】 甘遂、醋甘遂。

【性味归经】 性寒，味苦、辛，有毒。归大肠、肺、肾经。

【功效与主治】　功效泄水逐饮，消肿散结。主治水肿，鼓胀，停饮，疮痈肿毒等。

【临证运用禁忌】　1. 正气不足，脾胃虚弱，阴虚者忌用。

2. 有出血倾向，溃疡病，严重心脏病患者忌用。

3. 孕妇忌用。

【临证炮制注意】　生甘遂有很强的刺激性和毒性，炮制后可降低毒性反应，炮制品毒性比生品小6倍，刺激性小10倍。可用面、醋、土炒炮制，但以醋制最为合适。

【煎服方法注意】　甘遂属有毒之品，其有效成分为醇溶性树脂成分，不溶于水，水煎剂泻下作用较差，故宜入丸、散剂，少以煎汤服用。

【用量用法】　一般用量0.5~1克，入丸、散剂。

【临证用药体会】　1. 甘遂峻烈有毒，去水极神，而损真亦极速，故不可过量、久用，恐伤正气，宜中病即止。大实大水，可以暂用；体弱者及孕妇则忌用。甘遂所含的树脂是峻下逐水的主要成分，具有巴豆毒样作用，能强烈刺激消化道黏膜发生充血、水肿，甚至糜烂等炎症反应，并促其蠕动而引起峻泻。

2. 临床运用时，需要结合用药目的及患者体质情况，分别使用甘遂生品，抑或制品。如取其峻猛药性以速获效，若患者体质强壮时，可用生甘遂；为缓图慢功，且患者体质较弱时，则需用制甘遂。

3. 甘遂攻逐水饮，服后可致峻泻，使体内水饮得以排除。凡身面水肿，腹大水肿，胸胁满痛，大小便不通，而正气未衰者，可以单用；或配伍大戟、芫花、牵牛、大黄等以逐水行气，泻下通腑。用于癫痫、癫狂，常配伍大黄、代赭石、半夏、朱砂等。

4. 从传统的用药情况来看，内服使用甘遂剂量不能过大，因其可能产生剧烈腹痛、水样大便，并有恶心、呕吐、头痛、头晕、心悸等多种病症，故使用时要严格控制剂量。但若将其外用，如贴敷肚脐等处，既有较佳的利水作用，也不会出现明显的不良反应；若将其外敷肺俞穴，用以治咳喘证，取冬病夏治之法，亦无明显的不良反应。因此，本品外用是安全、有效的。

5. 甘遂之炮制历史久远，经炮制后既可降低毒性，又可缓和烈性，且能制其苦寒之性。现代对甘遂炮制的研究多结合药理和化学方法进行，以皮肤刺激和急性毒性为指标，对甘遂醋制品、豆腐制品及甘草制品的研究结果表明，以上 3 种炮制品的皮肤刺激和急性毒性，均较生甘遂明显下降，泻下作用也明显减弱，并以甘草制甘遂毒性最小。

芫 花

本品为瑞香科植物芫花的花蕾。主要产于安徽、江苏等地。春季花未开放前采摘。生用或醋制用。

【处方用名】 芫花、醋芫花、陈芫花。

【性味归经】 性温，味苦、辛，有毒。归大肠、肺、肾经。

【功效与主治】 功效泄水逐饮，祛痰止咳，杀虫疗疮。主治水肿，停饮，咳嗽、咳痰，头疮，顽癣及痈肿等。

【临证运用禁忌】 1. 正气虚损者忌用。

2. 有溃疡病史，心脏病肝功能及肾功能不良者皆忌用。

3. 孕妇忌用。

【临证炮制注意】 芫花有毒，必须经过炮制后才能使用，临床上应使用醋炒芫花。

【用量用法】 一般用量 1.5~3 克，水煎服；每次 0.6 克。

【临证用药体会】 1. 芫花逐水力峻，尤擅泻胸胁之水，使从二便排泄，常用于形气俱实的水肿、腹水、胸水、饮食不消等证。治悬饮及水肿腹胀喘满，二便不利，多与甘遂、大戟配伍。芫花又能泻肺涤痰化饮，凡肺气壅实，寒饮内停之咳嗽有痰，气喘息粗，可与桑白皮、葶苈子等同用；若久咳痰饮不化，宜加干姜，以增强温肺化饮作用。芫花能杀虫解毒，可外用于痈疽肿毒，秃疮，顽癣。

2. 芫花的作用基本与甘遂、大戟相同，其作用又稍弱于两药。此三药同用之后，药力尤其峻猛。据临床体验，为防止损伤正气，如果将此三药外用于痰饮证有较佳的疗效；如将三药研末后配伍延胡索、细辛等外敷肚脐眼，可用来治疗肝硬化腹水；将其外敷肺俞穴等部位，可用来治疗咳喘症。需要提示的是，当外用药时，加用透皮作用好的麝香，能促进药物更好地吸收，但因麝香价格高昂，临床可用樟脑替代。

牵 牛 子

本品为旋花科植物裂叶牵牛或圆叶牵牛的成熟种子。全国大部分地区皆有生产。秋末果实成熟，果壳未开裂时采收。生用或炒用，用时捣碎。

【处方用名】　牵牛子、两丑、黑丑、白丑。

【性味归经】　性寒，味苦，有毒。归大肠、胃、肺、肾、膀胱经。

【功效与主治】　功效逐水退肿，驱虫，祛积通便。主治水肿、蛔虫腹痛，胃肠积滞等。

【临证运用禁忌】　胃弱气虚者及孕妇忌用。

【临证炮制注意】　炒用药性减缓，故应炒后使用。

【用量用法】　一般用量 3～9 克，水煎服；入丸、散剂，每次1.5～3 克。

【临证用药体会】　1. 牵牛子味苦性寒沉降，气味雄烈，擅泄湿热，逐痰消饮，通利二便，为通泄之要药。临床主要用于治疗水肿、水鼓证属湿热壅结者，亦常用于治疗癫痫风痰闭阻证，颇为得心应手。《本草纲目》云：牵牛子"逐痰消饮，通大肠气秘，风秘，杀虫"。故临床亦可用于痰多咳喘、虫积腹痛诸证。

2. 老年前列腺增生以排尿困难，涓涓难下，甚至小便闭塞不通，小腹胀满，伴见神怯乏力，腰膝酸软诸症。朱良春对此证常用东垣天真丹加减。该方剂原注甚为简略，仅"治下焦阳虚"几字而已，细绎其立方之意，乃以巴戟天、肉桂、葫芦巴、补骨脂、杜仲调补肾命；佐以牵牛子、琥珀、萆薢通利水道；沉香、茴香疏理气机，脾气行则水行之意，故用此治疗老年前列腺增生及慢性肾炎之水肿，甚是合拍，堪称标本兼顾、补泻兼施之良方。

3. 牵牛子苦寒性降，擅长达三焦，能使水湿之邪从二便排出，以清除三焦气分湿热壅滞。适用于治疗水肿胀满，湿热气滞，二便不利之证，兼能杀虫。用于水肿，腹水，脚气肿胀，既可单用，亦可入复方。肾虚水肿，可配杜仲、肉桂、补骨脂等；痰壅喘咳，常配伍葶苈子、桑白皮、杏仁等；痰热壅盛，可与大黄、槟榔研末服用，以泻热化痰，下气平喘；若热盛动风，宜配以青黛、天竺黄等清热涤痰，凉血息风之品。本品少用则通大便，多则泻下如水，煎煮或炒用则力减。

巴 豆

本品为大戟科植物巴豆的成熟果实。主要产于四川、广西等地。秋季果实成熟时采收。用时取仁生用、炒用或制霜用。

【处方用名】　巴豆、巴豆霜。

【性味归经】　性热，味辛，有大毒。归大肠、胃、肾经。

【功效与主治】　功效逐水退肿，峻下冷积，蚀疮祛腐，祛痰利咽。主治鼓胀腹水，寒积便秘，疮痈脓成未溃，疥癣恶疮，喉痹痰阻等。

【临证运用禁忌】　1. 巴豆有大毒，对孕妇、胎儿和产后气血虚弱的妇女有极大危害，故禁用。有寒实证者，亦禁用。

2. 巴豆的毒性极为峻烈，对皮肤、黏膜具有强烈的刺激作用，可出现皮肤水肿，水疱，眼、鼻灼热，流泪等不良反应，严重者可出现剧烈腹痛，口腔炎，咽喉炎，肠壁腐蚀糜烂，便血，急性肾衰竭，发绀，血压下降，休克，甚至死亡。因此，年老或体质虚弱者，确有寒实诸证者也禁用本品。并应谨慎使用巴豆霜，严格控制剂量，中病即止，以防发生意外。

3. 巴豆味辛，性热，只可用于寒实之秘，故临床表现为实热积聚，实热便秘，腹胀腹痛，口渴引饮，舌苔黄燥少津，舌质红赤，脉洪数有力等症者皆应忌用。

【临证炮制注意】　制成巴豆霜后，可减低毒性。

【用量用法】　入丸、散剂，每次 0.1～0.3 克；不入汤剂。外用适量。

【临证用药体会】　1. 巴豆辛热大毒，能荡涤胃肠沉寒痼冷，宿食积滞，攻逐体内痰饮积聚，利水，破结排脓，又能解毒疗疮，是一味斩关夺隘的热性泻下药。生用峻泻，熟用力缓。但其药性毒烈，以少许擦皮肤即能起疱，内服最易劫液伤阴，故不可轻投。但若应用得当，则可建奇功。这需掌握以下使用原则：大多制成巴豆霜应用，以降低毒性。由于本品特性是得热则助泻，得冷则泻止，故服用巴豆后不宜饮热粥、开水等，以免加剧泻下。如服后欲泻不泻者，可进热粥以助药力；若泻痢不止时，可速进冷粥或冷水以解药力。中毒腹痛大泻不止者，急用黄连、黄柏或绿豆煎汤冷服以解之。

2. 在泻下药中，以巴豆的作用最强，俗称峻烈泻下之品。因此，本品在临床上并不多用。虽然可用于治疗疮疡腐肉，但因为同时又破坏毛囊，影响毛发的生长，一般不用本品治疗癣恶疮。关于巴豆配伍大黄同用是否加强通便作用的理论性问题，需要说明的是，此两药虽具有通便作用，但由于巴豆性热，大黄性寒，两者配伍并不能加强通便作用，反而有减轻通便作用之效，这是因为两者药性不同的缘故。

狼　毒

本品为大戟科植物防月腺大戟、狼毒大戟及瑞香科植物瑞香狼毒的根。月腺大戟主要产于安徽、河南、江苏、山东、湖北等地；狼毒大戟主要产于黑龙江、吉林、辽宁、河北、河南、山西、内蒙古等地；瑞香狼毒产于西藏、新疆、青海、内蒙古、云南、贵州等地。每年春秋季采挖，去茎叶、泥沙，晒干。生用。

【处方用名】　续毒、川狼毒、绵大戟、狼毒。

【性味归经】　性平，味苦、辛，有毒。归肝、脾经。

【功效与主治】　功效泄水逐饮，破积杀虫。主治水肿腹满，痰饮咳喘，食滞虫积，癥瘕积聚，心腹疼痛，瘰疬痰核，疥癣恶疮等。尚可治淋巴结结核，骨结核，肿瘤，神经性皮炎，银屑病等。

【临证运用禁忌】　1. 孕妇及非气壮邪实者禁用。

2.《本经逢源》曰："狼毒大毒，非恒用之品。"《本经》云："主咳逆上气，唯质实气壮暴咳者宜之。"故本品内服宜谨慎。

【用量用法】　一般用量0.9~2.4克，水煎服。外用适量。

祛风湿药

以具有祛风散寒，舒筋通络，除湿止痛的功效，适用于治疗风湿痹证为主的药物，统称为"祛风湿药"。部分药物还具有补益肝肾，强壮筋骨的功效。根据祛风湿药之药性特点及功效主治的差异，可分为祛风湿散寒药、祛风湿清热药、祛风湿强筋骨药三大类。适用于治疗风湿痹证，症见肢体疼痛，关节不利，肿大，筋脉拘挛及腰膝酸软，下肢痿弱等。多制成酒剂或丸剂服用，也可制成外敷剂型，直接用于患处贴敷。阴血亏虚者，应慎用辛温性燥的祛风湿药。

一、祛风湿散寒药

独　活

本品为伞形科植物重齿毛当归的根部。主要产于四川、湖北等地。春初或秋末采挖。除去须根及泥沙，烘至半干，堆置 2 ~ 3 日，发软后再烘至全干，切片。生用。

【处方用名】　独活。

【性味归经】　性温，味辛、苦。归肾、膀胱经。

【功效与主治】　功效胜湿止痛，发散风寒。主治风寒湿痹，少阴头痛，风寒夹湿之表证等。

【临证运用禁忌】　1. 《本经逢原》曰："气血虚而遍身痛及阴虚下体痿弱者禁用，一切虚风类中，咸非独活所宜。"故非风寒湿邪属气血不足，阴虚血燥之头痛，痹证，腰痛等忌用。

2. 独活擅长祛风止痛，但无补益之功，故气血虚弱，营血不和所致之头痛，眩晕，遍体疼痛，骨节疼痛，虚热自汗，面白无华，唇舌淡白，舌质淡，苔白，脉细数无力等症者，不可用独活以升散，以免伤及正气，犯虚虚之戒。

3. 独活以治"风"为特点，但此风系外风，非内风。凡因肾阴肾水不足，肝阳上亢，心火炽盛，肝风内动，或气虚血弱，或为湿痰壅盛，化热生风的内风，均非本品之所适宜，如临床表现为眩晕，面目红赤，手足麻木，肌肤不仁，或突发口眼㖞斜，语言不利，半身不遂等症，虽有头痛或下肢疼痛症状者，亦当忌用本品。

4. 独活犹擅长祛在里、在下之伏风，其性辛温燥散，易伤阴耗液。故凡阴虚内热，口干咽干，心悸烦躁，不寐多梦，头晕目眩，盗汗遗精及血燥生风，皮肤干燥，瘙痒久治不愈，大便干燥，舌红少苔等临床表现者皆应慎用，以防化燥伤阴而加重病情。

5. 阴虚火旺，血虚痹病忌用；血虚血燥者慎服。

6. 独活有明显的中枢神经抑制作用，故昏迷，肝性脑病等患者禁用。

7. 心动过缓，心功能不全，肝功能不全，肾功能不全者慎用。

【用量用法】　一般用量 3～10 克，水煎服。外用适量。

【临证用药体会】　1. 独活辛散苦燥，性温能通，功效祛风胜湿，通经活络，蠲痹止痛。擅治在下在里之风，故多用于下肢风寒湿痹疼痛。若病久，肝肾不足，气血亏虚而症见腰腿冷痛，酸软无力，屈伸不利等，常与桑寄生、地黄、当归、人参等同用；对头痛因风寒湿而引发者，常与川芎、白芷、蔓荆子、细辛等同用；牙痛者，可单用本品酒煎含漱，亦可与细辛、川芎、羌活、生地黄等同用；若属风火牙痛者，可配伍石膏、升麻、细辛等。内服煎汤 3～9 克；或浸酒；或入丸、散剂。外用适量，煎汤洗。

2. 本品苦温燥散，有化燥伤阴之弊，故血虚痹痛及阴虚有热者忌用。如必须使用，宜配伍补阴血药物同用。

3. 独活主要是走肾的，所以若头痛属于肾的病变就可选用。用于治疗牙痛则主要是下牙痛，因为下牙属肾经部位，以同时又兼有头痛者为宜，若配伍细辛后则作用加强。

4. 独活祛除风湿，其主要作用的部位在下半身，因其性质不燥烈，所以在使用时，可适当加大剂量。

威　灵　仙

本品为毛茛科植物威灵仙、棉团铁线莲或东北铁线莲的根部及根茎。前一种主要产于江苏、安徽等地，应用较广；后两种部分地区应用。秋季采挖，晒干，切段。生用。

【处方用名】 威灵仙、灵仙。

【性味归经】 性微温，味辛、咸。归肝、肾经。

【功效与主治】 功效祛风除湿，软化骨鲠。主治风湿痹证，骨鲠咽喉等。

【临证运用禁忌】 1. 威灵仙属风药，性升而燥，走而不守，故凡热盛津伤者，切不可使用。如高热、壮热汗出以后，临床表现为气短乏力，骨节疼痛，口干思饮，食不知味等症，属热病后期，气阴耗伤者皆应忌用。以免更伤正气，使病势反复。

2. 威灵仙药性极为迅猛，容易走气耗血，故不适宜用于气虚、血虚诸证。如临床表现为血虚生风，关节肢体游走疼痛，或皮肤干燥瘙痒而无疹块，又见面色无华，乏力疲倦，舌质淡，苔白等症者，或脾虚不运，痰饮水湿停滞而疼痛者皆应忌用。

3.《海上集验方》曰："恶茶及面汤。"《本草经疏》云："凡病非风湿及阳盛火升，血虚有热，表虚有汗，痃疟口渴身热者，并忌用之。"《本草汇言》说："凡病血虚生风，或气虚生痰，脾虚不运，气留生湿、生痰、生饮者，咸宜禁之。"

【用量用法】 一般用量 6～10 克，水煎服；用于治疗骨鲠可用 15～30 克，水煎服；或入丸、散剂；或浸酒。外用适量，捣敷；或煎水熏洗。

【临证用药体会】 1. 威灵仙配伍羌活、独活、秦艽，治疗风寒湿痹；配以萆薢、土茯苓，治疗痛风；配伍黄芪、当归、鸡血藤，治疗骨质增生，肢体麻木；配以郁金、金钱草、海金沙，治疗胆石症，泌尿系结石；配以川乌、草乌、乳香、没药，研末醋调外敷，治疗足跟痛。威灵仙性猛，走而不守，能宣通十二经络。其取效关键在于剂量。一般新痛者用 15 克左右，久痛可用 30～60 克。宣痹通络宜酒炒，余症皆以生品为治，鲜品捣敷宜现制现用。本品临床所用品种不一，疗效有异，以毛茛科之威灵仙为正品。

2. 威灵仙有排泄尿酸的作用，用于治疗痛风有较好疗效。痛风急性发作时，肢体红肿疼痛，发热，彻夜不眠，威灵仙有较好的解热镇痛功效，随着症状缓解，血尿酸逐渐下降。威灵仙、生地黄、车前子各15克，伸筋草、泽兰、泽泻、粉萆薢、牛膝、牡丹皮、赤芍、黄柏各10克，地龙12克，生甘草6克，水煎分服。有化脓性感染症状者忌用。

3. 威灵仙自古至今为临床常用药物，其功效以祛风除湿、通络止痛为主，并有祛痰散结作用。凡风湿痹痛，肢体麻木，筋脉拘挛，屈伸不利，脚气肿痛，疟疾，骨鲠咽喉及痰饮积聚等，均可选用。一般生用，酒制可增强祛风通络作用。

川　乌

本品为毛茛科植物乌头的母根部。主要产于四川、云南等地。夏至到立秋间采挖，晒干。生用或水浸、煮透、切片，制后用。

附：草乌　草乌为毛茛科植物北乌头的干燥根部。主要产于东北、华北等地。秋季茎叶枯萎时采挖，除去须根及泥沙，干燥后备用。其性味、功效、应用、用量用法、使用注意事项等与川乌相同，但毒性更强。

【处方用名】　川乌、制川乌。

【性味归经】　性热，味辛、苦，有毒。归心、肝、肾、脾经。

【功效与主治】　功效祛除风湿，散寒止痛。主治风寒湿痹，心腹冷痛，寒疝疼痛，跌打损伤等。

【临证运用禁忌】　1. 乌头为辛温大热峻烈之品，故阴虚阳亢，热证疼痛及孕妇忌用。

2. 川乌药性峻烈，故年老体虚者禁服；甲型肝炎，乙型肝炎，肝癌，肾癌，血小板减少性紫癜，尘肺，痤疮，斑秃患者忌用。

3.《本草汇言》记载：乌头"平素禀赋薄弱，或向有阴虚内热呕血之疾，并老人、虚人、新产人，切宜禁用"；现代实验研究表明，川乌能使子宫附属韧带、阴道、子宫兴奋，故对孕妇可遵循《中华人民共和国药典》，避免使用。

4.《本草经集注》在川乌条后载："反半夏、栝楼、贝母、白蔹、白及"；《药性论》云："远志为之使，忌蛴汁。"现代研究提示，不是绝对禁忌，但应慎用。

【煎服方法注意】 1. 川乌有毒，入煎剂内服宜先煎、久煎，或采用高压蒸制。一般应先煎 1~3 小时，至口尝无麻辣感为度。现代实验研究表明：川乌煎煮 3 小时，乌头碱成分基本破坏，而疗效不减。

2. 酒浸、酒水煎服易致中毒，应慎用。

【配伍应用注意】 不宜与贝母类、半夏、白及、白蔹、天花粉、瓜蒌同用。

【用量用法】 川乌入煎剂内服切忌生用，故须注意：其用量是指经过炮制的川乌用量，《中华人民共和国药典》（1995 年一部）规定为 1.5~3 克。其中毒剂量因采集、炮制、煎煮时间不同，中毒剂量差别很大。川乌为 3~30 克，草乌为 3~4.5 克。乌类中毒量个体差异很大，有人仅煎服川乌 6 克，亦有仅服草乌 1 克即引起中毒。因此，应特别注意中毒的早期症状，及早救治。临床使用川乌，必须从小剂量开始试用，逐渐增加其使用剂量，避免开始就从常规剂量之高值使用。

【临证用药体会】 1. 川乌功擅祛风湿，温经止痛，为治疗风寒湿久痹之要药，既可内服，亦可外用。若寒湿瘀血留滞经络，肢体筋脉挛痛，关节屈伸不利，日久不愈者，常与祛风湿类药配用；若风寒湿痹而见气虚血凝，手足拘挛者，可与祛风除湿、散寒止痛、补气活血类药相伍；对寒疝、胸痹者，常与温里散寒，行气活血止痛类药同用。生川乌外用，麻醉止痛之效尤为突出。用量 3~9 克，入汤剂应先煎 30~60 分钟，入丸、散剂用量为 1~2 克，制过后应用。

2. 川乌、附子宜冷服，这是因为大热之品，取热因寒用。阴寒在下，虚阳上浮，用于治疗之以寒，则阴气益甚而病增；治之以热，则格拒而不纳，热药冷饮，冷体即消，热性便出来。此乃反治之法。

蕲 蛇

本品为蝰蛇科动物尖吻蝮蛇（五步蛇）除去内脏的全体。主要产于湖北、江西等地。夏秋季捕捉，剖腹，去内脏，干燥，去头、鳞。切段生用或酒炙用。

附：金钱白花蛇 为眼镜蛇科动物银环蛇的幼蛇干燥体，又名小白花蛇。其性味、功效、应用与蕲蛇相似而力较强。水煎服，3～5克；研末吞服，1～1.5克。处方书写的白花蛇，现中药房付给的即是金钱白花蛇。

【处方用名】 蕲蛇、白花蛇。

【性味归经】 性温，味甘、咸，有毒。归肝经。

【功效与主治】 功效祛除风湿，祛风止痒，息风止痉。主治风湿顽痹，中风半身不遂，麻风，疥癣，小儿惊风，破伤风等。

【临证运用禁忌】 1. 本品具走串之性，有祛风通络之功，其性偏于温燥，易伤阴血，故凡阴虚血少，内热生风者，皆忌服。可与养阴补血类药伍用，而纠其偏性。

2. 脑出血等出血性疾病患者忌用。

3. 昏迷患者禁用。

4. 婴幼儿及老年患者慎用。

5. 心功能不全及肾功能损害者慎用。

【临证炮制注意】 蕲蛇在炮制、煎煮或服用时，忌铁器。

【用量用法】 一般用量9～12克，水煎服；研末吞服，每次1～1.5克，每日2～3次；或酒浸、熬膏、入丸、散剂服。外用适量。

【临证用药体会】 1. 蕲蛇性擅走窜，能"内走脏腑，外达皮肤"，无处不到，并能引诸风药直达病所，且能攻；止搐，故凡人体内外风毒蕴结之证，非此药不能除，为截风之要药。风湿顽痹之肢体麻木不仁，筋脉拘挛，中风之偏瘫，口眼喎斜，破伤风，麻风肌肤不仁，顽癣恶疮等证，均常应用。

2. 历代本草书籍中皆认为蕲蛇有毒，毒性是以活体所分泌的毒液而言，而作为药材用的是其干燥体，古今临床未见记述用于蕲蛇中毒者。故有人认为，作为药用的干燥蕲蛇并无毒性可言，我们赞同此说。

木 瓜

本品为蔷薇科植物贴梗海棠的成熟果实。习称"皱皮木瓜"。主要产于安徽、湖北等地，安徽宣城产者称"宣木瓜"，质量最佳。夏秋果实绿黄时采收。切片，生用或炒用。

【处方用名】 木瓜、宣木瓜。

【性味归经】 性温，味辛、酸。归肝、脾、胃经。

【功效与主治】 功效舒筋活络，化湿和胃，消食。主治风湿痹证，脚气水肿，吐泻转筋，饮食积滞等。

【临证运用禁忌】 1. 内有郁热，小便短赤者忌用。

2. 胃酸过多者不宜使用。

3. 腰膝无力，由于精血亏虚，真阴不足者忌用。

4. 伤食脾胃未虚，积滞多者忌用。

5. 外感热病，火热内炽，阴虚内热等证者忌用。

6. 下部腰膝无力，由于精血虚，真阴不足者忌用。

7. 伤食积滞，腹胀便秘者不宜使用。

8. 泄泻因湿热积滞而致者忌用。

9. 木瓜有抗利尿的作用，多食易致小便不利，滴沥难出，故癃闭，小便不利者忌多食。

10. 因木瓜中含有女性激素，易干扰孕妇体内的激素变化，尤其是青木瓜，孕妇更应忌用，因为它不但对胎儿的稳定性有害，还有可能导致流产。

11. 胃酸过多者慎服。

【临证炮制注意】 炮制、煎煮、服用时，皆忌铅、铁。

【用量用法】 一般用量 6~10 克，水煎服。

【临证用药体会】 木瓜酸温气香，药性平和，既可舒筋活络，又擅化湿和胃，为治疗吐泻转筋，遍痹，脚气，水肿之要药。配伍灵活，应用多样，显示机圆法活之特色。若吐泻转筋者，多与藿香、砂仁、木香等同用；脚气肿痛，甚则上冲者，可配紫苏、吴茱萸、槟榔等；风湿痹痛，筋脉挛急者，每与芍药、甘草相伍；气血不足者，可与党参、黄芪、当归、熟地黄并施；肾虚腰膝软弱，常与牛膝、续断、杜仲等并投；脾胃虚弱，饮食不消者，每与神曲、麦芽等共施；湿重水肿者，可与茯苓、猪苓等并举。

蚕 沙

本品为蚕蛾科昆虫家蚕幼虫的粪便。育蚕地区皆产。以江苏、浙江等地产量最多。6～8月收集，以二眠至三眠时的粪便为主，收集后晒干。生用。

【处方用名】 蚕沙、晚蚕沙。

【性味归经】 性温，味甘、辛。归肝、脾、胃经。

【功效与主治】 功效祛除风湿，和胃化湿。主治风湿痹证，风疹，吐泻转筋等。

【临证运用禁忌】 1. 蚕沙不宜用于因血虚不能荣养经络，无风湿外邪侵犯者。即不适用于肝肾亏损，瘫缓筋骨不遂，血虚失于荣养所致之腰膝酸软冷痛等症。

2. 蚕沙晚者为良，早蚕者不堪入药，以饲火烘，故有毒也。

【煎服方法注意】 宜布包入煎。

【用量用法】 一般用量5～15克，水煎服。外用适量。

徐 长 卿

本品为萝藦科草本植物徐长卿的根部及根茎。全国大部分地区皆有分布，主要产于江苏、安徽等地。秋季挖根，阴干。生用。

【处方用名】 徐长卿、逍遥竹、遥竹逍、寮刁竹。

【性味归经】 性温，味辛。归肝、胃经。

【功效与主治】 功效祛除风湿，消肿止痛，祛风止痒。主治风湿痹痛，牙痛，腰痛，跌打损伤，湿疹，风疹等。

【临证运用禁忌】 体质虚弱者忌用。

【煎服方法注意】 本品气味芳香，入汤剂宜后下，不宜久煎。

【用量用法】 一般用量3～10克，水煎服。外用适量。

【临证用药体会】 1. 徐长卿辛散温通，具有良好的祛风止痛和祛风止痒作用，单味或配合其他药物广泛应用于风湿、寒凝、气滞、血瘀所致之多种痛证；用于湿疹、风疹、顽癣等瘙痒性皮肤病，可单用煎汤内服或外洗，或配伍长于止痒利湿之苦参、地肤子、白鲜皮等。本品解毒作用对于毒蛇咬伤疗效确切，亦可用于痈疮肿毒。

2. 徐长卿的止痛作用颇佳，对于多种疼痛、多个部位病变皆有颇佳的疗效。从临床应用情况来看，徐长卿的确具有麻醉作用，故止痛作用颇佳。

3. 徐长卿所治的部位非常广泛，尤对腰痛作用最佳。如因闪挫所致腰部疼痛不能转折、任物，日久酿成劳损之证，以徐长卿单用即能获效，也可配伍在复方中应用。一般认为，徐长卿主要用于实证腰痛，而杜仲主要是用于虚证腰痛；若同时配伍合用，疗效会更佳。

松 节

本品为松科植物油松、马尾松及同属若干植物茎干的结节。全国大部分地区均有出产。为野生品种。多于采伐时或木器厂加工时锯取之，经过选择修整，晒干或阴干，用水浸泡，捞出润透，切片晒干。生用。

【处方用名】 松节、松木节、油松节、松郎头。

【性味归经】 性温，味苦、辛。归肝、肾经。

【功效与主治】 功效祛风燥湿，舒筋通络。主治风湿痹痛，历节风痛，跌打损伤，牙痛等。

【临证运用禁忌】 阴虚血燥者慎服。

【临证炮制注意】 锯段，劈成小碎块，除去无油木。

【用量用法】 一般用量10～15克，水煎服；或浸酒。外用，浸酒涂搽或煎水含漱。

伸 筋 草

本品为石松科多年生常绿蕨类植物石松的全草。主要产于东北、华北、华中、西南各地。为野生品种。全年都可采收，以夏季收较多，连根拔起，去净泥土、杂质，晒干，切碎入药。生用。

【处方用名】 石松、过山龙、宽筋藤、毛狮子草、金腰带、伸筋草。

【性味归经】 性温，味微苦、辛。归脾、胃经。

【功效与主治】 功效祛风除湿，舒筋活络。主治风寒湿痹等。

【临证运用禁忌】 1. 伸筋草味苦、辛，性温，故孕妇及出血过多者忌用。

2.《滇南本草》用于治疗水肿，气实者用，虚者忌用。

【用量用法】　一般用量 6～15 克，水煎服；或浸酒。外用，研末调敷。

老 鹳 草

本品为牻牛儿苗科植物牻牛儿苗或老鹳草的干燥地上部分，前者习称"长嘴老鹳草"，后者习称"短嘴老鹳草"。全国大部分地区都有出产。多为野生，也有栽培品种。夏秋果实近成熟时采割，捆成把，晒干，切段入药。生用。

【处方用名】　五叶草、老官草、天罡草、五齿耙、鹤子嘴、贯筋、五叶联、破铜钱、老鹳草。

【性味归经】　性平，味辛、苦。归肝、肾、脾经。

【功效与主治】　功效祛风湿，通经络，止泻痢。主治风湿痹痛，拘挛麻木，疮痈疖肿，水火烫伤，湿疹等。

【临证运用禁忌】　老鹳草所含没食子酸成分可与多数生物碱起沉淀反应，故忌与铁盐、氯盐、高锰酸钾、氨、醋酸铅、氢氧化物、碳酸盐、银盐、氧化剂并用。

【用量用法】　一般用量 10～15 克，水煎服；或浸酒。外用，捣烂涂敷。

寻 骨 风

本品为马兜铃科植物绵毛马兜铃的根茎或全草。主要产于江苏、江西、湖南、陕西等地。为野生品种。5 月开花前采收，晒干，切段入药。生用。

【处方用名】　清骨风、猫耳朵、白毛藤、黄木香、白面风、兔子耳、毛风草、猴耳草、寻骨风。

【性味归经】　性平，味苦。归肝经。

【功效与主治】　功效祛风湿，通经络，止痛。主治风湿痹证，跌打损伤疼痛，胃痛，痈肿，急性乳腺炎等。

【临证运用禁忌】　凡阴虚内热及孕妇皆忌用。

【用量用法】　一般用量 10～15 克，水煎服；浸酒或制膏用。

二、祛风湿清热药

秦 艽

本品为龙胆科植物秦艽、麻花秦艽、粗茎秦艽或小秦艽的根部。前3 种按性状不同分别习称"秦艽"和"麻花艽"，后一种习称"小秦艽"。主要产于甘肃、陕西等地。春秋季采挖，切片。生用。

【处方用名】 秦艽、西秦艽。

【性味归经】 性平，味辛、苦。归胃、肝、胆经。

【功效与主治】 功效祛除风湿，清退虚热，祛湿退黄。主治风湿痹证，中风半身不遂，骨蒸潮热，疳积发热，湿热黄疸等。

【临证运用禁忌】 1. 久病虚羸，溲多，脾虚便溏者忌服。

2. 肾功能不全者慎用。

3. 糖尿病患者忌大量服用。

4. 昏迷及肝性脑病患者禁用。

5. 婴幼儿及老年患者慎用。

6. 下部虚寒，溲多，遗尿者不宜服用。

【用量用法】 一般用量 3～10 克，水煎服。

【临证用药体会】 1. 秦艽辛散，其质偏润而不燥，故为风药中之润剂。既能祛风除湿，又能通络舒筋，为治外感风邪，肢体酸痛及风湿热痹痛，关节拘挛，筋骨不利常用之品。若经适当配伍，对其他类型风湿痹痛，不论新久亦可用之。此外，本品兼利二便，导湿热外出，所以具有利湿退黄之功，亦可用于治疗湿热黄疸。本品总属苦寒祛邪为旨，无补益之功，故久痛虚羸，溲多，便溏者忌服。

2. 秦艽的祛风湿作用较为平和，对于寒热痹证皆可选用，所以多用于治疗身体较虚的患者。由于其性平质润，故有风药中润剂的说法。

3. 秦艽的祛湿作用主要是针对治疗湿热黄疸之要药，尤其是对于黄疸久久不退者，疗效颇佳；配伍白鲜皮后其作用更佳，若遍身黄疸如金者，则为必用之品。我们认为，本品的退黄作用应引起高度重视。

防 己

本品为防己科植物粉防己及马兜铃科植物广防己的根部。前者习称"汉防己",主要产于安徽、浙江等地;后者习称"木防己",主要产于广东、广西等地。秋季采挖,洗净,除去粗皮,切段,粗根纵切两半,晒干,切厚片。生用。

【处方用名】 防己、汉防己、木防己。

【性味归经】 性寒,味苦、辛。归肝、肾、膀胱经。

【功效与主治】 功效祛除风湿,利水消肿。主治风湿痹证,水肿,小便不利,脚气等。

【临证运用禁忌】 1. 防己苦寒之性较大,能伤胃化燥,故胃气虚弱,体弱阴虚,胃纳不佳,阴虚而无湿邪停滞者,忌用。

2. 湿热在上焦气分者禁用。

3. 胎前及产后血虚者不宜使用。

4. 阴虚,自汗盗汗,口苦舌干者慎用。

5. 肾虚小便不利,虽有下焦湿热者慎用。

6. 气分风热,小便不通,元气虚弱,阴虚内热,病后虚渴者,禁用。

7. 肾功能不全者慎用。

【用量用法】 一般用量5~10克,水煎服。

【临证用药体会】 1. 防己性寒能清热,苦能燥能降,辛能散能行;苦寒清热燥湿,辛寒清热祛风,散结止痛,辛开苦降,通调水道而利水。本品具有清热燥湿,利水消肿,祛风散结止痛的功效,临床用于治疗水肿、风湿热痹及脚气水肿为多;其他亦可用于外风侵袭经络之中风口眼㖞斜,痰饮咳喘,湿阻气滞所致之头痛,胸痛,胁痛,腰痛,腿痛,足跟痛,以及疮痈疥癣等。

2. 防己苦寒之性较重,可以用于治疗热痹。我们从多年的临床实践中发现,用于治疗风湿痹痛如选用寒性之品必须慎重,以免致使热邪潜伏于内,尤其是选用防己这种大苦大寒之药时,更应慎重。临床用于治疗风湿痹痛,药性偏寒的只有本章节的少数几味药,以及忍冬藤、夜交藤、地龙、薏苡仁，而更多的是温性药物。结合古今用药情况来看，防己在临床用于治疗风湿病证方面并不多用。

雷公藤

本品为卫矛科植物雷公藤的根部或根的木质部。主要产于浙江、福建等地。秋季挖取根部，去净泥土，晒干或去皮晒干，切厚片。生用。

【处方用名】　雷公藤。

【性味归经】　性寒，味苦、辛，有大毒。归肝、肾经。

【功效与主治】　功效祛除风湿，活血止痛，清热解毒，杀虫攻毒。主治风湿顽痹，疔疮肿毒，麻风，顽癣，湿疹，疥疮等。

【临证运用禁忌】　1. 雷公藤有抗生育的作用，若长期服用，可使男性精子生成受抑制，使女性阴道黏膜萎缩，子宫内膜出现增殖期改变，最后导致闭经，故孕妇及性功能减弱者忌用。

2. 哺乳期妇女勿用，以免通过乳汁使婴儿中毒。

3. 疮疡出血者慎用。

4. 内脏有器质性病变（如患有严重肝脏疾病、肾脏疾病、消化性溃疡、肺结核、糖尿病）及白细胞减少症皆慎服。

5. 儿童及孕妇忌用。

6. 雷公藤茎叶有剧毒，切不可内服。

【煎服方法注意】　用文火久煎2~3小时以上，以减低毒性。

【用量用法】　雷公藤有大毒，内服宜谨慎，带皮全根每日10~12克，去皮根心木质部每日15~25克。5~10克（带根皮者减量），以文火煎1~2小时；研末，每日服用1.5~4.5克。外用适量，捣烂或研末外敷、调搽；外敷不超过30分钟，否则可起疱。

【临证用药体会】　1. 雷公藤毒性很大，尤以根皮毒性更大，为安全起见，使用时应剥尽两层根皮，以木质部入药。只用于治疗风湿病证严重者，若病情较轻，一般不宜轻易选用。

2. 雷公藤祛风湿作用很强，多用于治疗风湿痹证中的重证，由于性寒，主治热证，但寒性病证若经过配伍之后也是可以使用的。

桑 枝

本品为桑科植物桑的嫩枝。全国各地皆有生产。春末夏初采收，去叶，晒干或趁鲜切片，晒干。生用或炒用。

【处方用名】 桑枝、嫩桑枝。

【性味归经】 性平，味微苦。归肝经。

【功效与主治】 功效祛风除湿，利水消肿。主治风湿痹证，水肿。此外，尚具有祛风止痒的功效，用于治疗白癜风，皮疹瘙痒症等。

【临证运用禁忌】 1. 桑枝味微苦，性平，故寒证者慎用。

2. 肝肾亏虚所致之腰膝酸软乏力，虚劳骨痛者忌用。

3. 痹痛由阴虚，血虚而致者不宜服用。

【用量用法】 一般用量10～15克，水煎服。外用适量。

【临证用药体会】 桑枝性较平和，擅长祛风湿，通经络，达四肢，利关节，并能止痛。常用于治疗风湿痹，关节沉重疼痛或麻木，以及风中经络之四肢拘挛，或风邪袭于肌肤之瘙痒不止。本品尚能利水消肿，故又可用于脚气水肿等证。临床单用内服、外用均可，常人复方用之。若偏风寒者，常与附子、桂枝、羌活、独活等同用；如属湿热者，多与忍冬藤、汉防己、黄柏、牡丹皮、薏苡仁等配伍。

络 石 藤

本品为夹竹桃科植物络石的带叶藤茎。主要产于江苏徐州、南京、镇江，安徽芜湖，湖北孝感，山东青岛。此外，广东、广西等地亦产。为野生品种，也有栽培品种。全年可采，割下藤茎，晒干，切碎。生用。

【处方用名】 络石、石鲮、石龙藤、略石、领石、耐冬、石血、百花藤、石南藤、过墙风、爬山虎、络石藤。

【性味归经】 性微寒，味苦。归心、肝、肾经。

【功效与主治】 功效祛风通络，凉血消肿。主治风湿痹痛，筋脉拘挛，喉痹，痈肿等。

【临证运用禁忌】 1. 络石藤味苦，性凉，故阳虚畏寒，便溏者慎服。

2. 络石藤可引起血压下降，故低血压患者不宜大量长期服用。

3. 络石藤能扩张血管，故脑出血患者慎用。

【用量用法】 一般用量 6～12 克，水煎服。

海 桐 皮

本品为豆科植物刺桐或乔木刺桐的树皮。主要产于广东、广西、浙江、福建等地。为野生品种，也有栽培品种。7～10 月剥取树皮及根皮，切片，晒干入药。生用。

【处方用名】 钉桐皮、丁皮、刺桐皮、刺通、接骨药、海桐皮。

【性味归经】 性平，味苦、辛。归肝、肾经。

【功效与主治】 功效祛风湿，通经络，杀虫。主治风湿痹痛，四肢拘挛，腰膝酸痛，疥癣，湿疹瘙痒，大麻风，风虫牙痛等。

【临证运用禁忌】 1. 血虚者慎服。《得配本草》曰："血少火炽者禁用。"

2. 痢疾患者不宜使用。

3. 火热炽盛者禁用。

4. 腰痛不是由风湿引起者不宜服用。

【用量用法】 一般用量 6～12 克，水煎服或浸酒。外用，煎水洗或研末调敷。

三、祛风湿强筋骨药

五 加 皮

本品为五加科细柱五加的根皮。习称"南五加皮"。主要产于湖北、河南等地。夏秋季采收，晒干，切厚片。生用。

【处方用名】 五加皮、南五加皮。

【性味归经】 性温，味辛、苦。归肝、肾经。

【功效与主治】 功效利水消肿，祛风除湿，强壮筋骨。主治水肿，小便不利，风湿痹证等。

【临证运用禁忌】 1. 五加皮能伤阴助火，故阴虚火旺者忌用。

2. 若有红、肿、热、痛等明显炎症反应的关节病变，用五加皮温通会加重热象，产生不良反应。

3. 关节疼痛无风、寒、湿而有火者不宜使用。

4.《得配本草》云："肺气虚、水不足二者，禁用。"

5. 孕妇慎用。

【用量用法】 一般用量 3～6 克，水煎服；浸酒或入丸、散剂，酌量。

【临证用药体会】 1. 南五加皮擅长祛风湿，补肝肾，强筋骨；北五加皮擅长利水消肿，有一定的毒性，不能大剂量使用。

2. 北五加皮内含杠柳毒苷，有毒，用量过大或误用，易引起恶心、呕吐、腹泻等症状，严重时可引起心动过缓、全身震颤、麻痹、心脏毒性，甚至死亡。

3. 南五加皮除作为煎剂使用外，常用其泡酒服用，用以治疗风湿痹证。李时珍在《本草纲目·第三十六卷·五加》引王纶《医论》说："风病饮酒能生痰火，唯五加一味浸酒，日饮数杯，最有益。诸浸酒药，唯五加与酒相合，且味美也。"这里认为，酒能生痰，但在制作酒剂时，若加用南五加皮后，所制作的酒剂既不生痰，也更适合饮用，因此酒剂中一般需加用南五加皮。

桑 寄 生

本品为桑寄生科植物桑寄生的带叶茎枝。主要产于福建、广东等地。冬季至次春期间采集，切段，干燥或蒸后干燥，切厚片。生用。

【处方用名】 桑寄生。

【性味归经】 性平，味苦、甘。归肝、肾经。

【功效与主治】 功效祛除风湿，补益肝肾，强壮筋骨，养血安胎。主治风湿痹证，崩漏经多，妊娠漏血，胎动不宁等。

【临证运用禁忌】 1. 本品有抑制中枢神经的作用，故昏迷者禁用；婴幼儿忌用。

2. 本品有较显著的利尿作用，故尿频及遗尿者慎用。

3. 过敏体质者慎用。

【用量用法】 一般用量 10～15 克，水煎服。

【临证用药体会】　1. 桑寄生苦甘性平，其质偏润，能除血中风湿，为祛风益血之品，兼能补肝肾、润筋通络，故对痹痛日久，损伤肝肾，筋骨不利，腰膝酸软之证，用之最宜。以其能人肝肾，养血益精，因此胎动、胎漏由于精血不足，以及妊娠腰痛，亦常应用。其尚有降压作用，可治疗高血压病。但本品祛邪之力有余，补养之力不足，故不能专恃为滋补之剂。

2. 槲寄生为桑寄生科植物槲寄生的干燥带叶茎枝。本品味苦，性平。归肝、肾二经。功擅祛风湿，补肝肾，强筋骨，安胎。主治风湿痹痛，腰膝酸软，胎动不安，胎漏下血。内服煎汤，9～15克；或入丸、散剂；浸酒或捣汁服用。外用适量，捣烂敷。

狗　脊

本品为蚌壳蕨科植物金毛狗脊的根茎。主要产于云南、广西等地。秋冬季采挖，除去泥沙，干燥，或去硬根、叶柄及金黄色绒毛，切厚片，干燥，为生狗脊片。蒸后，晒至六七成干，切厚片，干燥，为熟狗脊片。原药或生狗脊片砂烫用。

【处方用名】　狗脊、金毛狗脊、犬片。

【性味归经】　性温，味苦、甘。归肝、肾经。

【功效与主治】　功效祛风除湿，补益肝肾，强壮腰膝，温补固摄。主治风湿痹证，遗尿，白带过多等。

【临证运用禁忌】　1. 本品温补固摄，故肾虚有热，小便不利或短涩黄赤，口苦舌干，大便秘结者忌用。

2. 狗脊苦温而燥，故外感温热，体内实热，阴虚内热等证者忌服。

【用量用法】　一般用量6～12克，水煎服。

【临证用药体会】　1. 狗脊味苦、甘，性温。苦能燥湿，甘能益血，温能养气，补而能走，且性温而不燥热，归肝、肾二经。功效补肝肾，固肾气，强腰膝，利关节，祛风湿。为用于治疗肝肾不足，风湿腰膝疼痛，关节不利，下焦不固，小便频数，带下增多等证之常用药物。尤擅祛脊背之风湿而强腰膝。若配伍适宜，功效颇佳。

2. 狗脊是用于治疗脊椎病变的主要药物，尤其是对脊强、俯仰困难者，疗效颇佳。通过临床用药观察，一般需配伍具有强壮功效的药物同用，才能达到满意的疗效。肾虚则腰背强，除湿，益肾，脊坚则俯仰自利，故狗脊为临床常用药物。

鹿 衔 草

本品为鹿蹄草科植物鹿蹄草或普通鹿蹄草的干燥全草。分布于全国大部分地区。全年均可采挖，将全草连根挖出，洗净，晒至叶片较软时，堆置至叶片呈褐色，再晒干，切段入药。生用。

【处方用名】 破血丹、纸背金牛草、大肺筋草、红肺筋草、鹿寿茶、鹿安茶、鹿含草、鹿衔草。

【性味归经】 性温，味甘、苦。归肝、肾经。

【功效与主治】 功效祛风湿，强筋骨，止血，止咳。主治风湿痹痛，腰膝无力，出血证，久咳虚喘等。

【临证运用禁忌】 孕妇忌服。

【用量用法】 一般用量 10～30 克，水煎服；研末或浸酒。外用，捣敷或研末撒。

千 年 健

本品为天南星科植物千年健的根茎。主要产于广西、云南地区。全年可采，以秋季采者品质佳。挖取后洗净，晒干，切片入药。生用。

【处方用名】 一包针、千年见、千颗针、丝棱线、千年健。

【性味归经】 性温，味辛、苦。归肝、肺、肾经。

【功效与主治】 功效祛风湿，壮筋骨。主治风湿痹痛热证，筋骨无力，拘挛麻木等。

【临证运用禁忌】 千年健味苦、辛，性温，故风湿痹痛属热者，阴虚内热者忌用。

【用量用法】 一般用量 4.5～9 克，水煎服；或浸酒饮服。外用，研末敷。

第五篇　常用中草药禁忌与应用（中）

化 湿 药

凡气味芳香，性偏温燥，以化湿运脾为主要功效，用于治疗湿阻中焦的药物，统称为"化湿药"。部分药物还兼有解暑、辟秽等功效。适用于湿阻中焦证，症见脘腹痞满，呕吐泛酸，大便溏薄，少食体倦，口甘多涎，舌苔白腻等。部分药亦可用于治疗湿温、暑湿等证。作为散剂服用疗效较佳，入汤剂宜后下，不宜久煎。阴虚血燥及气虚者宜慎用。

藿 香

本品为唇形科植物广藿香的干燥地上部分。主要产于广东。夏秋季枝叶茂盛时采割，日晒夜闷，反复至干，切段。生用或鲜用。

【处方用名】　藿香，广藿香。

【性味归经】　性微温，味辛。归脾、胃、肺经。

【功效与主治】　功效芳香化湿，和中止呕，解暑。主治湿阻中焦证，呕吐，暑湿或湿温初起等。

【临证运用禁忌】　1. 温病及气弱表虚者忌服。

2. 胃热呕吐，脾胃虚极呕吐者忌服。

3. 阴虚无湿证者不宜服用；盗汗，五心潮热，慢性消耗疾病之低热者，忌久服。

4. 外感风热，温病者忌用。

5. 过敏体质者慎用。

【煎服方法注意】　入煎剂时，不宜久煎。

【用量用法】　一般用量5~10克，鲜品加倍，水煎服。

【临证用药体会】 1. 藿香芳香，能助中州清气，胜湿辟秽，故被历代医家视为暑湿时令要药。辛散发表而不峻烈，微温化湿而不燥热，擅散暑湿，醒脾开胃，和中止呕，理气止痛。故常用于夏季受寒轻而暑湿重，症见寒热头痛，胸膈满闷，腹痛吐泻，以及气滞湿阻，中焦失和，脘痞呕吐，胃呆不饥等。尤为湿困脾阳，倦怠无力，饮食不甘，舌苔垢浊者，为最迅捷之药。本品鲜者，可于夏季泡汤代茶饮。

2. 藿香气味芳香而不猛烈，温煦而不燥热，擅理中州湿浊，驱除阴霾湿邪，醒脾快胃，为用于治疗湿困脾阳，怠倦无力，舌苔浊垢者最捷之品。若湿浊阻滞，伤及脾土清阳之气，吐泻交作，其助中州清气，化湿辟秽，为振奋清阳之妙品，暑湿时令之要药。藿香的化湿作用较佳，对于湿浊为患的病证常将其作为首选药物，尤其是中焦湿浊病证更为多用。

3. 藿香具有气味芳香的特点，根据香口除臭的认识，若因为湿浊内阻引起的口臭者，常选用藿香为用。临床以广藿香其浓郁的特异清香，品质最佳，化湿和中、解暑辟秽之力尤胜一筹。可取藿香适量，洗净，煎汤，时时噙漱口腔。

4. 《本草述》说：藿香用于治疗"山岚瘴气，不服水土，寒热作疟"。其香气浓郁，能化湿浊辟秽而解时疫，尤对于人们到异地而引起的水土不服治疗，其作用较佳。临床一般是采用藿香正气水（丸）内服。

佩 兰

本品为菊科植物佩兰的地上部分。主要产于江苏、河北等地。夏秋季采割，切段鲜用或晒干。生用。

【处方用名】 佩兰、省头草。

【性味归经】 性平，味辛。归脾、胃、肺经。

【功效与主治】 功效芳香化湿，解暑。主治湿阻中焦证，暑湿证，湿温证等。

【临证运用禁忌】 1. 阴虚血燥，气虚者皆忌服。

2. 阴虚火旺，津液耗伤及气阴两虚证者忌用。

3. 外感风热，温病及实热证者忌用。

4. 妇女月经期间，糖尿病患者慎用。

5. 过敏体质者或有药物过敏史者慎用。

【煎服方法注意】 本品质地芳香，故入煎剂时不宜久煎，以免破坏有效成分而降低疗效。

【用量用法】 一般用量5~10克，鲜品加倍，水煎服。

【临证用药体会】 1. 佩兰气芬芳清香，药力平和，方剂中多用作辅助药为特色。本品具有解暑化湿，辟秽和中，醒脾止渴之功，用于治疗外感暑湿，寒热头痛，湿浊内蕴，脘痞呕恶，口中甜腻，脾瘅，消渴等证。若属夏月暑湿诸证，常与藿香、香薷等药配伍；如配加甘淡利水解暑之滑石，可用于治疗夏伤暑湿之发热，头胀，身重，小便不利之证；若伍加清热燥湿之黄连，亦可用于治疗脾胃湿滞所致的胸闷食少，口苦，苔黄腻等。

2. 按《素问·奇病论》所说，五味入口，藏于脾胃，以行其精气，津液在脾，令人口甘，此为过食肥美所发，其气上溢，转为消渴，用于治疗之以兰，除陈气也。此处所说的"兰"，即佩兰。消渴由邪热郁结于胃，以佩兰除陈气，不伤正气，现以其用于黄疸，此乃证属脾湿之故。

苍 术

本品为菊科植物茅苍术或北苍术的根茎。前者又称为"南苍术"，主要产于江苏、湖北等地，以江苏茅山一带产者质量最佳，故名"茅苍术"；后者主要产于内蒙古、山西等地。春秋季采挖，切片。生用、麸炒或米泔水炒用。

【处方用名】 苍术、茅术、茅苍术。

【性味归经】 性温，味辛、苦。归脾、胃、肝经。

【功效与主治】 功效燥湿健脾，祛风除湿，发汗解表。主治湿阻中焦证，风湿痹证，风寒夹湿之表证等。

【临证运用禁忌】 1. 阴虚内热，气虚多汗者忌用。

2. 慢性消耗性疾病，阴亏血燥，咯血，鼻衄，体虚低热，身体瘦弱，肺结核患者皆忌用。

3. 苍术味苦性燥，除湿之力颇强，多量久服，可致大便燥结难下，故便秘、痤疮者忌用。

4. 气虚自汗，阴虚盗汗者忌用。

5. 苍术有降低血糖作用，故低血糖者慎用。

6. 苍术无论剂量大小，都可出现暂时呼吸急迫的现象，故哮喘及呼吸窘迫症者慎用。

【用量用法】 一般用量 5 ~ 10 克，水煎服。

【临证用药体会】 1. 苍术的燥性，既是一种治病的药理作用，又是一种引起机体不良反应的因素。苍术生用燥性强烈，易耗伤阴液，如见脾阴受损，脾失健运，气机阻滞所致之脘腹痞闷，口干舌燥，大便秘结等；经过炮制后的苍术，其燥性减缓，入中焦能燥湿浊，运脾胃，内服不但不会致胀，且可消除湿阻腹胀之症。机体在邪实而正未虚的状态下，苍术的这种不良反应并不明显，而在素体阴亏，热病津伤状况下，苍术的燥性就显得尤为突出。

2. 李时珍在《本草纲目》中说："苍术性燥故以糯米泔浸去其油，切片焙干用。亦有用芝麻同炒，以制其燥覆。"现代药理研究表明，苍术经过炮制后挥发油含量减少，特别是经过麸炒和米泔水炙后，去油效果分别为 39% 和 47%。而挥发油是苍术的主要药理成分，临床用药是否进行炮制来减少挥发油的含量，应视病情的需要而定，如风寒表证及风寒湿痹证者，宜生用；湿阻中焦，痿证，雀目等病证者，宜制用；而素体阴亏者，则宜慎用。

3. 痰、火、湿、食、气、血六郁，皆因传化失常，不得升降，病在中焦，故其药必兼升降，将欲升之，必先降之，将欲降之，必先升之。苍术气味辛烈，健脾以治食郁，燥湿以治湿郁，湿阻则为痰，故又治痰郁，所以说苍术在越鞠丸中可用于治疗多种郁证，但以治湿为主。

4. 朱震亨在《本草衍义补遗》中说："苍术用于治疗上、中、下湿痰，皆有可用。"苍术性温而燥，燥可去湿，主治风寒湿痹，山岚瘴气，皮肤水肿，若湿在上焦，易生湿痰，以此燥湿行痰，湿在中焦，滞

气作泻，以此宽中健脾，湿在下部，足膝痿软，以此同黄柏治痿，能令
足膝有力。从临床应用情况来看，苍术以用于治疗中焦湿邪为主，因其
为健脾要药之故。

5. 苍术性温，味辛而苦，具有很强的燥湿作用，主要是用其治疗
寒湿病证，但也是可用于治疗湿热病证的，如二妙散。方中黄柏苦寒抑
制苍术之温性，只取燥湿之功。从苍术的作用来看，因能健脾，诸湿肿
满非此不能除，苍术集苦温燥湿、芳香化湿、祛风胜湿于一身，又因用
于治疗上、中、下之湿皆宜，湿邪为患，因苍术气味芳香，为治湿最佳
之要药，若湿与热结合，则成湿热胶结难解，若单以其除湿，则会助长
热邪，故配伍黄柏苦寒清热泻火，专人下焦，以黄柏之苦寒抑制辛温之
苍术，此乃以去其性而取其用法也。用于治疗痿证，以下焦湿热痿痹多
用，也宜配伍黄柏同用，若非湿邪为患的痿证一般是不宜选用本品的。

厚　朴

本品为木兰科落叶乔木厚朴或凹叶厚朴的干皮、根皮及枝皮。主要
产于四川、湖北等地。4~6月剥取，干燥，切丝。姜制用。

附：厚朴花 为厚朴的干燥花蕾。于春季花未开放时采摘，稍蒸
后，晒干或低温干燥。性微温，味苦。归脾、胃经。功专芳香化湿，理
气宽中。主治湿阻气滞之胸腹胀满疼痛，纳少，腻苔等证，常与藿香、
佩兰等药配伍同用。其功似厚朴而力稍缓，偏于走上。一般用量3~10
克，水煎服。

【处方用名】　厚朴、川朴、川厚朴。

【性味归经】　性温，味苦、辛。归脾、胃、肺、大肠经。

【功效与主治】　功效行气消积，燥湿除满，下气平喘。主治气
滞，食积之脘腹胀满，寒湿内阻，肺气不降，痰饮喘咳等。

【临证运用禁忌】　1. 厚朴味苦、辛，性温。性专消导，散而不
收，故《本草汇言》曰："气之弱者，宜少用。"《本草经疏》云："凡
呕吐不因寒痰冷积，而由于胃虚火气炎上；腹痛因于血虚脾阴不足，而
非停滞所致；泄邪因于火热暴注，而非积寒伤冷；腹满因于中气不足、
气不归元，而非气实壅滞；中风由于阴虚火炎、猝致僵仆，而非西北真

中寒邪；伤寒发热头痛，而无痞塞胀满之候；小儿吐泻乳食，将成慢惊；大人气虚血槁，见发膈证；老人脾虚不能运化，偶有停积；妊妇恶阻，水谷不入；娠妇胎升眩晕；娠妇伤食停冷；娠妇腹痛泻痢；娠妇伤寒伤风；产后血虚腹痛；产后中满作喘；产后泄泻反胃，以上诸证，法所咸忌。"《医学衷中参西录》谓："诸家多谓其误服能脱元气。"

2. 厚朴辛温，功效下气，但有耗气之弊，故脾胃气虚不运，虽有时胀满，亦非所宜也。如临床表现为食欲不振，口淡无味，消化不良，气短乏力，大便不实，面色萎黄，脉虚细无力，苔白质淡等症者，不可单用厚朴，若证候相符，临床当配伍健脾补气之品，且厚朴用量不可过大，以免耗气，需慎之又慎。

3. 厚朴苦燥，寒湿者相宜，但大有伤津耗液之弊，故阴虚火旺者不宜使用。若肝肾阴虚，肺胃阴虚，气阴两虚，心阴虚等证，如临床表现为口燥咽干，烦渴思饮，盗汗失眠，小便短赤，大便干结不解，潮热心悸，咯血，饥不欲食，舌苔剥落，舌质红少苔或无苔如猪肝等症皆应忌用。

4. 厚朴破滞下气，历代本草多有"厚朴堕胎"之说，恐损胎气，故妊娠期妇女忌用。

【煎服方法注意】 厚朴含有挥发油，入煎剂不宜久煎，以免破坏有效成分而降低疗效。

【用量用法】 一般用量3~10克，水煎服；亦可入丸、散剂。

【临证用药体会】 厚朴苦辛性温，苦能下气，辛能散结，温能燥湿，擅除胃中滞气而燥脾家湿郁，为下气除满消胀之要药。故湿积、气滞、食停之脘腹胀满、呕吐泻痢或大便秘结等，皆可治之。且既可运行脾气，又能平降肺气，可治疗痰饮阻肺、肺气不降之咳嗽痰喘证。

砂 仁

本品为姜科植物阳春砂、绿壳砂或海南砂的成熟果实。阳春砂主要产于广东、广西等地；绿壳砂主要产于广东、云南等地；海南砂主要产于海南及雷州半岛等地。夏秋之间果实成熟时采收，晒干或低温干燥，打碎。生用。

附：**砂仁壳** 为砂仁的果壳，性味功效与砂仁极相似。但温性略减，功力较薄。用于治疗脾胃气滞，脘腹胀痛，呕恶少食等症。用量、用法与砂仁相同。

【处方用名】 砂仁、缩砂仁、阳春砂仁。

【性味归经】 性温，味辛。归脾、胃、肾经。

【功效与主治】 功效化湿行气，温中止泻，理气安胎。主治湿阻中焦及脾胃气滞，脾胃虚寒吐泻等。

【临证运用禁忌】 1. 阴虚有热者忌服。

2. 阴虚火旺，血虚燥热者忌用；脘腹胀痛，呕吐泄泻因实热所致者不宜服用；发热，口渴，大便秘结者忌大量内服。

3. 阴虚有热，气虚肺满者忌用。

4. 过敏体质者慎用。

【煎服方法注意】 入煎剂宜后下，以免破坏有效成分而降低疗效。

【用量用法】 一般用量3~6克，水煎服。

【临证用药体会】 1. 砂仁性温散寒，味辛行气，芳香开胃。功擅化湿行气，温中止泻兼安胎。凡脾胃虚寒，湿阻气滞所致之不思饮食，恶心呕吐，脘腹胀满，或腹痛泄泻者皆为常用之品，尤其是在金元明清期间其配伍组方以本药命名的方剂众多为其特色，但作为主药者相对较少。至于湿阻气滞所引起的妊娠恶阻，恶心呕吐抑或胎动不安者亦可用之。

2. 砂仁虽有较佳的行气功效，但因其芳香之气较浓，使用时剂量不宜太大，否则反致耗气。我们临床体会，香砂六君子汤中的砂仁剂量不宜过大，这是因为此方主治胃脘气机不利时，病程一般较长，且多伴有肝郁征象，剂量过大反而不利于气机疏通，量小反而有四两拨千斤之效。

草 果

本品为姜科植物草果的干燥成熟果实。主要产于云南、广西等地。于秋季果实成熟时采收，除去杂质，晒干或低温干燥即成。

【处方用名】 草果。

【性味归经】 性温，味辛。归脾、胃经。

【功效与主治】 功效燥湿温中，除痰截疟。主治寒湿中阻，疟疾等。

【临证运用禁忌】 1. 气虚血少及素体阴虚血少者忌服。

2. 血亏无寒湿邪者忌用。

3. 大耗元阳，老弱虚羸，切宜戒之。

【用量用法】 一般用量3～6克，水煎服。

【临证用药体会】 1. 草果常用于治疗脾胃寒湿证与疟疾。若湿重者常与芳香化湿药相配；寒重者常与温里散寒药相伍；寒湿气滞者通常与化湿、温里、行气类药共用；疟疾者每与常山、槟榔等并施；若诸证兼正气不足者，可与补益药配伍。草果与草豆蔻均为温性行气药，但草果功兼除痰、截疟，可用于治疗疟疾；草豆蔻功兼行气止呕，用于治疗寒湿吐泻证。临证选药应突出个性特点，提升药物治证的针对性，以达增强疗效之目的。

2. 草果所治之痰，并非呼吸道所排出之痰，而是导致疟疾的痰。中医理论认为，无痰不成疟，因疟疾的产生与痰密切相关。《本草正义·卷五·草果》记载："草果之治瘴疟，意亦犹是。然凡是疟疾，多湿痰蒙蔽为患，故寒热往来，纠缠不已，治宜开泄为先。草果擅涤湿痰，而振脾阳，更以知母辅之，酌量其分量，随时损益，治疟颇有妙义，固不必专为岚瘴立法。"这里是说，治疗疟疾时要注意祛痰。

利水渗湿药

具有利水消肿，利尿通淋，利湿退黄的功效。用于治疗水湿内停为主要作用的药物，统称为利水渗湿药。根据利水渗湿药的药性特点和功效、主治的不同，将其分为利水消肿药、利尿通淋药、利湿退黄药进行介绍。适用于治水湿内停证，如小便不利，水肿，泄泻，痰饮，淋证，黄疸，湿疮，带下，湿温等。凡阴亏津少，肾虚遗精，遗尿者，应慎用或忌用。孕妇慎用。

一、利水消肿药

茯　苓

　　本品为多孔菌科真菌茯苓的菌核，多寄生于松科植物赤松或马尾松等树根上，野生或栽培皆有。主要产于云南、湖北等地，产于云南者称"云茯苓"，质较优。多于 7～9 月采挖，将白色部分切成薄片，晒干。生用。

　　附：茯苓皮　为茯苓菌核的黑色外皮，性能同茯苓。具有利水消肿的功效。尤擅行皮肤水湿，多用于治疗皮肤水肿。15～30 克，水煎服。

　　附：茯神　为茯苓菌核中间带有松根的部分，性能同茯苓。擅长宁心安神，专用于治疗心神不宁，惊悸，健忘等症。用量用法同茯苓。

　　【处方用名】　茯苓、白茯苓、云茯苓。

　　【性味归经】　性平，味甘、淡。归心、脾、肾经。

　　【功效与主治】　功效利水渗湿，健脾补中，宁心安神。主治水肿，痰饮，脾虚诸证，心悸不寐等。

　　【临证运用禁忌】　1. 虚寒精滑或气虚下陷者忌服。

　　2. 阴虚而无湿热，肾虚而小便自利者忌用。

　　3. 青光眼患者慎用。

　　4. 孕妇慎用。

　　【用量用法】　一般用量 10～15 克，水煎服；或入丸、散剂。

　　【临证用药体会】　1. 茯苓按其药用部分不同而分成以下几部分：外皮黑褐色者为"茯苓皮"，擅长利水消肿；皮内呈淡红色者为"赤茯苓"，擅渗利湿热；内呈白色者为"云茯苓"（白茯苓），长于渗湿健脾；苓块中穿有松根者称"茯神"，擅长于宁心安神。

　　2. 茯苓用于宁心安神时，剂量宜大，可用 30～100 克；用于利水渗湿时，剂量宜中，一般为 15～30 克；用作健脾补中时，剂量宜小，以 6～12 克为好。曾取大剂量茯苓治失眠，连续服药达数月之久，未见有不良反应。茯苓有安神、健脾补中、利水渗湿之功，故无论虚实，皆可投之，这是茯苓安神的一大特点，也是其他安神药物所不可替代的。其力虽薄，只要药量恰当到位，亦不失为一味功效独特的安神良药。笔者用于治疗失眠，也常在辨证方中重用茯苓 50～100 克，每有效验可期。

3. 茯苓甘淡而平，甘则能补，淡则能渗，既能补脾益心，又能利水渗湿。凡脾虚湿困引起的痰饮，泄泻，水湿内停引起的水肿胀满，小便不利诸证，茯苓均为必用之品。本品能入心脾，补脾气，助运化，以宁心安神，用于治疗心脾两虚、心神失养之惊悸失眠。茯苓的特点是"性质平和，补而不峻，利而不猛，既能扶正，又能祛邪，正虚（脾虚）邪盛（湿盛）必不可缺"。因其性质平和，临床可与多种药物配伍。如用于治疗脾虚不能运化水湿，食少腹胀，大便泄泻，多与党参、白术、山药等同用；用于治疗痰饮呕逆、胸膈痞满，多与半夏、桂枝、生姜等配伍；用于治疗气虚心悸，多与炙甘草、桂枝、党参等同用，或少加朱砂；若惊悸失眠属心脾不足者，又常与党参、桂圆肉、酸枣仁等合用，属心肾不交者，又多与石菖蒲、远志、龙齿等配用。

薏 苡 仁

本品为禾本科植物薏苡的成熟种仁。主要产于福建、河北等地。秋季果实成熟时采收。生用或炒用。

【处方用名】 薏苡仁、苡仁、薏米。

【性味归经】 性凉，味甘、淡。归脾、胃、肺经。

【功效与主治】 功效利水渗湿，健脾补中，舒筋除痹，清热排脓。主治水肿，小便不利，脚气，脾虚泄泻，湿痹拘挛，肺痈，肠痈等。

【临证运用禁忌】 1. 薏苡仁性擅走下，有渗湿利水止泻之功，故阴虚、血虚、津液不足者，皆当忌用。如产后血亏，或老人虚弱者，肠燥便结如羊屎，或腹泻脱水之后的津伤便秘等症者，皆应忌用，以免更伤阴液。

2. 薏苡仁性寒凉，考其健脾之功是通过渗湿来实现的，故脾虚无湿者不适宜使用。如中气不足，脾虚不运，肠道动力不足，临床表现为气短乏力，大便欲解不尽，或大便本不干燥而仍无便意者，不可单用本品。

3. 薏苡仁利尿趋下，历代本草均有孕妇禁用的记述，其作用机制有待进一步研究，临床仍当遵从传统，以防发生意外。

4. 滑精及小便多者，大便干结者不宜使用。

5. 过敏体质者慎用。

【用量用法】　一般用量 10～30 克，水煎服。

【临证用药体会】　薏苡仁味甘、淡，性凉。其药性缓和，故为清补淡渗之品。临证除用于治疗脚气水肿，湿热痹症，肺痈，肠痈，脾虚泄泻，湿盛白带诸证外，亦可用于治疗虚劳咳嗽，小便不利等。本品虽称为补脾之品，实则乃渗湿利水之功。前人认为"薏苡仁上清肺热，下理脾湿"确为经验之谈。因其药力和缓，常与他药同用。《本草选旨》曰："同天麻以治肺，同苓术以治脾，同苍朴以治胃，同牛膝以治肾，同木瓜以治足，同人参以治心，同二陈以治痰，同平胃以治湿，同苍柏以治痿，同归芍以治隐肿，同槟榔以治脚气，同五苓以治水湿蕴蓄之不利。"可资临证应用时参考。此外，本品可作粥羹食用，为中医食疗之佳品。

猪　苓

本品为多孔菌科真菌猪苓的菌核，寄生于桦树、枫树、柞树的根上。主要产于陕西、云南等地。春秋季采挖，切片。生用。

【处方用名】　猪苓。

【性味归经】　性平，味甘、淡。归肾、膀胱经。

【功效与主治】　功效利水消肿。主治水肿，小便不利，泄泻等。

【临证运用禁忌】　1. 目昏及有肾功能损害者禁用；青光眼患者忌用。

2. 猪苓甘淡渗泄，利水作用较强，其性大燥易亡伤津液，故久服易损伤肾气，昏人眼目，故无水湿、肾虚者忌服。

3. 脾虚甚者，恐其更泄元气，应慎用。

4. 急性胃肠炎、急性细菌性痢疾患者忌用猪苓，因可加重脱水症状，并出现药物积蓄中毒。

5. 阴液已伤者不宜使用。

6. 有消化系统疾病者慎用。

7. 过敏体质者慎用。

【用量用法】 一般用量 6 ~ 12 克，水煎服。

【临证用药体会】 猪苓利水道，专主渗泄，以治水湿所致之小便不利，水肿胀满，黄疸，泄泻，脚气，淋浊，带下等证，常与茯苓、泽泻相须为用，以增其利水之功。少数人用猪苓后可能会出现皮肤变态反应，个别人可致一过性耳鸣，用时宜引起注意。

泽 泻

本品为泽泻科植物泽泻的块茎，主要产于福建、江西等地。以福建、江西产者称为"建泽泻"，质较优。冬季茎叶枯萎时采挖，切片，晒干。生用、麸炒或盐水炒用。

【处方用名】 泽泻、建泽泻。

【性味归经】 性寒，味甘、淡。归肾、膀胱经。

【功效与主治】 功效利水消肿，清泻肾火。主治水肿，小便不利，淋证，遗精等。

【临证运用禁忌】 泽泻味甘、淡，性寒，能泻肾火，久服可造成肾虚体弱，故肾虚精滑者忌服。

【用量用法】 一般用量 5 ~ 10 克，水煎服。

【临证用药体会】 1. 泽泻寒能泻热，淡能渗湿利水。若治疗水肿，小便不利，泄泻，停饮等证，常配伍白术、茯苓、黄芪、陈皮等药；治疗下焦湿热，淋漓涩痛，多与猪苓、滑石、黄柏、萹蓄等相伍；治疗水湿泄泻，每与白术、车前子等同用；治疗痰饮眩晕，则配伍白术、半夏、天麻等；治疗阴虚内热骨蒸，须与知母、黄柏、生地黄等同施。

2. 许多本草著作认为，泽泻性降而利，易耗真阴真阳，故肾虚精滑，小便不禁，阴虚及肾气乏绝，虚寒作泻，目虚不明者，皆应忌用。又称其淡渗利水，久用则降泄太过，清气不升，真阴潜耗，有久用损目之说，故不宜久用。对此，历代医家多无异议，唯不可用于肾虚精滑一说，似与临床所用不合。如《小儿药证直诀》中的六味地黄丸，为补肾阴治遗精、滑精之良方，《金匮要略》中的肾气丸，则是补肾阳治遗精、滑精的代表方剂。两方皆用泽泻，意在用其淡渗之功以降泄肾浊（邪），以泻助补，使补而不滞，滋而不腻。正如王履《医经溯洄集》所说："泽泻虽咸以泻肾，乃泻肾邪，非泻肾之本也。"可见，对于肾虚精滑者，只要配伍得当，是仍可使用的。

3. 泽泻能清泻肾火，用于治疗肾火妄动病证。现在的中药书籍中多说其"泄热"，我们认为，所谓的泽泻泻热主要还是用其清泻肾火，因此临床上肾火妄动常选用本品。六味地黄丸中选用本品，就是取此作用的。若笼统地讲泻热，并不能准确地表达泽泻的功效。

冬 瓜 皮

本品为葫芦科植物冬瓜的干燥外层果皮。全国大部分地区均有产。皆为栽培。夏末初秋果实成熟时采收。食用冬瓜时，洗净，削取外层的果皮，切块或宽丝，晒干。生用。

附：冬瓜子 为冬瓜的种子。性能同冬瓜皮。具有清肺化痰，利湿排脓的功效。多用于治疗肺热咳嗽，肺痈，肠痈，带下，白浊等病症。用量10～15克。

【处方用名】 冬瓜皮。

【性味归经】 性凉，味甘。归脾、小肠经。

【功效与主治】 功效利水消肿，清热解暑。主治水肿，暑热等。

【临证运用禁忌】 冬瓜皮性偏凉，故阳虚水肿者慎用。《四川中药志》曰："因营养不良而致之虚肿慎用。"

【用量用法】 一般用量10～30克，水煎服。

【临证用药体会】 1. 冬瓜皮主要用于皮肤水肿。临床特点是利尿一般不会伤阴，是比较平和的利尿药。

2. 从现在临床对冬瓜皮的应用情况来看，通过利尿，减轻体内水湿，具有颇佳的减肥瘦身作用。若肥胖症患者，可单用本品泡开水饮用，坚持使用有一定的疗效。我们常以本品配伍诸如茯苓皮、生何首

327

乌、泽泻、玉米须、生山楂、益母草、决明子、荷叶、橘络、虎杖、大腹皮、莱菔子等同用，治肥胖症有效。该方主要是取其通利二便以排除体内过多的水湿，以及积滞而获效。

玉 米 须

本品为禾本科植物玉蜀黍花柱及柱头。全国各地皆有栽培。玉米上浆时即可采收，但常在秋后剥取玉米时收集，除去杂质。鲜用或晒干生用。

【处方用名】　玉米须。

【性味归经】　性平，味甘。归膀胱、肝、胆经。

【功效与主治】　功效利水消肿，利湿退黄。主治水肿，黄疸等。

【临证运用禁忌】　1. 玉米须力虽平和，但利水除湿之功颇佳，故阴虚或无水湿内停者慎用。

2. 过敏体质者忌用。

【用量用法】　一般用量 15～30 克，量大时可用至 60 克，水煎服；鲜品加倍。

【临证用药体会】　1. 玉米须的作用较为平和，可单用取其泡开水饮服。本品淡而无味，易被患者接受。根据我们的临床体验，将其泡开水饮服较入煎剂疗效更佳。

2. 取本品治黄疸、水肿等，有一定的疗效。在临床中我们发现，本品对于肥胖症也有一定的疗效，用其治肥胖症，宜大剂量使用。

葫 芦

本品为葫芦科植物瓢瓜的干燥果皮。全国大部分地区皆有栽培。秋季采收，打碎，除去瓤及种子，晒干。生用。

【处方用名】　葫芦、陈葫芦。

【性味归经】　性平，味甘。归肺、肾经。

【功效与主治】　功效利水消肿。主治水肿，热淋，黄疸等。

【临证运用禁忌】　阴寒水肿，虚寒滑泄者忌用。

【用量用法】　一般用量 15～30 克，水煎服；鲜品加倍。

【临证用药体会】　葫芦利水的作用主要是用于治疗腹部水肿，以陈葫芦为佳。老葫芦作为药用，梁代《本草经集注》中有记述。中医处方也称蒲壳。所谓陈葫芦，就是将葫芦剖开，长期作为瓢用，晒干后入药，此种葫芦利水作用最佳。

泽 漆

本品为大戟科植物泽漆的干燥全草。我国大部分地区皆有分布。多为野生。4~5月开花时采收，除去根部及泥沙，晒干，生用。

【处方用名】 泽漆。

【性味归经】 性微寒，味辛、苦，有毒。归大肠、小肠、肺经。

【功效与主治】 功效利水消肿，化痰止咳，解毒散结。主治水肿，咳喘，瘰疬，癣疮等。

【临证运用禁忌】 1. 泽漆苦寒降泄，易伤脾胃，故脾胃虚寒者忌用。

2. 气血虚弱及孕妇忌用。

【用量用法】 一般用量5~10克，水煎服。外用适量。

【临证用药体会】 1. 泽漆的作用十分类似于甘遂、大戟、芫花、商陆，其毒性大小也以此排序，泽漆的作用相对而言较为弱些。但临床并不多用。

2. 泽漆一般作为外用，若内服宜谨慎，主要是因为有毒；如需要选用功力较弱的利水药时，可以此代替上述4药而用。

赤 小 豆

本品豆科植物赤小豆或赤豆的种子。主要产于浙江、江西、吉林、北京、江苏、山东、安徽等地。8~9月荚果由黄变褐色，割取地上部分，晒干，脱粒，扬净。生用。

【处方用名】 赤豆、小豆、红豆、红小豆、朱小豆、赤小豆。

【性味归经】 性凉，味甘。归心、脾、小肠经。

【功效与主治】 功效利水消肿，健脾益胃，解毒排脓。主治水肿，脚气，产妇缺乳，胃痛，肠痈或肠毒下血等。此外，本品尚可用于湿热黄疸，消渴，热淋等。

【临证运用禁忌】 1. 赤小豆利水消肿，最渗津液，故阴虚、气虚者不宜使用。

2. 赤小豆利尿作用较强，故水、电解质紊乱者慎用。

3. 赤小豆功效利尿，长期服用有伤津耗液之弊，故阴虚精滑，元气下陷，不能摄精者慎用；小便频数，大便燥结者慎用。

4.《随息居饮食谱》曰："蛇咬者百日内忌之。"

【用量用法】 一般用量 10 ~ 30 克，水煎服。

二、利尿通淋药

车 前 子

本品为车前科植物车前的成熟种子。全国各地均有分布。夏秋种子成熟时采收。生用或盐水炙用。

附：车前草 为车前子植物的全草，性味功效与车前子相似，又兼清热解毒之功。多用于治疗热毒痈肿等证，内服或鲜草捣烂外敷。水煎服，10 ~ 20 克；鲜品加倍。外用适量。

【处方用名】 车前子、车前仁。

【性味归经】 性微寒，味甘。归肝、肾、肺、小肠经。

【功效与主治】 功效利尿通淋，渗湿止泻，清肝明目，清肺祛痰。主治淋证，水肿，泄泻，目赤肿痛，目暗昏花，翳障，肺热咳嗽痰多等。

【临证运用禁忌】 1. 车前子性冷利寒滑，专走下窍，故内伤劳倦，阳气下陷，肾虚精滑及内无湿热者忌用。

2. 宫颈癌，早泄，帕金森病患者忌用。

3. 阴虚精滑，元气下陷，不能摄精者慎用；小便频数，大便燥结者慎用；缺铁性贫血，轻度烧烫伤患者忌用。

4. 车前子利尿作用较强，故水、电解质紊乱者慎用。

5. 过敏体质者慎用。

【临证炮制注意】 车前子生用，有效成分煎出较少，且煎出液较黏，会影响其他药的溶解；炒后其煎液不黏，有效成分易于煎出，也不影响其他药的溶解。

【煎服方法注意】 1. 车前子颗粒细小，直接煎煮混入药液，饮用时可刺激咽喉，造成不适感等，故宜用薄布包煎。

2. 车前子水煎后大部分颗粒完好，药中有效成分能否全部煎出，值得怀疑。故用车前子宜将其研末饮服，收效较捷。

【用量用法】 一般用量 10~15 克，水煎服。

【临证用药体会】 1. 车前子性滑，功擅清热利湿，为治淋证之要药，凡湿热下注膀胱所致之诸种淋证均可应用。根据病情轻重常与车前草、淡竹叶或木通、滑石、栀子、大黄等同用；治疗血淋每与生地黄、小蓟、藕节配伍；治疗石淋常与石韦、海金沙、金钱草同用；用于治疗白浊、白带，可与白蒺藜或苍术同用；用于水肿尿少，属脾虚者，一般配伍白术、茯苓、泽泻、冬瓜皮等，以健脾利湿消肿；病久肾虚者，可与牛膝、熟地黄、山茱萸、肉桂等共用；本品能利小便而实大便，对小便不利之水泻尤为适宜，单用有效，脾虚湿胜者配以白术；车前子能清泄肝热而明目，常配伍菊花、石决明、龙胆等共用；肝肾阴虚者，可与菟丝子、熟地黄配伍。因其具有清肺、祛痰、止咳之功，又用于治疗痰热咳嗽，常配以黄芩、瓜蒌仁、冬瓜仁等；咳而兼喘者，可与杏仁、桑白皮、葶苈子等清热泻肺、止咳平喘药合用。

2. 车前子具利尿通淋之功，但五子衍宗丸中亦见本品配伍用于治疗不孕、不育症，其作用机制是菟丝子、覆盆子偏于助阳，五味子过于涩精，枸杞子为阴柔之品，故用车前子小利，寓补而兼泄，寓闭而兼利，使精窍通、水窍开、精神健，以达益肾种子之效。

滑　石

本品为硅酸盐类矿物滑石族之滑石，主含含水硅酸镁成分，主要产于山东、江西等地。全年可采。研粉或水飞用。

【处方用名】 滑石、滑石粉、飞滑石。

【性味归经】 性寒，味甘、淡。归膀胱、肺、胃经。

【功效与主治】 功效利尿通淋，清热解暑，吸附水湿。主治热淋，石淋，尿热涩痛，暑湿证，湿温证，湿疮，湿疹，痱子。此外，还可作为小儿推拿的润滑剂。

【临证运用禁忌】 1. 滑石降泄，利尿，有伤津损阴之弊，故阴虚津少，肾虚滑精者，皆之不宜。如临床表现为口舌干渴，咽燥咽痛，舌质干红，干裂少津，苔少或无等症者，皆应忌用，以防利尿过多而更加重阴津丢失。

2. 滑石性寒，对于阳气不足者则所不宜，故临床表现为胃腹隐痛，喜温喜按，食欲不振，四肢不温，大便稀薄，或腹泻，消瘦畏寒等症者忌用，以防重伤其阳。

3. 滑石淡渗利湿，专事利尿清热，若小便自利清长，或夜尿增多，本品必在禁用之列；因肾阳不足，肾气不固的小便过多，尤当严禁使用。

4. 脾气虚弱，精滑及热病津伤者忌服。

5. 滑石滑利而性趋下坠，妊娠妇女服后，恐有堕胎流产之害，故应忌用。

【煎服方法注意】 滑石为粉末状药物，直接煎煮易引起药液混浊或沉于锅底，煮焦、煮煳，故宜用薄布包煎。

【用量用法】 一般用量 10～20 克，水煎服。外用适量。

【临证用药体会】 滑石能清膀胱湿热而通利水道，为治疗膀胱湿热之常用药物。治疗湿热蕴结、小便涩痛，常配木通、栀子、车前子等合用；治疗小便不利，砂淋、石淋，宜配伍海金沙、金钱草等共用；治疗血淋，可配以生侧柏叶、生车前草、生藕节，或加小蓟、琥珀、蒲黄等同用；湿热内蕴水肿者，则又常配茯苓、泽泻等，以助利水之功。本品既可利湿，又可清暑，常伍用茯苓、猪苓、藿香、厚朴、白蔻仁、陈皮等，以治疗暑湿、湿温之证。其又可清热收湿，敛疮止痒，可单味外用，或与煅石膏、炉甘石等份为末，撒布患处，用于治疗疮疹、痱子等皮肤疾患。

木 通

本品为木通科植物小木通、三叶木通或白木通和绣球藤的干燥藤茎。木通主要产于陕西、山东等地，三叶木通主要产于河北、山西等地，白木通主要产于西南地区。秋季采收，截取茎部，除去细枝，洗净，润透，切片，晒干。生用。

【处方用名】 木通、白木通、苦木通、三叶木通、川木通。

【性味归经】 性寒，味苦。归心、小肠、膀胱经。

【功效与主治】 功效利尿通淋，清泻心火，通经下乳。主治热淋涩痛，水肿，口舌生疮，心烦尿赤，经闭、乳少。此外，本品通过清湿热、利血脉，还可除痹痛。用于湿热痹证，症见关节红肿热痛者，可与秦艽、桑枝等配伍为用。

【临证运用禁忌】 1. 木通性极趋下而通利，擅长通经下乳，有损胎、堕胎之虞，故不适用于妇女妊娠者，为了避免事故发生，临床应禁用。

2. 木通利九窍，通血脉，大泄心肺之气，故气血两虚，老年患者，小儿，产后诸体质虚弱者不适宜使用。凡临床表现为气短乏力，面色苍白，自汗盗汗，心悸怔忡，二便坠胀，脉极虚细，舌质淡，苔白等症者皆属忌用范围。

3. 木通性擅滑利而寒，故肾阳虚衰，肾关不固，命门火衰者，不适宜使用。如临床表现为滑精无梦自遗，小便频多，腰酸膝冷，阳痿不举，女性宫寒不孕，白带清稀等症者皆忌用。

4. 木通味苦，性寒，损胃，尤能伤及脾胃之阳气，故脾胃虚弱者不适宜使用。如临床表现为胃纳不佳，消化不良，胃腹胀痛，得寒加剧，大便溏薄或泄泻等症者慎用。

5. 川木通功效利尿通淋，长期服用有伤津耗液，耗损人体正气之弊。故遗尿，精滑气弱，气弱津伤，汗多或小便过多者忌用；肾气虚，心气弱，口舌燥，无精，少精者忌用；缺铁性贫血，宫颈癌者忌用。

6. 帕金森病及骨质疏松者忌用。

7. 急性肾衰竭，慢性肾衰竭者禁用。

8. 儿童及年老体弱者慎用。

9. 应用木通时，忌食油腻生湿之物；忌食酸辣刺激性食物（如烈酒、原醋、辣椒），酸味水果（如李、杏等）。

【用量用法】 一般用量 3～6 克，水煎服；或入丸、散剂使用。

【临证用药体会】　1. 木通性通利而清降，上能清心肺之火，下能导小肠、膀胱之湿，为治湿热下注，淋漓涩痛之要药，常与车前子、滑石等同用；若用于治疗小便不利，水肿，脚气等，常配以桑白皮、茯苓、泽泻、猪苓等共用。本品擅导热下行而降心火，用于治疗心火上炎，口舌生疮，心烦尿赤等，每与生地黄、竹叶、甘草等同用。又能通经而下乳，亦可用于治疗产后乳汁不足，可与王不留行、穿山甲、动物蹄脚清炖，食肉饮汤；虽有此用，但因味苦，临床多用甘淡之通草代之。至于用于湿热痹痛，可与薏苡仁、桑枝、秦艽等配伍合用。

2. 历代本草所载之木通与关木通是两种不同的药材品种。关木通古代并不作药用，用于临床才不过 100 多年的历史，主要在我国东北地区习用，后来 1963 年《中国药典》也收载，并替代木通用于临床。近年大量国内外临床报道，关木通用量过大，服用过久，可导致上腹不适，呕吐，腹痛，腹泻等，或见全身水肿，尿少或无尿，肾功能异常，严重者可致急性肾衰竭而死亡。除此之外，关木通对心脏、肺脏亦有损害，如出现心律失常，肺纹理增粗等。为确保用药安全，我国有关部门已决定停用关木通。因此，临床处方时当注明所用的是川木通，切忌再用关木通。

通　草

本品为五加科植物通脱木的干燥茎髓。主要产于贵州、云南等地。多为栽培，秋季割取其茎，裁成段，趁鲜时取出茎髓，理直，晒干，切片。生用。

【处方用名】　通草、白通草。

【性味归经】　性微寒，味甘、淡。归肺、胃经。

【功效与主治】　功效利尿通淋，通气下乳。主治淋证，水肿，产后乳汁不下等。

【临证运用禁忌】　气阴两虚，内无湿热者及孕妇忌用。

【用量用法】　一般用量 2~5 克，水煎服；或入丸、散剂。

【临证用药体会】　1. 通草甘淡微寒，气味俱薄，具有降泄渗湿、清热利水之功，故常用于治疗小便不利，淋证涩痛，水肿，黄疸及湿温轻证；擅入肺、胃二经，能宣通上达，下乳通窍，故常用于治疗产后乳少，乳汁不下，目昏耳聋，鼻塞失声，经闭带下等证。用于治疗水湿内停，小便不利，水肿者，可与茯苓皮、泽泻、白术等配伍而用；若膀胱湿热，小便淋闭涩痛色赤者，可与滑石、石韦、冬葵果同用；用于治疗湿温病，湿与热蕴结气分，胸闷不畅，小便赤涩者，可与薏苡仁、白蔻仁、竹叶、滑石等相伍同用。用于治疗产后气血不足，乳少，乳汁不通者，可与猪蹄、穿山甲、川芎、当归等配伍共用，以增补虚下乳之功；若因风热外遏，气血内壅所致乳汁不下者，可与柴胡、青皮、赤芍、连翘等相配合用。用于治疗鼻塞不闻香臭者，可与细辛、附子、辛夷为末纳鼻，以收通关开窍之功。用于治疗妇女月经不调或经闭者，可与当归、桃仁、红花同用。

2. 通草的利尿作用较为平和，一般不作利尿的主要药物，其特点是能够清肺热。今之"木通"古称"通草"；今之"通草"，古称"通脱木"。阅读古籍时应加以注意，两者切不可混淆而谈。

地 肤 子

本品为藜科植物地肤的成熟果实。全国大部分地区有产。秋季果实成熟时采收，晒干，打下果实，除去杂质。生用。

【处方用名】 地肤子。

【性味归经】 性寒，味辛、苦。归肾、膀胱经。

【功效与主治】 功效利尿通淋，清热利湿，止痒。主治淋证，阴痒带下，风疹，湿疹等。

【临证运用禁忌】 1. 气虚、阳虚无湿热者忌服。

2. 阴虚火盛者慎单独使用。

3. 水、电解质紊乱者慎用。

4. 孕妇体弱及先兆流产者禁单味药久服。

5. 过敏体质者慎用。

【煎服方法注意】 宜用细布包煎。

【用量用法】 一般用量9~15克，水煎服。外用适量。

【临证用药体会】 1. 地肤子苦寒降泄，擅清利下焦湿热而通淋，常用于治疗膀胱湿热而致小便不利、淋漓涩痛，可配伍冬葵果、瞿麦、木通、车前子等共用。本品又能除皮肤湿热与风邪，且能使湿热之邪从小便而去，从而起到良好的止痒作用，因而成为用于治疗皮肤病的常用药物。用于治疗风疹、湿疹、皮肤瘙痒症等，多与白鲜皮、蝉蜕、黄柏等配伍合用。

2. 地肤子的利尿作用并不很强，用于治疗湿热淋证一般只作为辅助药物使用。对其作用，古代本草认为与黄柏有些相似，从治疗下焦病证来看，也的确如此。

3. 地肤子的主要作用是治疗瘙痒症，其通淋作用并不很强，一般也只作为辅助药物使用。我们常取地肤子、苦参、白鲜皮各 30 克，花椒 20 克，蛇床子、百部各 30 克，樟脑 10 克，冰片 5 克，煎汤外洗，用于治疗多种皮肤瘙痒症，获效颇佳。

海 金 沙

本品为海金沙科植物海金沙的成熟孢子。主要产于广东、浙江等地。秋季孢子未脱落时采割藤叶，晒干，搓揉或打下孢子，除去藤叶。生用。

附：海金沙藤 为海金沙的全草，性味功效与海金沙相似，清热解毒。除用于治疗淋证、水肿外，亦可用于治疗痈肿疮毒、痄腮、黄疸等。水煎服，15～30 克。外用适量，煎汤外洗或捣敷均可。

【处方用名】 海金沙。

【性味归经】 性寒，味甘、咸。归膀胱、小肠经。

【功效与主治】 功效利尿通淋，止痛。主治淋证，水肿等。

【临证运用禁忌】 1. 海金沙专于通利下行，故肾虚者慎用。

2. 海金沙淡渗利尿，长期服用有伤津耗液之弊，故小便不利及诸淋由肾阴不足所致者忌服。

3. 海金沙长期服用可损耗人体正气，故体虚尿频者忌用。

4. 肾阴亏虚者慎用。

【煎服方法注意】 海金沙为粉末状药品，直接煎煮易引起药液混浊或沉于锅底而煮焦、煮糊，宜薄布包煎。

【用量用法】　一般用量6～15克，水煎服；或入丸、散剂。

【临证用药体会】　海金沙甘淡利尿，寒可清热，其性下降，擅泻小肠、膀胱血分湿热，功专利尿通淋，主治淋证；其中，沙石淋者为首选要药。可用海金沙研末服用，取其治疗下部淋证，有"釜底抽薪"之义。现将海金沙作为治疗尿道结石的首选药物。由于结石可导致疼痛，所以又说其为治疗诸淋之要药。

石　韦

本品为水龙骨科植物庐山石韦、石韦或有柄石韦的叶。前两种称为"大叶石韦"，后一种称为"小叶石韦"。各地普遍野生。主要产于浙江、湖北等地。全年皆可采收，切段。生用。

【处方用名】　石韦。

【性味归经】　性微寒，味甘、苦。归肺、膀胱经。

【功效与主治】　功效利尿通淋，清肺止咳，凉血止血。主治淋证，肺热咳喘，血热出血等。

【临证运用禁忌】　1. 石韦清热利湿，故阴虚及无湿热者忌服。

2. 石韦功效利水通淋，长期服用有伤津耗液，耗损人体正气之弊。故阴虚、气虚及无湿热者忌服。

3. 心脏病者慎用。

【用量用法】　一般用量6～15克，大剂量用30～60克，水煎服。

【临证用药体会】　1. 石韦用其叶，而叶片背面有毛，入药需刷去叶背毛茸。现今化学分析，叶背毛茸与石韦所含的化学成分是一致的，且水煎时毛茸不易脱落，少量毛茸也不会引起咳嗽，故现在临床并不强调要去除毛茸。

2. 石韦乃治疗血淋之要药，单用即能获效。根据其止血作用，也可用其治疗崩中漏下，将其研末服。虽然具有清肺止咳作用，但并不多用。

冬　葵　果

本品为锦葵科植物冬葵的干燥成熟果实。多为栽培，全国各地皆产。夏秋季果实成熟时采收，除去杂质，阴干。生用或捣碎用。

【处方用名】　冬葵果、冬葵子。

【性味归经】　性凉，味甘、涩。归大肠、小肠、膀胱经。

【功效与主治】　功效利尿通淋，通乳消肿，润肠通便。主治淋证，水肿，乳汁不通，乳房胀痛，肠燥便秘等。

【临证运用禁忌】　1. 冬葵果属寒润滑利之品，故脾虚便溏者忌服。

2. 冬葵果利水滑肠，有伤津耗气之弊，故阴虚津液耗伤者及气虚无实邪者忌用。

3. 冬葵果寒凉滑利，能滑胎催生，故孕妇及先兆流产者慎用。

【用量用法】　一般用量6～15克，水煎服。

【临证用药体会】　1. 冬葵果甘寒性滑，擅利小便，为诸淋所常用。若热结膀胱，小便淋沥赤涩而痛，可配伍清热通淋药物；用于治疗砂淋、石淋，常伍用清热利尿化石之品；用于治疗水肿，小便不利，可与渗湿利水药物共用；对于大便不通，每与润肠通便之品同治；至于乳汁不行，则与通经下乳等药并举。

2. 冬葵果若按常规用量使用，则较为安全，但有个别患者服用含冬葵果的汤药后可出现复视、精神极度兴奋、幻觉，停药后则消失。

灯 心 草

本品为灯心草科植物灯心草的干燥茎髓。主要产于江苏、四川、云南、贵州等地。野生或栽培。夏末至秋季割取茎部，晒干，取出茎髓，剪段，晒干。生用或制用。

【处方用名】　灯心草。

【性味归经】　性微寒，味甘、淡。归心、肺、小肠经。

【功效与主治】　功效利尿通淋，清心降火。主治淋证，心烦不寐，口舌生疮等。

【临证运用禁忌】　1. 灯心草性专通利，故气虚、虚寒者忌用。

2. 下焦虚寒，小便不禁者忌用。

3. 虚脱者不宜使用。

4. 由寒邪而引起之小便不禁者勿服。

5. 心气虚者禁用。

【用量用法】 一般用量 1 ~ 3 克，水煎服；或入丸、散剂。外用适量。

【临证用药体会】 灯心草既可清心除烦，又可利尿泄热，以导心火下降，故常用于治疗心烦失眠，小儿夜啼，咽痛，口疮等证。本品性味甘淡微寒，淡能渗湿，寒可清热，故能清热利水通淋，而用于治疗水肿、热淋、小便不利及湿热黄疸诸证。用于治疗心火上扰，心烦不寐者，可单用，亦可与茯苓、朱砂等配伍而用；用于治疗小儿发热夜啼，甚至惊抽者，可与钩藤、薄荷、蝉蜕、淡竹叶等同用。由于本品质轻力薄，故多人复方中作为佐使药应用。用于治疗身面水肿，小便不利者，可与茯苓、泽泻、薏苡仁等配伍同用。用于治疗下焦湿热，小便淋沥涩痛者，可与淡竹叶、车前子、木通等共用。用于治疗湿热黄疸，身黄、目黄、小便黄赤者，可与茵陈、栀子等同治。此外，本品尚有清热降火之功，可外用治疗疔咽喉肿痛，口舌生疮，创伤出血等。

三、利湿退黄药

茵　陈

本品为菊科植物滨蒿或茵陈蒿的地上部分。主要产于陕西、安徽等地。春季采收的习称"绵茵陈"，秋季采割的习称"茵陈蒿"。除去杂质及老茎，搓碎或切碎。生用。

【处方用名】 茵陈、茵陈蒿、绵茵陈、嫩茵陈。

【性味归经】 性微寒，味苦、辛。归脾、胃、肝、胆经。

【功效与主治】 功效利湿退黄，解毒疗疮。主治湿热黄疸，湿疮，湿疹等。

【临证运用禁忌】 1. 茵陈为治疗黄疸主药，但非因湿热引起的发黄，如蓄血发黄、血虚发黄等证皆忌服。内伤发黄者亦应忌用。

2. 传统中医学认为，茵陈过用损伤正气，故气血两虚，浊邪瘀阻的女劳疸疸者则不宜使用。

3. 无湿气者禁用。

【用量用法】 一般用量 10～30 克，水煎服。外用适量，煎汤熏洗。

【临证用药体会】 1. 茵陈为清热利湿、退黄之佳品，历来为用于治疗黄疸之要药。用于治疗湿热郁蒸，小便黄赤，身目皆黄的湿热"阳黄"，多与栀子、大黄配伍；若湿重于热，小便不利显著者，可与茯苓、猪苓、泽泻等共用；用于寒湿瘀滞，胆汁外溢以致黄色晦黯的寒湿"阴黄"，多配伍附子、干姜、白术等。本品除用于治疗黄疸外，其疏肝利胆之功，亦可用于治疗胆囊炎，胆道蛔虫病等。因其利湿又能清热解毒，故又常用于治疗湿疮，湿疹瘙痒等。

2. 张仲景《伤寒论》所载茵陈蒿汤中的茵陈要求先煎，主要是去其轻扬外散之气，以厚其味，使其专于苦降，不使达表而直人于里，以利湿热从小便排出，则黄疸自去。

虎 杖

本品为蓼科植物虎杖的根茎和根部。主要产于江苏、山东等地。春秋季采收，洗净，切段或厚片，晒干。生用或鲜用。

【处方用名】 虎杖、虎杖根、阴阳莲。

【性味归经】 性微寒，味微苦。归肝、胆、肺经。

【功效与主治】 功效利湿退黄，清热解毒，活血化瘀，化痰止咳，泻热通便。主治湿热黄疸，淋浊，带下，水火烫伤，痈肿疮毒，毒蛇咬伤，经闭，癥瘕，跌打损伤，肺热咳嗽，热结便秘等。

【临证运用禁忌】 1.《药性论》曰："有孕人勿服。"

2. 妇女月经期间忌用。

3. 过敏体质，血小板减少或出血倾向者慎用。

4. 虎杖有泻下的作用，故有腹泻病史者应慎用。

【煎服方法注意】 煎前用清水浸泡。

【用量用法】 一般用量 10～30 克，水煎服。外用适量。

【临证用药体会】 虎杖的作用与大黄极为相似，两者常同用。在治疗黄疸时，可单用。临床亦可相互代用。虎杖的根可做冷饮料，具有清凉解暑的特点；嫩茎可当蔬菜食用。现在有人用虎杖降血糖，降血脂，对外伤出血也有用，内服对上消化道出血也有止血作用。对于无名肿毒，毒蛇咬伤，水火烫伤，跌打损伤等，可取虎杖鲜品，经捣烂后局部外敷；或取细药末以鸡蛋清或醋调匀后，涂敷患处。

温 里 药

以温里，祛寒，止痛为主要功效，用于治疗里寒证的药物，称为"温里药"，又称为"祛寒药"。部分药物兼有行气，降逆，止呕，燥湿，杀虫，止痒等功效。凡脾胃虚寒证，寒凝肝脉证，肾阳亏虚证，心肾阳虚证，肺寒痰饮证，亡阳证，实热证，阴虚火旺证，津血亏虚证者，皆忌用；孕妇慎用。

附 子

本品为毛茛科植物乌头子根的加工品。主要产于四川、湖北等地。6 月下旬至 8 月上旬采挖，加工炮制成盐附子、黑附片（黑顺片）、白附片等，供临床使用。

【处方用名】 制附片、制附子、黑附子（片）。

【性味归经】 性大热，味辛、甘，有毒。归心、肾、脾经。

【功效与主治】 功效回阳救逆，补火壮阳，散寒止痛。主治亡阳证，阳虚诸证，寒凝诸痛等。

【临证运用禁忌】 1. 附子辛热燥烈，易伤阴助火，损津耗液，故阴虚阳亢，症见口燥咽干，眩晕失眠，潮热盗汗，五心烦热，午后颧红，尿少色黄，大便干结，舌红少苔，脉细数者，属禁用之列。

2. 附子秉性纯阳，味辛气温，火性迅发，无所不及，仅适宜于阴寒内盛之证。倘若真热假寒，症见身虽大寒而反不欲近衣，口渴而喜饮，胸腹灼热，按之灼手，脉滑数有力，苔黄燥起刺者，断不可误用本品。

3. 附子其性大热，有毒，温热诸证者禁用。如症见发热而不恶寒，汗出而热不退，疮疔红肿，口渴饮冷，心悸躁烦，舌质红，苔黄，脉数者，应禁用本品，以免以热助热，致使病情加重。

4. 本品禁用于孕妇的理由有二：一是其性辛温而大热，用于妊娠妇女多热体质者，害处不少；二是附子有毒，恐对胎儿造成危害。

5. 附子为温散寒邪之猛药，温而损液，辛散伤血，故阴血虚者，附子不能补益，故当慎用；对血液衰少者又见阳衰者，附子则切不可单用，且剂量不可过大，宜配伍大剂量的人参、黄芪、当归、白芍方可。

6. 白内障，牙周病，鼻窦炎，单纯性鼻炎，鼻衄，肺结核尘肺，血小板减少性紫癜，喉癌，甲状腺癌，肺癌，胰腺癌，失眠，心脏神经官能症，脑动脉硬化者，急性细菌性痢疾患者皆忌用。

7. 抑郁症者及血管性头痛者慎用。

【煎服方法注意】 为了保证用药安全，在入煎剂时应久煎，以减其毒，一般宜先煎 30~60 分钟，剂量加大时，煎煮时间还应增加，至口尝无麻辣感为度。

【用量用法】 附子入药一般宜制用。《中华人民共和国药典》（1995 年一部）规定为 3~15 克，其中毒剂量为 15~30 克。其中毒剂量与常规用量非常接近，尤其对机体敏感的患者，故宜严格控制附子用量，必须从小剂量开始，逐渐增加其使用剂量，避免开始就从常规剂量之高值使用。

【临证用药体会】 1. 附子辛甘大热，燥烈迅发，走而不守，温通开散，彻里彻外，能通行十二经，温壮命门之火，峻补元阳，逐在里之阴寒，散经脉之寒湿。因此，本品为回阳救逆，驱散阴寒，挽救危亡之无可取代之药物。临证施治，回阳救逆每用生附子以收捷效，治其他病证多用熟附子，一般用量 3~15 克；但如慢性肾病及重症肌无力等某些疾病亦有用至 20~90 克，甚至量更大者。不过，必须辨证准确，而且宜从小量渐加，切不可贸投大剂。并应配以补益阴血药物，既能于阴中求阳，又防燥烈伤阴。

2. 附子为强而有力的温补肾阳药物，但现在的中药书籍皆记述本品"温肾助阳"或"补火助阳"。我们认为，在这里首先要明确一下助阳、补阳、壮阳三者的不同区别。"助阳"，其功效不强，多是针对一些功效平和之品而言的，如菟丝子、沙苑子等；"补阳"，包括补心阳、脾阳、肾阳，附子主要功效的部位是肾阳，显然对此用补阳并不十分恰当；"壮阳"，主要针对的是肾阳，并且功力强才能说是壮阳，而附子恰恰就是温补功力很强的药物，在功效表述方面就应该使用"壮阳"术语。因此我们认为，附子的这一功效应该是"温肾壮阳"或"补火壮阳"。

3. 附子是一味治病救人之良药，用之得当，则屡治大病。但附子有毒，尤其生附子有大毒，这是客观存在的事实。过去在中药房中备有生附子，后来因为用法、煎法、用量不当，常常发生中毒事故，近年中药房用的都是制附子，生附子已被禁用。清代医家柯韵伯曾说："今之畏事者，用乌、附数分，必制熟而后敢用，更以芩、连监制之，焉能挽回危证哉。"附子祛寒止痛，生用较制用疗效好得多。因为附子的抗炎、镇痛的主要成分为乌头碱、次乌头碱等，这些成方经炮制、久煎，则分解为抗炎作用较弱的苯甲酰基乌头原碱类衍生物。附子用于抗炎止痛，生用最好，煎煮时间不宜太长。但是附子的毒性之大小，与产地、品种、剂量密切相关，临床追求疗效还必须保证安全，具体的剂量、煎煮时间应严格掌握，以防发生中毒事故。

干 姜

本品为姜科植物姜的干燥根茎。皆系栽培。主要产于四川、广东等地。冬季采收。生用。

【处方用名】 干姜。

【性味归经】 性热，味辛。归脾、胃、肾、心、肺经。

【功效与主治】 功效温中散寒，回阳救逆，温肺化饮。主治脾胃寒证，亡阳证，寒饮喘咳等。

【临证运用禁忌】 1. 干姜性热，其温阳之力猛而强悍，故温热内盛诸证断不可使用。如风温初起，发热恶寒，汗出咽痛；或阳明经证，壮热，大汗，大渴，脉象洪大；或阳明腑证，痞、满、燥、实、坚，苔黄脉实者；或热入营血神昏谵语，斑疹红赤等症者，皆当禁用，以免助热生变。

2. 干姜味辛而散，性热而燥烈，大有伤津助火之弊，故阴液虚耗，津液不足，火升、火旺者，不可用。如临床表现为潮热，盗汗，干咳少痰，或口舌干燥，阳强易举，遗精早泄，或心烦易怒，舌红少苔，脉细数等症者当忌用。

3. 干姜味大辛而热，散而耗损气血，对孕妇及胎儿皆为不利，故应忌用。

4. 干姜性热，故小儿夏季热病，小儿肺炎急性期，风热型感冒，鼻窦炎，中暑，神经衰弱，麻疹病，脂溢性皮炎，阴囊湿疹，泌尿系感染及更年期患者皆不宜服用。

5. 脑动脉硬化症者，白内障患者，忌用。

6. 牙周病，鼻衄，咯血，尘（矽）肺，血小板减少性紫癜，血管性头痛，喉癌，甲状腺癌，肺癌，胰腺癌及肛裂者皆忌用。

7. 抑郁症者慎用。

【用量用法】 一般用量 3～10 克，水煎服。

【临证用药体会】 生姜、干姜、炮姜三药，同出一物，虽均为姜，然由于加工炮制之异，其性味功效有别：生姜用鲜品，性温味辛，以发散外寒见长，又兼止呕，风寒表证及呕吐多用；干姜为母姜的干燥品，性热味辛，走散之力已减，温中之力增强，乃脾胃寒证之要药，又可回阳温肺化饮；炮姜经过火制，辛味减退，却添苦涩之味，擅长温经止血，虚寒出血证多用。故前贤留有"生姜走而不守，干姜能走能守，炮姜守而不走"之评述，医者临床用时是当细细揣摩。

肉　桂

本品为樟科常绿乔木肉桂的干燥树皮。主要产于广西、广东等地。多于秋季剥皮，阴干。生用。

【处方用名】 肉桂、官桂、板桂、桂心。

【性味归经】 性热，味辛、甘。归肾、脾、心、肝经。

【功效与主治】 功效补火壮阳，散寒止痛，温经通脉，引火归原，鼓舞气血生长。主治阳虚诸证，寒凝诸痛，虚阳上浮，增强补气血药物功效。

【临证运用禁忌】 1. 肉桂辛温助热，命门火旺，温热病，中暑，津伤血燥，阴虚内热，失血之证，血热妄行有出血倾向者不宜使用。

2。肉桂性辛而散，能破血，故能堕胎，孕妇当忌用。若孕妇证候所需用时，须用火焙过方可使用。

3. 肉桂性大热，有伤津耗液之弊，故外感风热或温热，阴虚有热，热病伤津，血虚内燥，痰嗽咽痛，产后血热，精血亏少，肝火旺盛，小儿夏季热，痤疮病，阴囊湿疹，水痘病，肺结核及甲状腺功能亢进症者皆不宜服用。

4. 脑动脉硬化症者，白内障患者忌用。

5. 哮喘合并进行期肺结核或心功能代偿不全及高度衰弱者慎用。

6.《得配本草》曰：肉桂"痰嗽咽痛、血虚内燥、孕妇、产后血热，四者禁用"。

7.《名医别录》云：肉桂"得人参、甘草、麦门冬、大黄、黄芩，调中益气；得柴胡、紫石英、干地黄，疗吐逆"。

8.《本草通玄》谓：肉桂"忌见火"。

9.《本草求真》载：肉桂"精亏血少，肝盛火起者切忌"。

10.《本草经疏》载："血崩血淋尿血，阴虚呕血咯血，鼻衄齿衄，汗血，小便因热不利，大便因热燥结，肺热咳嗽，产后去血过多及产后血虚寒热，阴虚五心烦热，似中风口眼歪斜，失音不语，语言謇涩，手足偏枯，中暑昏晕，中热腹痛，妇人阴虚少腹痛，一切温病热病头痛口渴，阳证发斑发狂，小儿疹症腹痛作泻，痘疮血热干枯黑陷，妇人血热经行先期，妇人阴虚内热经闭，妇人阴虚寒热往来，口苦舌干，妇人血热经行作痛，内热外寒，中暑泻利，暴注如火热，一切滞下纯血，由于心经伏热，肠风下血，脏毒便血，阳厥似阴，梦遗精滑，虚阳数举，脱阴目盲等三十余证，法并忌之。"

【煎服方法注意】　煎服宜后下或焗服，以避免油性有效成分挥发。

【用量用法】　一般用量2~5克，水煎服。

【临证用药体会】　1. 阴虚为糖尿病的基本病机，但若过服寒凉或久病阴损及阳，可出现阴阳两伤之证。因此，在注重滋阴的同时，也要注意扶阳，可选用肉桂。肉桂可使命门火复，膀胱气化得行，肺津得布，而使消渴之证易愈。但其用量宜小，以3克以下为宜，多则有燥热伤阴之弊。治糖尿病口渴引饮，以六味地黄汤方剂中加肉桂0.9～2克，煎水1～2暖瓶，代茶水饮用，常收良效。

2. 肉桂性纯阳温散，擅补命门之火，益阳消阴，并能引火归原，为治命门火衰及虚阳上浮之要药；又擅温脾胃、散寒邪，为用于治疗脾胃虚寒及脾肾阳虚之常用药物。因其散血分阴寒而温通经脉之功尤胜，又为用于治疗寒凝血滞诸痛，风湿痹痛、经闭及胸痹心痛常用之品。其性甘热，具助阳补虚，旺盛气血之功效，可治内托气虚血亏，气血虚寒之阴疽，脓肿不溃或溃久不敛之症。此外，还能用于治疗霍乱，泻痢，又具杀虫，镇静等作用。

3. 因肉桂其性偏热，许多医家由于受到《内经》"用温远温，用热远热"等因时制宜思想的影响，致有春夏禁服肉桂之说出现。须知三因制宜只是临证施治的因素之一，临床用药仍以辨证为主，如药证相合，不当为此禁而所拘，只须谨慎而用之即可。

小 茴 香

本品为伞形科植物茴香的干燥成熟果实。全国各地皆有栽培。秋季果实初熟时采集。生或盐水炙用。

附：八角茴香 为木兰科植物八角茴香的成熟果实。又称大茴香、八角。主要产于亚热带地区。生用或盐水炒用。性味、功效与小茴香相似，但功力较弱，主要用作食物调味品。用量用法与小茴香相同。

【处方用名】 小茴香、茴香。

【性味归经】 性温，味辛。归肝、肾、脾、胃经。

【功效与主治】 功效散寒止痛，理气和胃。主治疝气痛，痛经，中焦寒凝气滞证等。

【临证运用禁忌】 小茴香味辛，性温，故热证及阴虚火旺者忌用。

4. 小茴香香味很浓，主治疝气，治胃病相对较为少用。由于其香气太浓，入煎剂时，有一股刺激味。

【煎服方法注意】　宜用细布包煎。

【用量用法】　一般用量 3~6 克，水煎服。外用适量。

【临证用药体会】　小茴香擅长温中散寒，且能行气止痛，为用于治疗寒疝腹痛，睾丸偏坠胀痛之佳品。此外，取其散寒行气止痛之功，配以红花、桃仁、川芎等活血化瘀药，可用于治疗寒邪凝滞血脉之月经不调及痛经等。

丁　香

本品为桃金娘科常绿乔木丁香的干燥花蕾，习称公丁香。我国广东、海南等地也产。通常于当年 9 月至次年 3 月，花蕾由绿转红时采收。生用。

附：母丁香　为丁香的近成熟果实，又称鸡舌香。性味功效与公丁香相似，但气味较淡，功力较逊。用量用法与公丁香相同。

【处方用名】　丁香、公丁香。

【性味归经】　性温，味辛。归脾、胃、肺、肾经。

【功效与主治】　功效温中降逆，散寒止痛，温肾助阳。主治胃寒呕吐，呃逆，脘腹冷痛，阳痿等。

【临证运用禁忌】　1. 丁香不宜用于热证，以及热盛生火之证，如若误用，则可使病情加重。

2. 脾胃有热之呕吐，呃逆，腹泻等症忌用。

3. 胃津不足，中焦燥热者，亦不宜使用。

4. 阳热诸证及阴虚内热者禁服。

5. 气血双盛者勿服。

6. 扁桃体炎，胃出血，脑出血者忌服。

7. 丁香有呼吸抑制的作用，故哮喘病患者慎用。

【用量用法】　一般用量 1~3 克，水煎服；或入丸、散剂。外用适量。

【临证用药体会】　1. 丁香辛温芳香，能温暖脾胃，降泄逆气，为治疗虚寒呃逆之要药。凡胃冷腹痛，呕哕吐泻，以及阳痿阴冷等证皆可使用。言其用，诚以止呃逆为要，每与柿蒂配用；至于温肾助阳仅有相佐之效，并无主帅之功，故历代本草记载颇少。

2. 《中国药典》已将丁香与郁金的配伍禁忌列入其中。关于丁香与郁金不宜配伍的问题，一直是重要配伍禁忌的热门话题之一。按其原意，是丁香不能与郁金相配伍，否则丁香的功效会因郁金的影响而减弱，但不少医家不支持这个说法。其依据是临床上将丁香与郁金相互配伍使用，并未发生不良反应，甚至认为非但不影响疗效，反而会提高疗效。两味药物配伍可能有协同作用等，以否定"十九畏"的传统记载，但由于尚缺乏现代药理研究成果的支持，目前还处于探索之中。临床使用时，应在谨慎观察中进行，否定或肯定丁香与郁金的配伍禁忌，现在都还为时过早。

高 良 姜

本品为姜科植物高良姜的干燥根茎。主要产于广东、广西等地。夏末至秋初采挖。生用。

附：红豆蔻　为姜科植物大高良姜的果实。性温，味辛。归脾、胃经。具有温中散寒，行气止痛的功效。用于治疗寒湿所致的脘腹冷痛、呕吐、泄泻、不欲饮食等。亦可研末掺牙，用于治疗风寒牙痛。入汤剂，常用量3~6克。阴虚有热者忌用。

【处方用名】　高良姜、良姜。

【性味归经】　性热，味辛。归脾、胃经。

【功效与主治】　功效散寒止痛，温中止呕。主治脘腹冷痛，胃寒呕吐等。

【临证运用禁忌】　1. 伤暑霍乱，火热作泻，心虚作痛者禁服。

2. 阴虚火旺有热者忌服。

3. 肝胃火盛，腹痛呕逆者忌用。

4. 胃燥津枯者忌用。

5. 《本草经疏》曰：高良姜"胃火作呕，伤暑霍乱，火热注泻，心虚作痛，法咸忌之"。

6. 孕妇慎用。

【临证炮制注意】　《本草纲目》云："宜炒过入药，亦有以姜同吴茱萸、东壁土炒过入药用者。"

【用量用法】 一般用量 3～10 克，水煎服。

【临证用药体会】 高良姜具芳辣温散之性，能温脾暖胃，散寒凝，行气滞，止疼痛，故常用于治疗脾胃寒凝气滞，脘腹冷痛，呕吐等证。《大同药物学》评曰："良姜浑朴不雕，得天独厚，老而愈辣，如果沉寒痼冷，阴凝寒毒大证，用干姜不如用良姜。神经性卒中，属阴寒之气上冲及阴寒凝泣，而气不上达者，亦用干姜不如用良姜。干姜杀虫，故泻心汤、乌梅丸等用之。新说伤寒霍乱病菌，遇良姜则感强烈之刺激而死，是杀虫用干姜亦不如用良姜。唯良姜辛温燥烈，虽无毒而近毒，并非日用不撤常食之品。"可谓评价精当确切。

花 椒

本品为芸香科落叶灌木或小乔木青椒或花椒的干燥成熟果皮。以四川产者为佳。秋季采收。生用或炒用。

附：椒目 为花椒的种子。性寒，味苦。归肺、肾、膀胱经。具有利水消肿，降气平喘的功效。用于治疗水肿胀满，痰饮咳喘等。水煎服，3～10 克。

【处方用名】 花椒、川椒、蜀椒。

【性味归经】 性热，味辛，有小毒。归脾、胃、肾经。

【功效与主治】 功效温中止痛，杀虫止痒。主治中寒腹痛，虫积腹痛，湿疹，阴痒等。

【临证运用禁忌】 1. 花椒味辛，性温，易于动火，故阴虚火旺，实热者忌服。

2. 《随息居饮食谱》曰："多食动火堕胎。"故孕妇及先兆流产者慎用。

【临证炮制注意】 《雷公炮炙论》载："凡使蜀椒，须去目及闭口者，不用其椒子。先须酒拌令湿，蒸，从巳至午，放冷，密盖，四畔无气后取出，便入磁器中，勿令伤风。"

【用量用法】 一般用量 3～6 克，水煎服。外用适量，煎汤含漱、熏洗或研末调敷。

【临证用药体会】 1. 花椒温中散寒，尤擅止痛，与干姜、人参配伍，治疗中气虚寒，腹痛呕吐；与苍术、肉豆蔻配伍，治疗寒湿伤中或夏伤暑湿之泄泻；杀虫，尤擅驱蛔，多与乌梅相伍；麻醉止痛，各种牙痛可用；协生地黄，调养真元；配茯苓，可补益心肾；伍茴香，治疗久泻。

2. 如果用舌尝花椒时，会有一种很强烈的麻味，但在中药五味中一般不说花椒具有麻味，文字表达为辛味。在中药理论里，将麻味归入到辛味中来，花椒是其代表。

荜 茇

本品为胡椒科植物荜茇的干燥近成熟或成熟果穗。产于广东、云南等地。9～10月份果穗由绿变黑时采收，除去杂质，晒干。生用。

【处方用名】 荜茇。

【性味归经】 性热，味辛。归胃、大肠经。

【功效与主治】 功效温中散寒，下气止痛。主治呕吐，呃逆，泄泻，胃痛，腹痛等。此外，以本品配胡椒研细末，填塞龋齿孔中，可用于治疗龋齿疼痛。

【临证运用禁忌】 荜茇味辛，性热，故实热郁火，阴虚火旺者忌服。

【用量用法】 一般用量1.5～3克，水煎服。外用适量。

【临证用药体会】 荜茇用于治疗脾胃阳虚所导致的久寒积冷，脘腹疼痛，肠鸣泄泻，常配以高良姜、干姜、肉桂等；用于治疗胃寒呕吐，可与生姜、陈皮、半夏等配伍；用于治疗大肠虚冷滑泄不止，常与诃子、肉豆蔻、干姜等共用；用于治疗寒邪外受，火郁于内所致之偏头痛、牙痛，可与细辛、升麻、大黄等伍用。外用，治偏头痛可单用为末吹鼻；治牙痛可与胡椒、细辛等研细末，涂患处；治鼻渊鼻塞流涕，常研细末吹鼻，取其辛香走窜之性而通鼻窍。

细 辛

本品为马兜铃科植物辽细辛、华细辛的带根全草。辽细辛主要产于黑龙江、吉林、辽宁；华细辛主要产于山东、安徽、浙江、江西、河南、湖北、陕西、四川。每年9月中旬挖出全部根系，去掉泥土，1～2千克捆成1把，放阴凉处阴干后打包入库。

【处方用名】　少辛、小辛、细辛、细条、绿须姜、独叶草、金盆草、万病草。

【性味归经】　性温，味辛，有小毒。归肺、肾、心经。

【功效与主治】　功效散寒祛风，止痛，温肺化饮，通窍。主治风寒表证，头痛，牙痛，风湿痹痛，痰饮咳喘，鼻塞，鼻渊，口疮等。

【临证运用禁忌】　1. 细辛性温而近热，加上其辛散，走而不守之性，有伤津耗阴之弊，故阴虚阳亢，火性上炎者，断不可用。如临床表现为头目红赤，头胀头痛，口燥咽干，盗汗潮热，心烦失眠，心悸心慌，以及脉细弦数，舌苔黄，或苔少或无，舌质红赤，少津等症者，当禁用。

2. 细辛味辛，有浓烈的香散之性，擅长祛风解表散寒发汗，宜用于外感风寒之实证者，但凡气虚，卫外不固之自汗者所不宜。临床虽有畏风畏寒，或头痛，身痛，动则自汗不止，气短乏力，脉细弱无力，舌质淡等症者，亦当忌用，以免过散耗气。

3. 细辛有散寒止痛之功，对于阴寒伤阳之头痛有较好疗效。对于血虚失养之头痛，细辛又并非所适宜，故头痛又伴有面色不华，唇甲淡白，气短，头晕目眩，舌质淡白，脉细数等症者当忌用。

4. 细辛擅长温肺化饮，宜于寒饮伏肺，咳喘痰多而清稀者，但对肺热咳嗽者当忌用，如临床表现为咳嗽痰黄稠浓，或发热口渴，胸闷胸痛，或咽痛红肿，脉数有力，苔黄质红者则不可用，以免助热生变。

5. 细辛对肾脏有一定毒性，故肾功能不全者忌用。

【临证炮制注意】　《雷公炮炙论》曰："凡使细辛，一一拣去双叶，服之害人。须去头土了，用瓜水浸一宿，至明漉出，曝干用之。"

【煎服方法注意】　入汤剂宜久煎。细辛全草经不同煎煮后，煎液中两种毒性成分含量随煎煮时间增加而降低，且煎剂中有效成分甲基丁香酚含量下降速度较黄樟醚慢，所以经煎煮30分钟后，煎剂中还保存着一定量的有效成分甲基丁香酚，而有毒成分黄樟醚的含量则已大大下降。

【用量用法】 《中华人民共和国药典》（1995年一部）规定为
1～3克。细辛对肾脏有一定毒性，故肾功能不全者应慎用。按中医传统
用药经验，有细辛剂量"不过钱"之说。经过复习古书记载与对本草
考证及当今的临床应用，认为"细辛不过钱"，本指"单味粉末"而
言。据近代分析，认为细辛的毒性与其挥发油及黄樟醚有关，而细辛挥
发油及黄樟醚含量会受煎煮时间增长而降低，因而其用量与剂型有关，
还与病情有关。不少医生指出，细辛煎服时剂量可加大，并指出重用细
辛可治急难重症，包括咳喘、头痛、眼疾、心包炎、髋关节结核、肠道
疾患、冠心病等。

理 气 药

凡以行气止痛，疏理气机为主要功效，用于治疗气滞或气逆证的药
物，统称为"理气药"，又称为"行气药"。尚由于药物性能不同，分
别具有理气健脾，疏肝解郁，理气宽胸，破气散结等功效。适用于脾胃
气滞证，肺气壅滞证，肝气郁滞证。气阴不足者慎用。

陈 皮

本品为芸香科植物橘橘的成熟果实的果皮。主要产于广东、福建、
浙江等地。秋季果实成熟时，收集干燥果皮切丝或炒焦备用。入药以陈
久者佳，故称"陈皮"。生用或炒用。

附：橘络 为橘的果皮内的筋络。性平，味甘、苦。归肝、肺经。
具有行气通络，化痰止咳的功效。主治痰滞经络之咳嗽痰多，胸胁作痛
等。水煎服，3～5克。

附：橘核 为橘的成熟种子。性平，味苦。归肝经。具有理气，散
结，止痛的功效。主治疝气痛，睾丸肿痛及乳房结块等。水煎服，
3～10克。

附：橘叶 为橘树的叶。性平，味苦、辛。归肝经。具有疏肝行
气，消肿散结的功效。主治胁痛、乳房结块或乳痈等。水煎服，

6~10克。

附：**橘红** 为芸香科植物橘及其栽培变种的外层果皮。性温，味辛、苦。归肺、脾经。具有散寒燥湿，理气化痰，宽中健胃的功效。主治咳嗽，痰多气逆，恶心呕吐，胸脘痞胀。水煎服，3~9克。

附：**化橘红** 为芸香科植物化州柚的未成熟或近成熟的干燥外层果皮。前者习称"毛橘红"，后者习称"光七爪、光五爪"。性温，味辛、苦。归肺、脾经。具有散寒，燥湿，利气，消痰的功效。主治风寒咳嗽，喉痒痰多，食积伤酒，呕恶痞闷。水煎服，3~6克。与上述橘红比较，现临床用化橘红者为多。

【处方用名】 陈皮、橘皮、广陈皮、新会皮。

【性味归经】 性温，味辛、苦。归脾、肺经。

【功效与主治】 功效理气健脾，燥湿化痰，降逆止呕。主治脾胃气滞，湿痰证，寒痰证，呕吐，呃逆等。

【临证运用禁忌】 1. 痘疹灌浆时禁用。

2. 阴虚燥咳及呕血者忌用。

3. 亡液，自汗，气虚，呕血及失眠者忌用。

4. 有消化系统疾病者慎用。

【煎服方法注意】 陈皮含有挥发油，忌久煎。水煎过久，可破坏有效成分而影响药力。

【用量用法】 一般用量3~10克，水煎服。

【临证用药体会】 1. 橘皮自古以来应用陈久者良，故名陈皮。之所以用陈者，是因为新鲜橘皮味较辛辣，气燥而烈，经放置后的橘皮辛辣之味比较缓和，行而不峻，温而不燥，故临证多用陈久者。橘皮擅长理气调中，燥湿化痰，取其理气调中之功，用于治疗脾胃气滞诸证，若陈久者则可达到行气而不耗气之目的。如若用于治疗湿浊中阻之脘腹胀满，恶心呕吐，不思饮食，舌苔厚腻，以及痰湿壅肺之咳嗽痰多、色白清稀证者，则似乎应当用新鲜者或放置时间较短者为良，否则放置陈久其辛辣温燥之性已减，则燥湿化痰之功也随之降低。

2. 陈皮味辛苦而性温，气芳香而入脾、肺经；辛则散而行气滞；

苦温则燥湿祛寒；滞气行则脾胃自健，寒湿除则痰涎自消，故为理气健脾，燥湿化痰之要药。故寒湿内阻、脾肺气滞所致之证，均可使用。陈皮的临床应用，广泛而灵活，但其主治病证，不外脾、肺经，主要取其理气、燥湿两种功效。若治疗脾虚湿盛证，常与党参、白术、茯苓、山药、扁豆、薏苡仁等配伍同用，使补中兼疏，补而不滞；若治疗脾胃不和，痰湿证，常与苍术、厚朴、半夏、茯苓、甘草等共用，则能增强行气燥湿之力，治痰先治气，气行痰自消；若治疗肝郁脾虚痛泻证，常与白术、白芍、防风等配伍合用，其辛散温通行气能助防风疏肝理脾，可助白芍柔肝缓急止痛，擅能燥湿，尤助白术健脾止泻之力；若治疗脾肺气虚，中气下陷证，常与党参、白术、黄芪、当归、炙甘草、升麻、柴胡等同用，既有理气健脾，补而不滞之功，亦有同补药则补，同升药则升之效；若用于治疗风痰上扰诸证，常与半夏、白术、天麻、茯苓等配伍共用，既有理气健脾，燥湿化痰，治痰先治气之功，佐半夏、天麻燥湿化痰，平肝息风，亦有"同降药则降"之效。

青 皮

本品为芸香科植物橘及其栽培变种的幼果或未成熟果实的果皮或幼小果实。5~6月份，采集自落的幼果，洗净，晒干备用；7~8月摘取未成熟果实，除果肉，晒干。以个匀、质硬、体重、肉厚瓤小、香气浓者为佳。生用或醋炒用。

【处方用名】　青皮、小青皮、四花青皮。

【性味归经】　性温，味苦、辛。归肝、胆、胃经。

【功效与主治】　功效疏肝破气，消积化滞。主治肝气郁滞证，食积气滞证。此外，取其破气散结之功，以用于治疗气滞血瘀所致的癥瘕积聚及久疟痞块等症。

【临证运用禁忌】　1. 气虚体弱，多汗者及老年体弱，子宫脱垂者忌用。

2. 青皮有升高血压的作用，故高血压者慎用。

3. 过敏体质者慎用青皮。

【煎服方法注意】　青皮辛香燥烈，内含挥发油，水煎过久有效成分易降解，降低药效。故人汤剂不宜久煎，应后下。

【用量用法】　　一般用量 3 ~ 10 克，水煎服。

【临证用药体会】　　青皮苦辛而温，其气峻烈，沉降下行，功效疏肝破气，又能消积化滞，除坚散结。肝郁气滞之胁痛，乳痛，疝气，疟疾及食积腹痛，痰滞不消而致的胸闷胀痛，气逆，癥瘕积聚，久疟痞块等，均可应用。

枳 实

本品为芸香科植物酸橙、甜橙未成熟的果实。主要产于四川、江西等地，5 ~ 6 月份采集自落的果实，自中部横切为两半，晒干后低温干燥；用时洗净，闷透，切薄片，干燥。生用或麸炒用。

附：**枳壳**　为芸香科植物酸橙及其栽培变种的接近成熟的果实。性味、归经、功效及用量用法与枳实相同。但作用较为缓和，以行气宽中除胀为主。用于治疗胸胁胀痛、脘腹痞闷胀满等症。生用或麸炒。

【处方用名】　　枳实、生枳实、炒枳实。

【性味归经】　　性微寒，味苦、辛、酸。归脾、胃、大肠经。

【功效与主治】　　功效破气消积，化痰除痞。主治胃肠积滞证，胸痹证，结胸证。

【临证运用禁忌】　　1. 枳实味苦、辛，性微寒，苦泄之力较大，行气力强，属破气之品，故非气滞邪实者切不可选用。

2. 体质虚弱，脾胃虚弱者及智力障碍的儿童忌用。

3. 枳实对中枢神经有明显的抑制作用，故昏迷嗜睡者，婴幼儿，老年患者老年痴呆者及孕妇慎用。

【临证炮制注意】　　枳实生用气锐，炒用力缓，故对脾胃虚弱兼有积滞者，宜用炒枳实。

【煎服方法注意】　　人煎剂不宜久煎，久煎易破坏枳实所含的挥发油成分而降低药效。

【用量用法】　　一般用量 3 ~ 10 克，大剂量可用至 30 克，水煎服。

【临证用药体会】　　枳实专主降气，擅长破气滞，行痰湿，消积结，除痞塞，为脾胃经要药。故积滞内停，气机受阻，而见痞满胀痛，便秘及泻痢后重之证，不论气血痰食，皆可配用。前人认为，本品破气之力较强，能伤正气，若非体壮邪实之证，不宜应用。如属气滞食积之痞满胀痛，每与厚朴合用，以行气散结，消痞除满；属气滞、停食的腹胀便秘，每与大黄共用，取其开气机壅结，泻肠胃积滞的效力；属痰气互结之胸痹胸痛，每与瓜蒌相伍，以行气宽胸散结；属脾胃虚弱，饮食停滞，脘腹痞满，每与白术同用，以健脾胃、消痞满；属气血积滞之腹痛，每与白芍配用，一散一敛，相反相成，有行气和血，破积止痛之功。子宫脱垂、脱肛、胃下垂等病，可用 12～30 克，水煎服。

木　香

本品为菊科植物广木香或川木香的根部。产于印度、巴基斯坦者，称为"广木香"，现我国已栽培成功；产于云南者称为"云木香"；产于四川、西藏者称为"川木香"。秋冬季采挖。生用或煨用。

【处方用名】　木香、广木香、云木香、川木香、煨木香。

【性味归经】　性温，味辛、苦。归脾、胃、大肠、胆、三焦经。

【功效与主治】　功效行气止痛。主治脾胃气滞证，大肠气滞证等。

【临证运用禁忌】　1. 木香辛温香燥，故阴虚、津亏、火旺者忌用。如临床表现为面目红赤，口舌咽燥，大便干结，心烦心悸，舌质红，苔少，脉浮数或弦数等症，以及阴虚火旺，咯血衄血者应忌用。

2. 肝胆湿热，脾胃气虚者，也不宜单独使用。

3. 肺气主降，而木香擅升，属阳，故肺虚气逆不降，内有伏热者，不宜使用本品。如症见咳逆喘促，浓痰黄黏咽而不畅，胸中灼热，心中懊憹等，应慎用本品。如必用也宜从小剂量开始，且中病即止，不可过剂。

4. 木香辛散温通，芳香醒脾胃，擅长行气止痛，但胃痛，中上腹灼痛，因火热所致者则不宜使用。如症见患者知饥不食，口渴多饮，呕吐恶心，口舌无味，大便干燥，苔少质红，虽有心胃疼痛，腹胀满闷者也应忌用。

5. 木香擅长消胀行气，但热病后期或温病后期，阴津耗损，气亦不足的气短自汗，食欲缺乏，口干思饮，胃腹胀痛者，恐温燥再伤阴津应慎用。

6. 木香有升高血压的作用，故高血压患者慎用。

【煎服方法注意】 木香辛香，内含挥发油成分，入汤剂不宜久煎，宜后下，以免降低药效。

【用量用法】 一般用量3~10克，水煎服。

【临证用药体会】 木香辛散苦降而温通，芳香性燥，可升可降，通行胃肠，三焦气滞，为行气止痛之要药。本品还能健脾消食，故胸腹气滞胀痛，消化不良，食欲不振，呕吐泛哕，泻痢后重等，皆可使用。若于滋补剂中加之少许木香，借其芳香宣通之性，使其补而不滞。

香 附

本品为莎草科植物莎草的干燥根茎。主要产于广东、河南等地。秋季采挖，晒干。生用或醋炙用。

【处方用名】 香附、制香附、醋香附。

【性味归经】 性平，味辛、微甘、微苦。归肝、脾、三焦经。

【功效与主治】 功效疏肝解郁，调经止痛。主治肝郁气滞证，月经不调，痛经，乳房胀痛等。

【临证运用禁忌】 1. 香附辛味甚烈，香气颇浓。专治气结为病，但耗气伤津，故气虚无滞，阴虚血热者忌服。

2. 自明清以来的本草著作皆认为香附味辛，温而香燥，有伤阴耗津损液之不良反应，故阴虚燥热，热病后气阴两伤，肺虚火逆作喘者，本品不可多用、久用或单独使用。如遇盗汗潮热，大便干燥，口渴口干，舌红少苔，饥不欲食，或干咳少痰，或痰黏咽部不爽，或痰中带血，面红目赤者，应慎用。

3. 传统本草著作认为，香附能行气，但有耗血散气之弊，故气血虚弱，月经先期，血虚气不摄血之崩，气虚脾不运化之胀者，皆属不宜之列。如遇头目眩晕，爪甲不华，自汗畏风，心悸心慌，眠差早醒者，不宜单独使用，应配伍相应的益气养血药，方能体会其效。

4. 香附有助热升火之弊，月经先期证属阴虚火旺，临床表现为经血色红或紫，心烦，舌红，脉数者，忌内服。

5. 动物实验表明，5%香附流浸膏能抑制离体子宫收缩，故临床上正值预产期的产妇应慎用。

6. 血虚内热或月经先期者忌用。

【煎服方法注意】 1. 香附气味辛香，内含挥发油成分，入汤剂不宜久煎，宜后下。

2. 香附煎煮和服用时不宜接触铁器。

【用量用法】 一般用量6~10克，水煎服。

【临证用药体会】 香附辛散苦降，芳香性平而无寒热偏性，擅走能守，畅行三焦，通达全身，既疏肝理气，又入血分，属血中气药，为理气佳品。生用能上行胸膈，外达皮肤；制熟则下走肝肾，而利腰足；炒黑能止血，酒浸炒通行经络，醋浸炒消积聚，姜汁浸炒能化痰饮。

乌 药

本品为樟科植物乌药的块根。主要产于浙江、安徽等地。全年皆可采挖，除去细根，洗净，切片，晒干。生用或麸炒用。

【处方用名】 乌药、台乌、天台乌药。

【性味归经】 性温，味辛。归脾、肺、肾、膀胱经。

【功效与主治】 功效行气止痛，温肾散寒。主治寒凝气滞胸腹诸痛证，尿频，遗尿等。

【临证运用禁忌】 1. 乌药辛热温燥，能耗气伤血，故气血虚亏而有热证表现者忌服。即使对证使用，也宜中病即止，不可久服。

2. 乌药性温热，故外感发热，实热内炽，阴虚火旺，血虚血热者忌用。

3. 乌药辛散行气，故气虚证及中气下陷证者不宜使用。

4. 乌药能兴奋大脑皮质，故癫痫病者忌服。

5. 乌药水煎剂能使小肠紧张性降低，故大便秘结者忌用。

6. 乌药其性温热，并能增加消化液的分泌，故消化性溃疡属热证者忌用。

7. 因湿热为患而见咽干，口苦，目赤，烦热，小便淋痛及阴虚火旺之候者忌用。

8. 孕妇及体虚者慎用。

9. 现代药理研究表明，内服乌药中所含的挥发油时有兴奋大脑皮质及升高血压的作用，故不宜在睡前服用，血压过高的患者应慎用。

【煎服方法注意】　乌药内含挥发油成分，入汤剂不宜久煎，恐破坏挥发油成分，降低疗效，宜后下。

【用量用法】　一般用量 3～10 克，水煎服。

【临证用药体会】　乌药既可行脾胃气滞，又可疏肝气郁滞，兼能温肾散寒。若治疗脾胃气滞引起之腹胀疼痛，反胃呕吐，或逆喘急，常配伍香附、沉香、木香等；治疗寒疝，小腹抽痛或睾丸冷痛肿胀，多与茴香、高良姜、青皮、荔枝核等共用；治疗经行冷痛，遇寒加剧，伍以当归、白芍药、肉桂等；治疗肾气虚寒，尿频遗尿，可配以益智仁、黄芪、补骨脂等。

佛　手

本品为芸香科植物佛手的干燥果实。主要产于广东、福建等地。秋季果实尚未变黄或刚变黄时采收，切片，晒干。生用。

【处方用名】　佛手、佛手柑。

【性味归经】　性温，味辛、苦。归肝、脾、胃、肺经。

【功效与主治】　功效疏肝解郁，理气和中，燥湿化痰。主治肝郁胁肋胀痛，气滞脘腹胀痛，咳嗽痰多，胸闷胸痛等。

【临证运用禁忌】　1. 肝脾气滞者宜用佛手；阴虚火旺，肝阳上亢或肝火上炎，胃阴不足，无气滞表现者不宜服用。

2. 过敏体质者应谨慎使用。

【煎服方法注意】　佛手内含挥发油，入汤剂不宜久煎，应后下。

【用量用法】　一般用量 3～10 克，大剂量可用至 30 克，水煎服。

【临证用药体会】　佛手果形奇美，气味芳馨，辛苦性温，清香浓郁，既可疏肝解郁，又擅理气和中，还兼有化痰止呕的功效，故为肝郁气滞、脾胃气滞、痰湿壅肺之常用药物。治疗肝郁气滞证，常配以郁金、香附等；治疗脾胃气滞证，多与木香、砂仁、枳壳等为伍；治疗痰湿蕴肺证，又每与半夏、瓜蒌、橘红等共用。

香 橼

本品为芸香科植物枸橼或香圆的成熟果实。主要产于广东、广西等地。秋季果实成熟时采收，趁鲜切片，除去种子及瓤，晒干或低温干燥；香橼亦可整个或对剖两半后，晒干或低温干燥。生用。

【处方用名】　香橼。

【性味归经】　性温，味辛、微苦、酸。归肝、脾、胃、肺经。

【功效与主治】　功效疏肝解郁，理气和中，燥湿化痰。主治肝郁胸胁胀痛，气滞脘腹胀痛，痰饮咳嗽，胸膈不利等。

【临证运用禁忌】　1. 香橼辛温香燥，有耗气伤津之弊，故阴虚血燥及气虚者慎服。

2. 孕妇气虚者慎用。

【煎服方法注意】　香橼辛香，内含挥发油成分，入汤剂不宜久煎，应后下。

【用量用法】　一般用量1～5克，水煎服；亦可入丸、散剂，每次0.5～1克。

沉 香

本品为瑞香科植物沉香或白木香含树脂的木材心。前者主要产于东南亚、印度；后者主要产于我国海南、广东等地。全年皆可采收。锉末或磨粉生用。

【处方用名】　沉香、沉水香、落水沉香。

【性味归经】　性微温，味辛、苦。归脾、胃、肾经。

【功效与主治】　功效行气止痛，温中止呕，纳气平喘。主治胸腹胀痛，胃寒呕吐，虚喘证等。

【临证运用禁忌】　1. 辛温助热，故阴亏火旺者慎服。

2. 阴虚火旺，实热内炽者不宜使用。

3. 属气虚下陷者忌用。

4. 沉香水煎剂有一定的降压作用，故低血压者慎用。

【煎服方法注意】　沉香辛香，内含挥发油，入汤剂不宜久煎，以免破坏挥发油成分，降低疗效，宜后下。

【用量用法】 一般用量 1～5 克，水煎服；亦可入丸、散剂，每次 0.5～1 克。

【临证用药体会】 1. 沉香以油性足，体质重而糯性大，香气浓郁者为佳。因其属贵重药材，且易挥发，故人汤剂宜后下，最好是研成粉末吞服，或入丸、散剂使用。

2. 沉香性温能通，味辛则散，苦可降气，芳香醒脾。归肺可化痰止咳，入脾则化湿助运，达肾可纳气平喘。凡湿痰咳嗽，气喘，或肺肾两虚之喘息；或脾湿不运之恶心呕吐，腹痛泻痢；或寒凝气滞之胸胁、胃脘、腹痛，疝气，以及疮疡痈疽，瘰疬痰核，积聚肿块等，皆可应用。

檀　香

本品为檀香科植物檀香的木质心材。主要产于印度等地，我国海南、广东等地亦产。以夏季采收为佳，锯片或劈碎后入药。生用。

【处方用名】 檀香、白檀香。

【性味归经】 性温，味辛。归脾、胃、心、肺经。

【功效与主治】 功效行气止痛，散寒调中。主治胸腹冷痛。

【临证运用禁忌】 1. 阴虚火旺，实热呕血者忌用。

2. 胃痛等证属热证型者忌用。

3. 凡咳嗽，咯血，呕血，衄血等证属阴虚火旺型者忌用。

4. 孕妇，特别是怀孕 12 周以内者忌用。

5. 檀香可麻痹小肠，可能对消化系统的活动有一定的抑制作用，大便秘结者慎用。

6. 过敏体质者慎用。

【煎服方法注意】 檀香内含挥发油成分，人煎剂不宜久煎，宜后下。

【用量用法】 一般用量 3～6 克，水煎服；或人丸、散剂：1～3克。外用磨汁适量涂抹。

【临证用药体会】 檀香辛香性温，可行散滞气，畅膈宽中，温胃散寒。凡气滞、气逆所致之胸腹疼痛或胃寒呕吐等，皆可配伍应用。现多用于冠心病、胃脘痛等疼痛证的治疗。亦常作为浴面、香体、避疫之用。

薤　白

本品为百合科植物小根蒜的地下干燥鳞茎。主要产于江苏、浙江等地。夏秋季采挖，洗净，晒干。生用。

【处方用名】　薤白、薤白头。

【性味归经】　性温，味辛、苦。归肺、胃、大肠经。

【功效与主治】　功效通阳散结，行气导滞。主治胸痹心痛，脘腹胀痛，泻痢后重等。

【临证运用禁忌】　1. 体滑，实热，虚热，气虚体弱，胃气虚寒者不宜多用。

2. 脱肛及子宫脱垂等中气下陷者不宜服用。

3. 薤白对胃黏膜有较强的刺激作用，可促使溃疡病加重，故溃疡病患者不宜服用。

4. 现代药理研究表明，薤白有抑制血小板聚集的作用，故出血性疾病及有出血倾向者应慎用。

5. 过敏体质者慎用。

【煎服方法注意】　本品含挥发油成分较多，入煎剂不宜久煎，以免降低药效。

【用量用法】　一般用量5～10克，水煎服。

【临证用药体会】　薤白辛散苦降，温通滑利，上能宣胸中之阳，能散阴寒之结，为治疗胸痹之要药。从古至今，凡胸阳不振，水饮痰浊停聚所致之心痛胸闷彻背，背痛彻心，或咳喘、胁痛、胃痛等遇冷加重者无不使用之。其行肠胃气滞之功，亦用于治疗泻痢、呕吐类病证。

玫　瑰　花

本品为蔷薇科植物玫瑰的干燥花蕾。主要产于浙江、四川等地。春末夏初花将开放时分批采摘，除去花柄及蒂，及时低温干燥。生用。

【处方用名】　玫瑰花。

【性味归经】 性温，味甘、微苦。归肝、脾经。

【功效与主治】 功效疏肝解郁，调经止痛，活血化瘀。主治肝胃气痛证，月经不调，经前乳房胀痛，跌打伤痛等。

【临证运用禁忌】 阴虚火旺者忌服。

【用量用法】 一般用量为 2～10 克，水煎服。

【临证用药体会】 玫瑰花乃很好的药食同源之物，尤其是月经期间情绪不佳，脸色黯淡，甚至是痛经的妇女，每日坚持取玫瑰花适量泡开水饮用，有一定的缓解症状的作用。本品药性温和，温养心肝血脉，舒发体内郁气。

大 腹 皮

本品为槟榔科植物槟榔的干燥果皮。主要产于海南、广东等地。冬季至次春采收未成熟的果实，煮后干燥，剥取果皮，习称"大腹皮"；春末至秋初采收成熟果实，煮后干燥，剥取果皮，晒干，习称"大腹毛"。生用。

【处方用名】 大腹皮、大腹毛、槟榔衣。

【性味归经】 性微温，味辛。归脾、胃、大肠、小肠经。

【功效与主治】 功效行气宽中，利水消肿。主治脘腹胀满，大便不爽，水肿脚气，小便不利等。

【临证运用禁忌】 1. 遗尿症者及阴虚血虚者忌用，以免更加耗伤津液。

2. 脱肛及子宫脱垂等中气下陷者慎用。

3. 气虚体弱者脾胃虚寒者忌用。

4. 大腹皮功擅破气，故孕妇慎用。

5. 过敏体质者慎用。

【用量用法】 一般用量 3～5 克，水煎服。

柿 蒂

本品为柿树科植物柿的干燥宿萼。主要产于四川、广东等地。秋、冬季果实成熟时采摘或食用时收集，洗净，晒干。生用。

【处方用名】 柿蒂。

【性味归经】　性平，味苦、涩。归胃经。

【功效与主治】　功效降气止呃。主治呃逆。

【临证运用禁忌】　1. 柿蒂降气之力颇强，临床上主治胃气上逆证，故中气下陷及下元不固者应慎用。

2. 用药后呕吐更甚者禁用。用药后出现困倦嗜睡或直立性低血压者慎用。

3. 准备生育的适龄男女均禁用。

4. 气虚及阴虚者禁用。

5. 脾胃虚弱者，产后及外感风寒者，贫血者慎用。

【用量用法】　一般用量6~12克，水煎服；或入散剂使用。

【临证用药体会】　柿蒂味苦降泄，擅降胃气而止呃逆诚为专药。因其性平，故胃气上逆所致之各种呃逆，均可以配伍他药而使用。治疗胃寒呃逆，常配伍丁香、生姜等；治疗胃热呃逆，可伍以黄连、竹茹等合用；治疗痰浊内阻之呃逆，每与半夏、陈皮、厚朴等共用；若命门火衰，元气暴脱，上逆作呃，则与附子、人参、丁香等并施而用。

刀豆子

本品为豆科一年生缠绕草质藤本植物刀豆的成熟种子。主要产于江苏南京、苏州、南通，湖北恩施、宜昌，安徽肥东、肥西、六安等地。多为栽培。秋季采收成熟荚果，剥取种子，晒干。生用。

【处方用名】　刀豆子、挟剑豆、大弋豆、大刀豆、关刀豆、刀鞘豆、刀巴豆、刀豆、刀培豆。

【性味归经】　性温，味甘。归胃、肾经。

【功效与主治】　功效补中，下气，止呃，温肾助阳。主治呃逆，呕吐，肾虚腰痛等。

【临证运用禁忌】　1. 胃热呕吐及呃逆者忌用。

2. 胃热盛者慎服。

【用量用法】　一般用量9~15克，水煎服；或烧灰存性研末。

甘　松

本品为败酱科多年生草本植物甘松根及根茎。主要产于四川松潘、理县、南坪、江漳等地。青海玉树、甘肃、西藏亦产。均为野生。春秋季采收，以秋季采收者为佳，采挖后除去泥土和杂质，晒干或阴干，切段。生用。以身干、主根肥大、气芳香、味浓、条长、无碎末及泥沙者为佳。

【处方用名】　甘松香、香松、人身香、麝果、甘松。

【性味归经】　性温，味辛、甘。归脾、胃经。

【功效与主治】　理气止痛，开郁醒脾。主治脘腹胀痛，不思饮食，湿脚气等。

【临证运用禁忌】　1. 甘松温香行散，久服、多服有耗气伤阴之弊，故气虚血热者忌服。

2. 甘松具有较明显的镇静作用，故昏迷，老年痴呆症，智力发育障碍者忌用；婴幼儿及老年患者慎用。

3. 甘松对心肌有直接的抑制作用，故心功能不全、窦性心律过缓，Q-T间期延长，心脏传导阻滞等病者禁用。

4. 胃动力不足，肠麻痹，支气管麻痹，神经源性膀胱小便失禁，子宫收缩无力者禁用。

5. 高血压患者慎用。

6. 孕妇气虚，阴虚证者慎用。

【煎服方法注意】　甘松内含挥发油成分，故人汤剂不宜久煎，应后下。

【用量用法】　一般用量3~6克，水煎服；或入丸、散剂。外用适量。

九香虫

本品为蝽科昆虫九香虫的干燥体。主要产于贵州永林、赤水河，四川叙府及重庆、云南、广西等地。均为野生。每年11月至次年3月前捕捉，置适宜容器内，用酒少许将其闷死，取出阴干，或置沸水中烫死，取出干燥。生用或用微火炒至有香气用。商品一般不分等级，以个均匀、棕褐色发亮、油性大、无虫蛀者为佳。

【处方用名】　黑兜虫、瓜黑蝽、屁板虫、蜣螂虫、打屁虫、屁巴虫。

【性味归经】 性温，味咸。归肝、脾、肾经。

【功效与主治】 功效理气止痛，温中助阳。主治胸胁胀痛，肝胃气痛，阳不足证等。

【临证运用禁忌】 九香虫味咸，性温，能温肾壮阳，故阴虚阳亢内热者忌服，以免耗竭肾阴。

【煎服方法注意】 九香虫用于脾肾亏损诸证时，不宜入汤剂，而宜入丸、散剂中，防止因该药力猛性滑而致溏泄、遗精等证，并应与其他温补脾胃药物配伍同用，方能发挥更大疗效。

【用量用法】 一般用量 3～6 克，水煎服；或入丸、散剂。

消 食 药

凡能消化食积，主治饮食积滞证的药物，统称为"消食药"。部分药物还具有健脾开胃，和中的功效。适用于治疗饮食积滞证。症见脘腹胀闷，嗳气吞酸，恶心呕吐，大便失常等。气虚无积滞者慎用。若宿食停滞时，常与理气药同用。

山 楂

本品为蔷薇科植物山里红或山楂的成熟果实。主要产于山东、河北等地。山东产量大，质优，习称"北山楂"。多为栽培品。秋季果实成熟时采收。生用或炒用。

【处方用名】 山楂、炒山楂、焦山楂、山楂炭。

【性味归经】 性微温，味酸、甘。归脾、胃、肝经。

【功效与主治】 功效消食化积，活血散瘀。主治食积，气滞血瘀证等。

【临证运用禁忌】 1. 脾胃虚弱而无积滞者忌用。

2. 胃酸过多，消化性溃疡等疾病的患者忌用。

3. 山楂具有收缩子宫的作用，并且味酸，故孕妇忌用。

4. 山楂味酸，故胆囊炎，胆结石患者不宜服用。

5. 因其以消磨肉食为主，故乳儿及幼儿慎用。

【临证炮制注意】　炒焦后能增强消食之功效。

【用量用法】　一般用量 9～12 克，水煎服；通经化瘀时可用 30～120克。

【临证用药体会】　1. 山楂临床主要用于治疗因饮食积滞所致之食积、痰阻、瘀血等，若脾虚无积滞者应慎用。脾虚兼有积滞者，当与补药同用，但不宜过用；气虚便溏，脾虚不食者，当禁用；多食耗气，损齿，易饥，空腹及体质虚弱者，当慎用。

2. 山楂自古以来为消食积之要药，尤擅长于消油腻肉积。故《本草通玄》曰："山楂，味中和，消油垢之积，故幼科用之最宜。"山楂擅入血分，能除癥瘕，用于治疗产后瘀阻，月事不行，故又为妇科常用之品。山楂除了有消食化瘀作用外，炒炭兼治泻痢，具止泻寓消之义。本品生用，降血压疗效较好。炒炭，止痢、化瘀疗效为佳。消食化积宜炒用。另有山楂核，能软坚散结，下气消胀，又为用于治疗肠疝腹痛、睾丸肿痛的常用药物。

3. 北山楂果实较大，气香，味酸，以个大、皮红、肉厚者为佳，主要是健胃消积。南山楂果实较小，气微，味酸涩，多以原粒入药，以个大、色红、质坚者为佳。均以核小肉厚者为佳。

神　曲

本品为面粉与其他药物混合后经发酵而成的加工品。全国各地皆有生产。生用或炒用。

附：建神曲　又称为范志曲。该药源于《本草纲目拾遗》，是在六神曲的基础上，增加紫苏、荆芥、防风、羌活、厚朴、白术、木香、枳实、青皮等40多种药物而制成。具有消食化滞，发散风寒的功效。常用于治疗食滞不化或兼外感风寒者。水煎服，6～15 克。

【处方用名】　神曲、六曲、焦神曲。

【性味归经】　性温，味甘、辛。归脾、胃经。

【功效与主治】　功效消食和胃。主治饮食积滞证。此外，本品兼助金石药的消化，若丸剂中有金石、贝壳类药物者，可加用本品糊丸以助消化，如磁朱丸、万氏牛黄清心丸。

【临证运用禁忌】 1. 热证，胃酸过多，肠道发酵异常者忌用。

2. 脾阴虚弱，胃火亢盛，无食滞者忌用。

3. 神曲能堕胎，孕妇忌服。

【临证炮制注意】 生用偏于和中，兼有发散之力；炒用长于消食；焦用擅化滞。可助金石药物消化吸收，故用金石药时多以本品糊丸以助药力。炒焦后，消食之力增强。

【煎服方法注意】 宜用细布包煎。

【用量用法】 一般用量 10~12 克，水煎服。

【临证用药体会】 神曲性温散寒，味甘不腻，健脾助运，辛开散滞，功擅消食化积。凡饮食积滞，脘腹胀满，恶心呕吐，便干或溏泄者皆可选用，尤适用于小儿或老年脾胃虚弱之食积证。因其功效和缓，单用者少，多入复方合用，临床常与消食药或补脾药相配，以提升神曲消食与健脾之功。此外，古方中多与金石类药物相伍，有顾护脾胃，减轻矿石类药物对胃肠刺激之效。

麦 芽

本品为禾本科草本植物大麦的成熟果实经发芽而成。全国产麦区皆可生产。将麦粒用水浸泡后，保持适宜温度、湿度，待幼芽长至约 0.5 厘米时，干燥。生用、炒黄或炒焦用。

【处方用名】 麦芽、大麦芽、炒麦芽、焦麦芽。

【性味归经】 性平，味甘。归脾、胃经。

【功效与主治】 功效消食健胃，回乳消胀，疏肝解郁。主治饮食积滞证，断乳、乳房胀痛，肝郁证等。

【临证运用禁忌】 1. 妇女哺乳期间忌用。

2. 妇女妊娠及痰火哮喘者慎服。

3. 胃酸过多、消化性溃疡等病者忌用。

4. 古人说："久食消食，不可多食；无积滞，脾胃虚者不宜用。"

【用量用法】 一般用量 9~15 克，回乳（炒用）60 克，水煎服。

【临证用药体会】 麦芽甘平，功擅消食健胃，尤能消化米、面、薯、芋类淀粉性食物积滞，单用即效；亦常配伍山楂、神曲、谷芽、鸡内金等消导药物，以加强消食导滞之功。若脾胃虚弱，运化无力者，可与党参、白术、陈皮等配伍同用，以健脾消食。麦芽又具独特的回乳之功，单以本品大剂量服用，可用于妇女需断奶回乳者。而小剂量服用又有催乳、通乳作用，可用于治疗产后乳少或乳汁郁积，乳房胀痛者，并常用生品煎汤。

稻 芽

本品为禾本科植物稻的成熟果实经过发芽干燥而成。主要产于长江流域。制法如麦芽。生用或炒焦用。

【处方用名】 稻芽、谷芽、稻谷芽、炒稻芽、焦稻芽。

【性味归经】 性平，味甘。归脾、胃经。

【功效与主治】 功效消食健胃。主治饮食积滞证等。

【临证运用禁忌】 《食性本草》曰："久食消肾，不可多食。"

【用量用法】 一般用量6～15克，水煎服。

【临证用药体会】 谷芽有两种，南方用的谷芽是稻谷经发芽而制成；而北方用的谷芽，是粟谷经发芽而制成。所以，谈到谷芽时自然就包括上述两种，为了区别使用，现将稻谷芽称为稻芽，而将粟米发芽制成的称为粟谷芽。南方用的谷芽多是稻谷芽，北方用的多是粟谷芽。现在有些中药书籍记述分别称稻芽、谷芽，显然这样一来就将谷芽限定为粟谷芽，其实在南方通常所用的谷芽是稻谷芽。谷芽消食功效较麦芽要弱一些，两者常配伍在一起使用。

莱 菔 子

本品为十字花科草本植物萝卜的成熟种子。全国各地皆有栽培，夏季果实成熟时采收。生用或炒用，用时捣碎。

【处方用名】 莱菔子、萝卜子。

【性味归经】 性平，味辛、甘。归脾、胃、肺经。

【功效与主治】 功效消食除胀，降气化痰。主治食积气滞，咳喘痰多，胸闷少食等。

【临证运用禁忌】 1.因莱菔子能耗气，气虚血弱者禁用。

2. 无食积，痰滞者忌用。

3. 孕妇慎用。

【用量用法】 一般用量 4.5～9.0 克，水煎服。

【临证用药体会】 1. 莱菔子用于老年慢性支气管炎，证属脾虚痰湿型或肺寒痰喘型，疗效较好，且只宜用于治疗痰湿盛或寒痰内停者，不可用于感冒痰多咳嗽、肺炎痰多色黄等有明显感染症状者。

2. 莱菔子功擅消食化积，除胀行滞，擅长用于治疗食积不化，中焦气滞等证，常与山楂、神曲、麦芽等配伍共用；若兼脾虚者，宜酌加健脾补虚药物。本品又能降气化痰，用于治疗痰壅气喘咳嗽，兼食积者尤宜，单用有效，临床常与紫苏子、白芥子等共用。另外，莱菔子能吐风痰，消肿毒。近年用以治高血压病有效。

3. 莱菔子炒用，降多于升，以降气化痰、导气下行为主；生用，则升多于降，能涌吐痰涎。《日华子本草》称本品生用"研汁服，吐风痰"。如咳嗽痰涎壅盛，或因痰浊上蒙清窍而头重昏眩者，皆可用生莱菔子 30 克，研末调服，探吐之，邪去而正安。

鸡内金

本品为雉科动物家鸡的砂囊内壁。全国各地皆产。杀鸡后，取出鸡肫，趁热剥取内壁。生用、炒用或醋制入药。以干燥、个大、色黄、完整、洁者为佳。

【处方用名】 鸡内金、生内金、炒内金。

【性味归经】 性平，味甘。归脾、胃、膀胱经。

【功效与主治】 功效消食健脾，化石通淋，涩精止遗。主治饮食积滞，小儿疳积，砂石淋证，胆结石，肾虚遗精、遗尿等。

【临证运用禁忌】 鸡内金以消导之功见长，故脾虚无积滞者慎用，以防克伐脾胃之气。

【临证炮制注意】 本品微炒研细末后内服，疗效较人汤剂为佳。

【用量用法】 一般用量 3～10 克，水煎服；入散剂量酌减。

【临证用药体会】 1. 中医传统用鸡内金消食，多用砂炙者，以其质松脆，入煎易于出汁。但现代药理研究认为，鸡内金含胃激素，易被高温破坏，故认为生用或研末吞服为适宜之举。

2. 鸡内金健脾消食，涩精止遗，消瘕化石。主治消化不良，饮食积滞，呕吐反胃，泄泻下痢，小儿疳积，遗精，遗尿，小便频数，泌尿系结石，胆结石，癥瘕经闭，喉痹乳蛾，牙疳口疮。其健脾之功，对消化不良症情较轻者，可单用研末吞服；若食积不化，脘腹胀满，不思饮食常配伍山楂、神曲、麦芽；兼呕吐、泄泻者，可再配以半夏、藿香、厚朴；若小儿脾虚疳积，每与党参、白术、山药、茯苓等健脾药共用。其固精缩尿作用，可以鸡内金炒干后研末服用，或配伍菟丝子、芡实、莲子肉，益肾涩精，以治肾虚遗精；与桑螵蛸、牡蛎、覆盆子、益智仁配伍，以加强其收涩止遗之功，用于治疗遗尿及小便频数。通淋消石可配伍金钱草、海金沙、川牛膝，以治泌尿系结石；或配用金钱草、郁金、木香，以治胆囊结石。

3. 由于鸡内金临床需求量较大，目前市场上制假、掺假、加重等现象较为严重，有的地区将鸭、鹅的干燥胃内壁或称鸭内金、鹅内金充鸡内金使用。由于两者淀粉酶、蛋白酶的活性有明显区别，故不宜互相代用。鸡内金与鸭内金的主要区别是：鸡内金呈囊形片状，具有条棱般的纵横皱纹，金黄或黄褐色，质脆易碎，断面呈角质样，有光泽，气微腥，味淡微苦；鸭内金呈蝶形片状，平坦少皱，暗绿或紫黑色，一般比鸡内金为厚，质轻松，气臭腥，味微苦。至于鹅内金则为类白色，表面平坦，没有皱纹，呈不规则的圆片状，片厚而质韧。

第六篇　常用中草药禁忌与应用（下）

驱 虫 药

以杀灭或驱除人体肠道寄生虫为主要功效，用于治疗肠道寄生虫病的药物，称为驱虫药。部分药物兼有行气，消积，润肠等功效。适用于治疗蛔虫病、绦虫病、蛲虫病、钩虫病及姜片虫病。并兼治食积气滞、小儿疳积、便秘等。驱虫药一般应在空腹时服用。发热或腹痛剧烈时，不宜应用驱虫药。

使 君 子

本品为使君子科植物使君子的成熟果实。主要产于广东、广西等地。9～10月果皮变紫黑时采收，去壳，取种仁。生用或炒香用。

【处方用名】　使君子、使君肉、使君子仁。

【性味归经】　性温，味甘。归脾、胃、小肠经。

【功效与主治】　功效驱杀蛔虫，消积除疳。主治蛔虫病，小儿疳积等。

【临证运用禁忌】　过敏体质者禁用。

【煎服方法注意】　使君子捣碎后，可入煎剂；使君子仁炒香后，可嚼服或入丸、散剂。

【用量用法】　一般用量10～12克，捣碎，水煎服；炒香嚼服，小儿每岁1～1.5粒，每日总量不超过20粒，空腹服用，每日1次，连用3日。

【临证用药体会】　1. 使君子味甘，性温，既能杀虫，又能健脾消积，为驱蛔虫之要药。故适用于虫积腹痛，小儿疳积，消化不良等病症。尤适用于小儿，通常可以不再加用泻药，单用炒食即可。如体虚患者可与白术、鸡内金等强壮运脾药同用，为攻补兼施之法。炒食比入煎剂、新者较陈者疗效好。本品若大量服食，或与茶水同用，可引起呃逆、头晕、呕吐、恶心等不良反应，用时当注意。一般在停药后即可缓解，可用丁香泡水内服解救，或多饮开水，也可嚼食生甘草以解之。

2. 大量医药文献考查表明，使君子在历代运用中，种仁与果实入药并存，且两者均用炮制品。制法以低温均匀加热的煨法为主。入药部位及炮制方法，与用法、剂型、患者年龄有关，小儿单味嚼服或研末吞服，以炒使君子仁为主，复方人煎剂或丸、散剂，则可连壳使用，并用加热后的炮制品。历代医案中运用果实与种仁的剂量相近；复方使用或对使君子进行加热处理，其不良反应减轻，但不影响其驱虫功效，故使君子应以炮制后的果实入药为佳，以降低不良反应。

3. 古代本草记述，食用使君子后再饮茶会导致呃逆，故临床食用使君子时，不宜饮茶。《本草纲目》还记述使用威灵仙、土茯苓时，也不宜饮茶，临证证实的确如此。

槟 榔

本品为棕榈科常绿植物槟榔的成熟种子。主要产于海南、福建等地。春末至秋初采收成熟果实，切片。生用或捣碎用。

【处方用名】 槟榔、大腹子、大白、花大白。

【性味归经】 性温，味苦、辛。归胃、大肠经。

【功效与主治】 功效行气消积，驱虫，利水消肿，截疟。主治食积气滞，泻痢后重，多种肠道寄生虫病，水肿，脚气肿痛，疟疾等。

【临证运用禁忌】 1. 历代本草多认为，槟榔有损伤正气之虞，称为"泻至高之气"。故后天之本不足，脾虚胃弱，受纳与运化功效不佳，临床表现为食欲不振，食入即饱或食后脘腹胀满，口不知味，甚至全不思饮食，大便溏薄，精神不振，倦怠嗜睡，面色萎黄不华，消瘦，舌质淡，或淡胖有齿痕，苔薄白，脉弱无力等症者皆应忌用。对于脾胃虚弱所致之饮食积滞者也应慎用。

2. 槟榔力专破气下行，故气虚下陷诸证，如中气下陷，临床表现为气短坠胀，脱肛下垂，子宫脱出，泄泻无度等症；心气下陷，表现为心悸怔忡，气脱汗出，面色苍白等症；肺气下陷，表现为气短气促，语声低微，大便失禁等症皆应忌用。

3. 心腹痛无留结及非虫攻咬者忌用；症非山岚瘴气者亦不宜用。凡病属阴阳两虚、中气不足，而非肠道壅滞，宿食胀满者悉在所忌。

4. 泻后、疟后虚痢者切不可用。

5. 孕妇口服可致胎儿畸形，故孕妇慎用。

【煎服方法注意】 生用效佳，炒用力缓，又新鲜优于陈久者。可煎服或入丸、散剂。

【用量用法】 一般用量 3～10 克，用于行气消积利水；30～60克，用于驱绦虫、姜片虫。皆水煎服。

【临证用药体会】 1. 我国南方各地有服食槟榔的习俗。近年有人发现，槟榔含有对人体致癌的物质，主要是槟榔中所含的水解槟榔碱、鞣质等，具有致突变作用，对胎儿有损害作用等。

2. 槟榔味苦能降，味辛能散，温可通行，具有降气破滞，通行导滞，利水消肿及杀虫消积等多种功效。其应用虽然广泛，但皆不离开泄下降，破滞杀虫之功。多用于肠道寄生虫病，以泻下驱除虫体为其优点，尤为治绦虫之特效药物，常与南瓜子配用，其疗效更佳。本品对小儿宿食、消化不良，以及水肿等的疗效亦佳。生用效佳，擅长杀虫破积，行水消肿；炒用力缓，多用于治疗消食导滞；炒炭则增强消积治血痢之效。

3. 槟榔同时也是食品，但不宜多食。从医学的观点来看，食用槟榔易形成牙结石，也容易造成牙根周围发炎、水肿、疼痛，并使结石越结越厚实，使得牙龈受损、红肿、化脓、牙外露等而产生牙周病变。其临床症状为张口困难、疼痛、麻木感、口腔黏膜变白及溃疡。嚼食槟榔，易使牙齿变黑、动摇、磨损及牙龈萎缩。药理研究认为，槟榔所含槟榔素和槟榔碱具有潜在的致癌性，会使口腔黏膜的表皮细胞破坏，导致表皮细胞增生及变异现象，进而发生口腔癌，故不提倡食用槟榔。

4. 槟榔具有很佳的行气作用，其作用部位在下腹部，若气滞下腹胀满不适，矢气不出时，用槟榔治疗就很合适。临床配伍莱菔子后，其作用更佳。两药作用相似，凡下腹部气胀为首选药物。我们常将此药与莱菔子同用以达到消胀之功。

鹤草芽

本品为蔷薇科植物龙芽草（即仙鹤草）的冬芽。全国各地皆有分布。冬春季新株萌发前挖取根茎，去老根及棕褐色绒毛，留取幼芽，晒干。研粉用。

【处方用名】 鹤草芽。

【性味归经】 性凉，味苦、涩。归肝、小肠、大肠经。

【功效与主治】 功效杀虫。主治绦虫病。此外，本品制成栓剂，用于治疗滴虫性阴道炎有一定疗效。亦可用于治疗小儿头部疖肿。

【临证运用禁忌】 1. 鹤草芽驱虫有效成分鹤草酸有一定毒性，可产生胃肠道及神经系统反应，包括视力障碍、恶心、呕吐、腹泻、头晕、出汗等症状，故年老体弱，小儿营养不良，心脏病患者应慎用或忌用。

2. 曾有因过敏性休克致死的报道，故过敏体质者忌用。

【煎服方法注意】 不宜入煎剂，因有效成分几乎不溶于水，遇热易被破坏。

【用量用法】 研细粉口服，每日30～40克，小儿0.7～0.8克/千克体重，每日1次，早起空腹以温开水送服。

雷 丸

本品为多孔菌科真菌雷丸的菌核。主要产于四川、贵州等地。秋季采挖。生用。

【处方用名】 雷丸。

【性味归经】 性寒，味微苦。归胃、小肠经。

【功效与主治】 功效驱虫。主治绦虫病，蛔虫病等。

【临证运用禁忌】 凡虫积而脾胃虚寒者忌用。

【煎服方法注意】 雷丸的驱虫有效成分为蛋白酶，受热60℃左右或酸的作用易于破坏失效，而在碱性溶液中使用作用最强，故驱虫时不宜人煎剂。

【用量用法】　一般用量入丸、散剂 6～15 克；驱杀绦虫，粉剂每次 12～18 克，每日 3 次，饭后以冷开水调服，连服 3 日。

【临证用药体会】　雷丸苦能降泄，寒能清热，功擅杀虫，又可消积，为历代用于治疗虫积腹痛，小儿疳积之良药。驱杀绦虫作用显著，临床用于治疗钩虫、蛔虫亦有一定的功效。治疗虫积诸证，常与槟榔、牵牛子、木香等配伍同用；治疗小儿疳积，每与使君子、胡黄连、白术共用；治疗脑囊虫病，可与半夏、茯苓、白芥子伍用。

榧　子

本品为红豆杉科植物榧的干燥成熟种子。主要产于安徽、湖北等地。秋季种子成熟时采收，除去肉质假种皮，洗净，晒干。生用或炒用。

【处方用名】　榧子。

【性味归经】　性平，味甘。归肺、胃、大肠经。

【功效与主治】　功效杀虫消积，润肠通便，润肺止咳。主治虫积腹痛，肠燥便秘，肺燥咳嗽等。

【临证运用禁忌】　大便溏薄及肺热咳嗽者忌用。

【用量用法】　一般用量 10～15 克，水煎服；炒熟嚼服，每次 15 克。

【临证用药体会】　榧子的杀虫作用并不强，一般只作为辅助药物使用。宜炒用。炒榧子是将其置于热砂锅内，用武火炒至有爆裂声，见深黄色时取出，筛去砂子，摊凉。若炒榧子肉则宜炒至深黄色时取出，筛去砂子，摊凉。炒香后，能增强健胃消积的作用。

南　瓜　子

本品为葫芦科一年生蔓生植物南瓜的干燥种子。我国各地均产。以山东烟台、威海，河南焦作，山西太谷，辽宁沈阳，以及江苏、浙江、四川、安徽等地为多。均为栽培品种。夏秋间采取老熟的果实，切开取子，除去瓤膜，洗净，晒干；临用时去壳，研粉生用，以新鲜者良。以粒饱满、外壳色黄白者为佳。

【处方用名】　南瓜仁、白瓜子、金瓜米、北瓜子、窝瓜子、番南瓜子、蛮南瓜子、倭瓜子、西葫芦子。

【性味归经】　性平，味甘。归胃、大肠经。

【功效与主治】　功效杀虫。主治蛔虫病，血吸虫病，丝虫病，产后乳汁不通。此外，还可治疗营养不良，面色萎黄。本品外用熏洗可用于治疗内痔。

【临证运用禁忌】　1. 病理检查表明，南瓜子与南瓜子氨酸对正常的肝、肺、肾、十二指肠等可有暂时性病理性损伤，肝糖原减少与脂肪增加，所以应用时应掌握好用量，对原有肝功能不全者应慎用。

2. 南瓜子治疗晚期血吸虫病，个别患者服药后血中胆红素增多，甚至有发生肝性脑病的可能，故对晚期血吸虫病患者应慎重使用。

3. 南瓜子多食壅气滞膈，故气滞者慎服。

【用量用法】　一般用量 30～60 克，水煎服；治疗绦虫 60～120 克，以冷开水调服。外用煎水熏洗。

贯　众

本品为鳞毛蕨科植物粗茎鳞毛蕨的干燥根茎和叶柄残基。主要产于黑龙江省、吉林省、辽宁省山区，习称"东北贯众"或"绵马贯众"。多为野生。秋季采挖，削去叶柄、须根，除去泥沙，晒干。贯众片：取原药材拣净杂质，掰下叶柄残基，簸净膜片，喷淋清水，洗净，润透，切厚片或小块，干燥；或取原药材，除去杂质，洗净，干燥，捣碎。贯众炭：取净贯众片置锅内，用武火炒至表面呈焦黑色，内呈棕褐色时，喷淋清水少许，熄火，取出凉透。一般分为绵马贯众、紫萁贯众、荚果蕨贯众、狗脊贯众 4 种。

【处方用名】　凤尾茸、蕨薇菜根、黑狗脊、贯仲、管众、绵马。
【性味归经】　性微寒，味苦，有小毒。归肝、脾经。
【功效与主治】　功效杀虫，清热解毒，止血。主治绦虫，钩虫，蛔虫、蛲虫病，时疫感冒，温病发斑，痄腮，毒疮疡，痒癣，血热呕血，衄血，便血，崩漏等。

【临证运用禁忌】 1．贯众苦寒败胃，故脾胃虚寒者慎用。

2．因贯众有小毒，故小儿，孕妇，体质虚弱及实质器官疾病，肝肾功能不全，消化性溃疡者禁用。

【用量用法】 一般用量10～15克，水煎服。因有小毒，故不宜大剂量服用。

止 血 药

凡具有制止人体内、外出血，以治疗各种出血病证为主的药物，统称为"止血药"。因其药性有寒、温、散、敛之异，故分为凉血止血药、化瘀止血药、收敛止血药、温经止血药。适用于治疗各种出血证，如咯血，呕血，衄血，便血，尿血，崩漏，紫癜及创伤出血等。

一、凉血止血药

小 蓟

本品为菊科植物刺儿菜的地上部分或根部。全国大部分地区皆产。夏秋季花期时采摘，晒干。生用或炒炭用。

【处方用名】 小蓟、小蓟炭。

【性味归经】 性凉，味甘、苦。归心、肝经。

【功效与主治】 功效凉血止血，清热解毒。主治血热出血，热毒痈肿等。

【临证运用禁忌】 1．脾胃虚寒而无瘀滞者忌用。

2．过敏体质者慎用。

【用量用法】 干品10～30克，鲜品30～60克，水煎服。外用适量，敷患处。

【临证用药体会】 小蓟味甘性凉，主人血分，功专凉血止血，化瘀解毒，无论吐咯衄血，便血崩漏等由于血热妄行者皆可选用。对出血诸证，临床可单用本品捣汁服用，或配伍大蓟、侧柏叶、白茅根、茜草、大黄、栀子等共用。因本品兼能利尿通淋，故尤擅长治尿血、血淋之证，多与生地黄、白茅根、木通、滑石、栀子、淡竹叶等配伍同用。小蓟尚有清热解毒、散瘀消肿之功，用于治疗热毒痈肿之证，可单用鲜品捣烂敷患处，也可与乳香、没药伍用。此外，小蓟配伍夏枯草，可治疗高血压；小蓟配伍生地黄、白茅根等可治疗肾炎。

大 蓟

本品为菊科植物大蓟的地上部分或根部。全国大部分地区皆产。华北地区多用地上部分；华东地区多用地上部分及根部；中南及西南地区多用根部。夏秋季花开时割取地上部分，或秋末挖取根部，晒干。生用或炒炭用。

【处方用名】 大蓟、大蓟炭。

【性味归经】 性凉，味甘、苦。归心、肝经。

【功效与主治】 功效凉血止血，清热解毒。主治血热出血，热毒痈肿等。

【临证运用禁忌】 脾胃虚寒而无瘀滞及孕妇忌用。

【煎服方法注意】 临床应用本品时，煎剂口服后个别患者可有胃胀不适感，加用生姜、陈皮、法半夏等，可使其不适感减轻；少数患者空腹服用本品片剂后，可出现胃内不适或恶心等症状，改饭后服药，可使其症状减轻。

【用量用法】 一般用量 10～15 克，大剂量可增至 30 克，鲜品可用 30～60 克，均水煎服。外用适量，捣敷患处。

槐 花

本品为豆科植物槐树的花蕾及花。全国各地皆产，以黄土高原和华北平原为多。夏季花未开放时采收其花蕾，称为"槐米"；花开放时采收，称为"槐花"。生用、炒用或炒炭用。

附：槐角 为槐树之果实，又称槐实。其性味、功效与槐花相似，但止血之力较槐花薄弱，而清热下降之力则较槐花为强，兼能润肠。主治便血及痔疮出血等病症。用量 6～12 克，水煎服。

【处方用名】 槐花、槐米、槐花炭。

【性味归经】 性微寒，味苦。归肝、大肠经。

【功效与主治】 功效凉血止血，清肝泻火。主治血热出血证，目赤，头痛等。

【临证运用禁忌】 1. 脾胃虚寒及阴虚发热而无实火者忌用。

2. 槐角浸膏含有毒性物质，大剂量长期服用使红细胞明显减少，故血液系统疾病者慎服。

3. 体质虚寒，脾胃作泄及阴虚血热而非实热者，症状似同，内因实异，即不宜服用。

4. 胃虚食少勿用。

5. 孕妇忌用。

6. 过敏体质者慎用。

【用量用法】 一般用量 10~15 克，水煎服；研末吞服剂量酌减。外用适量。

【临证用药体会】 槐花，性凉苦降，具有凉血止血，清肝明目的功效。主治血热妄行所致之各种出血证，如肠风便血、痔疮下血、血痢、尿血、血淋、崩漏、呕血、衄血；功兼泻肝经实火，可用于治疗肝火上升所致之头昏头痛、目赤肿痛、痈肿疮疡等症。

侧 柏 叶

本品为侧柏叶科植物侧柏的嫩枝叶。全国各地皆产。多在夏、秋季节采收，阴干。生用或炒炭用。

【处方用名】 侧柏叶、柏叶、扁柏叶、侧柏叶炭。

【性味归经】 性寒，味苦、涩。归肺、肝、脾经。

【功效主治】 功效凉血止血，化痰止咳，生发乌发。主治血热出血证，肺热咳嗽，少发早白。

【临证运用禁忌】 1. 阴虚肺燥，因咳动血者忌用。

2. 肝肾两亏，血枯髓败者忌用。

3. 脾胃虚寒者慎用。

4. 侧柏叶有舒张肠平滑肌的作用，故腹胀，恶心，呕吐的患者不宜服用。

5. 侧柏叶多服久服，可出现头晕、恶心、胃部不适等症状，故脾胃虚弱者慎用。

【用量用法】 一般用量 10～15 克，水煎服。外用适量。

【临证用药体会】 侧柏叶苦涩微寒，芳香性燥。自汉代以来，为历代医家所常用。凡一切呕血、衄血、便血、血崩及肠风脏毒等证，皆可用之。证属血分有热者，单用或与生地黄、荷叶、仙鹤草共用；如属虚寒者，常配以艾叶、炮姜。中、青年之血热血虚，病后脱发或发色早白者，亦多配用，有生发、乌发之效。因有燥湿作用，故可用于治疗湿热带下及血中有湿热瘀结。近年来，发现本品有止咳祛痰作用，临床用于治疗慢性支气管炎。

白 茅 根

本品为禾本科植物白茅的根茎。全国各地皆产，但以华北地区较多。春秋季采挖，洗净，晒干，切段。生用。

【处方用名】 白茅根、茅根。

【性味归经】 性寒，味甘。归肺、胃、膀胱经。

【功效与主治】 功效凉血止血，清热利尿，清肺胃热。主治血热出血证，水肿，热淋，黄疸，肺热咳喘，胃热呕吐等。

【临证运用禁忌】 1. 脾胃虚寒，溲多不渴者忌用。

2. 出血因虚寒所致者，素体阳虚寒盛者忌用。

3. 因寒发哕，中寒呕吐，湿痰停饮发热者忌服。

4. 呕血因于虚寒者忌用。

【用量用法】 一般用量干品 15～30 克，水煎服；鲜品加倍，捣汁饮服。

【临证用药体会】 白茅根味甘性寒，不燥不腻，擅凉血止血，为治血热妄行诸出血证之常用药物。擅长清肺胃蕴热，故适用于治疗肺胃热盛呕血、衄血；又入膀胱，清热利水，引热下行，凡因湿热蕴结所致之尿血或血淋之证，用之尤为相宜；对于热淋、小便不利、水肿、湿热黄疸、胃热呕哕及肺热气喘等证者，均可采用；若用于止血，炒炭可减少寒凉之性。

羊 蹄

本品为蓼科植物羊蹄或尼泊尔羊蹄的根部。全国大部分地区皆有，主要产于江苏、浙江等地。8~9月采挖，洗净，晒干，切片。生用。

【处方用名】 羊蹄、土大黄。

【性味归经】 性寒，味苦、涩。归心、肝、大肠经。

【功效与主治】 功效凉血止血，泻下通便，解毒杀虫。主治血热出血证，大便秘结，疥癣、疮疡、烫伤等。

【临证运用禁忌】 脾胃虚寒，食欲减退，腹泻者忌用。

【用量用法】 一般用量10~15克，鲜品30~50克，水煎服；也可绞汁去渣服用。外用适量。

【临证用药体会】 羊蹄主治疥癣，多作外用。将其以醋泡后外搽，使其直接作用于病变部位，能收到颇佳的疗效。治疗疥癣、瘙痒，可将羊蹄用米醋浸泡后，涂搽患处。治疗妇女阴蚀疼痛，可取羊蹄煎汤外洗。治疗白秃，将羊蹄以醋研和如泥后，外用；或取羊蹄为末，以羊胆汁调后，揩涂患部。治疗瘙痒癣疮，浸淫日久，痒不可忍，搔之黄水流出，瘥后复发，可取羊蹄根细切捣碎后，敷于患处。治疗汗斑初起，用鲜羊蹄根蘸硼砂末擦或单用鲜羊蹄根擦患处，疗效颇佳。湿癣用新采的羊蹄根磨醋涂用，疗效亦佳。

二、化瘀止血药

三 七

本品为五加科植物三七的干燥根部。主要产于云南、广西等地。夏末秋初开花前或冬季种子成熟后采挖，洗净，晒干。生用或研细粉用。

【处方用名】 三七、参三七、滇三七、田三七、猴三七。

【性味归经】 性温，味甘、微苦。归肝、胃经。

【功效与主治】 功效活血止血，散瘀定痛。主治出血证，跌打损伤，瘀肿疼痛等。

【临证运用禁忌】 1. 对于阴虚内热体质之人及阴虚内热所致的各种出血患者忌用本品。在特殊情况下，可与滋阴养液的药物同用，总之应谨慎使用。

2. 因热邪炽盛所致之呕血、衄血或皮下紫癜等血证，伴见发热口渴者，应与清热凉血的药物同用较好。

3. 对无瘀证者，尤其又见有血虚之呕血，衄血者不宜过多使用本品。

4. 三七有活血化瘀之功，用于跌打损伤，瘀滞疼痛有较好的疗效。但对妊娠妇女可能对子宫及胎儿构成危害，导致流产、早产等严重后果，因此孕妇当忌用。

5. 过敏体质者慎用。

6. 本品可引起二度房室传导阻滞，故心脏传导系统功能不良者应慎用。

【用量用法】　一般用量 3～10 克，水煎服；研末吞服，每次 1～1.5 克，每日 1～3 次。若失血重证，每次吞服剂量可增至 3～6 克，每日 2～3 次。外用适量，研末外掺或调敷。

【临证用药体会】　三七自明代以来，被临床医生视为化瘀止血良药。因其擅长化瘀和血，瘀化血自归经，血和则肿消痛止，故有化瘀止血、消肿止痛之效。并有"止血而不留瘀、化瘀血而不伤新血"之妙。故为用于治疗瘀血出血，瘀血疼痛常用之品。兼有补益之功。现代临床应用广泛，有良好的临床疗效，颇为近人所重视。

茜　草

本品为茜草科植物茜草的干燥根部及根茎。主要产于安徽、江苏等地。春秋季采挖，洗净晒干。生用或炒用。

【处方用名】　茜草、茜草根、茜草炭。

【性味归经】　性寒，味苦。归肝经。

【功效与主治】　功效凉血化瘀止血，活血通经。主治出血证，血瘀经闭，跌打损伤，风湿痹痛等。

【临证运用禁忌】　1. 脾胃虚寒，阴虚火旺，精衰血少者忌用。

2. 无瘀滞者慎用。

3. 患者虽见血证，若有泄泻，饮食不进症者勿服。

4. 气虚不摄血及脾寒者勿用。

5. 精虚血少，脾虚胃弱，阴虚火胜者禁用。

6. 无瘀滞及血虚发热者忌用。

【用量用法】　一般用量 10~15 克，大剂量可用 30 克，水煎服。

【临证用药体会】　茜草性寒，既能凉血止血，又能行血祛瘀。主治血热所致之多种出血证及瘀血，月经不调等。正因如此，本品的优点在于止血而无留瘀之弊。近年将其配伍用于治疗某些炎症性病变，可谓上述作用的进一步之发挥。

蒲　黄

本品为香蒲科植物水烛香蒲、东方香蒲或同属植物的干燥花粉。主要产于浙江、安徽等地。夏季采收蒲棒上部的黄色雄性花序，晒干碾扎，筛取细粉。生用或炒用。

【处方用名】　蒲黄、炒蒲黄、蒲黄炭。

【性味归经】　性平，味甘。归肝、心包经。

【功效与主治】　功效止血，活血化瘀，利尿通淋。主治出血证，瘀血痛证，血淋，尿血等。

【临证运用禁忌】　1. 《日华子本草》谓：蒲黄"妊孕人下血堕胎"，皆因本品性滑动血之故。现代药理研究也发现，生蒲黄对离体及在体子宫有兴奋作用，对豚鼠和小鼠的中期引产有明显作用。因此，对于妊娠妇女来说属禁用之列。

2. 蒲黄化瘀，有耗气之弊，故中气虚弱，阴火上冲，劳倦气虚之发热者不适宜使用。如临床表现为发热时高时低，劳累后加重，气短懒言，头晕乏力，自汗，易患感冒，食少便溏，舌质淡，苔薄白，脉细弱等症者应忌用。

3. 蒲黄活血化瘀，有破血之虞，通淋有耗津之弊，况血亦属阴，故阴虚内热而无瘀滞，以及身体极度口干舌燥，盗汗潮热，舌红苔少，脉细数无力等症者，皆应慎用；如欲用者，剂量则不可过大。

4. 蒲黄功擅化瘀利尿，故一切劳伤发热，阴虚内热，无瘀血者禁用；遗尿及过敏体质者忌用。

【煎服方法注意】　　本品为干燥细粉，故入汤剂要包煎。

【用量用法】　　一般用量3～10克，水煎服。外用适量。

【临证用药体会】　　蒲黄甘缓不峻，性平无寒热之偏。擅长于止血，又有活血散瘀之功，为止血化瘀之良品。因其性平，有止血而不留瘀之特点，故对出血证无论属寒属热，有无瘀滞，均可应用，但以属实夹瘀者尤宜。既可单用冲服，又可配伍其他止血药同用，以加强止血之功。本品又具行血通经，祛瘀止痛之功，用于治疗瘀血所致之心腹疼痛、产后疼痛及痛经等证，常与五灵脂相须为用。

三、收敛止血药

白　及

本品为兰科植物白及的干燥块茎。主要产于贵州、四川等地。夏秋季采挖，洗净，晒干。生用。

【处方用名】　　白及、白及粉。

【性味归经】　　性寒，味苦、甘。归肺、肝、胃经。

【功效与主治】　　功效收敛止血，收敛生肌。主治出血证，疮疖痈肿，手足皲裂，水火烫伤等。

【临证运用禁忌】　　1. 白及味涩收涩，甘能补虚，适用于内伤咯血呕血，对于外感咯血，肺痈初起及肺胃有实热者，皆应忌用。否则，恐有留邪生变之虞。

2. 白及性微寒，质多滋而黏腻，有损伤阳气，滞塞胃肠的不良反应，对于脾胃虚寒，阳气不足，脾运欠佳所致之胃腹痞满，畏寒喜温，大便不实，食欲不振，舌质淡胖，苔白腻者应慎用或不可单用。

【用量用法】　　一般用量3～10克，大剂量可用至30克，水煎服；入散剂每次用2～5克；研末吞服每次1.5～3克。外用适量。

【临证用药体会】　　白及为收敛止血、消肿生肌之良药，凡咯血、呕血、衄血、便血、外伤出血、痈疮肿毒、烧烫灼伤、手足皲裂、肛裂等，均可选用。因其入肺、胃经，故所治出血之证，以肺、胃出血为主，为止肺胃出血之要药，现亦常用于治疗肺结核咯血、溃疡病出血。

若研末以用水调服，其止血疗效较人汤剂为佳。

仙 鹤 草

本品为蔷薇科植物龙芽草的全草。主要产于浙江、江苏等地。夏、秋季茎叶茂盛时采割，晒干。生用或炒炭用。

【处方用名】　仙鹤草、龙芽草、狼牙草。

【性味归经】　性平，味苦、涩。归心、肝经。

【功效与主治】　功效收敛止血，补虚，止痢。主治出血证，脱力劳伤，腹泻，痢疾等。

【临证运用禁忌】　1. 外感初起，泄泻发热者忌用。

2. 有过敏史者忌用，或应用时进行严密观察。

【用量用法】　一般用量3～10克，大剂量可用至30～60克，水煎服。

【临证用药体会】　仙鹤草味涩收敛，有良好止血作用，可用于治疗咯血、呕血、衄血、尿血、便血、崩漏等身体各部位出血证。因其药性平和，故血证无论寒热虚实皆可使用。如属血热妄行者，可配以鲜生地黄、牡丹皮等清热凉血之品；虚寒性出血，则需与党参、熟地黄、炮姜、艾叶等共用以益气补血，温经止血。治泻痢因其有收敛之性，故以久泻久痢为宜，单用或与白槿花伍用；若用于治疗血痢，则需配以地榆、铁苋菜等清肠止血止痢之品。本品又可用于治疗劳力过度所致的脱力劳伤，症见神疲乏力而纳食正常者，常与大枣共用，以增强疗效；若因气血虚亏，神疲乏力，头晕目花，亦可与党参、熟地黄、龙眼肉等配伍以益气补血。仙鹤草又有杀虫作用。治疟疾可单用；治疗滴虫阴道炎所致之阴部湿痒，可将仙鹤草煎取浓汁，冲洗阴道。此外，本品尚可用于治疗疮疖痈肿、痔肿，有解毒消肿作用，内服外用皆可。

血 余 炭

本品为毛发制成的炭化物。全国各地皆有。用碱水洗去油垢，清水漂净，晒干。焖煅成炭用。

【处方用名】　血余炭，血余。

【性味归经】　性平，味苦。归肝、胃经。

【功效与主治】 功效收敛止血，化瘀利尿。主治出血证，小便不利等。

【临证运用禁忌】 本品熬煅成末气味不佳，故脾胃虚弱者慎用；过敏体质者慎用。

【用量用法】 一般用量 6～10 克，水煎服；研末服用 1.5～3 克。

【临证用药体会】 血余炭味苦、涩而性滑利，具有收敛止血的功效，又兼行瘀之功，故有止血而不留瘀之优点，内服、外用皆有止血疗效。鼻衄、齿衄、肌衄，以及外伤出血，均可用之研末掺敷。血热出血，每与生地黄、藕汁、大蓟等凉血止血药合用；热盛迫血妄行者，须配以大黄、栀子、青黛等同用，以清热泻火止血；若与花蕊石、三七同研为末服用，能化瘀止血，可用于治疗瘀血内阻之多种出血证；如与黄芪、人参、阿胶等伍用，能补虚止血，用于治疗气血虚弱之出血；对于便血、痔疮出血及血痢者，可配伍槐花、侧柏叶；尿血者，则配以车前草、白茅根；崩漏者，可配伍棕榈炭、莲蓬壳。本品又有化瘀通窍利水道之功，故用于治疗小便不利、石淋、血淋、瘀阻黄疸诸证。用于治疗小便不利或点滴不通，可配以滑石、冬葵果；血淋尿赤涩痛，则需配以小蓟、蒲黄、生地黄、淡竹叶，以清热利尿止血；以头发与猪油同煎服，能散瘀热，利尿退黄，用以治黄疸使湿热从小便排出。血余炭且能散瘀消肿，生肌敛疮，用于治疗痈肿初起，皮色不变，漫肿无头，以血余炭配以蜂房、蛇蜕为末，用酒吞服；如属阳证红肿热痛，可与鸡子黄同熬外涂；用以治诸疮溃烂，血余炭同香油、白蜡熬膏外贴，有祛腐生肌的作用；单用血余炭研末，用油调敷，亦可用于治疗水火烫伤等。

藕 节

本品为睡莲科植物莲的干燥根茎节部。主要产于湖南、浙江、江苏、安徽、湖北、山东、河南、江西、福建、河北等地。秋冬季采挖根茎（藕），切取节部，洗净，晒干，除去须根；炮制时将原药除去杂质，洗净，干燥，即为"藕节"；取净藕节，置锅内炒至表面呈焦黑色，内部呈黄褐色，喷淋水少许，取出，晾干，即为"藕节炭"。以节部黑褐色、两头白色、干燥、无根泥土者佳。

【处方用名】　光藕节、藕节疤。

【性味归经】　性平，味甘、涩。归肝、肺、胃经。

【功效与主治】　功效收敛止血，化瘀。主治吐衄咯血，尿血，崩漏等。

【临证煎服注意】　本品忌铁器，不宜与铁器同煎。

【用量用法】　一般用量10～15克，大剂量可用至30克，鲜品30～60克，均水煎服。

四、温经止血药

艾　叶

本品为菊科植物艾的叶。全国大部分地区皆产，以湖北蕲州产者为佳。夏季花未开时采摘，晒干或阴干。生用、捣绒或炒炭用。

【处方用名】　艾叶、蕲艾、陈艾叶、艾叶炭。

【性味归经】　性温，味苦、辛，有小毒。归肝、脾、肾经。

【功效与主治】　功效温经止血，祛湿止痒，散寒调经，安胎。主治出血证，皮肤湿癣瘙痒，月经不调，痛经，胎动不宁。此外，本品捣绒，制成艾条、艾炷等，用以熏灸穴位表面，有温煦气血，透达通络的作用，为温灸之主要原料。

【临证运用禁忌】　1. 阴虚血热者及素有失血病者忌用。

2. 艾叶其性温燥，故外感风热或温热，实热内炽，阴虚火旺，血虚血热者不宜服用。

3. 出血证属血热妄行者忌用。

4. 艾叶所含挥发油对中枢神经系统有明显的抑制作用，故昏迷者禁用；婴幼儿及老年患者不宜长期服用。

5. 艾叶对子宫平滑肌有兴奋作用，故孕妇及先兆流产者慎用。

【用量用法】　一般用量3～10克，水煎服。外用适量。

【临证用药体会】　本品芳香，苦燥辛散，能理气血，温经脉，逐寒湿，止冷痛，为妇科之要药。用于治疗脘腹冷痛，经寒不调，宫冷不孕等证；炒炭止血，可用于治疗虚寒性月经过多，崩漏带下，妊娠胎漏；煎汤外洗可用于治疗湿疮疥癣。温经止血暖宫常配以阿胶、地黄，如胶艾汤；若配凉血止血药，也可用于血热出血，如四生丸，可防其寒凉太过而留瘀，且可加强止血之效力；用于治疗痛经、月经不调、宫冷不孕等，常配以香附、当归、肉桂等，如艾附暖宫丸；用于治疗胎漏下血、胎动不安，常配伍续断、桑寄生等。

活血化瘀药

临床上凡以通行血脉，促进血行，消散瘀血为主要功效，用以治疗瘀血证的药物，统称为"活血化瘀药"，简称"活血药"，或"化瘀药"。其中活血作用较强者，又称为"破血药"或"逐瘀药"。具有活血（祛瘀、散瘀、化瘀、行血），破血（逐瘀），通经，止痛的功效。根据药性特点及功效主治的不同，分为活血止痛药、活血调经药、活血疗伤药、破血消癥药。适用于治疗瘀血所致的胸痛，腹痛，头痛，中风，痹痛，癥瘕积聚，跌打损伤，疮疡肿痛，月经不调，经闭，痛经，产后瘀滞腹痛等。月经过多者和孕妇当慎用或忌用。宜配伍行气药同用，使气行则血行。

一、活血止痛药

川 芎

本品为伞形科植物川芎的根茎。以四川产者质最优，系人工栽培。五月采挖，用时切片。生用或酒炙。酒川芎即酒炒川芎，为生川芎片经用黄酒喷洒，待酒吸干，再以文火微炒，然后入药者。京芎产于甘肃、陕西；云芎产于云南；抚芎产于江西，又称为西抚芎、川抚芎、抚川芎；小抚芎产于江西，抚芎中形体瘦小者；大芎又称为大川芎、正川芎、真川芎，产于四川，属川芎中个大肉多、油足气香者，为地道药材，品质最佳。以上皆以个大、饱满、质坚、干燥、香气浓、油性大者为佳。

【处方用名】 川芎、酒川芎。

【性味归经】　性温，味辛。归肝、胆、心包经。

【功效与主治】　功效活血行气，祛风止痛。主治血瘀气滞痛证，头痛，风湿痹痛证等。

【临证运用禁忌】　1. 心血不足之证，临床表现为惊悸怔忡，不寐心烦，健忘多梦，面白无华，自汗，舌质淡等症者忌用。

2. 上盛下虚，阴虚火旺，虚火上炎之证，临床表现为急躁易怒，气郁不舒，面目红赤，口干心烦，大便干结，鼻衄，齿衄等虽有头痛等症者，亦属忌用之列。

3. 肺热气升，痰黄而咳喘，气促胸闷，口苦口渴，或发热，舌红等症者当忌用本品。

4. 气血两虚之证者，临床表现为面色无华，气短无力，唇甲淡白，头晕目眩等症，当慎用本品。如临证需用，宜配伍补气血药物，小剂量同用。

5. 脾气虚弱之证，临床表现为少食，气短乏力，消瘦，腹胀腹泻，或大便稀溏，舌质淡，苔薄白，脉细弱无力等症者不宜使用；气虚不摄血之月经过多、齿衄、紫癜等亦当忌用。

6. 患者火剧中满，火郁头痛，上盛下虚，虚火炎上，吐衄，咳嗽，热盛痰喘，咽干口燥，发热作渴，烦躁者不宜使用。

7. 心虚血少，惊悸怔忡，肺经气弱，阴虚气弱，自汗盗汗者慎用。

8. 川芎行散力强，易耗血动血，故妇女月经过多及出血性疾病者不宜应用。

9. 凡孕妇当慎用或忌用。

【煎服方法注意】　煎前用清水浸泡，忌用铁器煎药。

【用量用法】　一般用量 3 ~ 10 克，水煎服。

【临证用药体会】　川芎辛温香窜，走而不守，能上行头巅，下达血海，外彻皮毛，旁通四肢，为血中之气药，故有活血行气，祛风止痛的作用，为治头痛之良药。临床常用于治疗气血瘀滞，月经不调，经闭，痛经，肝郁胁痛，以及风寒湿痹，痈疽肿痛，损伤瘀肿等病证。用于治疗头痛，不论风寒、风热、气虚、血虚、血瘀所致者，只要配伍适当皆可应用。

延 胡 索

本品为罂粟科植物延胡索的块根。主要产于浙江、江苏等地。夏初茎叶枯萎时采挖，晒干，切厚片或捣碎。生用或醋炙用。

【处方用名】　延胡索、玄胡索、元胡、元胡索、醋玄胡。

【性味归经】　性温，味辛、苦。归心、肝、脾经。

【功效与主治】　功效活血，行气，止痛。主治血瘀气滞诸痛等。

【临证运用禁忌】　1. 延胡索味辛性温，攻血逐滞，药性迅速，但无益气之功，也少养血之力。故中气不足，脾胃功效欠佳而胃腹疼痛者不适宜使用。如临床表现为面色无华、萎黄，乏力气短，虽有疼痛而无瘀滞等症者亦不宜单用，当配伍益气之品同用。

2. 延胡索走而不守，擅破气逐血通滞以止痛，故血虚营弱诸证者不适宜使用。如临床表现为产后血虚，月经提前，经量特多，头晕目眩，舌质淡，苔白，脉细弱无力等症者，虽有胁、腹诸痛亦属慎用之列。

3. 孕妇忌用活血化瘀之品，恐有损胎之虞。

4. 气阴两虚，月经过多及血虚无瘀者皆慎用。

【临证炮制注意】　醋炙后可加强止痛作用。

【煎服方法注意】　煎前用清水浸泡，忌用铁器。

【用量用法】　一般用量 3 ~ 10 克，水煎服；研末服每次1.5 ~ 3克。

【临证用药体会】　制延胡索，辛苦而温，既入血分，又入气分，专通气血。以其良好的活血行气止痛之功而为临床所常用。可用于因血瘀气滞所致之脘腹疼痛、胸痹心痛、痛经、跌打损伤等一身上下诸痛证。单用即有较好疗效，复方若与其他活血化瘀止痛药物配伍，可提高其止痛疗效。古人虽有用酒炙或为引的论述，但实验证实，以醋制止痛疗效最好，故临床多以醋制后使用。

郁 金

本品为姜科植物温郁金、姜黄、广西莪术或蓬莪术的块根。温郁金主要产于浙江，以温州地区最有名；蓬郁金主要产于四川；广西郁金主要产于广西。冬季采挖，用水蒸煮至透心，捞出晒干，切片或打碎。生用。

【处方用名】　郁金、川郁金、温郁金、广郁金。

【性味归经】　性寒，味辛、苦。归肝、胆、心经。

【功效与主治】　功效行气解郁，活血止痛，清心凉血，利胆退黄。主治气滞证，血瘀证，神昏、癫痫和血热出血证，湿热黄疸，胆石症等。

【临证运用禁忌】　1. 阴虚失血及无气滞血瘀者禁用。

2. 出血性疾病，月经过多及血虚无瘀者慎用。

3. 凝血功能障碍者忌服。

4.《本草经疏》曰："风病属真阴虚极，阴分火炎，迫血妄行，溢出上窍，而非气分怫逆，肝气不平，以致伤肝呕血者不宜用也。即用之亦无效。"《本草汇言》云："胀满，膈逆，疼痛，关乎胃虚、血虚者不宜用也。"《得配本草》谓："气虚胀滞禁用。"

【煎服方法注意】　煎煮前用清水浸泡，忌用铁器。可人丸、散剂。

【用量用法】　一般用量 3～10 克，水煎服；研末服，每次 2～5 克。

【临证用药体会】　郁金味苦、辛，性寒。主人心、肝二经，兼人胆、肺经。辛开苦降，芳香宣达，味辛能行能散，既能活血，又能行气，能人气分以行气解郁，人血分以凉血破瘀，为血中之气药。故气血凝滞引起的胸胁脘腹胀闷作痛、痛经、乳房作胀，以及呕血、衄血、尿血、妇女倒经等证，由于血热瘀滞者，皆为常用之品。性寒人心经，能清心热，解郁开窍，故可用于治疗痰浊蒙蔽心窍、热陷心包之神昏，癫痫痰闭。还能清利肝胆湿热，可用于治疗湿热黄疸，胆石症。

姜　黄

本品为姜科植物姜黄的根茎。主要产于四川、福建等地。冬季采挖，煮或蒸至透心，晒干，切厚片。生用。

【处方用名】　姜黄、片姜黄。

【性味归经】 性温，味、辛。归肝、脾经。

【功效与主治】 功效活血行气，通经止痛。主治血瘀气滞痛证，风湿痹痛证等。

【临证运用禁忌】 1. 孕产妇忌用。

2. 外感风热或温热，火热内炽，阴虚火旺，血虚血热等证者不宜服用。

3. 急性胆囊炎、胆绞痛者忌服，以免加重病情。

4. 有高血压病史者慎用。

【煎服方法注意】 煎前用清水浸泡，忌用铁器煎药。

【用量用法】 一般用量 3~10 克，水煎服。

【临证用药体会】 姜黄辛散苦泄温通，功效破血，行气，通经，止痛。用于治疗血瘀气滞之胸胁脘腹疼痛，癥瘕积聚，痛经闭经，跌打损伤。入血分能活血行瘀，入气分能行散滞气，且归肝经，故多用于治疗肝郁气滞之胁肋脘腹疼痛。治疗胁肋疼痛，可配伍枳壳、桂心；治疗脘腹疼痛，可配以木香、乌药、当归；治疗痈疽发背初起，红肿热痛，属阳证者，可与大黄、白芷、天花粉、天南星、黄柏等配伍。

乳 香

本品为橄榄科植物乳香树及其同属植物皮部渗出的树脂。主要产于非洲。春夏季采收，将树干的皮部由下向上顺序切破，使树脂渗出，数日后凝成固体，即可采收，打碎。生用，内服多炒用。

【处方用名】 乳香、炒乳香、制乳香、熏陆香。

【性味归经】 性温，味辛、苦。归心、肝、脾经。

【功效与主治】 功效活血行气止痛，化瘀生肌。主治气血瘀滞痛证，疮疡痈肿等。

【临证运用禁忌】 1. 脾胃虚弱、痈疽已溃及无瘀滞者忌用。

2. 外感风热或温热、火热内炽、阴虚火旺、血虚血热等证者不宜服用。

3. 消化系统疾病者及过敏性体质慎用。

4. 孕妇，产妇忌用。

【煎服方法注意】 本品入煎剂汤液易浑浊。

【用量用法】 一般用量3～10克，水煎服。外用适量，生用或炒用，研末外敷。

【临证用药体会】 乳香香烈走窜，可升可降，通达内外，擅透窍以理气，为通脏腑流通经络之要药。故心、胃、胁、腹及肢体关节诸疼痛皆能治疗。又擅治女子行经腹痛，产后瘀血作痛，月事不以时下。其通气活血之力，又擅治风寒湿痹，周身麻木，四肢不遂及一切疮疡肿痛，或其疮硬不痛。

没 药

本品为橄榄科植物没药树或其他同属植物皮部渗出的油胶树脂。主要产于非洲。当年11月至次年2月采集由树皮裂缝处渗出于空气中变成红棕色坚块的油胶树脂。打成碎块生用，内服多制用，清炒或醋炙。

【处方用名】 没药、明没药、制没药。

【性味归经】 性平，味辛、苦。归肝、心、脾经。

【功效与主治】 功效活血行气止痛，化瘀生肌。主治气血瘀滞痛证，疮疡痈肿等。

【临证运用禁忌】 1. 脾胃虚弱者及过敏性体质者慎用。

2. 孕妇及无瘀滞者忌用。

【用量用法】 一般用量3～10克，水煎服。外用适量，研末调敷。

【临证用药体会】 没药性味苦平，气香擅行；既能活血止痛，又擅消肿生肌，故为止痛之要药，成疮家之圣品。凡跌打损伤，瘀血肿痛及瘀滞所致之心腹诸痛，妇女经闭、痛经、产后腹痛等皆可应用。本品功与乳香基本相同，两者每相须为用。唯没药苦平，苦泄力强，行瘀散血，独擅其长，然无伸筋之力；而乳香之主治虽与没药相仿，但其性辛温香润，能于血中行气，兼能舒筋活络。两者，一偏行瘀，一偏调气，故对血气凝滞之证，相伍应用，其效尤捷。本品与冰片同用，能解肌清热；得狗骨，可治历节风痛；配伍血竭，去产后恶血。

降 香

本品为豆科植物降香檀及印度黄檀的根部心材。降香檀产于海南省，广西南宁、福建厦门等地均有栽培。印度黄檀我国广州市、海口市、平阳县等有引种。全年可采挖根部，削去外皮，锯成长50厘米的段，晒干。生用。

【处方用名】 降真香、紫藤香、降真、降香。

【性味归经】 性温，味辛。归肝、脾经。

【功效与主治】 功效行气活血，止血，定痛。主治气滞血瘀所致之胸胁、脘腹疼痛，内伤或怒气伤肝之呕血、咯血，跌打损伤，瘀血肿痛等。此外，与藿香、木香等同用，可治疗秽浊中阻，腹痛吐泻。

【临证运用禁忌】 1. 阴虚火盛，血热妄行而无瘀滞者不宜使用。

2. 便秘火盛之症者不宜使用。

【用量用法】 一般用量3~6克，水煎服。

苏 木

本品为豆科植物苏木的心材。主要产于广东、广西、贵州、云南等地。栽培约10年，选粗树干，心材黄红色者采伐，截成30~70厘米长的小段，削去外围白色边材，粗者对劈成小块，晒干或烘干。生用。

【处方用名】 苏枋、苏方、苏方木、䍁木、棕木、赤木、红柴。

【性味归经】 性平，味甘、咸。归心、肝经。

【功效与主治】 功效活血祛瘀，消肿止痛。主治血瘀所致之月经不调、痛经、经闭、产后恶露不净、瘀滞腹痛、跌仆损伤、血瘀肿痛。本品还可用于其他瘀滞疼痛，如因瘀血所致的胃脘痛，胸痹刺痛，中风半身不遂，或痹痛日久，肢体麻木，以及痈疽肿毒，风疹瘙痒等。

【临证运用禁忌】 1. 月经过多及孕妇忌用。

2. 血虚无瘀者不宜使用。

3.《本草经疏》曰："产后恶露已尽，由血虚腹痛者不宜用。"

【用量用法】 一般用量3~10克，水煎服。

二、活血调经药

丹 参

本品为唇形科植物丹参的根部。主要产于四川、安徽等地。春秋季采挖，洗净，润透，切成厚片，晒干。生用或酒炙用。

【处方用名】 丹参、紫丹参。

【性味归经】 性微寒，味苦。归心、心包、肝经。

【功效与主治】 功效活血调经，凉血除烦，祛瘀消痈。主治各种血瘀痛证、经产诸证，烦躁神昏，心悸不寐，疮痈肿毒等。

【临证运用禁忌】 1. 丹参活血化瘀，恐伤胎气，孕妇应慎用，以免发生事故。产后气血两虚，若无确切瘀血证候者亦当禁用，以防耗气伤血之弊。

2. 临床见血虚无瘀者应慎用。

3. 对于非瘀血所致的亡血家，如鼻衄，便血，呕血，皮肤紫癜、月经过多等症应慎用。

4. 对于脾胃虚弱所致之食欲不振，倦怠乏力，大便溏薄或腹泻，舌质淡，苔白，脉细数等症者亦应慎用。

5. 脑出血等出血性疾病患者及凝血功能障碍者忌用。

6. 肺癌患者及胃癌化疗时忌用。

【临证炮制注意】 活血化瘀宜酒炙后用。

【煎服方法注意】 煎前用清水浸泡。

【用量用法】 一般用量 5～15 克，水煎服。

【临证用药体会】 丹参为重要的活血祛瘀药，可用于多种瘀血病证；又因能凉血消肿，故常用于治疗疮痈肿痛及某些血热瘀肿疾患；因其擅调妇人经水，亦为妇科调经要药。近年来，通过大量的实验研究，加深了对本品功效的认识，并以之组方广泛应用于临床各科，取得了可喜的成果。另外，丹参尚有清心安神之功，见心烦失眠者可以选用。本品药性偏凉，对于上述诸证偏热者尤为适宜。本品酒制后可增强其活血作用。

红 花

本品为菊科植物红花的筒状花冠。全国各地多有栽培，主要产于河南、湖北等地。夏季开花，花色由黄转为鲜红时采摘，阴干或微火烘干。

附：藏红花 为鸢尾科多年生草本植物番红花的花柱头，又称"番红花、西红花"。味甘，性微寒，功效与红花相似，临床应用也基本相同。但功效较强，又兼有凉血解毒的功效，可用于治疗斑疹紫黑及温病热入营血之证。常于9～10月选晴天早晨采收花朵，摘下柱头，烘干，备用。因本品货少价昂，用量宜小，一般用量1.5～3克。孕妇忌用。

【处方用名】 红花。

【性味归经】 性温，味辛。归心、肝经。

【功效与主治】 功效活血通经。主治血瘀经产诸证和癥瘕积聚，斑疹色黯等。

【临证运用禁忌】 1. 红花是一味极具代表性的活血药物，既有化瘀作用，也有破血作用，故血虚无瘀滞者不宜用，更不可重用。如临床表现为面色不华，唇甲淡白而不红润，气短心悸，不寐多梦，脉细弱无力，当忌用本品，以免犯虚虚之戒。

2. 红花色红入血，逐瘀通经，擅通经，以治经闭，下死胎，以及瘀阻不消的癥瘕积聚，对孕妇恐有堕胎之害，故明清的本草著作皆有"妊妇禁用"之告诫。

3. 红花活血，对各种出血证，如血热妄行、月经过多、衄血、咯血、皮下出血、痔出血及有出血倾向等，皆当慎用，以免加重出血，致使病情恶化。

4. 红花活血之力较强，故素体阳热亢盛，血热妄行者及无瘀滞者不宜服用；月经过多者也应忌用。

5. 长期使用红花治疗慢性疾病（如肝硬化、恶性肿瘤）的过程中，应注意患者的凝血机制情况；如已有明显的出血倾向者，则宜减量或停用。《本经逢原》曰其："少则养血，多则行血，过多使人血行不止。"

397

【用量用法】 一般用量 3 ~ 10 克，水煎服；亦可入丸、散剂。

【临证用药体会】 1. 红花辛散温通，专入血分，有良好的活血通脉之功。凡瘀血病证，不论久暂或轻重，皆可使用。单用即有一定疗效，但多配入复方应用。前人有红花"能泻能补"（《药品化义》）之说，即量大活血，少用补血。但实验研究和临床应用表明，本品重在活血祛瘀，且随用量增加而活血作用增强，并非补养之品。

2. 藏红花以活血养血而闻名，具有颇佳的活血化瘀，凉血解毒功效。对改善心肌供血供氧等方面疗效确切。能增强体质，提高人体抵抗能力，用于治疗内分泌失调引发的色斑，具有养颜美肤的特点。能明显改善血液微循环，广泛用于防治脑血栓，脉管炎，心肌梗死，血亏体虚，月经不调，产后瘀血，周身疼痛，跌打损伤，神经衰弱，惊悸癫狂等病症。

桃 仁

本品为蔷薇科植物桃或山桃的成熟种仁。全国各地皆产桃，多为人工栽培。6 ~ 7 月果实成熟时采摘，除去果肉及桃核，取出种子，去皮，晒干。生用或炒用。

【处方用名】 桃仁、桃仁泥。

【性味归经】 性平，味苦、甘，有小毒。归心、肝、大肠经。

【功效与主治】 功效活血祛瘀，润肠通便，止咳平喘，消散内痈。主治瘀血阻滞诸证，肠燥便秘，咳嗽气喘，肺痈，肠痈等。

【临证运用禁忌】 1. 桃仁功效散瘀破血，用之不当，有血下不止，损阴血之弊。故气虚血弱，津液亏虚无瘀滞者不宜使用。如血虚经闭不通，经量过少，津亏肠燥的大便干结，或产后虚人血虚气弱，腹痛空虚者，皆属忌用之列。

2. 桃仁逐瘀之力较强，能致堕胎，于妊妇及胎儿皆不利，故应忌用。

3. 桃仁有开结通滞，润肠之功，历代本草皆认为散而不收，泻而无补。故大便不实者不适宜使用。如脾虚运化失司，素有纳差腹胀，易于腹泻便稀者，应谨慎使用，欲用者也应与健脾补气药同用，以免伤脾。

4. 桃仁有促进子宫平滑肌收缩的作用，故先兆流产者忌服。

5. 桃仁内所含的苦杏仁苷对呼吸中枢有抑制的作用，故肺功能不全者慎用。

【煎服方法注意】 经捣碎后人煎剂。

【用量用法】 一般用量 6～10 克，水煎服。

【临证用药体会】 1. 桃仁的炮制方法自古就有去皮尖之说。张仲景《伤寒论》、《金匮要略》方中凡用桃仁者，皆注明去皮尖。现代临床多用洋桃仁；而生桃仁和炒桃仁应用相对较少，不少学者围绕去皮尖之制洋是否可以减少毒性或增强疗效，通过实验和临床来开展讨论。总而言之，桃仁含较多的苦杏仁苷，桃仁如大量使用，还是以去皮尖为宜，以免发生中毒；桃仁潬后去皮或不去皮，总灰分含量较生桃仁为低，说明潬制过程起到净化作用；潬制过程是一保水煎的过程，易造成有效成分部分流失。因此，潬制去皮是必要的，一方面可以洁净药物，另一方面桃仁去皮后有利于有效成分的煎出，又可避免发生中毒。但潬制时间应尽量缩短，以免有效成分流失过多。

2. 桃仁活血，能堕胎，故孕妇忌用。气血虚弱，内无瘀血者宜慎用。桃仁含苦杏仁苷，在体内可分解成氢氰酸，可麻痹延髓呼吸中枢，大量服用可引起中毒。因此，使用时要控制剂量，以防中毒。另外，临床还有报道，因接触桃仁而引起变态反应者，表现为接触部位手背刺痒，暴露部位出现红色疹块，并有痒感。

3. 桃仁功效焦点集中于活血通经，祛瘀止痛。用于治疗瘀血阻滞所致之头痛、咽痛、胸痹心痛、肺痈胁痛、肠痈腹痛、月经不调、痛经、经闭、癥瘕积块、产后腹痛、疝气痛、伤痛、疮痈肿痛及风湿痹痛等；止咳平喘，用于治疗咳嗽气喘；润肠通便，用于治疗肠燥便秘。

泽 兰

本品为唇形科植物毛叶地瓜儿苗的地上部分。野生，全国大部分地区皆产，主要产于黑龙江、湖北等地。夏秋季茎叶茂盛时采割，晒干，除去杂质泥土，润透，切段，干燥。生用。

【处方用名】 泽兰。

【性味归经】 性微温，味苦、辛。归肝、脾经。

【功效与主治】 功效活血调经，祛瘀消痈，利水消肿。主治血瘀经闭，痛经，产后瘀滞腹痛，跌打损伤，瘀肿疼痛及疮痈肿毒，水肿，腹水等。

【临证运用禁忌】 1. 血虚、血枯之闭经，无瘀血之象者不宜服用，治疗血虚闭经应与补血养血药同用。

2. 孕妇及哺乳期妇女禁用。

3. 无瘀滞者及血虚者慎用。

【用量用法】 一般用量10～15克，水煎服；亦可人丸、散剂。外用适量。

【临证用药体会】 泽兰清香辛散，有温通活血，行水消肿之功。为产后瘀血腹痛、水肿的常用要药。若治疗瘀血经闭，肌肤羸瘦者，多与当归、赤芍药等相配伍；治疗产后宫缩无力，或胎盘滞留，腹痛出血者，常与益母草、当归等相伍；治疗血瘀胸胁刺痛，痛处固着，可与柴胡、郁金等共用。以本品治疗肝炎、胆囊炎、胁痛，不论气滞还是血瘀，疗效皆较佳，且可软缩肝脾，改善肝功能。

牛　膝

本品为苋科植物牛膝（怀牛膝）和川牛膝（田牛膝）的根部。以栽培为主，但也有野生的。怀牛膝主要产于河南；川牛膝主要产于四川、云南等地。冬季苗枯时采挖，洗净，晒干。生用或酒炙用。

【处方用名】 牛膝、川牛膝、怀牛膝。

【性味归经】 性平，味苦、甘、酸。归肝、肾经。

【功效与主治】 功效活血通经，补益肝肾，强壮筋骨，利尿通淋，引火（血、热）下行，引药下行。主治血瘀经闭，痛经，胞衣不下，跌打伤痛，腰膝酸痛，下肢痿软，淋证，水肿，小便不利，头痛眩晕，齿龈肿痛，口舌生疮，呕血衄血及做药引等。

【临证运用禁忌】 1. 历代本草称牛膝可堕胎，且下行力大，又能破血逐瘀，恐对孕妇及胎儿有害，并有致流产的可能，故属禁用之列。

2. 牛膝其性下走如奔，擅引药下行，如证属脾虚清阳不升，中气下陷者，不宜使用；临床表现为气短乏力，脏器下垂，下腹坠胀，腹泻或大便稀溏，虽有腰膝湿肿等症者，亦属忌用。

3. 牛膝味苦，擅长泄降，导热下行，故下元不固者，其所不宜。如临床表现为梦遗滑精，夜尿频多，腰冷重坠等症者忌用。

4. 牛膝有活血化瘀之功，适用于瘀血阻滞之证者，凡气虚不摄之月经过多，虽有腰膝酸软等症者，也不可使用。如经血淡白，颜色不红，淋漓不尽，并伴见面白无华，气虚乏力，头晕眼花，脉细数等症者忌用。

5. 牛膝有利尿的作用，故遗尿症者忌用；电解质紊乱者慎用。

【用量用法】　一般用量6～15克，水煎服。

【临证用药体会】　1. 川牛膝、怀牛膝均能活血通经，引火（血）下行，补肝肾，强筋骨，利尿通淋。但川牛膝偏于活血祛瘀，通利关节；怀牛膝偏于补肝肾，强筋骨。

2. 一般活血通经，引火（血）下行，利水通淋，牛膝宜生用；补肝，强筋骨，牛膝宜酒炙或盐水炒用。

3. 牛膝性擅下行，功效活血化瘀，补肝肾，强筋骨，利尿通淋。为治血瘀痛经，经闭，风湿痹痛，腰膝关节疼痛，跌打损伤，淋证，血热上炎之咽痛，齿痛，吐衄，以及肝阳上亢之头痛眩晕等常用之品。活血通经，舒筋利痹，消肿止痛，宜用川牛膝；补益肝肾，强壮筋骨，宜用怀牛膝。

4. 中医所说的牛膝主要指怀牛膝和川牛膝，怀牛膝补益肝肾功效佳，川牛膝活血化瘀，下行功效佳。而土牛膝长于清热利咽，活血通淋，主要用于治疗咽喉肿痛及淋证，不能作为牛膝使用。

五 灵 脂

本品为鼯鼠科动物复齿鼯鼠的干燥粪便。主要产于河北、甘肃等地。全年皆可采收，晒干。生用或醋炙、酒炙用。

【处方用名】　五灵脂、灵脂米、灵脂块、糖灵脂。

【性味归经】　性温，味苦、咸、甘。归肝经。

【功效与主治】　功效活血止痛，化瘀止血。主治瘀血阻滞证，瘀血阻滞，出血证等。

【临证运用禁忌】　1. 五灵脂气味俱厚，腥膻难当，有大伤脾胃，损气之弊，故脾胃虚弱，后天不足者不宜使用。如患者脾胃素虚，胃纳不佳，或稍进食则脘腹胀满，大便溏薄与不畅交替出现，或见于哕呃逆等症者法当忌用，以免再损正气，败胃致吐。

2. 五灵脂活血化瘀，属攻伐之品，易伤气血，故气血两虚而无瘀滞者不可使用。如临床表现为神疲乏力，呼吸气短，头晕目眩，不寐心悸，面白无华，手足麻木，唇甲色淡，或月经量多，色淡质稀，血崩漏下，舌淡而嫩，脉细弱无力等症者，皆属忌用之列。

3. 五灵脂温通，适用于产后腹痛、腰痛、经闭等有瘀血阻滞表现者，但恐对孕妇及胎儿有害，故应慎用。

4. 五灵脂属攻伐之品，长期大量服用可损伤正气，故证属血虚腹痛，经闭，阴虚火旺，无瘀滞者不宜服用。

5. 五灵脂能够抑制血小板聚集，有一定的抗凝作用，故出血性疾病患者慎用；凝血功效障碍者忌服。

6. 体质虚弱者慎用或禁用。

【临证炮制注意】　醋炒可去其腥味，并增强药效。

【煎服方法注意】　人煎剂宜包煎。

【用量用法】　一般用量 3～10 克，水煎服。外用适量。

【临证用药体会】　1. 五灵脂苦泄温通，专人肝经血分，擅长活血化瘀止痛，为治瘀滞疼痛之要药，常与蒲黄相须为用。治疗胸痹心痛，常与川芎、丹参、乳香、没药共伍；治疗脘腹胁痛，配以延胡索、香附、没药等；治疗痛经，经闭，产后瘀滞腹痛，则每与当归、益母草等同用；治疗骨折肿痛，可配以白及、乳香、没药，研末外敷。本品炒用，既能活血散瘀，又能止血。故可治疗瘀血内阻、血不归经之出血，如妇女崩漏经多，色紫多块，少腹刺痛。

2. 五灵脂入药需用醋炒，炒后可使原有的腥、臊味减少，甚至消失。炮制时，一般是取五灵脂用文火加热，微炒后喷淋米醋，炒至微干、有光泽时，取出晾干，醋五灵脂能增强散瘀止痛的功效。也有用酒炒的，将五灵脂置于锅内，用文火加热微炒，随而喷淋黄酒，炒至微干，取出，晾干。临床还有用五灵脂炭的，可取五灵脂置于锅内，用中火加热，炒至黑色存性，取出，放凉。五灵脂炭用于止血。所谓行血宜生，止血须炒。醋五灵脂黑褐色，质干硬，微有焦斑，略有醋气。酒五灵脂呈黄黑色，略具酒气。

鸡 血 藤

本品为豆科植物鸡血藤的藤茎。主要产于广西、云南等地。秋冬季采收茎藤，切片，晒干。生用或熬膏使用。

【处方用名】 鸡血藤。

【性味归经】 性温，味苦、微甘。归肝、肾经。

【功效与主治】 功效行血，补血，舒筋活络。主治月经不调，经闭痛经，血虚萎黄，风湿痹痛，手足麻木，肢体瘫痪等。

【临证运用禁忌】 1. 阴虚火旺较盛者不宜长期服用。

2. 月经过多者不宜使用。

3. 外感风热或温热，火热内炽，阴虚火旺，血虚血热者不宜服用。

4. 孕妇慎用。

【用量用法】 一般用量10~15克，水煎服；或浸酒饮服，或熬膏服用。

【临证用药体会】 鸡血藤甘苦而温，既能补血，又能活血，唯活血之力较强，常用于血虚血瘀诸证。单用即有一定疗效。若月经不调，闭经，属血虚者，每与四物汤合用；属血瘀者，多与活血化瘀药配伍；对于风湿痹痛，腰膝酸痛，筋骨麻木及跌打损伤等，每与祛风湿类药物共用。

王 不 留 行

本品为石竹科植物麦蓝菜的成熟种子。全国各地皆产，主要产于江苏、河北等地，以产于河北邢台者质最优。夏季果实成熟、果皮尚未裂开时采割植株。晒干生用或炒用。

【处方用名】 王不留行。

【性味归经】 性平，味苦。归肝、胃经。

【功效与主治】 功效活血通经，下乳消痈，利尿通淋。主治血瘀经闭，痛经，难产，产后乳汁不下，乳痈肿痛，热淋，血淋，石淋证等。

【临证运用禁忌】 1. 王不留行其性行而不住，故失血后及崩漏证者忌用。

2. 王不留行行血通经，功擅通利，其醇提取物有抗早孕的作用，故孕妇及哺乳期妇女忌服。

3. 无瘀血及血虚者慎用。

4. 过敏体质者慎用。

【用量用法】 一般用量6～10克，水煎服。外用适量。

【临证用药体会】 1. 王不留行走而不守，其性甚急，下行而不上行，凡病逆而上冲者用之可降，宜暂用而不宜久服。现临床上贴耳穴所用的就是王不留行子。

2. 王不留行用于治疗产妇缺乳疗效极佳。《本草纲目·第十六卷·王不留行》记载："王不留行能走血分，乃阳明冲任之药，俗有穿山甲，王不留，妇人服了乳长流之语，可见其性行而不住也。"王不留行通过行血通经，实现催乳的作用，和穿山甲合用，能增强疗效，据此也可用于治疗乳痈，可配伍蒲公英同用。产妇乳汁的有无和多少，与多种因素有关，王不留行对气血阻滞经络引起的乳汁缺少有效，对于其他原因引起的缺乳，则应选择其他的相关药物。如产妇身体虚弱造成缺乳，就要从补益肝肾入手；缺乳是由营养不良造成的，要从调理脾胃着手。

三、活血疗伤药

活血疗伤药物性味多辛、苦而咸。具有活血化瘀，消肿止痛，续筋接骨的功效。适用于治疗跌打损伤之瘀肿疼痛，骨折筋损，金疮出血等外科疾患，也可用于治疗其他一般血瘀病证。

土 鳖 虫

本品为鳖蠊科昆虫地鳖或冀地鳖的雌虫全体。全国皆有，以江苏的产品最佳。野生者，夏季捕捉；饲养者全年可捕捉，用沸水烫死，晒干或烘干备用。

【处方用名】　土鳖虫、地鳖䗪虫、虫。

【性味归经】　性寒，味咸，有小毒。归肝经。

【功效与主治】　功效破血逐瘀，续筋接骨。主治血瘀经闭，产后瘀滞腹痛，癥瘕积聚，跌打损伤，筋断骨折，瘀肿疼痛等。

【临证运用禁忌】　1. 孕妇忌用。

2. 土鳖虫功效破血逐瘀，并能抑制血小板聚集，故血虚无瘀及月经过多者，出血性疾病患者，凝血障碍者忌用。

3. 本品对心脏有负性作用，故心功能不全者忌服。

5. 可能会引起变态反应，表现为全身泛起小丘疹、自觉瘙痒难忍等症状，故过敏者或过敏体质者忌服。

6. 妇女月经期间慎用。

【用量用法】　一般用量 3 ~ 10 克，水煎服；研末，每次 1 ~ 1.5 克，以黄酒送服。

【临证用药体会】　土鳖虫味咸性寒，功擅逐瘀血，通经闭，疗折伤，续筋骨。其攻坚逐瘀而有推陈致新之能，且猛而不峻，性较平和。凡瘀血经闭，产后瘀阻，积聚及筋骨损伤，瘀血肿痛者，皆可使用。又为妇科祛瘀通经之佳品，内科消癥通络之良药，伤科接骨疗伤之要药。前人誉其"去血积，搜剔极周；主折伤，补接至妙"。盖土鳖虫性较和缓，不似水蛭、虻虫之攻破，即使虚证夹瘀者，亦可使用。现代临床用于治疗冠心病，脑血管病后遗症，肝炎，宫外孕，子宫肌瘤，癌症疼痛及白血病等，亦有一定的疗效。

马 钱 子

本品为马钱科植物云南马钱或马钱的成熟种子。前者主要产于我国云南、广东等地；后者主要产于印度、越南等国。冬季果实成熟时采收，晒干，炮制后入药。

【处方用名】　马钱子、番木鳖。

【性味归经】　性寒，味苦，有大毒。归肝、脾经。

【功效与主治】　功效散结消肿，通络止痛。主治跌打损伤，骨折肿痛，痈疽疮毒，咽喉肿痛，风湿顽痹，肢体瘫痪等。

【临证运用禁忌】　1. 年老体弱，婴幼儿及孕妇忌服。

2. 高血压，心脏病及肝，肾功能不全者禁用或慎用。

3. 凡外感风寒，内伤生冷，脾胃虚弱，肾阳虚衰者不宜服用。

【临证炮制注意】　马钱子生品一般不供药用，多经炮制后方可供临床应用。马钱子历代的炮制方法有去毛减毒、清水浸泡、砂烫、油炸等。以砂烫、油炸的炮制法效果最好，但砂烫法较为普遍使用。通过炮制以除去疗效差并具有毒性的士的宁。

【煎服方法注意】　外用研末吹喉或调涂患处。内服多需煮沸、浸泡、切片后，由香油炒或炸至微黄色。一般不入煎剂，而是配入丸、散剂中使用。

【用量用法】　一般外用适量，研末，调涂。内服用量一日内不能超过 0.3～0.6 克，如入丸、散剂，可按马钱子所含士的宁计算，每次口服量不宜超过 5 毫克。士的宁口服最小致死量为 30～100 毫克（小儿有用 5 毫克而致死者），或用马钱子一次达 7 粒而中毒死亡者。有效剂量与中毒剂量很接近，安全度很小，使用时要根据患者体质、病情谨慎定量。

【临证用药体会】　1. 由于马钱子有剧毒，在书写处方时不要将马钱子与其他药物同写在一张处方中，以避免中药房给错药。如处方中马钱子为 1 克，抓药时误抓成 10 克那就麻烦了，所以为安全起见，凡临床使用马钱子者，应将其另外单独用处方书写。

2. 作为内服药，因马钱子有大毒，故应严格限制用量。2005 年版《中国药典》规定用 0.3～0.6 克。如将其外用，则可使用常用剂量。通过多年的临床实践，我们取生马钱子 10 克，生川乌 30 克，生草乌 30 克，生半夏 30 克，生南星 30 克，生狼毒 30 克，樟脑 10 克，冰片 5 克，水煎 30 分钟后，热敷患处，对风湿性关节炎、骨质增生等病具有颇佳的止痛疗效，尤其是对跟腱炎、膝关节炎，疗效最佳。本方只供外用，不可入口、眼。我们的临床体验是，外用较为安全。

3. 若将马钱子与延胡索同时使用，会产生更大的毒性。一般马钱子的中毒表现为痉厥、抽搐、震颤等，如与延胡索同用后，又会出现消化道的不适感。关于两者不能同用，在本草书籍中记述不多，但一定要引起注意，以免招致严重后果。

血　竭

本品为棕榈科植物麒麟竭的果实及树干中渗出的树脂。主要产于印度尼西亚、马来西亚等国，我国广东等地也有栽培。秋季采收，使树脂渗出凝固而成。研末用。

【处方用名】　血竭、麒麟竭。

【性味归经】　性平，味甘、咸。归肝经。

【功效与主治】　功效活血定痛，化瘀止血，敛疮生肌。主治跌打损伤，心腹刺痛，外伤出血，疮疡不敛等。

【临证运用禁忌】　1. 血竭入血分而散瘀，故血虚无瘀者忌用。

2. 无瘀血者不宜使用。

3. 血竭活血散瘀力强，故孕妇及妇女月经期间忌用。

【煎服方法注意】　外用研末调敷或入膏药内贴敷；内服入丸、散剂，不入汤剂。

【用量用法】　研末服，每次 1～2 克。外用适量，研末外敷。

【临证用药体会】　血竭功效活血散瘀止痛，用于治疗伤折内损，瘀血不消，常与乳香、没药、红花等化瘀止痛药同用；亦可与蒲黄、当归、骨碎补、赤芍药等化瘀续骨药合用；对瘀血经闭、痛经、产后瘀阻腹痛，以及一切瘀血阻滞之心腹刺痛，常与三棱、莪术等共用。血竭既能止血生肌敛疮，又能防腐，保护创面，促进溃疡愈合。用于治疗痈疽疮疖，破溃不敛，可与儿茶、乳香、没药等配伍，研末外敷。

刘 寄 奴

本品为菊科植物奇蒿的全草。主要产于浙江、江苏等地。皆为野生。8～9 月开花时割取地上部分，除去泥土，晒干，切段入药。

【处方用名】　刘寄奴。

【性味归经】　性温，味苦。归心、肝、脾经。

【功效与主治】　功效散瘀止痛，疗伤止血，破血通经，消食化积。主治跌打损伤，肿痛出血，血瘀经闭，产后瘀滞腹痛，食积腹痛，赤白痢疾等。

【临证运用禁忌】　1. 外感风热或温热、火热内炽、阴虚火旺、血虚血热等证者不宜服用。

2. 孕妇忌用。

3. 气血虚，脾胃弱，易泄泻者慎用。

【用量用法】　一般用量 3～10 克，水煎服。外用适量，研末外撒或调敷；亦可鲜品捣烂外敷。

【临证用药体会】　1. 刘寄奴有南北之别，南刘寄奴为菊科植物奇蒿的仝草，主要产于浙江、江苏等地；北刘寄奴为玄参科植物阴行草的全草，主要产于东北、河北、山东等地。两药功效十分相近，但南刘寄奴具有醒脾消食之功较北刘寄奴明显，故南刘寄奴又称为"化食丹"。

2.《开宝本草·草部下品之下·卷十一》说："惜人将此草疗金疮，止血为要药；产后余疾，下血、止痛极效。"刘寄奴虽然可以止血，但作用并不是很强，只在兼有瘀血时才可选用。《本草经疏》也认为：刘寄奴为金疮要药，行血迅速。临床主要还是用于治疗瘀血病证。

自 然 铜

本品为硫化物类矿物黄铁矿族黄铁矿，主要产于四川、湖南、云南、河北、辽宁等地。全年均可挖采，除去杂质即可；炮制时将纯净自然铜打碎用，即为生自然铜；取净自然铜，置锅内煅至黯红，醋淬（一般每 10 千克自然铜，用醋 3000 毫升）至表面呈黑褐色光泽消失，质地酥松易碎，即称为煅自然铜。研末用，或水飞用。以黄色、质重、表面光滑、断面白亮者为佳。

【处方用名】　石髓铅、自然铜。

【性味归经】　性平，味辛。归肝经。

【功效与主治】　功效散瘀止痛，续筋接骨。主治跌打损伤，骨折伤筋，闪腰岔气，心气刺痛。此外，自然铜还可用于防治瘿瘤，又可用于治疗疮疡，烫伤等。

【临证运用禁忌】 1. 自然铜辛散活血，易耗伤正气，故血虚无瘀者忌服。

2. 自然铜味辛而散，易助长阳气，故耗伤阴液，阴虚火旺者慎用。

【煎服方法注意】 煅研细末入散剂。

【用量用法】 一般用量 10～15 克，水煎服；或入丸、散剂。外用，研末调敷。

儿 茶

本品为豆科落叶植物儿茶的去皮枝、干的煎膏。主要产于云南、广西等地。冬季采收儿茶的枝、干，除去外皮，砍成大块，加水煎煮、过滤后，浓缩成糖浆，冷却，倾于特制的模块中，干后即成。炮制时拣去杂质，打成小块或研成细粉，生用。商品过去有方儿茶、老儿茶、新儿茶、半老式等规格。现只分为儿茶膏和方儿茶两种。以色黑略棕、涩味重者为佳。

【处方用名】 乌爹泥、乌垒泥、乌丁泥、孩儿茶、西谢、儿茶。

【性味归经】 性凉，味苦、涩。归肺经。

【功效与主治】 功效活血疗伤，止血生肌，收湿敛疮，清肺化痰。主治跌打伤痛，外伤出血，湿疮溃疡，牙疳口疮，疳阴疮，痔疮肿痛，痰热咳嗽，湿热泻痢，津伤口渴。此外，儿茶还可用于治疗肺结核咯血，小儿口腔溃疡，小儿消化不良，婴幼儿腹泻，溃疡性结肠炎等。

【临证运用禁忌】 儿茶味苦性凉，故寒湿证者忌用。

【煎服方法注意】 1. 外用研末撒或水调、油调，也可水煎液漱口；内服入丸、散剂，亦可入汤剂，但近代临床应用作内服者甚少。

2. 入汤剂，宜用布包后同煎。

【用量用法】 一般用量 0.1～1 克，入丸、散剂服用；或入汤剂内服 3～10 克。外用适量。

四、破血消癥药

莪 术

本品为姜科植物蓬莪术或温郁金、广西郁金的根茎。蓬莪术主要产于四川、广东等地；温郁金主要产于浙江；广西郁金主要产于广西。秋冬季采挖，洗净，蒸或煮至透心，晒干，切片。生用或醋炒用。

【处方用名】 莪术、蓬莪术、温莪术。

【性味归经】 性温，味苦、辛。归肝、脾经。

【功效与主治】 功效破血行气，消积止痛。主治癥瘕积聚，血滞经闭，心腹刺痛，食积脘腹胀痛等。此外，取其破血祛瘀之功，可用于治疗跌打损伤之瘀肿疼痛。

【临证运用禁忌】 1. 破血力强，并有抗早孕作用，故孕妇及月经过多，有出血倾向及先兆流产者忌用。

2. 莪术性温，故外感风热或温热，火热内炽，阴虚火旺，血虚血热等证者不宜服用。

3. 本品其性刚气峻，故无瘀滞和气血虚弱者不宜使用。

4. 莪术能抑制血小板聚集，具有抗血栓形成的作用，故脑出血，消化性溃疡等出血性疾病者忌用。

5. 气血两虚，脾胃薄弱无积滞者慎服。

【临证炮制注意】 醋制可增强祛瘀止痛的作用。

【煎服方法注意】 煎前用清水浸泡。

【用量用法】 一般用量 3 ~ 15 克，水煎服。

【临证用药体会】 1. 莪术辛散苦泄，走而不守，入血分又入气分。能破积聚，攻癥瘕，行滞气，消食积，为攻坚破积之峻品。用于治疗血气心痛，痛经经闭，癥瘕痞块，跌打损伤，饮食积滞，脘腹胀痛，鼓胀水肿，寒疝奔豚，瘰疬瘿瘤等病证。尤为用于治疗癥瘕积聚之常用之品，现用于治疗肿瘤有效，临床应用多与三棱配伍，以增其效。行气止痛宜生用，破血祛瘀宜醋炒。

2. 三棱与莪术均为破血行气、消积止痛之品，故气血阻滞，有形坚积之证，两药常相配为用。但三棱苦平不香，入肝脾血分，能破血中之气，擅长破血通经；而莪术苦辛温香，入肝脾血分，能破气中之血，偏于破气消积。两药在功效上虽有区别，但因气血是相互联系的，治血必先行气，气行则血自行，所以血瘀经闭，腹中包块，肝脾大及食积腹痛等病证，两药合用，则疗效更佳。但因两药具有攻坚消积之力，若用之不当，易伤正气，故对虚中夹实之证，或体质较弱者，应与健脾补气药合用。

三　棱

本品为黑三棱科植物黑三棱的块根。主要产于江西、河南等地。冬季至次春采挖，洗净，削去外皮，晒干。生用或醋炙用。

【处方用名】　三棱、京三棱、荆三棱。

【性味归经】　性平，味辛、苦。归肝、脾经。

【功效与主治】　功效破血行气，消积止痛。主治癥瘕积聚，血滞经闭，心腹刺痛，食积脘腹胀痛等。

【临证运用禁忌】　1. 三棱能减少血小板数目，抑制血小板功能，抑制内外凝血功效，故出血性疾病或凝血功能障碍者忌用。

2. 孕妇，月经过多，血枯经闭者忌用。

3. 气虚体弱者慎用。

【临证炮制注意】　醋炒能加强祛瘀止痛之效。

【用量用法】　一般用量 3~10 克，水煎服。

【临证用药体会】　1. 三棱苦平泄降，入肝脾血分，为破血祛瘀，行气消积止痛之品。对血瘀之经闭，腹中包块，产后瘀滞腹痛，血瘀气结，胸腹胀痛，食积不消等均可应用。常与莪术相须为用，功效倍增，相得益彰，是因三棱偏于破血，莪术偏于破气。醋制后可加强止痛作用。

2. 根据临床用药需要，三棱的炮制有以下 4 种方法。

（1）生三棱：取三棱除去杂质，大小分开，浸泡六七成透时，捞出，闷润至内外湿度一致，直接切薄片，干燥即成。生三棱行气化滞力强，多用于治疗食积腹胀等证。

（2）醋三棱：将其用醋拌匀，浸 1 宿，润透至米醋被吸尽，置于锅内用文火加热，炒至色变深，微带焦斑即成。醋炙后入于血分，能增强破血散结，止痛作用，多用于治疗血瘀经闭，积聚等证。

（3）麸炒三棱：取麦麸置于锅内，炒至冒烟时，加入三棱片，炒

411

至黄色即成。麸炒三棱偏于消食。

（4）酒麸制三棱：将麦麸先置于锅内炒热，再加入酒闷，炒至黄色，筛去麦麸即成。兼有醋三棱与麸炒三棱的功效。

水　蛭

本品为水蛭科动物蚂蟥、水蛭、柳叶蚂蟥的干燥全体。我国大部分地区皆有产。夏秋季捕捉，后洗净，用沸水烫死，切段晒干或低温干燥。生用或用滑石粉烫后用。

【处方用名】　水蛭、蚂蟥。

【性味归经】　性平，味咸、苦，有小毒。归肝经。

【功效与主治】　功效破血通经，逐瘀消癥。主治血滞经闭，癥瘕积聚，跌打损伤，心腹刺痛等。此外，活水蛭外用能吸血消肿，用于治疗痈肿，丹毒等。

【临证运用禁忌】　1. 有出血性疾病病史，血友病或存在可能引起出血并发症的疾病，如肺结核空洞，溃疡病患者禁用。

2. 水蛭功效破血逐瘀，有耗伤气血之弊，故血虚，气虚或气血两虚者忌用；老年患者及婴幼儿不宜长期服用。

3. 因其具有生殖毒性，故孕产妇及月经过多，宫颈癌者忌用。

4. 体弱血虚及无瘀血者忌用。

【用量用法】　一般用量1.5~3克，多入丸、散剂使用；研末服每次0.3~0.5克。

【临证用药体会】　水蛭味咸、苦，性平，苦走血，咸胜血，性平无寒热之偏。破血逐瘀力强，临床主要用于治疗血滞经闭，癥瘕积聚，跌打损伤等，常与虻虫相须为用，也常配伍三棱、莪术、桃仁、红花等药同用，如《伤寒论》抵当汤方剂；兼体虚者，可配以人参、当归等补益气血药，如《温病条辨》化癥回生丹方剂；若妇女经闭不行，或产后恶露不尽，结为癥瘕，食少劳嗽，虚证渐生，在使用本品与三棱、莪术等逐瘀的同时，加以黄芪、当归，以扶正祛瘀，俾瘀血去而不致伤损，如《医学衷中参西录》之理中丸方剂。取本品的破血逐瘀之功，亦常用于治疗跌打损伤，可配伍苏木、自然铜等药合用，如《普济方》

接骨火龙丹方剂。治疗瘀血内阻，心腹疼痛，大便不通，则配伍大黄、牵牛子，如《严氏济生方》夺命散方剂。

穿 山 甲

本品为脊椎动物鲮鲤科穿山甲的鳞甲。主要产于广东、广西等地，尤以广西产品最佳。全年皆可捕捉，杀死，置于沸水中略烫，取下鳞片，洗净，晒干生用；或砂烫至鼓起，洗净，干燥；或将甲片炒后醋淬，用时捣碎。

【处方用名】　穿山甲、炮山甲、炮甲珠。

【性味归经】　性微寒，味咸。归肝、胃经。

【功效与主治】　功效活血消癥，通经，下乳，消肿排脓。主治癥瘕，经闭，风湿痹痛，中风瘫痪，产后乳汁不下，痈疽肿毒，瘰疬等。

【临证运用禁忌】　1. 穿山甲具活血行散之功，有耗血动血之弊，故孕妇，气虚不足，痈疽已溃者忌用。

2. 气血虚弱者忌用。

3. 穿山甲有活血消肿，托脓外出之功，如痈疽疮肿已破溃者忌用。

4. 穿山甲用量过大可造成肝损害、临床表现为肝功能异常，伴腹胀、纳差、黄疸等症状，故肝功能不全者慎用。

5. 过敏体质者慎用。

【煎服方法注意】　临床以研末吞服效果好。

【用量用法】　一般用量 3～10 克，水煎服，研末吞服，每次 1～1.5 克。

【临证用药体会】　穿山甲咸能软坚，性擅走窜，可透达经络直达病所，为活血通经，消肿排脓，下乳、散风之要药，常用于治疗瘰疬结核及痈肿初起，或脓成不溃等证。未成可消，已成可溃，尤以脓成将溃之际最为适宜。还用于治疗血滞经络，乳汁不下瘀血经闭，癥瘕痞块，以及风寒湿痹，肢体拘挛或强直，疼痛不得屈伸等病证。

斑 蝥

本品为芜青科昆虫南方大斑蝥或黄黑小斑蝥的全体。全国大部分地区皆有生产，主要产于辽宁、河南等地。夏秋季于清晨露水未干时捕捉，闷死或烫死，去头、足、翅，晒干。生用；或与糯米同炒至黄黑色，去米，研末用。

【处方用名】　斑蝥。

【性味归经】　性热，味辛，有大毒。归肝、肾、胃经。

【功效与主治】　功效破血逐瘀，散结消癥，攻毒蚀疮。主治癥瘕，经闭，痈疽恶疮，顽癣，瘰疬等。此外，取本品外敷，尚有发疱的作用，适用于面瘫，风湿痹痛等。

【临证运用禁忌】　1. 斑蝥活血逐瘀力强，故经闭属经血枯竭者不宜服用；凡出血性疾病者忌用；凡妇女月经过多及孕妇忌用。

2. 斑蝥有大毒，故气虚血虚，年老体弱，婴幼儿等患者不宜服用；即使服用，也不宜多服、久服。

【临证炮制注意】　斑蝥不同的部位，斑蝥素的含量也不同，以胸、腹部含量为最高，头、足、翅含量极微。斑蝥用米炒时间短时，斑蝥素仅损失 7.4%，而炒至焦棕黑时斑蝥素损失可达 86% 左右。临床上使用去除头、足、翅后的斑蝥，不仅降低毒性，且能提高疗效，特别是患者因缺乏锌、镁、铜等微量元素而致生恶性肿瘤时，疗效更好。斑蝥经碱处理后，不仅毒性减弱，而且抗恶性肿瘤的活性进一步提高，对人类的恶性肿瘤细胞杀伤能力最强，米炒品则次之。

【煎服方法注意】　内服入丸、散剂，不入汤剂。外用研末敷贴发疱，或酒醋浸涂。《仁斋直指方》言其："治痈疽，脓出即去药。"

【配伍方法注意】　内服需以糯米同炒，或配伍青黛、丹参以缓其毒。

【用量用法】　一般用量 0.03 ~ 0.06 克，内服多人丸、散剂。外用适量，研末敷贴，或酒、醋浸涂；或作发疱用。

【临证用药体会】　1. 斑蝥有大毒，在野外捕捉时应戴手套、口罩，因斑蝥在受到侵袭时，能分泌出黄色毒液，接触到人或动物的皮肤上，会引起水疱、灼痛。其所含斑蝥素既是毒性成分也是有效成分。传统炮制前要求去头、足、翅。炮制方法很多，炒斑蝥是取粳米置于锅内，喷水少许至米贴于热锅之上，然后加入斑蝥轻轻翻炒，炒至米黄时取出，拣去米粒。米炒和去除头、足、翅的目的，是尽量减低其毒性。操作时，要戴口罩、手套、人要站立于上风处，以防直接接触手部起疱、肿胀，炒闻其气，会导致人体出现不适症状。

2. 斑蝥外用可刺激皮肤发红、发疱，甚至肌肉溃烂，不宜大面积使用。斑蝥（主要是其所含的斑蝥素）对皮肤、黏膜刺激性颇为强烈，但其组织穿透力却较小，通常不涉及皮肤深层，起疱后很快痊愈而不留瘢痕，但不宜大面积使用。根据其刺激发疱的功效，用于治疗多种疾病，又称其为"斑蝥灸"，如用于治疗咽喉肿痛、风寒湿痹、瘰疬等病症。

化痰止咳平喘药

凡具有祛痰或消痰的药物，统称为"化痰药"；凡具有减轻或制止咳嗽气喘的药物，统称为"止咳平喘药"。根据药性特点及功效主治不同，分为温化寒痰药，清化热痰药及止咳平喘药。化痰药适用于治疗痰证，止咳平喘药适用于治疗咳喘证。有强烈刺激性的药物，忌用于治疗痰中带血或咯血的患者。应用化痰药时，常与健脾药同用，因脾为生痰之源，健脾药可以杜绝痰的生成；又常配行气药同用，因气行则痰易消，行气药可加强化痰药的作用。

一、温化寒痰药

半　夏

本品为天南星科半夏的块茎。我国大部分地区皆产。夏秋季采挖，洗净，除去外皮及须根，晒干，一般用生姜、白矾等炮制后入药。入药以陈久者良。

附：水半夏　为天南星科植物鞭檐犁头尖的块茎。性温，味辛，有毒。功效与半夏相类似，但无降逆止呕之功，兼有止血之效。临床多用于治疗咳嗽痰多，痈疮疖肿，蛇虫咬伤，外伤出血。用法用量同半夏。

【处方用名】　法半夏、姜半夏、半夏曲。

【性味归经】 性温，味辛，有毒。归脾、胃、肺经。

【功效与主治】 功效燥湿化痰，降逆止呕，消痞散结，散结消肿。主治寒痰证，湿痰证，呕吐，胸痹，结胸，梅核气，痈疽肿痛，乳疮等。

【临证运用禁忌】 1. 半夏擅燥湿化痰，适用于寒痰，对于痰热壅盛者则不可用。如临床表现为发热多汗，胸胁满胀，痰黄，量多而稠黏不畅，并见咽干、咽痛、咽喉红肿，舌质红少津，苔黄，脉弦数有力者皆忌用。

2. 半夏辛温燥烈，有伤阴助火之弊，故热盛津伤，失血脱液，阴虚火旺等证者断不可使用。如临床表现为发热汗多，口渴思冷饮，各种出血证，以及盗汗，潮热，不寐多梦，心烦，大便干燥，舌质红，少苔，脉细弦数者忌用。

3. 历代本草著作皆说半夏堕胎，近年的动物实验亦表明，半夏有抗早孕的作用，能终止动物怀孕而导致流产，故孕妇忌用。

4. 半夏有毒，生半夏毒性更大，制半夏用量过大也可引起中毒。故临床当谨慎使用，切勿过用。

5. 过敏体质史者使用半夏时，应严密观察；过敏者则禁用。

6. 半夏辛温而燥，功专燥湿化痰，但有伤阴耗液之弊，故阴虚血少，热痰，燥咳，津液不足，津伤烦渴，出血病证者忌用。

7. 半夏有毒，故肝肾功能不全者忌用。

【用量用法】 一般用量3～9克，水煎服；或制过，入丸、散剂。外用适量。

【临证用药体会】 1. 半夏生食，确有较强毒性，但伍药入煎，则成熟品，毒性大减，虽用量较大，却未发现中毒现象。生半夏的毒性可能就是它的某些有效成分，所以有时用姜半夏、法半夏无效而改用生半夏时却能显效。生半夏用之散结仍须辨证，以痰结之象为要。生半夏与生地黄同用有相得益彰之妙，两药一燥一润，一温一凉，且《神农本草经》谓，生地黄能逐血痹。如此配伍，则大可不必拘泥于"津伤、渴者忌之"之说。从单味生半夏治疗不寐、腹痛有效，可知该药尚有止痛、安神之功效。生半夏用于散结时量宜大，反之则用量宜小。

2. 半夏炮制后毒性虽去，药力亦大为减弱。故用于治疗疑难重症，主张应用生半夏，常用量 6～9 克，并先煎 30 分钟以去其毒。生半夏用于治疗顽固性呕吐，每能获效。如用于治疗慢性肾炎尿毒症，朝食暮吐，证属中阳不足，痰浊上逆，用镇逆法往往无效，可取生半夏与干姜、人参等同用；若痰湿弥漫，舌苔白腻者，则配以玉枢丹方剂芳香辟秽；痰湿化热，舌苔黄腻者，则加入左金丸方剂，以辛开苦降，并佐以伏龙肝方剂煎汤代水，频频少饮，则呕吐自止。生半夏与竹茹配伍，辛开苦降，可使胶结难化之湿热得以分解，气机得以调畅，用于湿热气滞者，最为合拍，若佐以枳壳、桔梗，一升一降，调理气机，则收效更佳。生半夏又为化痰妙品，每与葶苈子相配，宣肃并施，能使顽痰倾囊而出。症见痰热为患者，则与麻杏石甘汤方剂同用；寒痰为患者，则合以麻黄附子细辛汤方剂。若系哭笑无休，烦躁不寐，口干唇燥，痰结如胶，脉洪等癫狂症，则佐以黄连、胆南星、大黄之类；对于风痰所致的癫痫频作，兼有眩晕头痛，胸膈痞闷，胃纳不馨者，则加以天麻、白术、陈皮之属。

3. 妊娠忌用半夏，《珍珠囊》与《本草纲目》均有明确记述。故妊娠如无呕吐以不用半夏为妥；如有呕吐，或者呕吐严重，半夏乃是可用之品，使用时配伍益气安胎之品则更妙。

天 南 星

本品为天南星科草本植物天南星的块茎。主要产于河南、辽宁等地。秋冬季采挖，除去须根及外皮，晒干。生用或用姜汁、明矾制用。

附：胆南星　为制南星的细末与牛、羊或猪胆汁经加工而成，或为生天南星细末与牛、羊或猪胆汁经发酵加工而成。性凉，味苦、微辛。归肺、肝、脾经。具有清肺化痰，息风定惊的功效。用于治疗痰热咳嗽，咳痰黄稠，中风痰迷，癫狂惊痫等病证。天南星、姜南星、制南星与胆南星的主要区别是：前三者性温，用于治疗寒证；后者性凉，疗治热证。水煎服，3～6 克。

【处方用名】　天南星、南星、制南星。

【性味归经】　性温，味苦、辛。归肺、肝、脾经。

【功效与主治】　功效燥湿化痰，祛风止痉，散结消肿。主治湿痰证，寒痰证，风痰眩晕，中风，癫痫，痈疽肿痛等。

【临证运用禁忌】　1. 天南星能破血堕胎，有毒，有损伤气血，下胎流产之害，故孕妇当禁用。

2. 天南星辛温性燥，燥湿化痰，药力较半夏更强，有伤阴动液之弊，故阴虚肺燥之痰者不宜使用。如临床表现为痰黏不爽，口干咽燥，或痰中带血，潮热盗汗，形体消瘦，声音嘶哑，舌红少津等症者应忌用。

3. 天南星擅祛风化痰而止痉，且性温，易于化热，故热痰所致诸证者不宜使用。如热痰壅肺，咳嗽喘促，胸闷痰黄，或热痰蒙蔽清窍，头晕恍惚，心烦不宁，语无伦次，舌质红，苔黄等症者应慎用；如若需用，应与清热药同用。

4. 未经炮制的天南星有毒，禁止内服。

5. 本品苦辛温燥，故血虚证者禁用。

6. 天南星有降低血压和抗血小板聚集的作用，故血压过低或出血性疾病者慎用。

【用量用法】　一般用量 3～10 克，水煎服。外用适量。

【临证用药体会】　1. 为减轻天南星毒性，在炮制时用清水浸漂，加生姜、明矾腌拌后淘洗，直至入口无麻涩味为止。但经过这样处理后，其有效成分基本丧失殆尽，药效亦随之减低。临床实践证明，生天南星的药效比制南星好，且通过数以万计的人次实践，从未发生过中毒现象和其他不良反应。

2. 天南星辛散温通，长于祛风邪，止痉挛，散郁结，除疼痛；苦温擅化痰涎，降肺气，定喘嗽。为治中风，破伤风之惊痫抽搐，口眼㖞斜等证必用之品。对痰涎阻肺之咳喘痰多，以及疮疡肿痛，瘰疬痰核，阴疽流注等，亦为常用药物之一。

白芥子

本品为十字花科草本植物白芥的成熟种子。主要产于安徽、山东等地。夏末秋初果实成熟时采割植株，晒干，打下种子，除去杂质。生用或炒用。

【处方用名】 白芥子。

【性味归经】 性温，味辛。归肺经。

【功效与主治】 功效温肺祛痰，利气通络。主治寒痰喘咳，阴疽流注，肢体麻木，关节肿痛等。

【临证运用禁忌】 1. 久嗽肺虚，阴虚火旺者忌用。

2. 过敏体质者忌用。

3. 白芥子性温，故外感风热或温热，火热内炽，阴虚火旺，血虚血热者慎用。

4. 白芥子辛温走散，耗气伤阴，故久咳肺虚及阴虚证火旺者忌用。

5. 白芥子有发疱、腐蚀作用，故消化性溃疡，出血及皮肤过敏者忌用。

【用量用法】 一般用量3~6克，水煎服。外用，研末调敷。

【临证用药体会】 1. 白芥子味辛性温，性擅走散，具有豁痰利气，温经除寒，散结消肿的功效。主治咳喘痰多，胸满胁痛，胃寒吐食，肢体麻木，寒湿痹痛，结核瘰疬，湿痰流注，阴疽肿毒等病证。

2. 白芥子研末外敷，可用于治疗痰注经络的病证，但若外用时间过久，又会导致皮肤起疱。我们常将白芥子配伍大黄、肉桂、吴茱萸、乳香、没药、樟脑、细辛、麻黄、桂枝各等份，研末后，以醋调成糊状外用，对治疗疼痛有效。通过多年的实践发现，如果外用药物致皮肤起疱后流水，功效反而更佳，如各个部位的骨质增生、关节炎肿胀等症，皆可选用。

皂 荚

本品为豆科植物皂荚的果实。主要产于四川、河北等地。秋季采摘成熟果实，晒干，切片。生用或炒用。

附：皂角刺 为皂荚树的棘刺，又称为皂角针、天丁等。其性温，味辛。具有消肿排脓，祛风杀虫的功效。用于治疗痈疽疮毒初起或脓成未溃之证及皮癣，麻风等。水煎服，3~10克。外用适量，醋煎涂患处。痈疽已溃者忌用。

【处方用名】 皂荚、牙皂、猪牙皂。

【性味归经】 性温，味辛、咸，有小毒。归肺、大肠经。

【功效与主治】 功效祛除顽痰，通窍开闭，杀虫止痒。主治顽痰阻肺，咳喘痰多，中风，痰厥，癫痫，喉痹，皮癣，疮痒等。

【临证运用禁忌】 1. 皂荚走窜之性极强，非顽痰证实体壮者不宜轻投，故孕妇、气虚阴亏及有出血倾向者忌用。

2. 虚证有痰，虚风内动者忌用。

3. 非顽疾实证，体质壮实者慎用。

4. 大量服用皂荚可腐蚀胃黏膜，出现呕吐、腹泻及其他方面中毒症状，故血液病，胃溃疡及严重肝肾疾病者忌用。

【用量用法】 一般用量1.5~5克，水煎服；入丸、散剂服，每次1~1.5克。外用适量。

【临证用药体会】 1. 皂角刺有非常强的祛痰作用，有"祛顽痰、老痰"之说，如老年性咳喘。若痰证属于一般的燥痰、热痰，就不宜使用。我们体会到，本品对于疮疡疗效颇佳，尤其是对于疮痈不溃者功效佳，若配伍穿山甲后功效加强。对于青年痤疮导致面部硬结，在治疗的同时，加皂角刺6克后，收效颇佳。

2. 皂荚具有很强的祛痰作用，尤以祛除顽痰、老痰作用最佳。若用于治疗各种顽症咳喘，具有颇佳的疗效。我们的临床体会，将皂荚水煎服，可从小剂量开始使用，再逐渐加大剂量。皂荚祛痰作用虽佳，但易伤及正气，可适当加用扶正之品，以扶助正气。

旋 覆 花

本品为菊科草本植物旋覆花的头状花序。主要产于河南、江苏等地。夏秋季花开时采收，除去杂质，阴干或晒干。生用或蜜炙用。

附：金沸草 为菊科植物条叶旋覆花或旋覆花的干燥地上部分。其性味同旋覆花。归肺、大肠经。具有降气，消痰，行水的功效。内治风寒咳嗽，痰饮蓄结，痰壅气逆，胸膈痞满，喘咳痰多；外治疔疮肿毒。一般用量4.5~9克。外用鲜品适量，捣汁涂患处。

【处方用名】　旋覆花。

【性味归经】　性咸，味苦、辛。归肺、胃经。

【功效与主治】　功效降气化痰，降逆止呕。主治喘咳痰多，噫气，呕吐等。

【临证运用禁忌】　1. 旋覆花味苦、辛、咸，性微温，故阴虚劳嗽，津伤燥咳者忌用。

2. 旋覆花性温，并有一定的发散作用，故阴虚，血虚及风热，实热证者忌用。

3. 旋覆花有刺激肠道、增加蠕动的作用，故体弱久病，肺结核，慢性肠炎，长期腹泻，脱肛，子宫脱垂者忌用。

4. 旋覆花有降低血压的作用，故低血压者慎用。

5. 有变态反应者忌用。

6. 孕妇慎用。

【煎服方法注意】　因本品有绒毛，易刺激咽喉作痒而致呛咳呕吐，故须布包入煎。

【用量用法】　一般用量3～10克，水煎服；或入丸、散剂。外用适量。

【临证用药体会】　旋覆花擅长降气止逆，消痰开结行水。故有"诸花皆升，唯旋覆花独降"之说。本品微温不燥，擅长散胃寒而降逆止呕，尤宜于治疗中焦寒凝气滞，呕吐呃逆病证。对于咳嗽痰喘者，则不拘寒热，皆可与相应药物配伍而用。

白　前

本品为萝藦科多年生草本植物柳叶白前或芫花叶白前的干燥根茎及根。主要产于浙江、安徽、福建、江西、湖北、湖南等地，均为野生。秋季采挖，洗净，晒干，切段。生用或蜜炙用。以根茎及根粗长、断面色粉白、粉性足者为佳。

【处方用名】　石蓝、嗽药、鹅管白前、空白前、水白前、软白前、草白前、柳叶白前、鹅白前、土白前。

【性味归经】　性微温，味辛、苦。归肺经。

【功效与主治】　功效降气，消痰，止咳。主治肺气壅实，咳嗽痰多，胸满喘急等。

【临证运用禁忌】　1. 白前味辛、苦，性微温，有降气祛痰之功，适用于肺气上逆，痰多咳嗽而属实证者。肾气虚损，肾不纳气所致之喘咳者则不宜使用。

2. 白前味苦、辛，性温，故咳嗽因血虚阴虚者禁服；脱肛、子宫脱垂等气虚证者禁用；老年人及婴幼儿，身体虚弱者慎用。

3. 妇女妊娠期慎用；身体虚弱，胎气不固者忌用。

【用量用法】　一般用量3～10克，水煎服。

二、清化热痰药

川贝母

本品为百合科草本植物川贝母的鳞茎。主要产于四川、甘肃等地。夏秋季采挖，除去须根、粗皮，晒干。生用。

【处方用名】　川贝母、尖贝、青贝。

【性味归经】　性微寒，味苦、甘。归肺、心经。

【功效与主治】　功效清热化痰，润肺止咳，散结消肿。主治虚劳咳嗽，肺热燥咳，瘰疬，乳痈，肺痈等。

【临证运用禁忌】　1. 脾为生痰之源，但脾阳虚寒所生之痰湿，不宜用本品治疗，原因是川贝母性味苦寒，可能再伤脾阳。故临床表现为涎浊清白，呕吐恶心，大便溏薄泄泻或胃纳不佳，食入难化，脘腹痞闷，口淡不渴，舌质淡，苔白，虽痰白而多等症者应忌用。

2. 川贝母微寒，味苦，化痰，有泄热凉金之功，适宜用于热痰证，而不能用于寒痰停饮证。如临床表现为痰涎清稀，咳喘畏寒，或痰饮上犯，眩晕心悸，或痰厥头痛，呕吐反胃，胸脘痞闷，舌淡胖，苔白腻，脉细迟而弱等症者应忌用，以免重伤阳气，再生痰湿。

3. 肾阳不足，阳虚水泛，气不化水，多生痰浊，但此时之痰不可用川贝母祛除。因本品性寒伤阳，除临床表现为痰涎清稀外，尚有面浮，下肢水肿，尿少，纳差，舌淡胖，苔白滑，脉沉细弱等一派阳气衰微之症，可予鉴别。

4. 川贝母性苦味寒，滋润性强，故脾胃虚寒，慢性胃肠炎，腹泻者慎用；咳嗽稀白痰量多者忌大量单味服用。

5. 川贝母有降低血压，升高血糖，并有类似阿托品的散瞳作用。故低血压，糖尿病和青光眼患者忌用。

【用量用法】　一般用量 3~10 克，水煎服；研末服，每次 1~2克。外用适量。即使是常用剂量，川贝母也不宜久服，久服可能会出现猩红热样药疹。

【临证用药体会】　川贝母苦泄甘润，微寒清热，既能滋润肺燥以化胶固之痰，又能清泄胸中郁结之气火以止咳嗽，故热痰、燥痰所致的咳嗽及阴虚劳嗽，均常应用，对肺虚久咳、痰少咽燥者尤为适宜。兼有清热散结之效，可用于治疗痈肿疮毒、瘰疬痰核等病证。与知母、瓜蒌合用，可增强清肺化痰之功；与沙参、麦冬共用，润肺止咳作用颇佳；与玄参、牡蛎伍用，擅长软坚散结。传统中医学认为，本品为"十八反"药物之一，故不宜与川乌、草乌、附子同用。

浙 贝 母

本品为百合科草本植物浙贝母的鳞茎。原产于浙江象山，现主要产于浙江鄞州区。初夏植株枯萎时采挖，洗净，擦去外皮，拌以煅过的贝壳粉，吸去浆汁，切厚片或打成碎块。

【处方用名】　浙贝母、象贝、大贝。

【性味归经】　性寒，味苦。归肺、心经。

【功效与主治】　功效清热化痰，散结消肿。主治风热，痰热咳嗽，瘰疬，瘿瘤，乳痈，肺痈等。

【临证运用禁忌】　1. 大便滑泻及咳痰量多、质稀薄者忌服。

2. 浙贝母有降低血压，减慢心率的功效，故低血压及心率过缓者忌用。

3. 寒痰、湿痰及脾胃虚寒者忌用。

4. 浙贝母可有增强子宫收缩的作用，故孕妇慎用。

5. 过敏体质者慎用。

【用量用法】　一般用量3～10克，水煎服；研末服1～2克。外用适量。

【临证用药体会】　浙贝母的止咳作用要较川贝母薄弱些，在止咳方面也不及川贝母多用，但本品的散结作用却颇佳，消瘰丸（贝母、玄参、牡蛎）中一般多用浙贝母。从药性来看，浙贝母的苦寒之性较川贝母要强。所以，浙贝母散结作用颇佳，川贝母止咳作用颇佳。

桔　梗

本品为桔梗科草本植物桔梗的根部。我国大部分地区皆产，华东地区质量较优。春秋季采挖，去净苗茎、须根，洗净，刮去外皮，晒干。生用。

【处方用名】　桔梗、苦桔梗。

【性味归经】　性平，味苦、辛。归肺经。

【功效与主治】　功效宣肺祛痰，利咽开声，消痈排脓，载药上行。主治咳嗽痰多，胸闷，咽喉肿痛，失声，肺痈吐脓等。

【临证运用禁忌】　1. 桔梗之性属阳而升，擅载药上行，故气逆上升，不得下降及邪在下焦者，不宜使用。如临床表现为喘逆气促，无痰，呃逆上气，热气上冲，头面阵红，行动不稳，气急易怒，上重下轻等，有上逆趋势之病证者应忌用。

2. 桔梗通阳泄气，拔火上乘，适宜用于痰多咳嗽，凡见久嗽不愈，肺阴耗损，肺阴津不足诸证者不宜使用。如临床表现为干咳气逆无痰，咽干舌燥或咯血，大便干燥，小便黄少，舌质红，少苔等症者忌用。

3. 桔梗其性升散，剂量过大易致呕吐，故气机上逆诸证，如临床表现为肝阳上亢，头痛眩晕，面赤口苦，或胃气上逆，呕吐，反胃，饮食不下，泛哕清水等症者忌用。

4. 桔梗味苦辛、性温燥，故阴虚，气逆劳损，咯血者不宜服用；凡肺结核，久病咳嗽，支气管炎，干咳少痰者，支气管扩张，咯血者忌单味药大量内服。

5. 桔梗对胃黏膜有刺激作用，故胃炎，胃溃疡，十二指肠溃疡，消化道出血的患者忌大量内服。

6. 桔梗有引起呕吐的不良反应，故孕妇慎用。

7. 桔梗有降血糖的作用，并有口服桔梗片出现低血压的报道，因此低血糖及低血压患者应慎用。

【用量用法】 一般用量3～10克，水煎服；或入丸、散剂。

【临证用药体会】 桔梗苦辛性平，既升且降，擅长开提肺气，宣胸快膈，祛痰止咳。故外邪犯肺，咳嗽痰多，胸膈痞闷，咽痛失声等，不论寒热皆可配用。本品又擅长排脓消痈，凡肺痈吐脓痰及痈疽肿毒溃后亦可使用。总其所主，皆不离乎外邪或痰火郁闭肺中，肺气失宣所致。然肺与大肠相表里，又主一身之气，因而本品既能开提肺气，又能间接疏通肠胃。所以，对肺胃火热之大便秘结或痢疾腹痛，里急后重等，在应用方中每每加之。这种用药力法，称为"提壶揭盖法"，是《内经》"病在下取之上"的用药范例。如若遣用得当，确有良效。

竹 茹

本品为禾本科植物乔木青秆竹茎秆的中间层。主要产于长江流域地区。全年均可采制，砍取茎秆，刮去外皮，然后将稍带绿色的中间层刮成丝条或削成薄片，阴干。生用或姜汁炒用。

【处方用名】 竹茹。

【性味归经】 性微寒，味甘。归肺、心、胃经。

【功效与主治】 功效清热化痰，清胃止呕。主治肺热咳嗽，痰热心烦不寐，胃热呕吐，妊娠恶阻等。

【临证运用禁忌】 1. 寒痰咳喘，胃寒呕逆及脾虚泄泻者禁用。

2. 伤食呕吐者忌用。

3. 寒性痰多咳喘及胃寒所致之呕吐者不宜使用。素体阳虚，脾虚便溏，肾阳虚衰者不宜多服、久服。

4. 竹茹有升高血糖的功效，故糖尿病患者慎用。

【用量用法】 一般用量5～10克，水煎服。

【临证用药体会】 竹茹甘淡微寒，其功擅长清胃热，除烦止呕哕呃逆，凡胃热呕哕，呃逆，妊娠恶阻，胎动不安等，皆可治之，为常用之要药；清肺热而止咳嗽，对痰热咳喘者，亦有较好的疗效；兼清热凉血而除烦，可用于治疗心烦不眠，出血等。

竹　沥

本品的来源同竹茹。系新鲜的淡竹和青秆竹等竹秆经火烤灼而流出的淡黄色澄清液汁。

【处方用名】　竹沥。

【性味归经】　性寒，味甘。归心、肺、肝经。

【功效与主治】　功效清热豁痰，定惊利窍。主治痰热咳喘，中风痰迷，惊痫癫狂等。

【临证运用禁忌】　1. 竹沥其性寒滑利，故寒痰及脾虚大便溏薄者忌用。

2. 有消化系统疾病者慎用。

【用量用法】　一般用量30～60克，冲服；或入丸剂，或熬膏。

【临证用药体会】　竹沥甘寒滑利，擅利窍滑痰，通经走络，为治疗中风痰壅、痰热惊痫、肺热痰黄而稠等病证的常用药物。治疗中风，证属痰热壅盛者，可与胆南星、黄芩、钩藤等配伍合用；治疗气虚痰中经络，半身不遂，口眼㖞斜，可与黄芪、地龙、丹参等共用。治疗痰火内盛，肝阳上亢，发为癫狂者，常与胆南星、黄连、生铁落等配伍。治疗痰热所致之妊娠子烦及小儿惊风，常与生姜汁、胆星、牛黄等研调内服。治疗高热神昏，惊厥抽搐，可取鲜竹沥频服，亦可与水牛角、牛黄、石菖蒲、远志等合用。治疗痰热壅肺，咳嗽气喘，可与杏仁、瓜蒌、桑白皮、黄芩、石膏等共用。

天竺黄

本品为禾本科植物乔木青皮竹等秆内分泌液干燥后的块状物。主要产于云南、广东等地。秋冬季采收，砍破竹秆，取出。生用。

【处方用名】　天竺黄、天竹黄、竹黄。

【性味归经】　性寒，味甘。归心、肝经。

【功效与主治】　功效清热化痰，清心定惊。主治小儿惊风，中风癫痫，热病神昏，痰热咳喘等。

【临证运用禁忌】　1. 脾胃虚寒，大便溏薄者禁用。

2. 无湿热痰火者应慎用。

3. 天竺黄味甘、性寒，能清热除痰开窍，如属脾虚痰盛之小儿慢惊风，寒痰引起的咳嗽咳喘者则不宜使用。用之会加重寒象，不利于祛除痰湿。

4. 天竺黄有抑制心脏和降低血压的功效，故低血压及心动过缓者忌服。

【用量用法】　一般用量 3 ～ 9 克，水煎服；研粉冲服，每次 0.6 ～ 1 克。

【临证用药体会】　天竺黄为清热化痰，清心定惊之要药。凡痰热蒙蔽清窍，高热神昏谵语，抽搐，或痰涎壅盛，中风不语，小儿惊痫等病证，均可应用，尤宜治疗小儿热病惊痫之证。现用于治疗传染性疾病，如乙型脑炎及多种小儿热病，配以胆南星、牛黄、钩藤等；治疗脑血管意外之发热，面赤气粗，痰涎壅盛，神昏抽搐，可伍以牛黄、羚羊角、冰片等；治疗肺炎，百日咳，肺热壅盛之喘咳，痰多色黄，咯吐不利，烦躁不安者，常与石膏、瓜蒌、葶苈子等配伍而用。

前　胡

本品为伞形科植物白花前胡的根部。主要产于浙江、安徽等地。秋冬季茎叶枯萎或早春未抽花茎时采挖。生用或蜜炙用。

【处方用名】　前胡。

【性味归经】　性微寒，味苦、辛。归肺经。

【功效与主治】　功效降气祛痰，疏散风热。主治痰热咳喘，风热咳嗽等。

【临证运用禁忌】　1. 前胡味苦而辛，辛能散能行，苦燥，均有伤阴津之弊，故阴虚火炽，煎熬真阴，凝结成痰者皆所不宜。如临床表现为干咳少痰，痰黏难出，口舌咽干，或舌红少苔者忌用。

2. 前胡降火化痰，能散有余之邪热及实痰，故气虚而无外感者不宜使用。其临床表现为气短乏力，痰多白泡，动则气促心累，胸胁逆满，咳喘无力，舌质淡胖，苔白多津，脉虚而弱等，证属真气虚弱，气不归元者应忌用。

3. 前胡性寒，功效下气化痰，故因寒而致咳，痰液清稀呈泡沫状者忌用。

4. 前胡祛痰作用显著而镇咳作用稍逊，故血虚或阴虚燥咳、呛咳痰少者忌用。

5. 前胡适用于外感风热，故内热心烦者禁用。

【用量用法】　一般用量 3～10 克，水煎服；或入丸、散剂。

【临证用药体会】　前胡苦降辛散，微寒清热，内能下气消痰，外可宣散风热，为用于治疗肺气上逆之咳喘痰稠的常用要药，同时又可用于治疗外感风热证。特别是对于风热袭肺所致之咳喘，疗效尤佳。本品药性平和，凡咳喘吐痰，不论寒热虚实，皆可配伍而用。

海　藻

本品为马尾藻科植物海蒿子或羊栖菜的藻体。前者习称"大叶海藻"，后者习称"小叶海藻"。主要产于辽宁、福建等地。夏秋季捕捞，除去杂质，洗净，晒干。生用。

【处方用名】　海藻。

【性味归经】　性寒，味咸。归肝、肾经。

【功效与主治】　功效消痰软坚，利水消肿。主治瘿瘤，瘰疬，睾丸肿痛，痰饮水肿等。

【临证运用禁忌】　1.《本草经疏》曰："脾胃有湿者勿服。"

2. 甲状腺功能亢进者不宜服用，否则容易加重病情。

3. 海藻有降低血压及抗血凝的作用，故低血压及出血性疾病者慎用。

【用量用法】　一般用量 10～15 克，水煎服。

【临证用药体会】　1. 海藻、甘草同用，虽为用药禁忌"十八反"之一，然坚积之病，非和平之药所能取效者，须用相反之品，使"激之以溃其坚"。如《东垣十书》治瘰疬之散肿溃坚汤方剂、《证治准绳》治瘿瘤之昆布散方剂、《疡医大全》治瘰疬、瘿瘤、痰核之内消瘰疬丸方剂，以及近代治瘰疬之加减海藻玉壶汤等方剂，皆海藻、甘草同用，即"激之以溃其坚"的用药范例。但海藻配伍甘草，究属传统用药

"十八反"之列，故仍以慎用为宜。

2. 海藻味咸，擅长消痰软坚散结，擅用于治疗瘿瘤瘰疬，常与昆布相须为用。本品又能利水消肿，可用于治疗脚气及水肿、小便不利等病证。因其寒能清热，且能溃坚消肿，故可用于治疗痈肿疮毒坚而不溃者。

昆 布

本品为海带科植物海带或翅藻科植物昆布的叶状体。主要产于山东、浙江等地。夏秋季采捞，晒干。生用。

【处方用名】 昆布。

【性味归经】 性寒，味咸。归肝、胃、肾经。

【功效与主治】 功效消痰软坚，利水消肿。主治瘿瘤，瘰疬，睾丸肿痛，痰饮水肿等。常与海藻相须为用。

【临证运用禁忌】 1. 脾胃虚寒，寒湿凝滞，消化不良者忌用。

2. 甲状腺功能亢进者慎用，否则易加重病情。

3. 现代药理研究表明，昆布有降血压及抗血凝的作用，故低血压及罹患出血性疾病者应慎用。

【用量用法】 一般用量6～12克，水煎服。

【临证用药体会】 昆布功效消痰，软坚散结，为治疗瘿瘤、瘰疬之要药。治疗瘿瘤初起，常与海藻、贝母、青皮、半夏等合用；若瘿瘤肝热盛者，多与芦荟、青皮、海粉等共用；瘿瘤日久，气血虚弱者，宜与人参、当归、白芍、熟地黄等同用；治疗瘰疬初起，恶寒发热者，常与防风、羌活、海藻、连翘等解表、化痰、散结药合用；若瘰疬遍生下颏或至颊车，坚而不黄，热毒偏盛者，常与柴胡、龙胆、海藻、三棱等并用，以清肝解毒、软坚散结；若瘰疬肝气郁结，气血不足者，宜配伍香附、人参、当归等疏肝、补益气血之品；治疗㿉疝睾丸肿胀，常伍以海藻、橘核、延胡索、桂心；治疗噎膈饮食不下，常与半夏、陈皮、茯苓、桔梗、射干、旋覆花、升麻共用。本品又有利水之功，可用于治疗水肿病证。总之，只要是痰气火毒郁结所致之坚硬肿块，均可使用，现又用于治疗心脑血管病变，以及肥胖症等，是药食两用之佳品。

黄 药 子

本品为薯蓣科植物黄独的块茎。主要产于湖北、湖南等地。秋冬季采挖，除去根叶及须根，洗净，切片晒干。生用。

【处方用名】　黄药子、黄独。

【性味归经】　性寒，味苦，有毒。归肺、肝经。

【功效与主治】　功效化痰散结，清热解毒，凉血止血。主治瘿瘤，疮疡肿毒，咽喉肿痛，热证，出血证等。

【临证运用禁忌】　1. 黄药子有毒，不宜过量服用。若多服、久服可引起吐泻腹痛等消化道反应，并对肝肾功能有一定的损害，故脾胃虚弱及肝肾功能损害者忌用。

2. 黄药子味苦，解毒凉血最灵验，但若痈疽破溃及阴疽等证者不宜内服。

3. 黄药子如多服、久服可引起口、舌、喉等处烧灼痛感，流涎、恶心、呕吐、腹痛、腹泻等消化道反应，严重者可出现昏迷、呼吸困难和心脏停搏而致死亡，故内服宜慎重。

4. 现代药理研究表明，黄药子对子宫有兴奋作用，故孕妇应慎服。

【用量用法】　一般用量 5～10 克，水煎服；研末服，每次 1～2 克。外用适量，鲜品适量捣敷，或研末调敷，或磨汁搽涂。

蛤 壳

本品为帘蛤科动物文蛤和青蛤等的贝壳。产于各地沿海地区。夏秋季自海滩泥沙中淘取，去肉，洗净。生用，煅用，捣末或水飞用。

【处方用名】　海蛤壳、蛤粉、海蛤粉、文蛤。

【性味归经】　性寒，味咸。归肺、胃经。

【功效与主治】　功效清肺化痰，软坚散结。主治肺热咳嗽，痰热咳喘，瘿瘤，痰核。此外，还有利尿、制酸的功效，以治疗小便不利及胃痛泛酸证。收涩敛疮，用于治疗湿疮，烫伤，常研末外用。

【临证运用禁忌】　1. 海蛤壳味咸，性寒，清化热痰疗效颇佳，故不宜用于寒痰咳喘，气虚喘逆，脾虚痰湿之咳。

2. 气虚有寒，中阳不运者，脾胃虚寒者慎用。

【煎服方法注意】 蛤壳宜打碎先煎，蛤粉宜包煎。

【用量用法】 水煎服，10～15克；或入丸、散剂。外用适量。

【临证用药体会】 蛤壳咸能软坚，寒可清热，为清肺热，化稠痰，软坚散结之佳品，对于肺热引起的痰热喘咳，胸痹胁痛，以及由痰湿结聚引起的瘿瘤瘰疬等病证，皆为常用药物。并能利水消肿，制酸止痛，可用于治疗水肿，小便不利，以及胃痛泛酸等病证。外用可治烫伤，湿疹，臁疮及下疳疮。

海浮石

本品为水生苔藓动物胞孔科脊突苔虫和瘤苔虫的骨骼；或火山喷出的岩浆形成的多孔状石块。前者习称"石花"；后者习称"浮石"。前者主要产于福建、浙江、江苏、广东等地；后者主要产于辽宁、山东、福建、广东等地。两者的功效、外形及名称相似，古代文献记载多难区分，临床也常常混用。石花于夏秋季捞起，清水洗去盐质及泥沙，晒干；浮石多附着在海岸边，夏秋季用镐刨下，清水泡去盐质及泥沙，晒干。捣碎、水飞或煅用。

【处方用名】 石花、浮石、海石、浮海石、水泡石、浮水石、水花、白浮石。

【性味归经】 性寒，味咸。归肺、肾经。

【功效与主治】 功效清肺化痰，软坚散结，利尿通淋。主治痰热咳喘，瘿瘤，瘰疬，血淋，石淋等。

【临证运用禁忌】 1. 浮海石味咸，性寒，擅长清化热痰，故不宜用于寒证喘咳证。凡虚寒咳嗽者忌服。

2. 脾胃虚寒者慎用。

【煎服方法注意】 宜打碎先煎。

【用量用法】 一般用量10～15克，水煎服；或入丸、散剂。外用适量。

礞 石

本品为变质岩类黑云母片岩或绿泥石化云母碳酸盐片岩及蛭石片岩或水黑云母片岩。前者称"青礞石"，主要产于江苏、浙江、湖南、湖北、四川等地；后者称"金礞石"，主要产于河南、山西、河北等地。全年可采，采挖后除去杂石和泥沙。生用或煅用。

【处方用名】　礞石、青礞石、金礞石、烂石、酥酥石。

【性味归经】　性平，味甘、咸。归肺、心、肝经。

【功效与主治】　功效坠痰下气，平肝镇惊。主治顽痰胶结，咳逆喘急，癫狂惊痫等。此外，能消食攻积导滞，用于食积诸证。

【临证运用禁忌】　1. 礞石重坠大泄，属攻伐之品，若非痰热内结不化之实证，则不宜使用。

2. 礞石质重沉降，有较强的降泻作用，故体质虚弱，脾胃虚寒，大便滑泻，小儿慢惊，脱肛，子宫脱垂者忌用。

3. 礞石药性猛烈，故老年患者及婴幼儿及孕妇慎用。

4. 脾虚痰湿阻肺，气虚咳喘等非痰热实证者忌用。

【煎服方法注意】　宜打碎布包先煎。

【用量用法】　一般用量，9~15克，水煎服；或入丸、散剂，每次1.5~3克。

胖 大 海

本品为梧桐科植物胖大海的干燥成熟种子。主要产于越南、泰国、印度尼西亚及马来西亚等国，我国广东、海南、云南西双版纳已有引种。每年4~6月当果实成熟开裂时，采收种子，晒干。生用。

【处方用名】　安南子、大洞果、通大海、大海子、大海、膨大海、胖大海。

【性味归经】　性寒，味甘。归肺、大肠经。

【功效与主治】　功效清热润肺，利咽开声，润肠通便。主治肺热声哑，干咳咽痛，热结便秘，头痛目赤等。

【临证运用禁忌】　1. 胖大海有泻下作用，故脾胃虚弱，大便溏泻者不宜使用；凡素体阳虚，畏寒肢冷，外感风寒，肾阳虚衰，老年患者，婴幼儿及身体虚弱者不宜大量服用。

2. 现代药理研究表明，胖大海有降血压的作用，故低血压者应慎用。

【用量用法】 一般用量 3～10 克，水煎服；或 2～4 枚，泡服。

瓦 楞 子

本品为蚶科动物毛蚶、泥蚶或魁蚶的贝壳。产于辽宁大连、营口，山东青岛、烟台及江苏，福建，广东等地。每年秋冬至次年春捕捞，洗净，置沸水中略煮，去肉，干燥后备用。

【处方用名】 蚶壳、瓦垄子、蚶子壳、魁蛤壳、花蚬壳、瓦垄蛤皮、血蛤皮、毛蛤蜊、瓦楞子。

【性味归经】 性平，味咸。归肺、胃、肝经。

【功效与主治】 功效消痰化瘀，软坚散结，制酸止痛。主治顽痰胶结，黏稠难咯，瘿瘤、瘰疬，癥瘕痞块，胃痛泛酸等。

【临证运用禁忌】 1. 瓦楞子有化瘀散结之功，尤擅治气滞血瘀及痰积所致之癥瘕痞块，瘀血积块，故无瘀血痰积者忌用。

2. 瓦楞子可引起变态反应，主要表现为全身皮肤发疹，或皮肤刺痛发痒等症状，故过敏体质者慎服。

【煎服方法注意】 瓦楞子入汤剂宜久煎，亦可研末吞服。

【用量用法】 一般用量 10～30 克，水煎服；研末服，每次 1～3 克。

三、止咳平喘药

苦 杏 仁

本品为蔷薇科植物山杏的成熟种子。主要产于东北、华北及内蒙古等地。夏季采收成熟果实，除去果肉及核壳，取出种子，晒干。生用或炒用。

附：甜杏仁 为蔷薇科植物杏或山杏的部分栽培的味甘甜的成熟种子。性平，味甘。功效与苦杏仁相类似，但药力较缓，且偏于润肺止咳。主要用于治疗虚劳咳嗽或津伤便秘。一般用量 5～10 克，水煎服。

【处方用名】 苦杏仁、杏仁。

【性味归经】 性微温，味苦，有小毒。归肺、大肠经。

【功效与主治】 功效止咳平喘，润肠通便。主治咳喘，肠燥便秘等。

【临证运用禁忌】 1. 苦杏仁功擅止咳平喘，但其性微温，恐有伤阴助热之弊，故当慎用。如临床表现为干咳无痰，咽干舌燥，痰黏不畅，舌红少苔等症者不宜单用本品，须与养阴润肺之品同用。

2. 苦杏仁富含油脂，又能开通肺气，润肠而通便，故脾虚不运，或脾肾阳虚，火不生土，大便不实等症者，不宜使用。如临床表现为消化不良，反复肠鸣腹泻，或稍有不慎则大便溏薄者应慎用本品，以免加重病情。

3. 现代药理研究表明，苦杏仁苷经酶水解后，产生氢氰酸，少量氢氰酸能抑制呼吸中枢，从而发挥止咳平喘的效用，但用量过大则可导致中毒，故用量不可过大，婴幼儿，孕妇尤当谨慎。

4. 慢性肠炎，慢性腹泻者忌多量久服；脱肛，子宫脱垂等气虚下陷者忌用。

5.《本草征》曰："元气虚者勿用，恐其沉降太泄。"

【煎服方法注意】 煎服时须打碎，且煎煮时间不宜过长，应后下，以减弱毒性和发挥药力。

【用量用法】 一般用量，3～10克，水煎服；或入丸、散剂。外用适量。

【临证用药体会】 1. 苦杏仁苦辛宣肺，性属疏泄，多用于治疗定喘止咳，且有小毒；甜杏仁甘平润肺，性属滋养，多用于治疗肺虚燥咳痨嗽。但其润肠通便之功是相同的。

2. 苦杏仁入肺经气分，功专苦泄润降，兼能辛宣疏散，擅长宣肺祛痰，润燥下气，故痰多咳喘、感冒咳嗽之证，因外邪侵袭，痰浊内蕴，以致肺气阻塞，奔迫上逆者，杏仁无不相宜。由于其含油质润，有滑肠通便之效，故又适治肠燥便秘。临证时，佐麻黄常以之平喘，得贝母则能化痰止咳；合桑叶、沙参除肺经燥热；伍桃仁、柏子仁则润肠通便。炒杏仁，加热后微去油脂，苦泄之性减缓，多用于治疗体虚脾弱之咳喘；杏仁霜，除去油脂，几无润肠通便作用，适于用于治疗易便溏者之咳喘证。

紫苏子

本品为唇形科草本植物紫苏的成熟果实。主要产于江苏、安徽等地。秋季果实成熟时采收，除去杂质，晒干。生用或微炒，用时捣碎。

【处方用名】　紫苏子、苏子。

【性味归经】　性温，味辛。归肺、大肠经。

【功效与主治】　功效降气化痰，止咳平喘，润肠通便。主治咳喘痰多，肠燥便秘等。

【临证运用禁忌】　1. 风热外感，温病初起及胃热火升等温热证者不宜使用。如临床表现为发热不恶风寒，或仅微恶风寒，汗出而热不退，口干口渴，呕逆，咽痛红肿，牙龈红肿疼痛，斑疹红赤，舌质红、苔黄，脉浮数等症者不宜使用。

2. 历代本草认为，紫苏为纯阳之草，味辛而散发，有发汗伤气之虞，故表虚自汗者总不适宜为用。如临床表现为动则多汗，畏风，气短乏力，反复感冒，脉细弱无力，舌质淡，苔薄白等症者忌用或不单用紫苏子，以免过度发散，更伤肺气。

3. 紫苏子擅降气开郁，滑肠通便，故脾虚滑泄者不宜使用。临床表现为纳差运化无力，大便溏薄或滑泄无度，气短疲乏，脉虚细，舌质淡，苔薄白等症者应慎用。

4. 紫苏子味辛，润燥滑肠，故阴虚喘咳及脾虚便溏者慎用。

5. 紫苏子所含的油脂类成分可刺激肠道蠕动，故脾胃虚弱，消化不良，长期腹泻者忌用。

6. 紫苏子能促进消化液的分泌和加强胃肠道的蠕动作用，不利于溃疡面的愈合，故胃溃疡，十二指肠溃疡者忌用。

7. 紫苏油有升高血糖的作用，故糖尿病患者慎用。

【煎服方法注意】　宜用细布包后入煎。

【用量用法】　一般用量，5～10克，水煎服；或入煎剂或入丸、散剂皆可；亦可煮粥服食。

【临证用药体会】　紫苏子既能下气消痰，又能润肠通便。故痰涎壅滞，喘咳不得卧，或胸膈不畅，或气滞肠燥便秘等病证，常用此药物。现代药理研究表明，紫苏子具有祛痰，抑制支气管平滑肌痉挛和抑菌等效应，目前用于治疗肺源性心脏病。

百 部

本品为百部科植物直立百部的块根部。主要产于长江流域中、下游等地区。春秋季采挖，除去须根，洗净，置沸水中略烫或蒸至无白心，取出，晒干。生用或蜜炙用。

【处方用名】 百部、炙百部。

【性味归经】 性微温，味苦、甘。归肺经。

【功效与主治】 功效润肺止咳，杀虫灭虱。主治新久咳嗽，百日咳，肺痨咳嗽，蛲虫，阴道滴虫，头虱及疥癣等。

【临证运用禁忌】 1. 百部味甘、苦，性微温，故脾虚便溏者忌用。

2. 脾胃有热者慎用。

3. 《得配本草》曰："热嗽，水亏火炎者禁用。"

【临证炮制注意】 止咳宜蜜炙用。

【用量用法】 一般用量5～15克，水煎服。外用适量。

【临证用药体会】 百部甘润苦降，滋润而不腻滞，降泄而不伤肺，为治疗肺结核之良药，止咳疗嗽之佳品。咳嗽无论新久及寒热，无不相宜，尤以久咳者为良。治疗顿咳，其效亦佳。取其润肺止咳之用，多合紫菀、款冬花、杏仁共用；取其宣肺止咳，又每与荆芥、桔梗、麻黄配伍同用；又有灭虱杀虫止痒之效，外用可治体虱、疥癣、滴虫、瘙痒等，内服或灌肠可治蛲虫。润肺治久咳多用蜜炙，灭虱杀虫或治新咳多生用。

款 冬 花

本品为菊科草本植物款冬的花蕾。主要产于河南、甘肃等地。初冬或地冻前当花尚未出土时采挖，除去花梗及泥沙，阴干。多蜜炙用。

【处方用名】 款冬花、冬花、炙冬花。

【性味归经】 性温，味辛、微苦。归肺经。

【功效与主治】 功效润肺化痰止咳。主治咳喘证。

【临证运用禁忌】 1. 款冬花味辛性温，适用于治疗寒痰犯肺或久病寒咳气喘，以及肺虚久咳等证。肺痈咯脓血或肺有实热者不宜使用；肺脓疡，肺炎患者禁单味药大量服用。

2. 款冬花有兴奋神经的功效，可引起狂躁不安、惊厥等症，故失眠，癫痫患者忌用。

3. 款冬花有升高血压的功效，故高血压患者慎用。

4. 小剂量款冬花有兴奋子宫平滑肌的功效，故孕妇慎用。

5. 哺乳期妇女不宜使用。

6. 肝功能不全者忌用。

7. 有消化系统疾病者慎用。

【用量用法】 一般用量5~10克，水煎服。

【临证用药体会】 款冬花辛散而润，甘缓而和，具有润肺下气，化痰止咳的功效。凡新久咳嗽，皆可使用。用于治疗咳嗽偏寒，无论新久，可与温肺之干姜、紫菀、五味子等合用；若咳嗽偏热，可与清肺化痰之知母、桑叶、贝母等共用；肺气虚弱，咳嗽不已，可与补肺益气之人参、白术、甘草等配伍；若咳喘痰中带血，可与养阴润肺之百合伍用；若肺痈咳吐脓血，可与祛痰排脓之薏苡仁、桔梗等合用；用于治疗风寒外束，痰热内壅而喘者，可与平喘清肺之麻黄、白果、桑皮等共用；若寒饮内郁，喘咳而喉中有水鸣声者，可与紫菀、射干、麻黄等同用。

枇杷叶

本品为蔷薇科常绿小乔木植物枇杷的叶。主要产于广东、浙江等地。全年皆可采收，晒至7~8成干时，扎成小把，再晒干。生用或蜜炙用。

【处方用名】 枇杷叶、炙枇杷叶。

【性味归经】 性寒，味苦。归肺、胃经。

【功效与主治】 功效清肺止咳，降逆止呕。主治肺热咳嗽，气逆喘急，胃热呕吐，哕逆等。

【临证运用禁忌】 1. 枇杷叶擅长清肺，降气止嗽，适用于热证者。而风寒之邪外束肌表，内郁肺气，肺卫失宣之咳嗽者则在所不宜。如临床表现为咳嗽，痰稀薄色白，咽痒，鼻塞清涕，恶寒无汗，头痛，骨节酸痛，苔白脉浮等症者应忌用。

2. 枇杷叶性寒，功效下气止呕，适用于胃热上逆之呕，凡胃寒阻膈，不能腐熟水谷，胃气不降之呕吐者则不宜使用。如临床表现为饮食稍多即欲呕吐，时作时止，胃纳不佳，食人难化，胸脘痞闷，口干而不欲多饮，面白少华，倦怠乏力，喜暖恶寒等症者应忌用。

3. 脾胃虚寒，食少畏冷，大便滑泻者忌服。

【用量用法】 一般用量，5～15 克，鲜品可用 25～50 克，水煎服。

【临证用药体会】 枇杷叶苦平偏凉，具清润之性，擅降逆下气，为肃降肺胃之要药。故风热火等所致咳嗽及胃热呕逆皆可使用。若为风热咳嗽，可与桑叶、前胡等共用；若为燥热咳喘，可与沙参、桑白皮、贝母等配伍为用；若为阴虚燥咳，可与麦冬、百合、玄参等伍用；若为胃热呕逆，常与竹茹、黄连等合用。

桑 白 皮

本品为桑科植物桑的根皮。全国大部分地区皆产，主要产于安徽、浙江等地。秋末叶落时至次春发芽前采挖。生用或蜜炙用。

【处方用名】 桑白皮、桑根白皮、炙桑皮。

【性味归经】 性寒，味甘。归肺、脾经。

【功效与主治】 功效泻肺平喘，利水消肿。主治肺热咳喘，水肿。此外，本品还有清肝之功，可用于治疗肝阳上亢，肝火偏旺之原发性高血压。

【临证运用禁忌】 1. 肺虚无火，小便增多，风寒咳嗽者忌用。

2. 有消化系统疾病者慎用。

3. 现代药理研究表明，本品有降低血压的作用，故低血压患者应慎用。

【用量用法】 一般用量 5～15 克，水煎服。

【临证用药体会】 桑白皮性寒擅降，能泻肺热以平喘，行水饮以消肿，为治疗肺热咳喘，水湿停滞腹胀，小便不利的常用之品。现广泛用于治疗支气管哮喘、急性支气管炎、慢性支气管炎及肺炎、百日咳等呼吸系统病变，以及肾炎、肺心病、心功能不全（心衰）、肝硬化等所致之水肿、腹水。其降血压作用的发现及其对原发性高血压的良好疗效，为其临床运用提供了又一思路。

葶苈子

本品为十字花科植物独行菜或播娘蒿的成熟种子。前者习称"北葶苈子"，主要产于东北、内蒙古等地；后者习称"南葶苈子"，主要产于安徽、江苏等地。夏季果实成熟时采割植株，晒干，搓出种子，除去杂质。生用或炒用。

【处方用名】 葶苈子、苦葶苈。

【性味归经】 性大寒，味苦、辛。归肺、膀胱经。

【功效与主治】 功效泻肺平喘，利尿消肿。主治痰喘实证，水肿，悬饮，胸水，腹水，小便不利等。

【临证运用禁忌】 1. 有葶苈子过敏史者禁用。

2. 肺虚喘促，脾虚肿满者忌用。

3. 有心血管疾病，消化系统疾病或内分泌紊乱者慎用。

4. 葶苈子专泻肺气之实而行痰水，故肺虚喘促，脾虚肿满，肾虚小便不利之证忌用。

5. 葶苈子味苦性寒，降气破气之力颇强，适宜治痰水壅郁肺气，膀胱通调失利之实证。久病体虚、气短喘促者禁大量或单味药久服；水肿胀满因脾肾虚弱者禁用。

6. 脾胃虚寒、大便滑泻，以及有脱肛、子宫脱垂等中气下陷证者忌服。

7. 妊娠期妇女忌服。

【临证炮制注意】 炒葶苈，炒后可减缓其寒性。

【煎服方法注意】 宜用细布包后入煎。

【用量用法】 一般用量，3～10 克，水煎服；研末服，每次 3～6 克。

【临证用药体会】 葶苈子性寒，辛开苦降，具有清肺热，化痰饮，利水湿的功效。自古至今，为治疗痰涎壅肺所致之咳嗽痰多，喘息不得平卧，以及下肢或全身水肿，小便短少之要药。现代临床常用于治疗肺源性心脏病并发感染，咳喘发热，水肿。本品虽有甜、苦之分，但传统药用苦者为佳。前贤认为入药应炒，故有"无子不炒"之论，药理已知，凡种子类药物，经炒制后，致种皮破裂，水煎过程中，使水容易浸透到种子内部，利于化学物质的溶出，增加煎液中药物的浓度，以提高疗效。

罗汉果

本品为葫芦科多年生攀缘藤本植物罗汉果的干燥果实。主要产于广西、广东、江西等地。多为栽培。秋季果实由嫩绿变深绿色时采收，晾数日后，低温干燥。

【处方用名】 拉汗果、假苦瓜、罗汉果。

【性味归经】 性凉，味甘。归肺、大肠经。

【功效与主治】 功效清热润肺，利咽开声，滑肠通便。主治肺火燥咳，咽痛失声，肠燥便秘等。

【临证运用禁忌】 1. 罗汉果味甘、性凉，故脾胃虚寒蕴湿者慎用。

2. 外感及寒痰咳顿，气虚喘逆，脾虚痰湿之咳者不宜使用。

3. 罗汉果有润肠作用，故脾虚泄泻者应慎用。

【用量用法】 一般用量 10~15 克，水煎服。

马兜铃

本品为马兜铃科多年生藤本植物北马兜铃，或马兜铃干燥成熟果实。前者主要产于东北、华北、陕西、河南等地；后者主要产于江苏、安徽、浙江、江西、湖北、湖南等地。均为野生。秋季果实由绿变黄时采收，干燥。生用或蜜炙用。以个大、完整、色黄绿、种子充实者为佳。

【处方用名】 马兜零、马兜苓、兜铃、水马香果、葫芦罐、臭铃铛、蛇参果、臭瓜蛋、马兜铃。

【性味归经】　性微寒，味苦。归肺、大肠经。

【功效与主治】　功效清肺降气，止咳平喘，清肠消痔。主治肺热喘咳，肠热痔血，痔疮肿痛等。

【临证运用禁忌】　1. 马兜铃味苦、微辛，性寒，故虚寒咳喘及脾弱便溏者慎服。

2. 现代药理研究表明，本品所含马兜铃酸对子宫平滑肌有收缩作用，马兜铃皮下注射可引起严重肾炎，故妊娠妇女及肝肾功能不全者忌用。

【用量用法】　一般用量 3～10 克，水煎服。外用适量。

白　果

本品为银杏科落叶乔本植物银杏的干燥成熟种子。主要产于广西、四川、山东、河南、湖北、辽宁等地。均为栽培。秋季种子成熟时采收，除去肉质外种皮，洗净，稍蒸或略煮，烘干，除去硬壳。生用或炒用，同时捣碎。以粒大、壳色黄白、种仁饱满、断面色淡黄者为佳。

【处方用名】　银杏、佛指甲、白果。

【性味归经】　性平，味甘、苦、涩，有毒。归肺、肾经。

【功效与主治】　功效敛肺定喘，止带缩尿。主治痰多喘咳，带下白浊，遗尿尿频等。

【临证运用禁忌】　1. 咳嗽痰稠不利者服后易致咳痰困难，故应慎用。

2. 有实邪者忌服。

3. 喘咳，气逆，带下，小便频数等实证者忌用；外感初起或外邪未除者忌用。

4. 白果可扩张脑血管，故脑出血患者忌用。

【临证炮制注意】　白果炮制可减低其毒性，常用方法有炒制，蒸熟制，煨制，蜜制及用生白果仁入药等不同。

【煎服方法注意】　煎前宜捣碎再用。

【用量用法】　不可多用，小儿尤应注意。一般用量 5～10 克，水煎服；捣汁或入丸、散剂亦可。

洋金花

本品为茄科一年生草本植物白曼陀罗的干燥花。全国大部地区多有生产，而主要产于江苏、浙江、福建、广东等地。多为栽培，亦有野生。每年4～11月花初开时采收，晒干或低温干燥。生用。以朵大、不带花萼、整齐、质厚、黄棕色者为佳。

【处方用名】　曼陀罗花、山茄花、大闹杨花、风茄花、虎茄花、酒醉花、洋喇叭花、洋金花、闹羊花。

【性味归经】　性温，味辛，有毒。归肺、肝经。

【功效与主治】　功效平喘止咳，解痉定痛。主治哮喘咳嗽，脘腹冷痛，风湿痹痛，外科麻醉，惊痫癫狂，小儿慢惊等。

【临证运用禁忌】　1. 洋金花有抑制呼吸道腺体分泌的功效，故表证未解，痰热及痰多黏稠者忌用。

2. 洋金花有毒，故体质虚弱者及孕妇禁用。

3. 现代药理研究表明，洋金花的主要成分为东莨菪碱、莨菪碱和阿托品。其对延髓的呼吸中枢兴奋作用较为明显，但过量会引起呼吸抑制，死于呼吸中枢麻痹。因此，使用时应注意观察患者的呼吸变化情况。对心动过速、血容量不足在体液未给予补充之前应慎用。此外，洋金花有散瞳，抑制汗腺分泌，扩张周围血管，阻断胆碱能神经引发尿潴留的作用。因此，青光眼，高热及前列腺素增生患者禁用。

4. 动物实验表明，洋金花总碱口服吸收快，以肾、肝浓度较高；静脉给药，以肺、肾、肝浓度较高，故严重肝肾损害者禁用。

【用量用法】　不可多用、久用。一般用量0.3～0.6克，水煎服；宜入丸、散剂使用，亦可作卷烟分次燃吸（用量不超过1.5克）。外用适量。